AF500431

L'HERPÉTISME

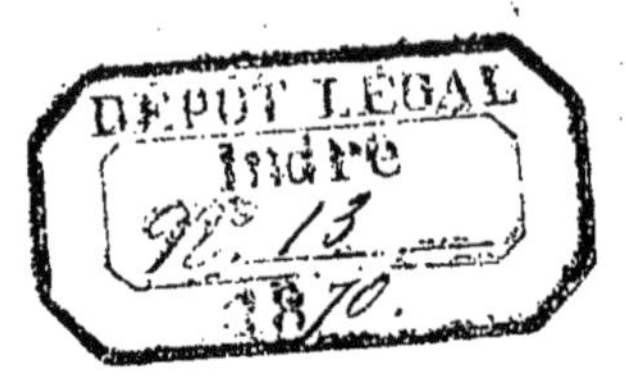

Td 131 26

TRAVAUX DU MÊME AUTEUR :

Des Climats sous le rapport hygiénique et médical. Paris 1862, 1 vol. in-8 de 600 pages.

Réflexions sur le diagnostic des fractures de la base du crâne. Paris, 1852, in-8.

Instruction sur le choléra-morbus, honorée de l'approbation de Son Exc. le Ministre de l'agriculture et du commerce. Paris, 1854, in-12.

Secours aux Malades pauvres des campagnes. Paris, 1855, in-8.

Études cliniques sur le traitement de l'angine couenneuse et du croup. Paris, 1857, in-8.

Recherches expérimentales sur la nature des émanations marécageuses et sur les moyens d'empêcher leur formation et leur expansion dans l'air. Paris, 1859, in-8 avec planches.

De l'emploi de quelques eaux minérales naturelles pendant les bains de mer. Paris, 1859, in-18.

L'hypnotisme. Paris, 1860, in-8.

Guide médical du Baigneur à Royan. Paris, 1860, in-18.

Recherches expérimentales sur les effets physiologiques de l'eau de la Raillière à Cauterets. Paris, 1863, in-18.

Revue médicale des eaux minérales de Cauterets. Paris, 1864, gr. in-8.

Les rapports réciproques de l'herpétisme et de la tuberculisation. Bordeaux, 1866, in-8.

Études médicales et scientifiques sur les eaux minérales de Cauterets. Paris, 1866, gr. in-8.

De l'électricité dans les eaux minérales. Paris. 1866, in-8.

Des affections cutanées constitutionnelles et de leur traitement par les eaux sulfureuses. Paris, 1868, in-8.

Précis descriptif, théorique et pratique sur les eaux minérales de Cauterets (Hautes-Pyrénées), 2e édition. Paris, 1869, in-18 jésus de 140 pages avec un plan.

De la Fièvre des phthisiques dans ses rapports avec la médication hydro-sulfureuse. Paris, 1869, in-8.

Châteauroux, typ. et lith. Ve Migné.

L'HERPÉTISME

PATHOGÉNIE

MANIFESTATIONS, TRAITEMENT

PATHOLOGIE EXPÉRIMENTALE ET COMPARÉE

PAR

Le docteur L. GIGOT-SUARD

Médecin consultant aux Eaux de Cauterets
Médecin de l'hôpital de Levroux
Membre titulaire de la Société d'hydrologie médicale de Paris
Correspondant de l'Académie impériale des sciences de Rouen
de la Société de médecine et de la Société de thérapeutique de Paris
de la Société impériale de médecine
de la Société médico-chirurgicale des hôpitaux de Bordeaux
de la Société impériale havraise des sciences diverses
de la Société impériale de médecine de Marseille, etc., etc.

BIBLIOTHÈQUE NATIONALE RF IMPRIMÉS

PARIS
J.-B. BAILLIÈRE ET FILS
LIBRAIRES DE L'ACADÉMIE IMPÉRIALE DE MÉDECINE
Rue Hautefeuille, 19, près du boulevard Saint-Germain

LONDRES	MADRID
Hippolyte Baillière	C. Bailly-Baillière

1870

TOUS DROITS RÉSERVÉS

PRÉFACE

La clinique, sans la pathologie expérimentale et comparée, ne saurait élever la médecine au rang des sciences exactes et positives. C'est à l'aide de l'une et de l'autre que je suis parvenu à édifier le système qui fait le sujet de cet ouvrage.

Ma pratique dans une des stations thermales les plus fréquentées de l'Europe m'avait permis de saisir la connexion intime, la filiation de la plupart des affections chroniques qui se succèdent tous les ans sous mes yeux ; en d'autres termes, j'avais acquis la conviction que ces nombreux états pathologiques n'étaient que des variétés d'un même type, des manifestations d'une seule maladie constitutionnelle, l'HERPÉTISME. Mais cette opinion, établie sur l'observation clinique et corroborée par les travaux des praticiens les plus éminents des siècles derniers, ne pouvait devenir une certitude qu'avec les preuves en quelque sorte mathématiques de l'expérimentation. J'ai donc entrepris une série d'expériences sur les animaux ; et attendu qu'on ne saurait s'entourer de trop de garanties, quelles que soient l'attention et la conscience apportées dans de pareilles recherches, j'ai toujours soumis les résultats que j'ai obtenus au contrôle d'hommes sur le savoir desquels je pouvais compter. Je prie M. le docteur Faucher, médecin de l'hôpital de Levroux, et M. A. Fougera, vétérinaire, de recevoir mes remercîments pour leur concours aussi utile qu'empressé.

En disant que la clinique et l'expérimentation sont les bases de ma doctrine sur l'herpétisme, je ne prétends point avoir exclu de ce livre toute espèce de déductions théoriques et d'hypothèses : le lecteur y trouvera, au contraire, des aperçus nouveaux qui, s'ils n'ont pas le mérite d'une exactitude non discutable, n'en sont pas moins en rapport avec les données de l'observation la plus rigoureuse.

L'ordre que je devais suivre dans l'exposé de mes recherches se trouvait indiqué par la nature même du sujet. N'était-il pas nécessaire, en effet, de dire en quoi consiste l'herpétisme, de définir cette maladie constitutionnelle, avant d'en faire connaître les localisations sur les différents organes de l'économie ? Vient ensuite l'importante question du traitement. Quant aux nombreuses expériences que j'ai faites, les unes ont été rapportées dans le cours même de l'ouvrage, les autres ont été groupées à la fin, je dirais presque comme pièces justificatives. Le livre que j'offre au public médical est donc divisé en quatre parties :

PREMIÈRE PARTIE — *Pathogénie ou nature de l'herpétisme ;*

DEUXIÈME PARTIE — *Manifestations de l'herpétisme ;*

TROISIÈME PARTIE — *Traitement de l'herpétisme ;*

QUATRIÈME PARTIE — *Pathologie expérimentale et comparée* (1).

Depuis l'humorisme grossier des anciens, et surtout depuis le règne despotique de l'école du scalpel, il y a une regrettable tendance à accueillir avec défaveur les doctrines dans lesquelles les humeurs jouent le principal rôle. Cependant pourquoi ne pas admettre *à priori* que si la constitution normale du plasma sanguin est nécessaire au développement et à la conservation des organes, ses altérations doivent entraîner des perturbations plus ou moins graves dans l'inté-

(1) Il m'est arrivé plusieurs fois, dans le cours de l'ouvrage, de donner le nom d'*Appendice* à cette quatrième partie.

grité anatomique des tissus et l'équilibre fonctionnel qui constitue la santé?

C'est en étudiant ces altérations que je crois être arrivé à démontrer que l'herpétisme consiste dans la viciation du sang par les principes excrémentitiels.

Les preuves expérimentales sur lesquelles repose cette théorie de l'herpétisme, et qui se trouvent dans le Chapitre III de la Première partie, ne paraîtront peut-être pas assez nombreuses; mais j'espère que la Quatrième partie suppléera largement à cette insuffisance.

Presque tous les organes et les tissus de l'économie peuvent être le siége des localisations de l'herpétisme, localisations que j'ai désignées sous le nom générique d'HERPÉTIDES : ainsi, il y a des herpétides cutanées, des herpétides muqueuses, nerveuses, cardiaques, articulaires, musculaires, etc. Ces diverses affections constituent les manifestations *primordiales* de l'herpétisme, ainsi appelées par opposition aux manifestations *ultimes*, que caractérise la formation de tissus hétéromorphes : par exemple, la phthisie pulmonaire et le cancer. Plusieurs herpétides ont été de ma part l'objet d'une étude spéciale au point de vue de la physiologie pathologique : je citerai, entre autres, la congestion des muqueuses, à laquelle j'ai donné le nom d'*érythème*, la bronchite glanduleuse, l'asthme, l'emphysème pulmonaire, les dyspepsies, la tuberculose, le cancer, etc. Je signalerai particulièrement aussi ma classification des dermatoses, que je crois plus simple, plus pratique et surtout plus conforme à l'observation que toutes celles qui ont été proposées jusqu'à ce jour.

Après avoir examiné la valeur des ressources que nous offre la matière médicale pour remplir les indications thérapeutiques qui découlent de ma doctrine sur l'herpétisme, comme les alcalins, les dépuratifs, les diurétiques, le soufre, l'arsenic, je n'ai pas hésité à donner la préférence au colchique, au café vert, au silicate de soude soluble, et à certaines eaux minérales, surtout aux silicatées sulfureuses. Je me suis attaché à définir aussi exactement que possible l'action physiologique et thérapeutique du colchique et du café vert, substances auxquelles j'attribue une action antidiathésique non douteuse dans le traitement de l'herpétisme. On verra la différence qui existe, à mes yeux, entre un médicament antidiathésique et un médicament spécifique.

Enfin la Quatrième partie est en quelque sorte le complément du Chapitre III de la Première, puisqu'elle contient la relation détaillée de mes expériences sur les animaux concernant la viciation du sang par les déchets de la désassimilation. Ces recherches me paraissent offrir un grand intérêt, et j'ai la certitude que leur importance n'échappera à personne.

Telle est l'esquisse à grands traits de cet ouvrage où presque tout est neuf et original, qu'on me permette de le dire. Cependant je dois ajouter que j'ai étayé mes assertions de citations et d'observations nombreuses empruntées aux auteurs les plus estimés. J'ai prouvé de cette façon que si ma doctrine est nouvelle, les phénomènes qu'elle explique ont été constatés de tous temps, depuis Hippocrate jusqu'à nos jours.

Mai 1870.

Dr L. GIGOT-SUARD.

PREMIÈRE PARTIE

PATHOGÉNIE OU NATURE

DE

L'HERPÉTISME

CHAPITRE PREMIER

COUP D'OEIL SUR LES DIVERSES DOCTRINES DE L'HERPÉTISME (1).

Le mot *dartre,* vieille expression française synonyme du mot grec et latin *herpès,* servit d'abord à désigner indistinctement toutes les affections cutanées qui présentaient une marche chronique et une tendance à récidiver. Willan et les pathologistes de son école démontrèrent sans peine ce qu'il avait de vague, et le supprimèrent du vocabulaire dermatologique. « Cette dénomination (de δαρτος, excorié), écrivaient, il y a plus de vingt ans, MM. Cazenave et Schedel, a prévalu pendant longtemps, et sert encore dans le vulgaire à désigner une partie des affections cutanées ; mais nous avons pensé qu'elle devait être rejetée du langage médical, avec son amplification dermatose dartreuse, comme une dénomination

(1) La plus grande partie de ce chapitre est extraite de mon premier mémoire sur le *traitement des affections cutanées constitutionnelles par les eaux sulfureuses*, dans *Annales de la Société d'hydrologie médicale de Paris,* t. XIV, p. 275.

vide de sens, qui s'applique à tout et par conséquent ne signifie rien » (1).

Aujourd'hui on lui a restitué dans la nosologie cutanée la place qu'elle y avait occupée si longtemps, mais avec une signification différente et plus restreinte. Ainsi, d'après M. Hardy, « au mot dartre se rattache l'idée d'un vice radical, constitutionnel, d'une altération générale de l'économie, d'une modification toute particulière de l'organisme, qui se traduisent par des éruptions sur la peau et sur les membranes muqueuses » (2). M. Bazin définit la dartre : « une maladie constitutionnelle, à longues périodes, à marche lente, continue ou intermittente, non contagieuse, constituée par des affections spéciales qui ont pour siége les membranes tégumentaires, les nerfs, les viscères, et caractérisée par la fréquence des récidives et la persistance des manifestations cutanées » (3).

Employé de cette façon, c'est-à-dire pour désigner une maladie constitutionnelle à manifestations multiples et variées, le mot dartre a un synonyme usité de préférence et sur lequel on discute beaucoup depuis quelque temps : je veux parler du vocable moderne Herpétisme, du mot latin *herpès*, sous lequel Galien a groupé les diverses altérations de la peau.

On sait que cette expression a pris son origine dans la thérapeutique thermale ; nous la devons à Fontan. Malheureusement elle n'a pas un sens mieux déterminé, plus précis que les mots *dartre, diathèse dartreuse, diathèse herpétique.*

Pour Fontan (1853), il existe un virus dartreux ou herpétique, véritable protée semblable au virus syphilitique, pouvant attaquer tous les points de l'organisme. Cette doctrine, renouvelée des médecins du siècle dernier, notamment de Poupart (1782), n'est pas plus admissible que l'idée de rapporter les affections cutanées chroniques à la pituite avec Hippocrate, ou à la bile avec Galien. Les virus ont pour caractéristique la contagiosité, l'inoculabilité. Or les dartres ne sont ni contagieuses ni inoculables.

Déjà Lorry (1777) et, trente ans plus tard, Alibert avaient rattaché les dartres à un principe particulier, à un vice constitutionnel.

(1) *Abrégé pratique des maladies de la peau*, 4e édit., p. 1.

(2) *Leçons sur les affections cutanées dartreuses*, p. 14.

(3) *Leçons théoriques et pratiques sur les affections cutanées de nature dartreuse et arthritique*, p. 42.

Dumas, de Montpellier (1810), admettait l'existence d'un principe dartreux au nombre des éléments spécifiques des maladies chroniques, et le distinguait des principes goutteux, rhumatismal, scrofuleux, vénérien.

De 1810 à 1811, Hahnemann avait publié sa doctrine des maladies miasmatiques chroniques (1), auxquelles il rattachait la *psore*. « Ce n'est, dit-il, qu'après avoir infecté l'organisme entier, que la psore annonce son immense miasme chronique interne par une éruption cutanée toute particulière, qu'accompagnent un prurit voluptueux insupportable et une odeur spéciale. Cette psore est la seule vraie cause fondamentale et productive des innombrables formes morbides qui, sous les noms de faiblesse nerveuse, hystérie, hypochondrie, manie, mélancolie, etc., etc., figurent dans les pathologies comme autant de maladies propres, distinctes et indépendantes les unes des autres » (2).

Anglada avait fait remarquer aussi avant Fontan (1833) que la cause herpétique peut prédominer dans l'économie sans aucune manifestation à la surface cutanée, et donner lieu à des phénomènes morbides très-variés, mais dont la vraie nature et le traitement doivent être rigoureusement subordonnés à cette même cause.

M. Guéneau de Mussy (1857) reconnaît que la majorité des affections cutanées apparaissent le plus souvent comme l'expression primitive, comme la manifestation idiopathique d'un principe ou d'une disposition qui préexistait dans l'organisme, aussi inexplicable que d'autres conditions pathologiques dont nous sommes conduits à admettre l'existence, sans que nous puissions ni les saisir avec nos sens, ni leur assigner un siége dans l'économie. Il appelle l'attention des médecins sur les dartres internes, ou si l'on veut sur les herpétides muqueuses, qui tantôt sont la continuation, l'extension des lésions du tégument externe, tantôt précèdent ou alternent avec elles.

MM. Baumès (1853), E. Gintrac (1859), Monneret (1866), admettent aussi l'existence d'une diathèse spéciale, principe générateur des affections dartreuses et de beaucoup d'autres déterminations morbides.

(1) Hahnemann, *Doctrine et traitement des maladies chroniques*, traduit de l'Allemand par Jourdan, 2e édition. Paris, 1846.

(2) Hahnemann, *Exposition de la doctrine médicale homœopathique ou Organon de l'art de guérir*, traduit par Jourdan. 4e édit.. p. 167.

Les Willanistes eux-mêmes ne peuvent s'empêcher de reconnaître que les dartres sont provoquées et entretenues par un principe particulier. Ainsi, Rayer (1) rattache ces éruptions à un *état particulier* de la constitution. MM. Cazenave et Schedel parlent de l'influence d'une *disposition particulière* de l'économie ; Gibert croit à l'existence d'un *vice interne*, d'une *diathèse particulière;* et M. Devergie est obligé de convenir que certaines maladies de la peau sont dues à une *influence occulte,* à un *principe morbide* dont la nature nous échappe.

J'ai dit, précédemment, ce que M. Bazin (1860) et M. Hardy (1862) entendent par herpétisme, synonyme pour eux des mots *dartre, vice dartreux.*

Les idées de M. Pidoux sur cette haute question médicale, — idées qui ont soulevé les plus brillantes discussions au sein de la Société d'hydrologie médicale de Paris, — ont eu trop de retentissement, pour que je ne leur accorde pas toute l'attention qu'exigent la notoriété scientifique de leur auteur et l'importance du sujet.

En 1861, M. Pidoux reconnaît l'existence d'un vice dartreux qui « ne se manifeste pas seulement par les phlegmasies chroniques de la peau que tout le monde connaît. Il a aussi ses douleurs... Les viscéralgies les plus rebelles et les plus déchirantes sont produites par ce vice pathologique » (2).

Mais en 1864, l'éminent inspecteur des Eaux-Bonnes modifie considérablement ses opinions. Pour lui, les dartres proprement dites, les herpétides de M. Bazin, ne doivent plus être rattachées à une cause spéciale, à un principe distinct, à une diathèse *sui generis,* en un mot à ce vice pathologique dont il parlait en 1861. Alors il imagina sa fameuse trinité nosologique, dont il a signalé avec une conviction entraînante les perturbations, les transformations, les hybridations. Je crois devoir citer quelques passages de l'exposé de M. Pidoux.

« Je n'admets, dit-il, que trois maladies chroniques capitales : la scrofule, l'athritisme et la syphilis. Je les appelle aussi *initiales* ou *primitives.* Ces noms indiquent que toutes les autres maladies chroniques peuvent en sortir par substitution régressive ou dégénération, soit que cette dégénération ait lieu directement, soit

(1) Rayer, *Traité théorique et pratique des maladies de la peau,* 2e édition. Paris, 1835.

(2) *Annales de la Société d'hydrologie médicale de Paris,* t. VII, p. 178.

qu'elle se fasse par abâtardissement ou métissage. A l'autre extrémité de l'échelle des maladies chroniques, je range les maladies finales qu'on nomme *organiques*, parce qu'elles altèrent l'organisme dans sa base..... Entre les maladies chroniques capitales et les maladies chroniques ultimes, se place la série très-nombreuse et très-variée des maladies chroniques mixtes. C'est une série infiniment multiple et nuancée, comme tout ce qui fait les transitions. Elle peut conduire, par des dégradations plus ou moins régulières, des maladies chroniques capitales aux maladies finales ou organiques...... Ce vaste champ, compris entre les maladies initiales et les maladies ultimes, appartient tout entier à l'herpétisme » (1).

Pour M. Pidoux, l'herpétisme n'est donc point un état morbide primitif et capital, une force pathologique spéciale et certaine, mais la résultante bâtarde et secondaire de la scrofule, de l'arthritis, de la syphilis, résultante ne possédant pas ou ayant perdu la force d'être franche comme ses générateurs (2).

Après une déclaration aussi formelle, aussi catégorique, n'est-on pas en droit de s'étonner en entendant M. Pidoux dire que les herpétides « peuvent naître d'emblée ou sans avoir été amenées par l'action altérante préalable d'une maladie capitale » (3). Et d'ailleurs, notre savant confrère ne semble-t-il pas revenir à son opinion de 1861, c'est-à-dire n'accorde-t-il pas aux dartres un principe d'existence propre et distinct, lorsqu'il ajoute :

« L'herpétisme peut reconnaître d'autres causes ou d'autres conditions que la préexistence de l'arthritisme, des strumes ou de la syphilis. Qui a jamais nié l'herpétisme en lui-même ? Pour procéder par voie de régression ou de dégénération d'une des maladies chroniques que j'appelle capitales, ne faut-il pas qu'avant tout il existe élémentairement ? Ni l'arthritisme, ni la scrofule ne créent l'herpétisme *ex nihilo*, mais ils le développent puissamment, spécialement, et lui impriment leur cachet » (4).

Pour moi, ces fluctuations, ces contradictions manifestes prouvent que si M. Pidoux est un grand clinicien, un esprit fécond et ingénieux, beaucoup de faits, parmi ceux qu'il a observés, loin de s'accommoder à son système, le heurtent et l'ébranlent sur sa base.

(1) *Op. cit.*, t. x, p. 74.

(2) *Introduction à une doctrine nouvelle de la phthisie pulmonaire*, dans *Union médicale*, 1865, p. 119.

(3) *Annales de la Société d'hydrologie médicale de Paris*, t. x., p. 79.

(4) *Op. cit.*, p. 267.

Quoiqu'il en soit, notre éminent confrère n'a pas moins le mérite insigne d'avoir ouvert et tracé en quelque sorte la voie des investigations pour la solution d'un des problèmes les plus intéressants de la médecine.

Déjà la Société impériale de médecine de Bordeaux a mis au concours (1866) la question de l'herpétisme posée dans les termes suivants: *De la corrélation et de l'antagonisme qui existent entre l'herpétisme et les maladies des autres organes ou systèmes d'organes* (1).

M. le docteur Caisso (de Montpellier), lauréat du concours, désigne sous le nom d'herpétisme, dans son mémoire, que l'*Union médicale de la Gironde* a reproduit: « Une affection constitutionnelle, chronique, se transmettant surtout par voie héréditaire, pouvant rester plus ou moins longtemps à l'état latent, se traduisant habituellement par des manifestations cutanées, qui se font remarquer elles-mêmes par une grande persistance, des démangeaisons, une tendance à s'étendre et à récidiver, etc., et susceptible de provoquer, du côté des membranes muqueuses, du système nerveux ou des viscères, des déterminations morbides diverses qui coïncident ou alternent le plus souvent avec les manifestations extérieures, et qui sont les unes et les autres justiciables du même traitement. »

Voilà une définition assez longue pour être complète. Néanmoins elle a sa lacune comme les autres, lacune importante, capitale; c'est-à-dire que M. Caisso ne nous édifie pas mieux que ses devanciers sur l'élément vraiment caractéristique de l'herpétisme.

Je ferai la même réflexion au sujet du mémoire de M. de Fajole, autre lauréat du concours de Bordeaux, qui « entend, sous le nom d'herpétisme ou diathèse dartreuse, un état général constitutionnel de l'économie vivante, habituellement héréditaire, dont les manifestations locales, très-sujettes aux récidives, non contagieuses, sont la plupart du temps dirigées vers la peau, d'où elles disparaissent sans laisser de traces profondes, mais peuvent aussi se fixer sur les nerfs, les membranes muqueuses et les viscères » (2).

M. Durand-Fardel, dans son *Traité des maladies chroniques* (1868),

(1) Ce concours a donné lieu à un rapport très-remarquable de M. le docteur Cuigneau, au nom d'une commission composée de MM. Montalier, Dégranges, G. Dupont, Marx, Pery, Reimonenq, Bermond et Cuigneau.

(2) *Union médicale de la Gironde*, octobre 1867.

classe l'herpétisme parmi les diathèses ou affections constitutionnelles par anomalie indéterminée de l'assimilation (1). « Le sujet de l'herpétisme, dit notre savant confrère, est un de ceux qui présentent, dans l'histoire des diathèses, le plus d'obscurité. Le mot herpétisme est au nombre de ceux qu'on emploie communément en clinique, mais on le retrouve rarement en pathologie. Les auteurs modernes semblent en général craindre de s'aventurer dans un pareil sujet, et quelques-uns des rares travaux qui s'y rapportent paraissent plus propres à embrouiller qu'à éclaircir la question. M. Bazin est certainement un des auteurs auxquels on peut faire le plus d'emprunts utiles pour l'étude de l'herpétisme, bien que, sur ce sujet comme sur plusieurs autres, la valeur de ses observations cliniques soit amoindrie par un esprit dogmatique auquel il me paraît souvent difficile de se rallier.

» L'herpétisme doit être considéré comme synonyme de *diathèse dartreuse,* et répond à la *dartre* des anciens médecins, prise dans le sens diathésique, ou au vice dartreux » (2).

On voit que M. Durand-Fardel, auteur du livre le plus récent qui traite de l'herpétisme, n'est pas plus explicite que les autres médecins précédemment cités.

Il faudrait pouvoir assigner à l'herpétisme un caractère propre, distinct, pathognomonique ; déterminer, en un mot, la nature, l'essence de cette maladie constitutionnelle. Jusqu'à présent nous n'avons que des hypothèses pour faire face à cette nécessité; nous sommes obligés de nous payer de mots creux, banals, et qui n'ont d'autre avantage que de masquer notre ignorance : par exemple, les mots *principe dartreux, vice herpétique, disposition particulière* de l'économie, *influence occulte,* etc. « Quel besoin a-t-on, dit M. Cuigneau dans son beau rapport sur les mémoires envoyés à la Société de médecine de Bordeaux, pour expliquer les *diamorphoses* herpétiques, de recourir à un principe âcre, mauvais (ferment, poison, virus), se transportant sans choix et sans cause d'un organe à un autre, et produisant aujourd'hui un herpétisme cutané, comme demain il produira un herpétisme gastrique, bronchique, névrosique? Sans aller à la recherche de ce principe introuvable, nous nous bornerons à ne voir dans ces manifestations polymorphes qu'une propriété de la matière organisée, — la plus générale,

(1) T. 1, p. 18.
(2) *Op. cit.*, t. 1., p. 261.

la plus essentielle, — s'exerçant *anormalement* partout, mais exprimant et affirmant son *anormalité* là où une disposition organique quelconque — faiblesse naturelle ou acquise, maladie antérieure, occasions morbifiques, etc., — facilite son apparition » (1).

Pourquoi aussi ne verrait-on pas dans les déterminations multiples et variées de l'herpétisme les résultats de perturbations plus ou moins profondes s'opérant dans les actes de la nutrition et de la chimie vivante, par suite soit d'une disposition héréditaire, soit du concours de circonstances hygiéniques déterminées, et amenant ainsi la viciation du sang?

Telle est la question que nous allons étudier dans les chapitres qui suivent.

(1) *Union médicale de la Gironde*, mai 1867, p. 218.

CHAPITRE II

QUELQUES DÉTAILS DE PHYSIOLOGIE HYGROLOGIQUE.

Le double mouvement de composition et de décomposition auquel tous les organismes vivants sont invariablement soumis résulte du concours simultané de plusieurs fonctions essentiellement différentes, les unes des autres, puisqu'elles agissent inversement : ce sont les fonctions *réparatrices* et les fonctions *dépuratrices* ou *excrétrices*. Ces dernières, qui débarrassent le sang des matériaux impropres à la nutrition, comprennent certaines sécrétions, mais surtout l'urination, la sudorification ou sudoration et la respiration.

Tandis que les appareils urinaire et sudoripare rejettent les principes solides et liquides, celui de la respiration prend et rejette à la fois les principes gazeux ; il sert en même temps à la réparation et à la dépuration.

Je ne dois m'occuper ici que des déchets enlevés au sang par les appareils urinaire et sudoripare.

Le professeur Ch. Robin (1) assigne les caractères suivants aux *humeurs excrémentitielles, excrétions, humeurs de désassimilation* (la sueur, l'urine) :

« 1° Elles sont en quelque sorte l'antithèse des humeurs constituantes (2). Aucun de leurs principes n'est formé dans l'organe *excréteur* (mais non sécréteur) qui les fournit. Ces principes sont formés ailleurs, dans les tissus ; ils se trouvent surtout dans le sang artériel et peu ou pas dans le sang veineux des parenchymes qui les excrètent.

(1) Ch. Robin, *Leçons sur les humeurs normales et morbides du corps de l'homme*. Paris, 1867.

(2) Le sang, la lymphe, le chyle.

» Ces produits sont riches en principes cristallisables d'origine organique. Ils ne contiennent pas de substances organiques ou presque pas normalement, et celles qui s'y trouvent viennent des parois des réservoirs et non du parenchyme qui les produit. Aussi les calculs y sont fréquents, faute de dissolvants, dès qu'il y a excrétion exagérée, fait coïncidant avec des troubles de l'assimilation dans tel ou tel tissu général. Le passage des substances organiques dans ces humeurs est un symptôme grave. Elles ne deviennent pas virulentes, comme sont susceptibles de le faire toutes les autres ;

» 2° Il n'y a pas de rapport entre leur composition et celle des épithéliums de la paroi organisée qui les produit ;

» 3° Elles ne remplissent pas de rôle spécial propre, et leur composition immédiate est telle que leur séjour dans l'économie, au-delà d'un certain temps, est nuisible » (1).

Puisque les principes constitutifs des humeurs excrémentitielles sont formés ailleurs que dans le sang et les organes qui les excrètent, il est important de savoir d'où ils viennent. Mais comparons d'abord la composition immédiate de la sueur et de l'urine avec celle du sang.

(2) *Leçons sur les humeurs*, p. 32. Paris, 1867.

A. — Principes d'origine minérale volatils ou cristallisables.

DANS LE SANG.	DANS L'URINE.	DANS LA SUEUR.
1. Eau.	1. Eau.	1. Eau.
2. Chlorure de sodium.	2. Azote dissous.	2. Chlorure de sodium.
3. Chlorure de potassium.	3. Oxygène dissous.	3. Chlorure de potassium.
4. Chlorhydrate d'ammoniaque.	4. Chlorure de sodium.	4. Sulfate de soude.
5. Sulfate de potasse.	5. Chlorure de potassium.	5. Sulfate de potasse.
6. Sulfate de soude.	6. Chlorhydrate d'ammoniaque.	6. Phosphate de soude } traces.
7. Carbonate de soude.	7. Silice.	7. Phosphate de pot^sse } traces.
8. Carbonate de potasse.	8. Carb^te de chaux. } accidentels.	8. Carbonates alcalins.
9. Carbonate de chaux.	9. Carbonate de magnésie. } accidentels.	9. Phosphates terreux (traces.)
10. Carbonate de magnésie	10. Carbonate de potasse. } accidentels.	
11. Phosphate de soude.	11. Carbonate d'ammoniaque (pathol.)	
12. Phosphate de potasse.	12. Carbonate et bi-carbonate de soude (acide.)	
13. Phosphate de magnésie	13. Sulfate de potasse.	
14. Phosphate de chaux.	14. Sulfate de soude.	
15. Silice.	15. Sulfate de chaux.	
16. Phosphate de fer.	16. Phosphate neutre de soude.	
17. Cuivre, Plomb et Manganèse (des traces à un état inconnu).	17. Phosphate acide de soude.	
	18. Phosphate basique de soude (temp.)	
	19. Phosphate de potasse.	
	20. Phosphate de magnésie	
	21. Phosphate acide de chaux.	
	22. Phosphate basique de chaux ou des os.	
	23. Phosphate ammoniaco-magnésien.	

B — Principes d'origine organique volatils ou cristallisables.

DANS LE SANG.	DANS L'URINE	DANS LA SUEUR.
A. — Principes salins.		
1. Acide carbonique dissous.	1. Acide carbonique dissous.	1. Sudorate de soude.
2. Lactate de soude.	2. Lactate de potasse.	2. Sudorate de potasse.
3. Lactate de chaux.	3. Lactate de soude.	3. Lactate de soude.
4. Hippurate de soude.	4. Lactate de chaux.	4. Lactate de potasse.
5. Pneumate de soude.	5. Acide urique (accidentel ou des traces).	
6. Oxalates.	6. Urate de potasse.	
7. Urates de soude, de potasse, de chaux, d'ammoniaque, de magnésie.	7. Urate de soude neutre et acide.	
8. Inosate de soude.	8. Urate de chaux.	
9. Sudorates alcalins.	9. Urate de magnésie.	
	10. Urate d'ammoniaque neutre et acide.	
	11. Acide hippurique (accidentel).	
	12. Hippurate de chaux.	
	13. Hippurate de soude.	
	14. Hippurate de potasse.	
	15. Inosate de potasse.	
	16. Pneumate de soude.	
	17. Oxalate de chaux.	
B. — Principes alcaloïdes d'origine animale.		
1. Urée.	1. Urée.	1. Urée.
2. Créatine.	2. Allantoïne (chez le fœtus.)	
3. Créatinine.	3. Cystine (accidentelle.)	
4. Inosite.	4. Leucine (traces.)	
5. Leucine.	5. Créatine.	
6. Hypoxanthine.	6. Créatinine.	
	7. Inosite.	
	8. Xanthine.	
	9. Guanine.	
C. — Principes graisseux et savonneux.		
1. Oléate de soude.	1. Margarine.	1. Principes graisseux (matière sébacée.)
2. Margarate de soude.	2. Oléine, etc., corps gras.	
3. Stéarate de soude.		
4. Valérate de soude.		
5. Butyrate de soude.		
6. Oléine.		
7. Margarine.		
8. Stéarine.		
9. Licithine ou matière grasse phosphorée.		
D. — Principes analogues aux alcools.		
1. Séroline.		
2. Cholestérine.		
E. — Principes sucrés.		
1. Glycose.	1. Glycose (parfois normal.)	
2. Glycogène (quelquefois).		

C. — Principes d'origine organique coagulables.

DANS LE SANG.	— DANS LES URINES. —	DANS LA SUEUR.
1. Biliverdine.	1. Uro-hématine.	1. Substance azotée coagulable, analogue à l'albumine, et quelquefois cellules d'épithélium.
2. Hémaphéine.	2. Mucosine vésicale.	
3. Plasmine. { A. Fibrine proprement dite { a. artérielle. b. veineuse. B. Fibrine soluble. { albumine des auteurs.		

Ce tableau montre que les principes d'origine minérale et d'origine organique volatils ou cristallisables contenus dans l'urine et dans la sueur existent dans le sang, à quelques exceptions près. Mais je dois faire observer que tandis qu'il n'y a dans le sérum du sang que 14 à 16 grammes de principes cristallisables dissous, l'urine en renferme de 28 à 34, et même quelquefois davantage à l'état normal (Robin).

Quant à la sueur, elle présente avec l'urine, sous le rapport de la composition, des différences qu'il importe de faire ressortir. Ainsi, il n'y a dans la sueur ni acide urique ni acide hippurique, ni les sels correspondants; mais il s'y trouve de l'urée et des lactates à base alcaline. Les phosphates et les sulfates sont en très-petite quantité dans la sueur, par rapport à ce qui a lieu dans l'urine. Ce sont les chlorures de sodium et de potassium qui dominent, surtout le premier. La sueur ne contient pas de sels ammoniacaux ; enfin elle élimine proportionnellement plus d'eau que l'urine (1).

Une observation capitale au point de vue de la physiologie pathologique de l'herpétisme, c'est que plusieurs principes d'origine organique, salins ou alcaloïdes, existent dans le sang normal en quantité tellement minime qu'il est difficile de les y découvrir. Ainsi, à l'état physiologique, il n'y a dans le sang que des traces d'acide urique sous forme d'urates alcalins, notamment d'urate de soude.

La proportion moyenne de l'urée est de 1/5 à 1/3 de gramme

(1) Robin, *op. cit.* — Favre, *Recherches sur la composition chimique de la sueur chez l'homme, (Archives générales de médecine).*

pour 1,000 (Robin), quantité beaucoup plus forte que celle de l'acide urique.

De même que ce dernier, les acides hippurique et oxalique existent dans le sang en proportion très-petite, à l'état d'oxalates et d'hippurates alcalins. Pour mettre en évidence des traces de ces principes organiques, il faut opérer sur des quantités de sang relativement considérables, et avoir recours à des manipulations chimiques très-délicates.

Mêmes remarques pour la créatine, la créatinine, la leucine, etc., etc.

Il n'en n'est pas de même dans l'urine. Ce liquide excrémentitiel renferme de 1 à 1 1/2 d'urates pour 1,000 (Robin). Le plus abondant de ces composés est l'urate de soude, puis vient celui d'ammoniaque, et enfin il y a des traces d'urate de potasse, de chaux et de magnésie (1). Il résulte des analyses de Becquerel que la moyenne de l'acide urique des urates est de 0g 398 sur 1,000 parties d'urine, et celle de l'urée de 12g 102. Selon M. Chalvet, la proportion d'urée est beaucoup plus forte. Un nombre considérable d'analyses lui ont permis de saisir un rapport utile entre le chiffre de l'urée retenue dans le sang et celui de ce même produit éliminé par les reins. Ce rapport est estimé en centièmes, c'est-à-dire qu'il y a en moyenne autant de centigrammes d'urée dans mille grammes de sang, que de grammes de ce même déchet dans mille grammes d'urine. Cette relation existe à l'état morbide comme à l'état sain. Dans ce dernier état, en effet, M. Chalvet a trouvé pour moyenne 0,18 d'urée pour 1,000 grammes de sang, et 18 grammes d'urée pour la même quantité d'urine (2).

D'après Halwachs et Weismann, l'urine de l'homme contient des hippurates alcalins et calcaires en quantité presque aussi considérable que les urates, puisqu'il peut y en avoir jusqu'à 2 pour 1,000. Seulement leur plus grande solubilité fait qu'ils ne se déposent que très-rarement.

Les lactates, tous très-solubles, y compris le lactate de chaux, sont un peu plus abondants dans l'urine que les urates et les hippurates, car leur quantité s'élève de 1 1/2 à 2 1/2 pour 1,000.

(1) Normalement il n'existe pas d'acide urique libre dans l'urine de l'homme. On ne le rencontre que dans les sédiments acides; alors ce n'est pas du sang qu'il provient, mais des urates eux-mêmes, et c'est dans l'urine une fois excrétée qu'il se forme.

(2) *Gazette des hôpitaux*, 31 décembre 1867.

A l'état physiologique, l'urine ne renferme de l'acide oxalique qu'accidentellement, et dans ce cas il est combiné avec la chaux. Le composé qui en résulte (oxalate de chaux) cristallise, se dépose, et il en reste seulement des traces tenues en dissolution par les chlorures et les phosphates alcalins.

La créatine et la créatinine sont, après l'urée, les principes alcaloïdes d'origine animale les plus abondants dans l'urine. Il y a de 1 à 2 1/2 pour 1,000 de la première, et 1/2 pour 1,000 de la seconde.

On trouve dans l'urine normale d'autres principes cristallisables azotés, mais en proportion beaucoup moindre que les précédents : telles sont la xanthine et l'hypoxanthine, qui se rapprochent de l'acide urique par leur composition (1).

Enfin la présence de certaines substances, comme la guanine et la cystine, est probable, mais elle n'a pas été suffisamment constatée.

Tandis que les principes salins et les principes alcaloïdes d'origine animale, peu abondants dans le sang, dominent dans l'urine, l'inverse a lieu pour les principes analogues aux alcools, pour les principes sucrés et pour les principes graisseux et savonneux. En effet, le sang, à l'état physiologique, renferme pour 1,000 grammes 10 centigrammes environ de cholestérine (2) et 2 centigrammes de séroline, toutes les deux normalement combinées à un acide indéterminé; de 1 à 3 grammes de principes gras (oléate de soude, margarate de soude, licithine, etc., etc.) ; 0g002 de glycose. Dans l'urine normale, au contraire, il n'y a ni cholestérine, ni séroline, ni sucre, et les principes graisseux (oléine, stéarine, d'après Chevreul et Duméril) n'y existent qu'en très-petite quantité.

La sueur contient plus d'urée que le sang, mais beaucoup moins que l'urine. Cette dernière est aussi plus riche en lactates. Enfin les principes salins de nature organique qui dominent dans la sueur sont les sudorates alcalins, surtout le sudorate ou hydrotate de soude.

Parmi les produits dont il vient d'être question, il y en a un certain nombre qui arrivent dans le plasma sanguin soit par assimilation de quelques-uns des principes immédiats de la substance

(1) Acide urique $C^{10} H^4 Az^4 O^6$; Xanthine $C^{10} H^4 Az^4 O^4$; Hypoxanthine $C^{10} H^4 Az^4 O^2$.

(1) De 4 à 7 centigrammes, d'après M. Flint.

des éléments anatomiques, soit par suite de leur introduction par les aliments : ce sont les composés d'origine minérale et les corps gras. Une partie de ces principes est assimilée, et le reste disparaît par les sécrétions et les excrétions.

En dehors des corps gras, tous les autres principes d'origine animale sont des déchets de la dénutrition, lesquels ont pour voies d'expulsion l'appareil urinaire et l'appareil sudoripare. La cholestérine est éliminée par le foie, comme nous le verrons plus loin.

L'urée vient de tissus divers, surtout des tissus lamineux, fibreux et séreux ; la créatine, la créatinine, l'inosite, des muscles ; la leucine, la xanthine, l'hypoxanthine, de la rate et du foie ; le pneumate de soude, du tissu pulmonaire ; les urates des tissus fibreux (Robin), des poumons (Cloetta, Wiederhold), du foie, du cerveau (Parkes), de la rate (Scherer) ; les hippurates, des muscles ; la cholestérine, du tissu nerveux, etc. (1).

L'oxalate de chaux, dont la présence dans les urines est considérée comme accidentelle par la plupart des auteurs, a une origine sur laquelle j'insisterai dans le chapitre suivant, à cause de l'influence pathologique de ce composé.

(1) Les déchets de la dénutrition se forment par dédoublement des principes constitutifs des tissus. Par exemple, le professeur Robin explique de la façon suivante la formation de l'acide urique et des urates : les tissus fibreux de l'économie s'assimilent dans l'acte de la nutrition les substances albuminoïdes, qui se changent en *géline*, partie constituante de ces tissus ; dans l'acte de la désassimilation, la géline se dédouble en principes cristallisables, au nombre desquels prédominent les urates et l'acide urique.

CHAPITRE III.

VICIATION DU SANG PAR LES DÉCHETS DE LA DÉSASSIMILATION.

Deux conséquences peuvent être tirées de la comparaison que je viens d'établir entre la composition immédiate du sang et celle des liquides excrémentitiels :

1° L'urination et la sudoration sont des fonctions de la régularité et de l'activité desquelles dépendent la nutrition normale des tissus et l'harmonie des autres fonctions de l'organisme ;

2° C'est par l'appareil urinaire que le plasma sanguin se débarrasse de la plus grande partie des matériaux impropres à la nutrition ; l'appareil sudoripare élimine proportionnellement plus d'eau, mais beaucoup moins de principes d'origine minérale et d'origine organique ; parmi ces derniers, ceux qui dominent dans la sueur (les sudorates) n'existent pas dans l'urine, ou du moins leur présence n'y a pas été constatée jusqu'à présent d'une manière certaine.

Supposons maintenant que, par une cause ou une autre, — question réservée sur laquelle je reviendrai plus loin, — les déchets de la désassimilation dépassent leur chiffre normal dans le plasma sanguin, il en résultera des phénomènes morbides qu'il serait important de connaître. Malheureusement les pathologistes se sont peu occupés jusqu'à présent de ces grandes questions, et, n'étaient les travaux de plusieurs médecins allemands et anglais, travaux vulgarisés en France par les écrits de quelques hommes éminents, parmi lesquels je citerai avec éloges MM. Jaccoud et Charcot, le total de nos connaissances sur l'action pathogénétique des déchets de la dénutrition se réduirait à fort peu de chose, pour ne pas dire à zéro. C'est d'ailleurs une tâche hérissée de difficultés, on le comprendra sans peine, de chercher à déterminer les effets produits sur l'organisme par l'accumulation des principes excrémentitiels. La solution d'un problème aussi complexe ne consiste pas seulement dans des analyses plus ou moins exactes, plus ou moins ingénieuses du sang et des urines, elle exige encore et surtout de nombreuses recherches expérimentales et cliniques, les seules qui puissent jeter un rayon de lumière dans cette obscurité profonde. Les résultats que j'ai obtenus de cette façon, et que je vais faire connaître, me paraissent offrir un grand intérêt au point de vue des conséquences théoriques et pratiques qu'on peut en tirer.

Acide urique (1).

Des travaux récents et d'une exactitude incontestable ont démontré que les phénomènes pathologiques qui constituent la goutte doivent être rapportés à la surcharge du sang par les urates. Je citerai entre autres les recherches de Garrod, Bence Jones, Ranke et Charcot. Le premier de ces observateurs dit à la page 363 de son remarquable traité sur la goutte, traduit par M. A. Ollivier et annoté par M. Charcot:

« Dans les *transactions médico-chirurgicales* pour 1848, me fondant sur plusieurs observations que j'avais faites relativement à l'état du sang et des urines dans la goutte, le rhumatisme et l'albuminurie, je me suis hasardé à formuler ainsi qu'il suit, et sous toutes réserves, les conclusions qui me paraissaient ressortir de mes observations : Les résultats obtenus dans les recherches dont il s'agit, disais-je alors, prouvent que l'acide urique n'est pas, comme on le suppose assez généralement, formé de toutes pièces par l'action sécrétante des reins, mais que, préexistant dans l'organisme, il est seulement éliminé par ces organes. Ils paraissent établir encore que l'excrétion par les reins des parties solides de l'urine n'est pas un phénomène simple, en ce sens que l'urée et l'acide urique sont éliminés séparément, si bien que l'élimination de l'une de ces substances peut s'opérer imparfaitement, être supprimée même, tandis que l'autre élimination continue à avoir lieu dans les conditions normales. On sait que, dans la néphrite albumineuse, où l'élimination de l'urée est surtout en défaut, cette substance passe dans le liquide des hydropisies, et qu'il se produit ainsi une sorte d'excrétion supplémentaire. Il est vraisemblable que quelque chose d'analogue a lieu dans la goutte : ici c'est

(1) Les principaux résultats de mes recherches concernant le rôle pathologique de cet acide ont été publiés dans le tome XIV des *Annales de la Société d'hydrologie médicale de Paris*. J'en extrairai textuellement les observations.

l'excrétion de l'acide urique qui est insuffisante, et le produit de l'élimination supplémentaire est représenté par l'urate de soude qui constitue les dépôts tophacés.

» La goutte, d'après cela, semble dépendre, au moins en partie, d'un arrêt (temporaire ou permanent) dans l'élimination de l'acide urique par les reins. Les symptômes prémonitoires, aussi bien que ceux qui constituent les paroxysmes, reconnaîtraient pour cause d'abord la présence d'un excès d'acide urique dans le sang, et ensuite la somme d'efforts que fait l'organisme pour rejeter au dehors ce *principe morbifique*. Toute production en excès d'acide urique, quelle qu'en soit la cause, favorise le développement de la goutte. On s'explique ainsi la relation qui existe entre elle et la gravelle urique, et aussi l'influence de la bonne chère, du défaut d'exercice corporel, de l'usage de certaines boissons, telles que les vins, le porter, sur le développement de la maladie.

» Notre hypothèse rend également compte de deux faits qui ont été souvent invoqués contre la théorie humorale de la goutte : je veux parler du caractère héréditaire de la maladie et de son existence fréquente chez des organisations débilitées. En effet, on comprend que cette manière d'être du rein qui a pour conséquence une modification de l'élimination rénale, puisse se transmettre par voie d'hérédité ; on comprend aussi que, dans le cas où la fonction du rein dont il s'agit est affectée d'une manière permanente, l'acide urique puisse s'accumuler dans le sang, sans qu'il y ait eu en réalité formation excessive de cet acide.

» Il y a quatorze ans déjà qu'a été publié le travail d'où ce passage est extrait, et les observations cliniques que j'ai été à même de faire depuis cette époque n'ont fait que me confirmer dans les vues qui y ont été exposées. »

Il est hors de doute aujourd'hui que la goutte est due à une altération du sang par l'acide urique combiné avec une base alcaline, principalement avec la soude, et que les accès sont liés à la formation d'un dépôt d'urate de soude dans l'épaisseur des tissus ligamenteux et des cartilages articulaires (1).

(1) Garrod a décrit dans le même ouvrage, sous le nom d'*expérience du fil*, un procédé aussi simple qu'ingénieux imaginé par lui pour constater l'excès d'acide urique dans le sang, ainsi que dans la sérosité des vésicatoires. Voici en quoi consiste ce procédé :

« On verse de 4 à 8 grammes de sérum du sang dans une capsule de verre très-

Examinons maintenant si l'acide urique accumulé dans le plasma sanguin n'a pas d'autres voies *anormales* d'élimination que les surfaces articulaires.

Dans mon premier mémoire sur le traitement des affections cutanées constitutionnelles par les eaux sulfureuses, je m'exprimais ainsi : (1)

« La goutte, c'est-à-dire le dépôt de la matière tophacée dans les articulations, n'est pas la seule, je dirai même la plus fréquente manifestation de la diathèse urique. Sous l'influence de cette diathèse, les viscères, le système circulatoire, le système nerveux, les membranes muqueuses, peuvent présenter des altérations organiques ou fonctionnelles que quelques auteurs ont décrites sous le nom de formes irrégulières de la goutte.

» Bien que je sois peu partisan du néologisme, je donne la dénomination d'URICÉMIE à cette condition de l'organisme caractérisée par une quantité anormale d'acide urique dans le sang, tout disposé à en accepter une autre qui serait mieux appropriée.

» Suivant Garrod, que je ne saurais citer trop souvent dans cette question, les urates en excès vicient le sang comme toute matière anormale, comme les miasmes ou un virus quelconque, et jettent dans l'économie des troubles qui sont ou les symptômes prodromiques, ou les manifestations larvées de la goutte. Pourquoi donc la peau, cet organe éliminateur par excellence, ne serait-elle pas influencée de la même façon que les autres organes? Sans tenir

aplatie, ayant environ 8 centimètres de diamètre sur 9 millimètres de profondeur. On ajoute au sérum de l'acide acétique ordinaire (au titre de 28 pour 100), dans la proportion de 35 centigrammes pour 3 grammes et demi de sérum, et il se produit alors un dégagement de quelques bulles de gaz. Quand le mélange est bien fait, on y plonge un ou deux fils extraits d'un morceau de toile ouvrée, non encore lavée, ou de tout autre tissu de lin. Ces fils, qui doivent avoir une longueur de 2 centimètres et demi environ, sont maintenus pendant quelque temps immergés à l'aide d'une baguette, d'un stylet ou de la pointe d'un crayon. Après quoi, le vase est mis à l'écart dans un endroit frais, jusqu'à ce que le sérum soit coagulé ou presque sec. Le manteau d'une cheminée dans une chambre à température ordinaire, ou encore les rayons d'une bibliothèque conviennent parfaitement à cet effet. Le temps nécessaire pour que l'opération soit terminée varie de 36 à 60 heures, suivant le degré de sécheresse ou d'humidité de l'atmosphère.

» Si le sérum du sang est riche en acide urique, celui-ci se déposera sous forme de cristaux le long des fils, de manière à rappeler la disposition bien connue du sucre candi. »

(2) *Annales de la Société d'hydrologie médicale de Paris*, t. XIV, p. 267.

compte des perturbations physiologiques qui accompagnent la production exagérée ou l'élimination insuffisante de l'acide urique, pourquoi cet acide en excès dans le sang ne produirait-il pas certaines lésions cutanées de la même manière que d'autres substances dont les effets sont bien connus? Ainsi, je citerai la roséole copahique, l'érythème belladoné, l'eczéma mercuriel, les éruptions iodiques (érythème, papules et pustules) ; enfin les éruptions arsénicales ainsi classées par M. Imbert-Gourbeyre : éruptions pétéchiales ou ecchymoses, éruptions papuleuses, éruptions ortiées, éruptions vésiculeuses, éruptions erysipélateuses, éruptions pustuleuses, ulcérations. »

Après m'être assuré par des expériences faites sur des animaux d'abord, ensuite sur moi-même, que l'acide urique pouvait être pris sans danger, même à des doses assez fortes, j'ai entrepris d'étudier son action pathogénétique.

Administré pendant longtemps à des animaux herbivores (lapins, moutons), cet acide n'a produit aucun effet appréciable du côté de la peau. Il n'en est pas de même pour les carnivores. Chez les chiens, j'ai toujours remarqué, au bout d'une ou de plusieurs semaines, des démangeaisons très-vives et des éruptions boutonneuses, squameuses, vésiculeuses et pustuleuses. Les deux faits suivants m'ont paru être les plus intéressants de tous ceux que j'ai observés :

Expér. Une chienne de moyenne taille, pleine depuis deux mois, fut soumise à l'action de l'acide urique. On lui en donnait environ 15 centigrammes matin et soir dans un morceau de viande. Au bout de huit jours, démangeaisons très-fortes, — l'animal se traînait sur le ventre pour se gratter, et se frottait souvent contre les objets qu'il rencontrait. — Un examen attentif me fit découvrir sur son dos du pytiriasis, et sur le ventre du prurigo. Lorsque cette chienne eût mis bas, je lui laissai deux de ses petits. Dans l'espace de quinze jours, des ulcérations eczémateuses se développèrent sur le ventre de ces jeunes animaux ; les parties génitales de l'un d'eux furent même fortement endommagées. Cet eczéma guérit spontanément en trois semaines, et je n'ai remarqué depuis aucune éruption chez les jeunes chiens. Mais la mère, qui n'a pas cessé de prendre de l'acide urique pendant toute la durée de l'allaitement, a toujours eu les mamelles rouges, tuméfiées et recouvertes d'une quantité considérable de boutons, parmi lesquels j'ai distingué quelques vésicules à l'aide de la loupe.

Expér. Un chien âgé de trois ans et de petite taille prit pendant deux mois de l'acide urique à la dose de 20 centigrammes par jour. Une éruption boutonneuse, mélangée de vésicules, et s'accompagnant de démangeaisons qui forçaient l'animal à se gratter presque constamment, apparut sur le dos et sur les cuisses. Quoique l'usage de l'acide urique fut supprimé au bout de deux mois, l'affection cutanée persista, augmenta même, et, six mois après, l'animal était atteint d'un véritable proriasis. J'ai pu recueillir sur son dos des squames de la largeur d'une pièce d'un franc, dans lesquelles l'analyse chimique et l'examen microscopique ont révélé la présence de cristaux très-nombreux d'urate de soude et de quelques cristaux d'oxalate de chaux.

Mes expériences cliniques ont été faites à l'hôpital de Levroux. Je ne citerai que quatre observations :

Obs. La nommée Clotilde P..., domestique, âgée de 23 ans, occupant le numéro 2 de la salle Sainte-Rodène, où elle était entrée pour une dyspepsie, fut soumise à l'usage de l'acide urique. La dose était de 10 centigrammes le matin à jeun. Au bout de huit jours, céphalalgie intense qui présenta tous les caractères de la migraine. Le surlendemain, accès de fièvre avec frissons et sueurs. Le douzième et le treizième jours, pendant deux nuits de suite, coliques violentes accompagnées de vomissements. Ces coliques, dont la malade ne rendit pas très-bien compte à la visite du matin, étaient probablement des coliques néphrétiques. Le second accès fut si violent, que la sœur de la salle administra du sirop diacode pendant la nuit pour calmer les douleurs. Un fait digne de remarque, c'est que la dyspepsie avait disparu. A partir de ce moment, l'acide urique ne fut plus donné que de deux jours l'un et à la même dose. Clotilde P... en avait pris en tout 2 grammes 10 centigrammes lorsqu'il survint aux mains et à la figure une éruption pustuleuse apyrétique, précédée de démangeaisons vives, surtout aux mains.

La fille qui fait le sujet de cette observation affirma n'avoir jamais eu d'éruption cutanée.

Obs. Le nommé F... (numéro 8 de la salle Saint-Sylvain), âgé de 63 ans, atteint d'une névralgie sciatique très-ancienne, prit de l'acide urique pendant deux mois, à la dose de 20 centigrammes matin et soir. Des démangeaisons intolérables au cuir chevelu avec formation d'une grande quantité de pellicules furent les premiers symptômes observés, puis il survint du prurigo à la cuisse et à la jambe gauches, et enfin des sueurs nocturnes assez abondantes. L'estomac a toujours bien fonctionné.

Cet homme a quitté l'hôpital à peu près débarrassé de sa névralgie sciatique.

Obs. Hermine P... (N° 1 de la salle Sainte-Rodène), âgée de 17 ans, convalescente d'un épanchement dans la plèvre, prit, matin et soir, 20 centigrammes d'acide urique pendant un mois. Au bout de quelques jours, démangeaisons très-vives dans toute la région du dos, surtout la nuit, sans éruption appréciable, et apparition de pustules aux mains, aux avant-bras et à la face. Fonctions digestives bonnes.

Obs. Amélie B... (N° 1 de la même salle), âgée de 15 ans, atteinte d'ankylose produite par une tumeur blanche, eut une légère éruption boutonneuse à la face, accompagnée de picotements et de cuisson, sous l'influence de l'acide urique administré à la dose de 20 centigrammes par jour.

A ces observations je vais en ajouter d'autres que je considère comme une contre-épreuve dans l'étude de l'action pathogénétique de l'acide urique sur le système cutané : il s'agit de la constatation de la présence de cet acide dans les produits pathologiques de la peau chez des personnes atteintes de dermatoses.

Obs. Eczéma des mains. Le sujet de cette observation est un homme âgé de 45 ans, d'un tempérament sanguin, d'une constitution robuste, exposé depuis longtemps tantôt à des douleurs du côté des petites articulations, tantôt à des éruptions vésiculeuses qui avaient leur siége le plus ordinaire aux mains. Une concrétion tophacée s'était formée à l'articulation moyenne de l'auriculaire gauche. De plus, le malade avait une toux fréquente, de l'oppression, un coryza presque permanent et une angine glanduleuse des plus prononcées. Après avoir percé quelques vésicules, je plaçai une petite quantité de sérosité entre deux lames de verre, que j'entourai de papier de plomb. Le liquide, recueilli le 29 août 1867, ne fut examiné qu'en novembre. J'y découvris, à l'aide du microscope, des cristaux d'acide urique semblables à quelques-uns de ceux qu'on extrait des urines. Mon collègue de l'hôpital de Levroux, M. le docteur Faucher, a bien voulu les dessiner. Il y avait aussi des cristaux d'urate de soude et de rares cristaux de phosphate de soude.

Obs. Au mois de juillet 1867, une dame de 68 ans, d'un tempérament sanguin et d'une forte constitution, vint à Cauterets pour une affection cutanée dont elle était atteinte depuis plusieurs années. Le médecin de cette dame, praticien distingué de Bordeaux, lui avait remis une consultation de laquelle j'extrais les passages suivants:

« Psoriasis inveterata, survenu il y a quatre ans, sans cause déterminante directe..... La seule circonstance à noter chez Madame X..., c'est une tendance aux rhumatismes, ou plutôt une constitution rhumatismale, à manifestations mobiles et peu douloureuses, qui s'est spontanément modifiée dès le début de l'affection herpétique. A cette époque, la médication mise en usage a été la suivante: bains sulfuro-gélatineux, solution d'arséniate de soude; bains de vapeur, régime approprié, deux saisons à Ax. Pendant deux ans, amélioration notable. Depuis trois mois, les accidents ont reparu, et voici la position dans laquelle Madame X... se trouve aujourd'hui:

» 1° Pas de traces de psoriasis; mais aux endroits où cette affection avait autrefois fixé son siége (partie antérieure des cuisses, creux du jarret), apparaissent *ex abrupto* des vésicules qui contiennent un fluide opaque, lactescent. De ces vésicules, les unes forment, en se desséchant, des croûtes légères, lamelleuses, les autres laissent après elles des traces de purpura d'un rouge foncé et lentes à disparaître;

» 2° Fluxions continuelles et tout à fait insolites sur les muqueuses bronchique et nasale. »

Pendant le traitement thermal, quelques bulles pemphigoïdes très-volumineuses se montrèrent à la partie supérieure des cuisses. Je perçai une de ces bulles, et je mis de la sérosité entre deux lames de verre, comme dans l'observation précédente. Le liquide, examiné au microscope au mois de novembre, renfermait des cristaux d'urate de soude, dont je dois encore la reproduction à M. le docteur Faucher, quelques cristaux d'acide urique, de phosphate de soude et de phosphate de chaux.

Obs. Il s'agit d'une jeune fille de 22 ans, de haute taille, au système musculaire très-développé, offrant toutes les apparences d'une constitution robuste, et issue d'un père dartreux. Cette jeune fille, qui n'avait jamais eu de rhumatisme, était atteinte depuis cinq ans d'un psoriasis généralisé. Toutes les fonctions s'accomplissaient parfaitement.

Je fis macérer dans l'alcool, pendant vingt-quatre heures, une certaine quantité de squames détachées de larges plaques psoriasiques situées sur les bras, puis je les plaçai dans de l'eau dont la température fut maintenue à 90 degrés centigrades au moyen du bain-marie. Au bout de deux heures, les squames ayant été retirées de l'eau avec soin, celle-ci fut filtrée, puis évaporée lentement, et laissa un résidu brunâtre, recouvert d'une foule d'aiguilles cristallines très-petites. Je divisai le résidu en trois portions, dont une fut traitée par l'acide acétique, et une autre par l'acide nitrique étendu, ensuite par l'ammoniaque. Dans la première, le microscope montra beaucoup de cristaux d'acide urique ; dans la seconde, le mélange d'acide nitrique et d'ammoniaque prit une couleur rouge, puis jaune, par l'addition d'un excès d'ammoniaque, et laissa déposer un précipité gélatineux qui présentait tous les caractères de la murexide. Dans la troisième portion, qui ne fut soumise à aucun réactif, je trouvai une grande quantité de beaux cristaux d'urate de soude et quelques cristaux d'urate d'ammoniaque.

Ainsi, quoique la jeune fille qui fait le sujet de cette observation ne comptât aucun goutteux parmi ses ascendants, et qu'elle n'eût jamais éprouvé elle-même de douleurs articulaires, les produits exsudés n'en contenaient pas moins une grande quantité d'acide urique.

Depuis la publication de ces observations, j'ai multiplié mes recherches, et j'ai trouvé souvent de l'acide urique dans les produits pathologiques de la peau en quantité plus ou moins considérable, même lorsque l'*expérience du fil* démontrait qu'il n'y avait pas surcharge du sang par cet acide.

Les produits liquides ont été recueillis et examinés au microscope entre deux verres. Pour les produits solides (squames, croûtes), j'ai employé le procédé décrit dans l'observation rapportée à la page 25.

Je crois pouvoir conclure de mes recherches que la peau est, comme les surfaces articulaires, une voie anormale d'élimination de l'acide urique, et que ce principe peut déterminer du côté du système cutané des altérations plus ou moins étendues, de même que certaines substances qui, introduites dans l'économie, ont une action élective sur la peau. Mais l'acide urique a été trouvé dans bien d'autres tissus et dans plusieurs produits de sécrétion, ce qui indique qu'il tend à envahir presque tous les points de l'organisme, lorsque l'appareil urinaire, sa voie naturelle d'élimination, n'en débarrasse qu'incomplètement le plasma sanguin. Je vais citer, à l'appui de cette assertion, les observations de plusieurs médecins éminents et les miennes.

On sait que, chez les oiseaux et la plupart des reptiles, l'urine à l'état normal ne renferme généralement pas d'urée, et est à peu près constituée par de l'acide urique ou de l'urate d'ammoniaque. Or Zalesky, ayant lié les deux uretères chez des pigeons, des oies et des couleuvres, a constaté à l'autopsie (la mort arrivait au bout de deux ou trois jours) que presque tous les liquides et les tissus étaient chargés d'urate de soude. La membrane muqueuse de l'estomac et celle de l'intestin étaient rouges et enflammées. En outre, des amas d'urate de soude oblitéraient les follicules gastriques. Il y en avait aussi sur les membranes séreuses, dans la cavité des vaisseaux lymphatiques, la trame conjonctive du foie, dans les dernières ramifications bronchiques, sur l'endocarde, principalement aux appareils valvulaires, dans la bile, etc. (1).

Dans deux cas d'ophtalmie goutteuse, Garrod a rencontré des dépôts blancs d'urate de soude à la surface de la sclérotique (2).

Le même observateur cite un fait dans lequel il a vu, sur les cartilages aryténoïdes, plusieurs petits points blancs qui ont présenté tous les caractères chimiques et microscopiques des dépôts d'urate de soude.

Bence Jones a trouvé des dépôts semblables dans la paroi des tubes bronchiques (3).

(1) *Untersuch. ueber den uramisch. Process.* Tubingue, 1865.
(2) *Op. cit.*, p. 575.
(3) *The Lancet*, 1856, p. 98.

Dans un cas rapporté par Schrœder Van der Kolk, l'urate de soude avait envahi les parois des veines et pénétré même dans l'épaisseur de quelques filets nerveux (1).

MM. Cornil et Charcot ont observé un cas dans lequel le tissu cellulaire sous-cutané, les couches profondes du derme et le névrilème étaient le siége de dépôts d'urate de soude (2).

Le premier de ces deux observateurs rapporte le fait suivant : Une femme atteinte de goutte chronique ayant succombé dans mon service, à l'hôpital de la Salpétrière, 20 grammes environ de la sérosité sous-arachnoïdienne qui s'écoulait pendant l'autopsie, lors de l'incision des méninges, furent recueillis dans un verre de pendule et traités par l'acide acétique, d'après la méthode de Garrod. Les fils déposés au sein de ce mélange parurent, au bout de trois jours, recouverts d'un certain nombre de cristaux d'acide urique parfaitement caractérisés (3).

Un dépôt blanc trouvé par Landerer à la face interne de l'aorte d'un goutteux a présenté cette composition : acide urique, 14 ; matière animale, 6 ; phosphate de chaux, 62 ; carbonate de chaux, 16 ; carbonate de magnésie, 2 (4).

Bence Jones et Bramson ont aussi rencontré de l'acide urique dans les concrétions de l'aorte thoracique chez des sujets goutteux.

Lobstein cite un cas dans lequel des plaques ostéoformes provenant des valvules mitrales étaient composées de phosphate et d'urate de soude et de chaux (5).

Samuel Edwards a observé un fait du même genre (6).

J'ai constaté moi-même la présence de l'acide urique dans la salive et les mucosités bronchiques de plusieurs sujets atteints d'affection granuleuse des muqueuses bucco-pharyngienne et respiratoire, coïncidant avec des dermatoses dont les produits pathologiques contenaient eux-mêmes de l'urate de soude. Je citerai plus tard quelques observations qui démontrent que ce fait n'est pas rare, même en dehors de la saturation urique.

(1) *Nederl. Lancet*, 1853.

(2) *Mémoires de la Société de biologie*, t. v, 3e série, 1864, p. 141.

(3) Garrod, *op. cit.*, p. 146.

(4) *Buchner's repertorium*, 1847, t. xiv, p. 60.

(5) *Anat. pathol.*, t. ii, p. 527.

(6) *The Lancet*, 1850, t. i, p. 673.

M. Guéneau de Mussy a signalé un exemple de gravelle pharyngienne. Les glandules du pharynx présentaient, à leur sommet, un point blanchâtre qui devenait saillant et donnait issue à des matières concrètes, puis s'affaissait. Les concrétions expulsées étaient composées de phosphate, de carbonate et d'urate de chaux (1). J'ai eu plusieurs fois l'occasion d'observer cet état pathologique du pharynx chez des sujets manifestement herpétiques, et dans un cas, il m'a été facile de constater, avec le microscope et au moyen de l'acide acétique, la présence de l'acide urique dans la matière provenant des glandules hypertrophiées.

Des calculs trouvés dans le canal de Warthon par M. Arrachard (de Lille) et analysés par M. Garreau contenaient de l'urate de chaux. Il y avait de l'oxalate de chaux dans un calcul salivaire analysé par M. Darbel.

Si ces sels n'ont pas été découverts plus souvent dans les gravelles et les calculs salivaires, c'est parce qu'on ne les a pas recherchés avec soin, suivant la remarque du professeur Robin.

Acide oxalique.

Comme les urates et les hippurates, les oxalates existent dans le sang normal en quantité extrêmement minime.

Quand l'urine contient de l'acide oxalique, c'est à l'état d'oxalate de chaux. Ce sel, très-répandu dans les végétaux, peut être introduit dans l'économie par les substances alimentaires et passer ensuite dans l'urine. Mais il se forme aussi par désassimilation, comme les principes cristallisables d'origine organique; car, ainsi que l'a constaté le premier M. Donné, il suffit de boire des vins mousseux pour que l'urine, qui auparavant ne contenait pas d'oxalate de chaux, laisse déposer des cristaux de ce sel.

On a fait plusieurs hypothèses pour expliquer la production de l'oxalate de chaux dans l'économie, alors que les aliments n'en contiennent pas.

Lehmann attribue sa formation à un trouble des fonctions respiratoires, surtout quand il y a emphysème pulmonaire, et ce serait alors le défaut d'oxydation du sang qui amènerait la production de l'oxalate calcaire.

(1) Cité par M. Robin, *op. cit.*, p. 516.

Wœhler et Frerichs ont conclu de plusieurs expériences faites par eux que l'acide urique se transforme dans l'organisme vivant en acide oxalique, urée et allantoïne, comme cela a lieu à l'extérieur avec le peroxyde de plomb.

Selon M. Gallois, l'acide oxalique (et par suite l'oxalate de chaux) paraît résulter d'une combustion plus avancée de l'acide urique ou des éléments destinés à le constituer, de telle sorte qu'il devrait se produire de l'acide oxalique dans le sang toutes les fois qu'il y aurait excès d'acide urique. Il est certain, comme l'a établi Garrod (1), que le sang des goutteux renferme fréquemment de l'acide oxalique. Chez deux des malades auxquels j'ai administré de l'acide urique, l'urine contenait, au bout de quelques jours, des cristaux d'oxalate de chaux. Je n'ai pas examiné l'urine des autres malades.

« En fait, observe M. Robin, nous pouvons dire d'une manière certaine que les urates se forment par dédoublement des principes coagulables azotés et des sels des tissus fibreux et lamineux, que l'acide urique que nous voyons parfois dans les urines provient de la décomposition d'une portion de ces urates. Mais quant à la portion d'oxalate de chaux qui, dans certains cas, se produit dans l'économie, nous ne savons pas encore si elle se forme de la même manière que les urates ; nous ne savons pas non plus si ce sel provient au contraire du dédoublement de quelqu'un des principes cristallisables d'origine organique, soit azotés, tels que l'urée, les urates, ou non azotés, tels que la glycose, l'inosite, etc. » (2).

Quoiqu'il en soit, il m'a paru important de rechercher si l'oxalate calcaire existait dans les produits pathologiques de la peau chez les dartreux, et pour cela j'ai suivi le procédé suivant : après avoir traité les produits solides (croûtes, squames) par l'acide chlorhydrique bouillant, j'ai filtré le liquide, et j'y ai ajouté graduellement de l'ammoniaque jusqu'à ce que l'acide ait été neutralisé, ce qu'il était facile de reconnaître par l'emploi du papier rouge de tournesol. Cette première opération terminée, j'ai mis une portion de la liqueur dans un verre de montre et je l'ai fait évaporer lentement ; après quoi le résidu a été examiné au microscope. Lorsque ce résidu contient des cristaux d'oxalate de chaux, ils apparaissent sous la forme d'octaèdres réguliers, limités par

(1) *Op. cit.*, p. 150.
(2) *Op. cit.*, p. 678.

huit triangles équilatéraux, résistant à l'acide acétique, mais disparaissant par l'action dissolvante de l'acide chlorhydrique. Quand l'ammoniaque est versé rapidement et en excès, l'oxalate calcaire tombe en amas amorphes de points cristallisés très-noirs, et qui se comportent avec les acides acétique et chlorhydrique comme les octaèdres réguliers.

J'ai trouvé plusieurs fois l'oxalate de chaux avec les urates dans des squames de psoriasis et des croûtes d'eczéma. Dans un cas d'impétigo, je l'ai rencontré uni à une quantité considérable de cristaux de phosphate ammoniaco-magnésien.

L'acide oxalique, employé par moi dans deux cas de paralysie musculaire atrophique, a produit des effets variés et remarquables.

Obs. La nommée J... B..., âgée de 35 ans, admise à l'hôpital de Levroux pour une paralysie musculaire atrophique des membres inférieurs, qui a résisté à tous les traitements, prit 30 centigrammes par jour d'acide oxalique pendant un mois. Cette fille n'avait jamais eu de maladie de peau.

Le cinquième jour, douleurs vives à l'articulation scapulo-humérale droite et au coude; éruption de prurigo avec démangeaisons à l'avant-bras gauche; fonctions digestives bonnes.

Le huitième et le neuvième jours, éruption générale de prurigo accompagnée de démangeaisons excessives, même à la tête; l'articulation scapulo-humérale et le coude sont toujours douloureux.

Au bout de quinze jours, les démangeaisons persistent aussi intenses, et l'éruption prurigineuse s'est encore accrue. Il y a des picotements dans les jeux, une injection de la sclérotique et du bord libre des paupières inférieures.

Du seizième au vingtième jour, l'arthralgie fait place à une migraine violente qui dure deux jours et à la suite de laquelle une dyspepsie acescente se déclare. Aucune amélioration du côté des membres inférieurs. La malade m'a fait remarquer que les démangeaisons et l'éruption étaient moins fortes aux jambes et aux cuisses que sur les autres parties du corps.

Le vingtième jour, l'éruption et les démangeaisons ont diminué; mais la malade accuse une somnolence continuelle accompagnée de nausées. L'arthralgie a reparu.

Du vingtième au trentième jour, érythème et poussées fréquentes d'urticaire avec démangeaisons intolérables; disparition des douleurs articulaires.

La fille B... a cessé l'usage de l'acide oxalique sans que la moindre modification se soit produite dans la paralysie musculaire.

Huit jours après, les démangeaisons existaient encore à la tête et sur plusieurs parties du corps. J'ai remarqué des boutons de prurigo çà et là et du pytiriasis capitis.

Obs. Un fille de 49 ans, occupant le N° 15 de la salle Sainte-Rodène, atteinte de la même maladie que la précédente, a été soumise, comme elle, à l'usage de l'acide oxalique, pendant le même temps et aux mêmes doses.

Au bout de trois jours, douleurs erratiques dans les muscles et les grosses articulations de la partie supérieure du corps.

Le sixième jour, douleurs aux articulations scapulo-humérales, démangeaisons vives autour du cou et de la tête, sans éruption; fonctions digestives bonnes.

Le huitième jour, les démangeaisons ont cessé; mais les douleurs musculaires et articulaires persistent dans les membres supérieurs, et s'accompagnent de fourmillements pénibles qui durent jusqu'à ce que la malade ait cessé l'usage de l'acide oxalique. Elle n'a rien ressenti de particulier du côté des jambes.

Une toux fréquente avec expectoration abondante s'est déclarée le quinzième jour, et a persisté pendant plusieurs semaines.

Les démangeaisons n'ont pas reparu depuis le huitième jour; il n'y a eu aucune éruption sur la surface cutanée.

Des phénomènes à peu près semblables à ceux que je viens de signaler se sont produits du côté de la peau, des muscles et des articulations, chez d'autres malades qui ont pris de l'acide oxalique dans un but thérapeutique.

Acide hippurique.

Un régime végétal augmente la proportion des hippurates dans l'urine de l'homme. M. Bouchardat, auteur d'un excellent travail sur les modifications que le régime lacté et d'autres conditions font subir à l'urine, — modifications qu'il désigne sous le nom d'*hippurie* (1), — a constaté que lorsque les hippurates augmentent,

(1) *Annuaire de thérapeutique*, 1842, p. 290.

la proportion des phosphates, des chlorures, des urates et de l'urée diminue très-sensiblement. Les urines deviennent aussi moins denses et moins acides.

Ure, Wœhler et Frerichs ont démontré expérimentalement que certaines substances, telles que l'acide benzoïque et les benzoates, l'huile d'amandes amères exempte d'acide cyanhydrique et le baume du Pérou se transforment dans l'organisme en acide hippurique et en hippurates.

J'ai observé un fait qui tendrait à prouver que les hippurates en excès dans le sang peuvent agir sur la peau comme les urates et les oxalates.

Obs. Une femme de 45 ans, n'ayant jamais eu d'affection cutanée, et atteinte depuis plus de six mois de névralgie sciatique, prit de l'acide hippurique pendant quinze jours, à la dose de 30 centigrammes le matin à jeun.

Dès le quatrième jour, cette femme ressentit des démangeaisons assez vives autour de la ceinture.

Le dixième jour, je constatai, dans la même région, la présence de quelques boutons de prurigo, d'une rougeur érythémateuse et de plusieurs groupes de vésicules semblables à celles que l'on observe dans le zona.

Le seizième jour, les démangeaisons persistent, et la malade n'ayant éprouvé aucune amélioration du côté de sa névralgie sciatique, l'usage de l'acide hippurique est supprimé.

C'est le seul fait que je sois à même de citer pour le moment. Toutefois je pense que les hippurates sont moins susceptibles de vicier le sang que les urates et les oxalates, parce qu'ils sont beaucoup plus solubles.

Urée et matières extractives.

Wilson, le premier, a attribué les accidents éclamptiques de l'albuminurie à un excès d'urée dans le sang *(urémie)*.

Pour Frerichs, ces accidents sont dus à l'action directe du carbonate d'ammoniaque résultant de la décomposition de l'urée dans le sang même *(ammoniémie)*.

M. le docteur Treitz considère l'urémie et l'ammoniémie comme deux états parfaitement distincts :

« 1° Toutes les fois que la sécrétion urinale est supprimée, les substances destinées à l'excrétion et surtout l'urée s'accumulent dans le sang, comme la chimie moderne l'a suffisamment démontré;

2° Cette accumulation se produit aussi par la résorption de l'urine déjà sécrétée;

3° La surabondance de l'urée dans le sang (l'urémie) forme en elle-même un état pathologique important et prédispose probablement à des travaux exsudatifs dans divers organes ;

4° L'urée passe du sang dans toutes les sécrétions, et on a constaté sa présence dans la salive, dans le lait, dans la sécrétion cutanée, ainsi que dans les transsudations ;

5° Le plus souvent et en même temps le plus abondamment, c'est sur la muqueuse intestinale qu'on la rencontre ;

6° Elle y est décomposée régulièrement par les liquides intestinaux en carbonate d'ammoniaque, fait dont l'auteur s'est assuré par l'expérimentation ;

7° Le carbonate d'ammoniaque provoque de l'irritation, de la blénorrhée, du ramollissement, du catarrhe, des escharres et la destruction dyssentérique de la muqueuse intestinale ; plusieurs formes de dyssenterie remontent à cette source. La mortification peut amener la perforation et la gangrène de l'intestin ; d'un autre côté, la guérison par la cicatrisation est aussi possible si les liquides intestinaux perdent leurs propriétés corrosives ;

8° Le carbonate d'ammoniaque répandu dans tout le canal intestinal est résorbé par la muqueuse et transporté par les voies ordinaires dans le sang ; il en résulte un empoisonnement du sang par de l'ammoniaque, l'*ammoniémie,* et les phénomènes qu'on appelle communément urémiques. L'auteur établit une différence entre l'ammoniémie et l'urémie, en réservant cette dernière dénomination uniquement pour l'accumulation de l'urée dans le sang, tandis qu'il entend par la première la présence de l'ammoniaque dans le sang avec les phénomènes qui en dérivent. Il n'accorde pas que l'ammoniémie se développe de la façon que Frerichs l'a prétendu, c'est-à-dire par une décomposition de l'urée qui aurait lieu dans le sang même, mais il l'attribue à la résorption de l'ammoniaque qui se forme par la décomposition de l'urée sécrétée dans l'intestin ;

9° L'ammoniémie se développe aussi par voie directe, moyennant la résorption de l'urine décomposée et ammoniacale, comme dans les rétrécissements, les fistules urinaires, etc. ;

10°. L'infection du sang par les substances mentionnées ci-dessus n'a de conséquences graves que si leur excrétion est empêchée (1).

D'autres observateurs, tels que Schotin, Scherer, Hoppe, Reuling, Oppler, Peris, Zalesky, W. Rommelaere, Chalvet, ont opposé à la théorie de Wilson et à celles de Frerichs, Treitz, etc., une théorie nouvelle par laquelle ils rattachent les accidents urémiques à la dépuration imparfaite du sang, ou, pour être plus explicite, à un excès des matières extractives dans le sang.

Des analyses aussi nombreuses que variées ont permis à M. Chalvet de formuler les conclusions suivantes : (2)

1° L'urée ne s'accumule pas dans le sang des albuminuriques, ni pendant les attaques éclamptiques, ni dans l'intervalle de ces attaques ; 2° l'accumulation de l'urée dans le sang est un phénomène très-rare, ne s'observant bien que chez les cholériques, tant que dure la suppression urinaire ; 3° aucune analyse positive n'a démontré jusqu'ici la décomposition de l'urée en carbonate d'ammoniaque dans le sang même. Au contraire, loin d'être un principe nuisible dont l'économie aurait hâte de se débarrasser, comme d'un poison, l'urée est un diurétique naturel favorisant l'élimination par les émonctoires d'autres déchets moins inoffensifs qui, mélangés au sang dans certaines proportions, sont capables de produire des troubles fonctionnels variés, et notamment les accidents désignés sous le nom d'urémie. Ces déchets ne sont autre chose que les *matières extractives du sang*, dénomination donnée par M. Chalvet à l'ensemble des *principes solubles dans l'alcool absolu*, à l'exception de l'urée, tant dans les urines que dans le sang.

Notre savant confrère, allant beaucoup plus loin encore, applique par l'analyse à toute la pathologie, pour ainsi dire, des faits qu'on s'efforce à tort, selon lui, de restreindre à l'albuminurie.

Je ne suivrai pas l'auteur dans ses développements et l'exposé de ses preuves, parce que cette digression serait en dehors de mon sujet ; je me bornerai à faire quelques objections à sa théorie.

D'abord tous les déchets de la dénutrition destinés à être éliminés par les émonctoires de l'organisme ne sont pas solubles dans l'alcool, par exemple les acides urique, hippurique, oxalique, la xanthine, la créatine ; la cholestérine n'est très-soluble que dans

(1) *Presse médicale belge*, 1861, et *Gazette des Hôpitaux*, 1861, p. 95.

(2) *Gazette des Hôpitaux*, 31 décembre 1867 et 7 janvier 1868.

l'alcool bouillant ; et parmi ceux qui sont insolubles, il y en a dont la rétention dans le sang et les tissus donne lieu, comme nous l'avons vu déjà, à des troubles plus ou moins graves. Ensuite qu'est-ce qui prouve que les principes excrémentitiels solubles dans l'alcool produisent, lorsque le plasma sanguin les contient en excès, les effets que leur attribuent M. Chalvet et d'autres médecins ? Cette assertion ne repose sur aucune expérience directe et concluante. « Toutes les fois, dit M. Chalvet, que les fonctions de l'organisme sont troublées, il existe une altération matérielle appréciable des liquides de l'économie. Le terme de maladie *sine materiâ* ne saurait être exact dans aucun cas, pas même peut-être dans les névroses (1). » Très-bien ; mais où est la cause, où est l'effet? Est-ce le trouble des fonctions de l'organisme qui amène l'altération des humeurs, ou cette dernière qui jette la perturbation dans l'économie? Voilà le problème qu'il importait de résoudre expérimentalement avant de formuler une affirmation.

Mes expériences personnelles me mettent en opposition avec M. Chalvet, car j'ai pu injecter une solution alcoolique concentrée des matières extractives dans les veines de trois lapins et d'un chien (2 à 3 grammes environ pour chaque animal), sans déterminer d'accidents appréciables.

Quant à l'urée, elle n'a pas, lorsqu'elle est accumulée dans le sang, les effets toxiques qu'on lui a supposés.

« Est-il bien certain, dit Aran dans une de ses remarquables leçons cliniques, que ce soit à la présence de l'urée ou de l'acide urique dans le sang, en tant qu'urée, en tant qu'acide urique, que sont dus tous les phénomènes d'empoisonnement? Eh bien, il faut le reconnaître, rien n'est moins prouvé. En effet, l'acide urique et l'urée existent à l'état normal dans le sang, et on a pu en injecter des quantités considérables dans les veines sans déterminer des symptômes d'empoisonnement (2). Il faut donc trouver une autre explication. C'est ce qu'ont tenté de faire en Allemagne MM. Wœhler et Frerichs. Suivant ces derniers auteurs, ce ne serait pas à l'état d'urée ou d'acide urique que les résidus des substances azotées produiraient des effets toxiques dans l'économie. Sous l'influence d'un ferment, il y aurait une transformation de

(1) *Loc. cit.*

(2) Aran a commis une erreur en disant que l'acide urique existe à l'état normal dans le sang. *(Voyez page 13).*

l'urée en carbonate d'ammoniaque, et c'est à ce nouveau produit infectant l'économie tout entière que seraient dus tous les phénomènes toxiques. Malheureusement encore, on peut leur objecter :

» 1° Que l'existence de ce ferment n'a jamais été démontrée par personne ;

» 2° Qu'il y a du carbonate d'ammoniaque à l'état normal dans le sang ;

» 3° Enfin, que M. Claude Bernard a pu injecter dans les veines d'un chien du carbonate d'ammoniaque en beaucoup plus grande quantité qu'il n'existe normalement, sans provoquer autre chose que des cris, une grande agitation, mais aucun des accidents propres à l'urémie » (1).

D'un autre côté, dans une note communiquée à l'Académie des sciences, M. Gallois s'exprime ainsi : (2)

« J'ai administré l'urée à la dose de 20 grammes à cinq lapins, dont le poids variait entre 1,500 et 2,000 grammes, et tous ont succombé avec les mêmes symptômes. Les symptômes de l'empoisonnement par l'urée, chez les lapins, peuvent se résumer ainsi : accélération de la respiration, affaiblissement des membres, tremblements avec soubresauts, convulsions générales, puis tétanos et mort. Les lésions cadavériques sont le plus souvent nulles.

» J'ajoute et j'insiste à dessein là-dessus, que l'urée naturelle empoisonne les lapins exactement comme l'urée artificielle, et qu'on ne peut imputer la mort aux cyanures qui seraient contenus dans l'urée artificielle, car les réactifs chimiques n'avaient nullement décélé la présence de ces corps dans celle dont je me suis servi.

» De plus, je crois pouvoir conclure de mes expériences que l'urée empoisonne en tant qu'urée et sans se transformer en carbonate d'ammoniaque ; car, au moment même où mes animaux succombaient aux accidents les plus aigus, jamais, dans l'air qu'ils expiraient, je n'ai pu constater la présence du carbonate d'ammoniaque. »

J'ai répété les expériences de M. Gallois ; j'ai fait prendre à des lapins jusqu'à 5 grammes d'urée très-pure en vingt-quatre heures et pendant huit jours, soit 40 grammes en tout, sans résultat. D'où je conclus, en rapprochant mes expériences de celles qui ont été

(1) *Gazette des Hôpitaux*, 1860, p. 285.
(2) Séance du 6 avril 1867.

faites par d'autres médecins, que les accidents observés par M. Gallois avaient toute autre cause que l'intoxication par l'urée.

On sait d'ailleurs que cette substance a été préconisée contre plusieurs affections (1). Or, les malades qui en ont pris, même à des doses considérables, n'ont présenté aucun des symptômes attribués à l'urémie. Mais plusieurs observations m'ont démontré que l'urée peut agir sur la peau et surtout sur le système muqueux. Je citerai entre autres les deux suivantes :

Obs. Une jeune fille de 11 ans, atteinte de fièvre intermittente à type tierce avec hypertrophie de la rate, avait fait usage de sulfate de quinine à plusieurs reprises. Pour combattre les récidives, que le sel quinique ne pouvait empêcher, je conseillai l'urée à la dose de 50 centigrammes dans les vingt-quatre heures, pendant dix-huit jours.

Le quinzième jour, c'est-à-dire après avoir pris 7 grammes 50 centigrammes d'urée, la malade eût un coryza avec écoulement séreux très-abondant. Le lendemain, je remarquai une éruption vésiculeuse accompagnée de cuisson à l'entrée des fosses nasales et sur la lèvre supérieure. Des croûtes se formèrent les jours suivants.

Bien que l'urée eût été remplacée par du vin de quinquina, l'écoulement nasal dura pendant quelque temps encore.

Il n'y a eu aucun dérangement du côté du tube digestif.

La jeune malade fut obligée de revenir au sulfate de quinine pour se débarrasser complètement de sa fièvre d'accès.

Obs.. Un homme de 30 ans, d'une forte constitution, prit 10 grammes d'urée dans l'espace de dix jours, pour combattre une fièvre intermittente quotidienne qui avait résisté à des doses assez fortes de sulfate de quinine.

A partir du huitième jour, cet homme eût un coryza, puis une angine et une bronchite. Je ne constatai qu'un erythème léger

(1) Le professeur Mauthner, de Vienne, dit avoir employé avec succès l'urée ou le nitrate d'urée comme un puissant diurétique dans l'hydropisie qui survient à la suite de la scarlatine (*Journal fur Kinderkrankh,* 1854.)

M. le docteur Baud a employé, dès l'année 1840, l'hydroferrocyanate de potasse et d'urée contre les fièvres d'accès, les fièvres symptomatiques accidentellement intermittentes, les fièvres continues, les fièvres cachectiques, les névralgies et les névroses.

autour des fosses nasales. Le malade accusait aussi des douleurs névralgiques intercostales assez vives avec des démangeaisons sur plusieurs points de la surface cutanée, mais sans traces d'éruption.

Rien du côté des entrailles.

En rapprochant ces deux faits de plusieurs autres dans lesquels j'ai employé l'urée comme agent thérapeutique, je crois que ce principe excrémentitiel, qui existe dans le sang normal en quantité relativement considérable, et qui est éliminé en même temps par les reins et par la peau, n'agit pas sur cette dernière aussi énergiquement que les urates et les oxalates, et que ses effets, lorsqu'il se trouve en excès dans l'économie, se font sentir plutôt du côté des membranes muqueuses et du système nerveux.

Créatine, xanthine, etc.

La difficulté avec laquelle on se procure ces substances m'a empêché d'étudier expérimentalement leur action pathogénétique.

Il me semble néanmoins qu'on est autorisé à leur attribuer, par analogie, des effets à peu près identiques à ceux que produisent les matières dont il vient d'être question, et desquelles elles se rapprochent sous le rapport de la composition.

J'ai trouvé la xanthine dans des squames de psoriasis par le procédé suivant : après avoir fait bouillir les squames dans une petite quantité d'eau distillée, j'ai filtré le liquide et je l'ai traité par l'acide azotique. Ce mélange évaporé jusqu'à siccité a laissé un résidu jaune caractéristique. J'ai constaté aussi, avant d'ajouter l'acide nitrique à la solution, qu'elle rougissait le papier de tournesol.

C'est le procédé que Marcet a suivi pour analyser une espèce de calcul urinaire de nature animale qu'il proposa d'appeler calcul d'acide ureux, d'oxyde xanthique ou de xanthine (de ξανθος jaune), parce qu'il forme un composé de cette couleur avec l'acide nitrique.

Je n'ai pu étudier non plus les effets de la cystine, qui est un produit du dédoublement désassimilateur des substances coagulables sulfurées des éléments anatomiques (Robin), et qui agit probablement comme l'acide urique, l'urée, la créatine, la xanthine, lorsqu'elle dépasse sa proportion normale dans le plasma sanguin.

CHOLESTÉRINE.

M. le docteur A. Flint, professeur de physiologie et de microscopie au collége de médecine de Bellevue-Hospital, à New-York, a publié sur la cholestérine, envisagée au point de vue physiologique et pathogénétique, un remarquable mémoire dont voici les conclusions: (1)

1° La cholestérine existe dans la bile, le sang, la substance nerveuse, le cristallin et le méconium, mais ne se trouve pas dans les fèces normales. La quantité de cholestérine dans le sang du bras est de cinq à huit fois plus considérable qu'on ne l'avait jusqu'ici calculée;

2° La cholestérine est formée, en grande partie, sinon entièrement, dans la substance nerveuse, où elle est très-abondante, d'où elle est emportée par le sang, et constitue un des produits de rebut ou excrémentitiels les plus importants de l'économie. Sa production est constante, car elle existe toujours dans la substance nerveuse et dans le sang;

3° La cholestérine est séparée du sang par le foie, se montre comme un élément constant de la bile, et est déversée dans le canal alimentaire. La physiologie de cette substance, dans le sang et dans la bile, la range au nombre des produits qui doivent être expulsés de l'économie, ou au nombre des excrétions. Elle préexiste dans le sang, ne joue aucun rôle utile dans l'économie, est éliminée par le foie et non manufacturée par lui, et si cette élimination est troublée, elle s'accumule dans l'organisme et cause un empoisonnement du sang;

4° La bile a deux fonctions bien distinctes qui dépendent de la présence de deux éléments d'un caractère tout à fait différent. L'une de ses fonctions se rattache à la nutrition. Elle est due à la présence du glyco-cholate et du tauro-cholate de soude. Ceux-ci ne préexistent pas dans le sang, jouent un rôle utile dans l'économie et n'en sont pas expulsés, sont fabriqués par le foie et appartiennent exclusivement à la bile, ne s'accumulent pas dans le sang quand les fonctions du foie sont troublées, et constituent, en un mot, des produits de *sécrétion*. Mais elle a une autre fonction, de nature dépurative, due à la présence de la cholestérine, qui est

(1) *Recherches expérimentales sur une nouvelle fonction du foie*, etc., Paris, 1868.

une *excrétion*. L'écoulement de la bile est rémittent; il augmente beaucoup pendant la digestion, mais il a lieu pendant les intervalles, afin de séparer la cholestérine du sang, qui la reçoit sans cesse;

5° Les fèces ordinaires et normales ne contiennent pas de cholestérine, mais de la *stercorine* (autrefois appelée séroline, parce que l'on supposait qu'elle n'existait que dans le sérum du sang), produite par une transformation de la cholestérine de la bile pendant l'acte de la digestion;

6° La transformation de la cholestérine en stercorine n'a pas lieu quand la digestion est suspendue ou avant qu'elle soit établie; par conséquent on ne trouve de stercorine ni dans le méconium, ni dans les fèces des animaux hibernants pendant leur état de torpeur. Ces matières contiennent de la cholestérine en grande abondance, et on la voit aussi apparaître dans les fèces des animaux après un jeûne prolongé;

7° La différence entre les deux variétés de jaunisse avec lesquelles nous sommes familiers, l'une, simplement caractérisée par la couleur jaune de la peau, comparativement inoffensive; l'autre, accompagnée de symptômes graves et presque toujours mortels, dépend, dans un cas, d'un obstacle à l'écoulement de la bile, et dans l'autre, de sa suppression totale. Dans le premier cas, la bile est retenue dans les canaux excréteurs, et sa matière colorante est absorbée, tandis que dans le second, la cholestérine est retenue dans le sang et y agit comme un poison;

8° Il existe un état pathologique dans le sang qui dépend de l'accumulation de la cholestérine, et que nous avons nommé *cholestérémie*. Elle ne se produit que dans le cas où un changement organique survenu dans le foie l'empêche d'accomplir ses fonctions d'organe excréteur. Elle est caractérisée par des symptômes graves, que l'on peut rapporter au cerveau, et qui dépendent des effets toxiques, sur cet organe, de la cholestérine accumulée. Elle est accompagnée ou non de jaunisse;

9° La cholestérémie ne survient pas dans tous les cas de maladie affectant la structure du foie. Il faut pour la produire que l'altération de la structure de cet organe soit assez étendue pour prévenir une élimination suffisante de cholestérine. Dans les cas où l'organe n'est que modérément attaqué, la partie saine peut remplir la fonction éliminatrice du tout;

10° Dans les cas de jaunisse simple où les fèces sont décolorées et où la bile n'a aucun accès dans l'intestin, on ne trouve pas de stercorine dans les selles. Mais dans les cas de jaunisse avec cholestérine, on peut rencontrer de la cholestérine (quoique toujours en proportion très-réduite), ce qui dénote une élimination insuffisante de la cholestérine du sang ; cependant son excrétion n'est pas entièrement suspendue.

Ainsi, d'après M. Flint, la cholestérine accumulée dans le sang produirait des accidents cérébraux semblables à ceux que Wilson attribue à l'urée, Frerichs à l'ammoniaque, Schotin, Scherer, Zalesky, Chalvet, etc., etc., aux matières dites extractives. Mais la preuve expérimentale manque aux assertions du professeur de New-York, comme à celles des autres observateurs. « Nous avons été forcé, dit-il, de nous servir exclusivement de cas pathologiques pour étudier la cholestérine, car, en opérant sur de grands animaux, personne n'a encore réussi à extraire le foie (comme nous extrayons les reins), pour noter les symptômes d'empoisonnement et démontrer l'accumulation de la cholestérine dans le sang. *Nous n'avons pas pu, par suite de l'insolubilité de la cholestérine, faire des expériences en l'injectant dans les vaisseaux sanguins* » (1).

Rien ne prouve donc que les symptômes attribués à la cholestérine résultent de l'action immédiate, spéciale de ce principe excrémentitiel. D'un autre côté, il ne paraît pas possible qu'un organe aussi important que le foie soit profondément modifié dans sa structure et ses fonctions, sans qu'un grand retentissement s'en suive sur tout le reste de l'organisme. Alors pourquoi mettre la cholestérine directement et exclusivement en cause dans une perturbation aussi grave?

Quoiqu'il en soit, cette substance excrémentitielle a certainement une action pathogénétique, comme toutes les autres, lorsque, par suite d'insuffisance hépatique, elle s'est accumulée dans le plasma sanguin. On la trouve souvent dans un grand nombre de produits morbides, tels que les tumeurs cancéreuses, les tumeurs enkystées (où elle est très-abondante), les dépôts athéromatiques de la tunique intermédiaire des artères, les tumeurs du cerveau, le liquide de l'hydrocèle, le tubercule cru, les tumeurs épithéliales et le pus.

Je l'ai rencontrée moi-même dans la sérosité de plusieurs vésicatoires appliqués à une dame qui était atteinte d'ictère grave à la

(1) *Op. cit.*, p. 90.

suite d'une forte éruption d'urticaire et de prurigo. C'était pour la troisième fois que, dans l'espace d'une dizaine d'années, la malade présentait ces phénomènes morbides, qu'elle ne pouvait attribuer à aucune cause déterminante appréciable. Le foie et le tube digestif étaient sains.

Le procédé que j'ai suivi pour découvrir la cholestérine dans ce cas est très-simple. La sérosité des vésicatoires, recueillie dans un verre de pendule, ayant été desséchée au bain-marie, j'ai traité le résidu par l'éther pendant vingt-quatre heures, après quoi le liquide a été filtré et évaporé. Le nouveau résidu a été traité par l'alcool bouillant, puis filtré à chaud dans un verre de montre et livré à l'évaporation spontanée. Examiné au microscope, ce résidu contenait des cristaux de cholestérine.

Je n'ai fait jusqu'à présent aucune expérience qui prouve que ce principe a une action directe sur le système cutané.

CHAPITRE IV.

PHYSIOLOGIE PATHOLOGIQUE ET DÉFINITION DE L'HERPÉTISME.

« Dans toutes les questions qui se rattachent à la sécrétion rénale et à ses altérations, dit M. Jaccoud, il est une condition qu'il ne faut jamais perdre de vue, si l'on veut tenir compte de tous les éléments du problème : c'est la solidarité fonctionnelle qui unit et relie en un faisceau commun tous les organes de sécrétion, envisagés comme appareils dépurateurs du sang. Cette solidarité est telle que si, par une cause quelconque, l'un de ces appareils cesse de fonctionner ou fonctionne moins énergiquement, le travail est accompli par un autre organe, dont l'activité compensatrice supplée ainsi la fonction ralentie ou absente. Le plus souvent ce travail compensateur ne se traduit que par une augmentation de quantité des produits excrétés : ainsi l'urine est plus abondante en hiver, plus rare en été, parce que l'élimination de l'eau par la peau présente un rapport précisément inverse. Dans d'autres circonstances, la qualité du produit est modifiée quand le rein cesse de sécréter l'urée en quantité normale ; cette matière apparaît dans les sécrétions gastro-intestinales, et sa proportion double ou triple dans les sécrétions cutanées (1). »

On ne saurait exposer d'une façon plus nette et plus exacte la solidarité fonctionnelle qui unit les deux principaux appareils dépurateurs du sang, le rein et la peau. Toutefois, l'activité compensatrice, supplémentaire des deux organes, n'est pas aussi complète, aussi absolue que pourrait le faire supposer le passage extrait du remarquable article de notre éminent confrère sur l'albuminurie; elle a des limites qu'il importe de déterminer.

Nous avons vu, dans le chapitre II, que beaucoup de matériaux excrétés par le rein à l'état normal ne le sont pas par la peau, et

(1) Jaccoud, article *Albuminurie, Nouveau Dictionnaire de médecine et de chirurgie pratiques*, t. I, p. 568. Paris, 1864.

que, d'un autre côté, certains principes constitutifs de la sueur n'existent pas dans l'urine. Il suit de là que l'excrétion compensatrice ne peut avoir lieu que pour les principes communs aux deux liquides excrémentitiels. Ainsi, l'urée, les phosphates, les lactates, le chlorure de sodium peuvent diminuer dans l'urine pour augmenter dans la sueur, et réciproquement, sans que l'équilibre en souffre, sans que l'harmonie en soit troublée. Mais supposons que le rein reçoive les matériaux destinés à être excrétés par la peau, ou celle-ci les urates, les oxalates, les hippurates, la créatine, la xanthine, etc., alors la normalité cessera et les troubles pathologiques commenceront. Ce sera une excrétion anormale et non pas supplémentaire.

Or que pourra-t-il résulter de cette anomalie, de cette déviation des principes excrémentitiels de leur voie naturelle d'élimination, au point de vue de l'intégrité anatomique et fonctionnelle des tissus? C'est ce que nous allons examiner.

Lorsqu'il s'agit d'interpréter les lésions observées dans les cas d'intoxication chronique, tout le monde est d'accord pour reconnaître que le premier effet de l'absorption du poison est une altération du liquide nourricier, surtout de ses principes albumineux, d'où résulte une dyscrasie cachectique qui a elle-même pour effet d'altérer la nutrition et la constitution propre de chaque organe en particulier. Ainsi, le mercure, d'après Schonbein, Woit, Schafer, Overbech; le plomb, d'après Buchheim, Clarus et Lewald; l'arsénic, d'après Savitsch; le zinc, d'après Falck, etc., forment des albuminates dans le sang.

Mais pour l'empoisonnement aigu, les opinions sont partagées. Les uns admettent que les choses se passent absolument comme dans l'intoxication chronique, d'autres, au contraire, prétendent que le premier effet du poison absorbé est d'altérer les éléments anatomiques des organes éliminateurs avec lesquels il est en contact. Aug. Ollivier, par exemple, a conclu, de recherches extrêmement intéressantes sur l'albuminurie saturnine, que le plomb agit d'abord sur le rein, par le fait même de son élimination, et que l'organe, une fois altéré, livre passage à l'albumine.

Il n'entre pas dans mon sujet de discuter la valeur de tous les faits que la théorie physico-chimique de l'élimination a pour et contre elle ; je me bornerai à faire observer qu'il paraît impossible qu'un poison absorbé, comme d'ailleurs toute autre substance anormale introduite dans l'économie, n'ait pas une action directe sur les tissus avec lesquels il se trouve en contact, et qu'il ne les modifie pas plus ou moins profondément (1).

Revenons maintenant à l'hypothèse que j'ai faite de la déviation de certains principes excrémentitiels de leur voie naturelle d'élimination. Ces principes agiront alors sur les organes dépurateurs à la façon des substances toxiques, c'est-à-dire qu'ils en modifieront les conditions anatomiques et fonctionnelles.

Il me semble que cette assertion est le corollaire irrécusable de mes recherches rapportées dans le chapitre qui précède, et non point une hypothèse sans fondement. Certaines substances, en effet, dont on ne trouve que des traces dans le sang normal, grâce à l'activité incessante de la sécrétion rénale, ayant été introduites en excès dans le torrent circulatoire, ont révélé une action spéciale, élective sur la peau, qui est précisément l'organe le plus étroitement uni, sous le rapport fonctionnel, à celui auquel incombe l'élimination des mêmes principes.

De cette intoxication expérimentale à la possibilité d'une intoxication spontanée, par suite d'insuffisance rénale *(autotoxémie)*, la conclusion est rationnelle, logique. N'ai-je pas constaté, d'ailleurs, la présence des substances en question dans les produits pathologiques de la peau chez des dartreux? Remarquons aussi que les substances communes à la sueur et à l'urine, qui sont par conséquent excrétées en même temps par le rein et par la peau, ont peu d'action sur cette dernière.

Les affections cutanées ont des caractères objectifs si variables, si multiples, si confus, qu'il serait contraire à la raison et à l'évidence de nier que la diversité des formes tienne à la diversité du siége des lésions anatomiques. Aussi l'école Willaniste n'a-t-elle pas manqué de mettre à contribution les grandes découvertes de l'histologie moderne pour compléter son système de localisations. « Connaître, dit M. Cazenave, à l'inspection d'une vésicule, d'une pustule ou d'une élévation papuleuse, qu'il s'agit d'une maladie des lymphatiques, du corps papillaire, ou de l'appareil sudoripare, n'est-ce pas avoir fait un grand progrès? » (2)

Sur ce dernier point, je suis loin de me trouver d'accord avec mon savant confrère; car les doctrines localisatrices n'ont jamais

(1) Le professeur Sée, dans son cours de thérapeutique, a classé les médicaments d'après leur action sur les éléments histologiques.

(2) *Traité de pathologie générale des maladies de la peau.*

fait et ne feront jamais faire un pas à la thérapeutique des affections cutanées.

Mais passons et arrêtons-nous à ce fait, que certaines substances agissent sur presque tous les éléments constitutifs du système cutané. Ainsi, en admettant avec M. Cazenave que les *exanthèmes* aient pour siége le réseau vasculaire, les *vésicules* l'appareil sudoripare, les *pustules* les follicules sébacés et l'appareil lymphatique, les *papules* l'appareil papillaire, les *squames* l'appareil blennogène, etc., il y a des agents qui, introduits dans l'économie, peuvent altérer, par une sorte d'action centrifuge, tous ou presque tous ces appareils ; exemples : l'arsénic et l'iode.

La même observation s'applique aux principes excrémentitiels dont il a été question précédemment. On a vu, en effet, que l'acide urique a produit la plupart des lésions signalées par les dermatologistes; que l'acide oxalique a causé l'érythème, le prurigo, l'urticaire, etc.

Je ne prétends pas qu'il faille induire de là que la viciation spontanée du sang par ces principes doive avoir pour résultat unique, constant, inévitable, quelque altération du système cutané: je dis, au contraire, que leur action pourra tout aussi bien se manifester sur tel ou tel autre tissu, tel ou tel autre organe.

D'abord l'analogie indique cette possibilité; car le sang, qu'il soit ou non vicié, afflue à tous les organes, pénètre dans tous les tissus, et la peau ne contient pas seule des capillaires, des lymphatiques, des filets nerveux, des glandes. Il existe même entre certains tissus, le système muqueux notamment, et le système cutané tant de points de contact, sous le rapport de la constitution anatomique, qu'on est conduit à conclure que toute substance qui agira sur l'un devra nécessairement agir sur l'autre. N'est-ce pas, en effet, ce que l'on observe pour l'arsénic, l'iode, le soufre, le copahu, etc. ?

Si l'on objectait que ce sont là des vues de l'esprit, des hypothèses plus ou moins ingénieuses, je répondrais qu'il y a des limites à l'expérimentation, et que si l'on ne devait admettre que ce que l'on voit par les yeux, les systèmes les mieux établis, les plus féconds en résultats pratiques, ne supporteraient pas la discussion. Et d'ailleurs n'ai-je pas pour moi des preuves tirées de l'anatomie pathologique et de l'observation clinique ? N'ai-je pas fait voir que, dans la saturation urique, presque tous les tissus de l'économie contenaient des dépôts d'urate de soude; et les acides urique, oxalique, hippurique, n'ont-ils pas donné lieu à des manifestations pathologiques du côté non-seulement de la peau, mais encore des articulations, des muscles, du système nerveux et des organes digestifs ? (1)

En résumé, la viciation du sang par certains principes excrémentitiels, notamment ceux qui sont les moins abondants dans le fluide nourricier à l'état normal, entraîne une série de phénomènes morbides qui se produisent tantôt à la peau, tantôt du côté d'autres organes, alternativement ou simultanément.

Voilà, pour moi, en quoi consiste l'herpétisme.

Je dois déterminer comment et dans quelles circonstances cette intoxication s'opère :

1° Il peut y avoir production exagérée des principes excrémentitiels dans le sang, par suite d'une anomalie des fonctions de nutrition. Alors l'urination, bien qu'elle s'accomplisse normalement, ne débarrasse pas entièrement le fluide nourricier de ces déchets de la désassimilation ;

(1) Garrod dit dans son *Traité de la goutte :* L'altération du sang qui résulte surtout de la présence de l'urate de soude en excès, est probablement la cause des troubles morbides qui précèdent l'accès de goutte, et aussi de plusieurs des symptômes qu'on observe parfois chez les sujets goutteux (p. 366)........

.... Cette proposition est d'une démonstration difficile ; et cependant la plupart des médecins rattachent volontiers certains phénomènes morbides à la présence dans le sang de certains principes morbifiques. Les observateurs, tant physiologistes que pathologistes, ont aujourd'hui surabondamment démontré que l'interruption complète de la sécrétion urinaire a pour conséquence l'apparition des symptômes les plus graves ; en conséquence de quoi, il paraît tout à fait raisonnable d'admettre que, si un ou plusieurs des éléments constitutifs de l'urine sont retenus dans le sang, certains phénomènes devront s'en suivre (p. 375)..... Il n'est pas rare d'observer une dyspepsie intense et de longue durée chez des sujets qui n'ont jamais éprouvé d'accès de goutte articulaire, mais que l'hérédité ou le genre de vie prédisposent à la goutte. Le dérangement des organes digestifs dépend sans aucun doute, dans ces cas-là, de l'altération du sang par un excès d'urate de soude (p. 564).

Telle serait aussi, d'après M. Charcot, la cause de ces affections gastro-intestinales qu'on trouve si fréquemment liées à la diathèse urique (*id.*, p. 564, note).

Le même observateur n'est pas éloigné de croire que les douleurs nerveuses et musculaires que l'on observe souvent dans la diathèse urique résultent d'une action directe de cet acide sur les tissus.

Dans les expériences de Zalesky (que j'ai fait connaître plus haut), toujours l'examen chimique a permis de constater l'existence d'une assez forte proportion d'urate de soude dans l'extrait musculaire.

2° La nutrition restant normale, c'est l'excrétion rénale qui est modifiée et qui ne suffit plus à la dépuration du sang ;

3° La nutrition et l'urination peuvent être perturbées simultanément.

Dans la nutrition, il y a à considérer le rôle du *plasma* sanguin et celui des *hématies* en particulier.

Deux phénomènes de nom contraire (assimilation et désassimilation) se passent simultanément dans le plasma. L'un et l'autre établissent des rapports entre ce dernier et : 1° le dehors ou milieu extérieur ; 2° le dedans, c'est-à-dire les éléments anatomiques ou les cavités closes. L'assimilation a pour siége le plasma veineux, principalement du sang noir, et accessoirement celui des capillaires d'où naissent les veines pulmonaires ; la désassimilation, le plasma des capillaires qui font suite aux subdivisions artérielles, et accessoirement celui des capillaires qui sont la continuation des branches hépatiques de la veine porte intestinale et de la veine porte rénale.

Les hématies sont le siége de phénomènes de nutrition plus complexes encore que ceux du plasma sanguin. Leur rôle particulier consiste à accomplir, pour les gaz de l'économie, ce que le plasma fait pour les aliments et pour les principes formés par désassimilation, soit solides, soit liquides dissous. Elles offrent un triple mouvement moléculaire continu de leurs principes immédiats. En effet, l'assimilation et la désassimilation établissent des rapports moléculaires entre les hématies et : 1° le plasma dans lequel elles sont en suspension ; 2° le milieu extérieur ; 3° les éléments anatomiques des tissus (1).

(1) Le professeur Robin résume ainsi le rôle physiologique du plasma sanguin et des hématies dans la nutrition :

A. Avec le milieu extérieur, le plasma offre les phénomènes suivants :

a. Ces phénomènes ont pour siége le plasma des capillaires de la veine porte principalement, et secondairement le plasma des capillaires du poumon.

Ils ont pour agents les principes : 1° absorbables non assimilés surtout ; 2° les récrémentitiels ensuite.

Comme *actes*, ils offrent l'*assimilation réparatrice* (ou destructive accidentellement) pour le plasma d'abord, pour les éléments ensuite.

Voilà pour le premier phénomène dont le plasma est le siége.

b. D'autre part, ils ont pour siége le plasma : 1° des capillaires artériels du rein surtout, et accessoirement ceux de l'artère pulmonaire ou à sang noir ; 2° des capillaires des glandes à conduits excréteurs ensuite.

En faisant cette esquisse des actes de la nutrition, j'ai voulu montrer combien ses anomalies doivent être variées, complexes et mystérieuses. Nous ne savons pas et nous ne saurons probablement jamais si tel ou tel des phénomènes qui s'accomplissent dans le plasma et dans les hématies peut être enrayé, troublé plutôt que tel ou tel autre, et à quelle influence cette perturbation est subor-

Comme agents, les principes : 1° désassimilés excrémentitiels surtout (alcaloïdes animaux) ; 2° les principes assimilés sécrémentitiels ensuite.

Comme *actes*, il s'y passe la désassimilation dépurative ou destructive pour le plasma d'abord, pour les éléments anatomiques ensuite.

Tel est le deuxième phénomène dont le plasma sanguin est le siége.

B. Avec le dedans, c'est-à-dire avec la profondeur des tissus, le plasma sanguin offre les phénomènes suivants :

a. En premier lieu ils ont pour siége le plasma : 1° des capillaires des veines générales surtout ; 2° des glandes sans conduits excréteurs accessoirement.

Les agents de ces actes sont : 1° les principes désassimilés ; 2° ensuite ceux qui sont produits de toutes pièces.

L'acte est l'assimilation *viciante* pour le plasma, mais vivifiante ou nutritive (ou accidentellement atrophique et appauvrissante) pour les éléments.

Tel est le troisième phénomène dont le plasma sanguin est le siége.

b. Enfin le quatrième et dernier phénomène dont le plasma est le siége se passe : 1° dans les capillaires artériels généraux d'abord ; 2° dans les glandes sans conduits excréteurs ensuite.

Les principes *assimilables* ou trophiques en sont les agents.

L'acte est la désassimilation destructive ou atrophique pour le plasma seul, mais utile aux éléments à l'égard desquels elle devient trophique.

Tel est le cercle des actes accomplis par le plasma sanguin.

Les hématies, par leurs actes assimilateurs et désassimilateurs à l'égard des principes gazeux, établissent une liaison intime entre le sang et les gaz du milieu extérieur à nous, dont elles dissolvent l'oxigène et qu'elles chargent d'acide carbonique. C'est pour ce milieu une liaison analogue à celle que le plasma sanguin établit entre nous et les parties solides et liquides du milieu, organisé ou non, qui nous entoure. Mais tandis qu'en raison des propriétés inhérentes aux liquides et des propriétés des aliments, nous voyons cette dernière s'opérer, d'une part dans les capillaires de la veine porte, et de l'autre dans ceux du rein ; en vertu des lois de l'endosmose et de l'exosmose corrélatives des gaz au travers des membranes, les capillaires du poumon satisfont à eux seuls au double acte simultané d'endosmose de l'oxygène et d'exosmose de l'acide carbonique. Aussi voit-on les hématies être simultanément le siége de la dissolution de l'oxygène et de l'abandon de la portion d'acide carbonique qu'elles avaient dissoute.

Ce sont les globules rouges également qui, grâce à ce qui précède et par un phénomène inverse du précédent, établissent une liaison, indirecte, il est vrai, mais réelle, entre le milieu gazeux où nous vivons et les éléments anatomiques de nos tissus. Ils leur prennent, en effet, de l'acide carbonique, qu'ils emportent, et leur abandonnent l'oxygène qu'ils apportent.

donnée. Aussi ne puis-je admettre que l'on attribue exclusivement à une assimilation incomplète, vicieuse, anormale, certaines affections constitutionnelles dont la cause primordiale réside évidemment dans une altération de la constitution du sang. Est-ce que, en effet, les phénomènes de la désassimilation ne sont pas susceptibles d'anomalie tout aussi bien que ceux de l'assimilation ? C'est pourquoi lorsqu'il s'agit d'une maladie constitutionnelle due, comme l'herpétisme, à une altération du sang, il me paraît plus rationnel, plus philosophique, plus conforme à l'état actuel de la science, de dire, d'une manière générale, que cette anormalité a pour point de départ une modification, une perversion des fonctions de nutrition.

C'est une explication très-vague, je le sais, mais en dehors de laquelle on ne peut que s'égarer sur le terrain des hypothèses. M. Durand-Fardel, disant que la goutte est caractérisée *physiologiquement* par une anomalie de l'oxydation des principes azotés contenus dans le sang (1), a fait, en voulant être explicite, une supposition inadmissible et qu'il détruit lui-même dans le passage suivant de son excellent livre : « Mais la gravelle urique existe également en présence d'une parfaite intégrité de la respiration, comme en dépit de toute l'activité imprimée par l'hygiène aux conditions qui assurent l'*oxygénation la plus parfaite* du sang » (2).

Nous ignorons en quoi consistent les modifications de la nutrition à la suite desquelles les acides urique, oxalique, hippurique, la créatine, la xanthine, etc., augmentent dans le sang ; et, le saurions-nous, que la difficulté ne serait pas complètement levée, car la question pathogénique resterait encore : pourquoi cette anomalie des actes de la nutrition ? L'analyse nous conduit ainsi à des limites infranchissables : l'intimité de la vie et le génie de la maladie, mystères que nous ne pénètrerons jamais.

Nous ne savons pas davantage en quoi consistent les modifications de l'urination qui ont pour résultat une diminution de l'élimination de certains principes excrémentitiels ; et lorsque j'ai dit qu'il y avait *insuffisance rénale* dans tous les cas d'intoxication spontanée par ces principes, j'ai émis une assertion qui n'a pas besoin de démonstration, attendu qu'elle est la conséquence forcée du fait énoncé. N'est-il pas évident, en effet, que si le sang se

(1) *Op. cit.*, p. 25.
(2) *Idem*, p. 22.

trouve vicié par des substances qui ont le rein pour voie naturelle d'élimination, c'est parce que l'excrétion est insuffisante, qu'il y ait ou non production exagérée de ces substances ?

Lors de la publication de mes premières recherches, une objection a été faite par mon collègue de la Société d'hydrologie, le docteur Bourdon, à propos de l'action pathogénétique de l'acide urique. Rien ne prouve, disait le savant médecin de la Charité, que ce principe, au lieu d'être la cause directe des manifestations cutanées, ne soit pas plutôt l'effet de la maladie. J'ai répondu et je réponds encore que l'acide urique en excès dans le sang est en même temps effet et cause : effet de la perturbation des fonctions de nutrition et de l'insuffisance rénale, cause directe de certains phénomènes morbides déterminés.

Cette remarque s'applique également à l'action des acides oxalique, hippurique, de la créatine, de la xanthine, etc.

Pourquoi ces éléments dyscrasiques seraient-ils inoffensifs dans l'économie, différents en cela de ceux qui viennent du dehors ? Je rappellerai que les humeurs excrémentitielles ont, comme l'a fait observer le professeur Robin, une *composition immédiate* telle que leur séjour dans l'économie au bout d'un certain temps devient nuisible (1). Au reste, mes expériences et mes observations me paraissent réfuter victorieusement toutes les objections de la nature de celle qui m'a été adressée par mon honorable collègue le docteur Bourdon.

L'analyse du sérum du sang et des urines n'a pas, au point de vue de la détermination de la nature de la maladie, l'importance qu'on serait tenté de lui accorder de prime-abord, d'après ce qui précède. Je m'explique. Supposons qu'une substance excrémentitielle, l'acide urique, par exemple, se trouve dans le sang en proportion deux fois plus considérable qu'à l'état normal, et que l'élimination de cette matière par l'urine ne dépasse pas le chiffre ordinaire, 0g 398 dans les vingt-quatre heures, le surplus pourra se porter soit vers la peau, soit vers tout autre organe, et le sang sera débarrassé du principe viciant, par le fait de cette sorte d'excrétion anormale. C'est pourquoi l'expérience du fil (*voyez* page 19) m'a souvent donné des résultats négatifs, alors que j'ai constaté la présence de l'acide urique dans les produits pathologiques de la peau, associé, il est vrai, à d'autres substances excrémentitielles. C'est

(1) *Op. cit.*, p. 32.

pourquoi aussi la santé générale des dartreux est en rapport direct avec l'intensité de la lésion cutanée, l'excrétion anormale des matériaux nuisibles s'opérant dans ce cas exclusivement par la peau (1).

Il ne faut pas accorder à l'examen chimique de l'urine des herpétiques plus de valeur qu'à celui du sang, parce que la proportion des déchets qu'elle contient peut ne pas diminuer et même augmenter sans que pour cela le sang soit suffisamment dépuré. Toutefois, j'ai rencontré des cas où la densité de l'urine et la quantité d'acide urique avaient diminué sensiblement.

Il me reste à passer en revue les différentes causes de l'intoxication spontanée qui, à mes yeux, constitue l'herpétisme.

Diathèse. — C'est un mot dont le sens a varié et variera probablement encore avec chaque doctrine nouvelle.

Pour les uns, la diathèse est une simple prédisposition ; pour les autres, une maladie. Selon moi, elle est plus qu'une prédisposition et moins qu'une maladie.

L'idée de diathèse a entraîné presque toujours celle d'une altération des liquides et des solides, ou de la présence dans l'organisme d'un principe morbide dyscrasique, d'une matière spécifique étrangère. Ainsi, MM. Monneret et Fleury, après avoir dit que la diathèse consiste dans une disposition particulière de l'organisme en vertu de laquelle certains individus contractent une espèce déterminée de maladie, ajoutent qu'elle est caractérisée par une *altération générale des solides et des fluides* et par un *ensemble de symptômes* qui diffèrent suivant l'espèce de diathèse (2).

Pour M. Baumès, la diathèse n'est pas seulement une disposition, mais un état morbide réel qu'il caractérise ainsi : « D'un côté, *quelque chose de spécial* dans le sang, modifiant vicieusement les solides, les ganglions ou centres nerveux, dans la sphère de la vie végétative ; d'un autre côté, tendance spontanée, qui en résulte, aux décharges fluxionnaires » (3).

M. Bazin, faisant table rase, selon ses expressions, de toutes les

(1) Il est de remarque que les dartreux jouissent habituellement d'une bonne santé générale, que leurs fonctions s'exécutent dans toute leur plénitude, et que, parmi celles-ci, les fonctions de nutrition sont, malgré la maigreur habituelle des sujets, plutôt exagérées que diminuées. (Hardy, *Leçons sur les affections cutanées dartreuses*, p. 20.)

(2) *Compendium de médecine pratique*, t. III, p. 58 et 59.

(3) *Précis théorique et clinique sur les diathèses*, p. 59.

opinions émises et professées jusqu'à ce jour sur le sujet, définit la diathèse: « Une maladie aiguë ou chronique, pyrétique ou apyrétique, continue ou intermittente, le plus souvent continue, contagieuse ou non contagieuse, caractérisée par la formation d'un seul produit morbide qui peut avoir son siége indistinctement dans tous les systèmes organiques » (1).

Plus loin, en parlant de l'étiologie des diathèses, le savant praticien de Saint-Louis s'exprime ainsi : « Il n'est pas douteux qu'un coup sur le sein, que la présence de la suie sur les bourses, que le contact incessant de la pipe sur les lèvres ne puisse appeler sur ces organes la manifestation d'une diathèse *jusque-là restée latente.* » (p. 335).

Voilà donc une maladie qui peut rester cachée dans l'organisme pendant un temps plus ou moins long, c'est-à-dire coexister avec la santé.

Plus loin encore : « Le *principe morbide* qui sommeillait, comprimé et comme neutralisé dans un organisme resté sain et puissant, se réveille et éclate, dès que cet organisme a perdu ses moyens de résistance, en perdant sa force et son activité....... Les influences pathologiques peuvent agir de deux façons : tantôt de même que les précédentes, en débilitant l'économie ; et tantôt à la manière d'un stimulus, en appelant sur un point le *principe morbide.* » (p. 336).

M. Durand-Fardel, qui considère comme adéquates l'expression d'affection constitutionnelle et celle de diathèse, dit : « Le sang représente, dans ses rapports avec les tissus organiques, une activité immédiate, saisissable et susceptible d'analyse. Quelle que soit la domination qu'exerce sur elle l'inervation elle-même, c'est dans le milieu qui lui appartient qu'il nous est permis de pénétrer au plus intime des phénomènes de formation, de rénovation et de dégénération des tissus organiques. C'est donc essentiellement dans ce milieu que nous pouvons rechercher l'essence des modalités diverses qui caractérisent les affections générales, et dont chaque tissu organique est destiné à nous fournir les expressions spéciales.

» Il me paraît donc difficile de se représenter une affection générale sans l'idée d'une modification essentielle du système nerveux

(1) *Leçons théoriques et cliniques sur les affections cutanées artificielles et sur les diathèses*, t. I, p. 323.

ou du système sanguin, et sans doute d'une modification solidaire de l'un et de l'autre, puisque c'est par leur double et indispensable intermédiaire que se transmet, à l'universalité des tissus, cette activité commune qui caractérise, à nos yeux, l'organisation et la vie » (1).

Je partage l'opinion de mon savant confrère lorsqu'il dit que c'est dans le système sanguin qu'on doit rechercher l'essence des modalités diverses qui caractérisent les affections générales; mais je cesse d'être d'accord avec lui quand il considère la diathèse comme une affection constitutionnelle. N'est-il pas embarrassé d'ailleurs pour expliquer comment certaines manifestations diathésiques restent latentes pendant un temps plus ou moins long, se montrent d'une manière toute passagère, à des intervalles prolongés, tantôt subordonnées à des causes occasionnelles, tantôt indépendantes de toute cause extérieure appréciable ?

M. Durand-Fardel est obligé de reconnaître que, dans ces circonstances, les manifestations pathologiques sont le résultat d'une disposition particulière, d'une aptitude morbide de l'organisme. Eh bien, je le demande, est-ce à l'aptitude ou à ses conséquences qu'il convient de donner le nom de diathèse ?

La prédisposition, d'après M. Élie Gintrac, appartient encore à l'ordre physiologique, tandis que la diathèse constitue un état pathologique (2). Mais il y a une différence entre la simple prédisposition et l'aptitude morbide. Celle-ci n'appartient ni à l'ordre physiologique, dans l'acception du mot, ni à l'ordre pathologique; elle n'est ni l'état normal, ni la maladie, mais une modalité intermédiaire, une manière d'être spéciale, une cause virtuelle inhérente à la constitution, une *anomalie physiologique*, si je puis m'exprimer ainsi, c'est-à-dire compatible avec la santé, et qui, à un moment donné et sous l'influence de causes souvent inconnues, produit des actes pathologiques d'un caractère déterminé.

Je définis donc la diathèse : *une aptitude morbide, héréditaire ou acquise, entièrement inconnue dans son essence, soit de tout l'organisme, soit d'une ou plusieurs de ses parties, spéciale à déterminer des phénomènes pathologiques particuliers et caractéristiques, organiques ou fonctionnels* (3).

(1) *Op. cit.*, p. 2.
(2) *Cours de pathologie*, t, II, p. 237.
(3) D'après M. Durand-Fardel lui-même, c'est là un des points les plus dignes de

On sait que l'hérédité produit les aptitudes morbides les plus bizarres : ainsi, il y a des familles dans lesquelles la cataracte est héréditaire. Or, chez les individus qui présentent cette singulière aptitude, le cristallin n'offre absolument rien de particulier dans sa constitution histologique et ses fonctions jusqu'au moment où il devient opaque. De même, dans la diathèse herpétique, le liquide nourricier conserve sa constitution normale pendant un temps plus ou moins long, jusqu'à ce que, par la mise en action de la cause virtuelle inhérente à l'organisme, les actes de la nutrition ou de l'urination, ou les uns et les autres en même temps, soient troublés de façon que le sang se charge d'un ou plusieurs principes excrémentitiels.

La diathèse herpétique est la plus fréquente et la plus mobile des diathèses : la plus fréquente, à cause de la facilité avec laquelle elle se transmet par hérédité et s'acquiert par un concours de circonstances dont il sera question tout à l'heure ; la plus mobile, à cause non-seulement de la multiplicité et de la variété de ses manifestations, mais aussi des intermittences de son évolution.

Je ne dois pas omettre non plus de signaler ses transformations par l'hérédité. On voit souvent un herpétique donner naissance à un tuberculeux, à un goutteux, à un rhumatisant, à un cancéreux. Réciproquement, les diathèses goutteuse, rhumatismale, tuberculeuse et cancéreuse engendrent fréquemment la diathèse herpétique. Cette filiation est si évidente pour tout observateur attentif, que je ne m'explique pas qu'elle ait été contestée en ces termes par M. Bazin :

« Nous n'admettons pas ces dégénérescences par voie d'hérédité ; ces mariages clandestins qui, suivant M. Pidoux, se formeraient entre la scrofule et l'arthritis et donneraient naissance à la dartre. Les maladies constitutionnelles ne se transforment pas par l'hérédité, chacune conserve, en passant d'une génération à l'autre, ses caractères primitifs, qui restent invariables. A quoi tient l'erreur de M. Pidoux ? à ce que ce médecin accorde une influence souveraine et trop grande à l'hérédité ; il la regarde comme la cause efficiente de la maladie, et il n'en est rien. Il ne

remarque dans l'histoire des diathèses, que, s'il faut admettre que leur manifestation n'est que *la conséquence d'une aptitude de l'organisme* à subir telle ou telle anomalie dans sa modalité, il faut reconnaître également que cette *aptitude* survit à l'achèvement apparent de leur évolution, et se retrouve encore à des époques assez éloignées pour qu'elle put être à peu près oubliée (*op. cit.*, p. 18).

faut pas confondre, en effet, l'hérédité avec la prédisposition ou la cause interne; celle-ci est la véritable cause morbifique, celle-là n'est qu'une cause accessoire, adjuvante, déterminante; elle ne fait pas la maladie, elle la provoque seulement. Ainsi, qu'un enfant naisse d'un père scrofuleux, d'une mère arthritique, il pourra hériter à la fois de la scrofule d'un côté, de l'arthritis de l'autre; ou bien de l'une ou l'autre seulement de ces deux maladies; ou bien encore il échappera aux deux, et il succombera plus tard à une troisième qui sera indépendante des précédentes, à la diathèse cancéreuse, par exemple, et qui ne sera due qu'à la prédisposition interne » (1).

J'avoue ne pas bien saisir la distinction que M. Bazin cherche à établir entre l'hérédité et la prédisposition ou cause interne. Si, comme le reconnaît notre éminent confrère, un père scrofuleux et une mère arthritique peuvent donner naissance à un enfant qui, échappant à la scrofule et à l'arthritis, succombera plus tard à une autre maladie, à la diathèse cancéreuse, par exemple, il me semble difficile d'admettre que cette maladie est indépendante des deux autres, et que la prédisposition morbide interne qui l'a produite, selon les expressions du médecin de Saint-Louis, n'a aucun rapport avec la scrofule et l'arthritis.

Chose singulière, M. Bazin, qui a écrit que l'herpétisme peut produire le cancer pendant la vie (2), ne croit pas à cette métamorphose par voie d'hérédité. Au reste, en niant la possibilité de la transformation des maladies constitutionnelles par l'hérédité, mon honorable confrère se trouve en opposition avec les faits les plus vulgaires et les moins discutables. « L'hérédité morbide, dit M. Bouchut, a une double expression, soit qu'elle transmette au produit une maladie semblable à celle de ses parents, soit, au contraire, qu'elle engendre une maladie de forme différente tant par le siége que par ses lésions anatomiques. Dans le premier cas, l'hérédité a lieu par *similitude*, et, dans l'autre, il y a *hérédité par métamorphose* » (3).

(1) *Affections cutanées de nature arthritique et dartreuse*, 2e éd., p. 41.

(2) *Op. cit.*, p. 111.

Dans la préface de la seconde édition de son ouvrage sur les *affections cutanées de nature arthritique et dartreuse*, M. Bazin dit : « Au point de vue de la science, rien n'est mieux démontré que l'existence de maladies constitutionnelles débutant par certaines variétés d'eczéma ou de psoriasis, et se terminant par des *dégénérescences organiques*. »

(3) Bouchut, *Hygiène de la première enfance*, 5e édit., p. 64, Paris, 1866.

Influences physiologiques et hygiéniques. — Elles comprennent l'âge, le sexe, le tempérament, les révolutions physiologiques, telles que la puberté et l'époque critique, les influences cosmiques, le régime, les professions, les émotions morales, etc.

Dans l'herpétisme, ces diverses influences agissent de deux façons: 1° en déterminant l'évolution de la diathèse héréditaire; 2° en produisant accidentellement cette anomalie de la nutrition et de l'urination que j'ai dit être le point de départ de l'intoxication spontanée qui caractérise la maladie.

L'herpétisme peut se développer à tout âge; cependant on l'observe plus souvent dans l'adolescence, l'âge mûr et la vieillesse, que dans l'enfance.

Les deux sexes et tous les tempéraments y sont également exposés. Je ferai observer toutefois que les tempéraments exercent une certaine influence sur les localisations et les formes de la maladie: ainsi, le tempérament lymphatique prédispose aux manifestations cutanées et muqueuses, le tempérament sanguin aux affections articulaires et musculaires, aux congestions, aux dilatations vasculaires, le tempérament nerveux aux névralgies et aux névroses. Il est bien entendu qu'il n'y a rien d'absolu dans tout cela.

Pour ce qui est de la prédominance de tel ou tel principe excrémentitiel, mes recherches ne m'ont pas permis de déterminer la part qui revient dans ce cas aux influences physiologiques. Tout ce que je puis dire, c'est que j'ai trouvé plus souvent les acides urique et oxalique, dans les produits pathologiques, chez les individus sanguins et nerveux que chez les lymphatiques, et que le phosphate ammoniaco-magnésien, la xanthine et la créatine m'ont paru dominer chez ces derniers. C'est un point très-intéressant et encore très-obscur de l'histoire de l'herpétisme.

Il est de notoriété vulgaire qu'un régime trop azoté et l'usage de vins généreux font prédominer l'acide urique dans l'économie. Les affections cutanées qui se développent chez les chiens qu'on nourrit exclusivement avec de la viande sont des exemples frappants de cette diathèse acquise. L'inverse a lieu bien certainement, c'est-à-dire qu'une alimentation insuffisante, peu réparatrice, détermine la viciation du sang par des principes excrémentitiels. Mais quels sont ceux qui dominent dans ce cas? C'est encore un problème à résoudre.

Les excitations extérieures, en réveillant en quelque sorte la puissance latente de la diathèse, activent l'énergie de ses manifestations cutanées. C'est ainsi qu'une simple friction énergique, l'application d'une pommade ou d'un liniment irritant produisent quelquefois des dermatoses rebelles, dont l'apparition nous révèle la nature d'autres états morbides préexistants ou concommittants.

Les excès en tous genres et les émotions morales, surtout les contrariétés et les chagrins répétés, exercent une influence si considérable sur les fonctions de la nutrition, qu'il faut les classer au nombre des causes déterminantes les plus puissantes de l'herpétisme.

J'en dirai autant de toutes les influences cosmiques susceptibles de modifier les fonctions excrétrices.

On comprend, d'après cela, que la diathèse herpétique puisse exister en dehors de l'hérédité. Les anomalies fonctionnelles qui engendrent l'herpétisme, une fois qu'elles se sont produites accidentellement, reviennent avec une extrême facilité. C'est ce qui constitue l'aptitude morbide acquise.

Influences pathologiques. — Leur action sur l'évolution de la diathèse herpétique est incontestable ; mais peut-on en dire autant pour la production de cette diathèse? C'est une question pleine d'intérêt et qui exige quelques développements.

« Nous savons, dit le professeur Hebra, que quelques affections de la peau ont, avec certaines maladies considérées comme maladies du sang, des connexions telles que nous ne pouvons nous dispenser de les regarder comme les effets de ces maladies : ainsi la variole, la scarlatine, la rougeole; ainsi les dermatoses qui surviennent dans le typhus, le choléra, l'urémie, la pyohémie, la chlorose. En fait, dans toutes ces conditions, comme dans la syphilis, le scorbut, la scrofulose, la tuberculose, la cachexie cancéreuse, etc., les maladies du sang sont associées aux changements qui surviennent dans la peau.

» De plus, il est des maladies de systèmes et d'organes particuliers qui sont accoutumées à retentir sympathiquement sur les téguments. Les affections des organes sexuels, du canal intestinal, du foie, de la rate, des reins, de l'appareil urinaire, donnent naissance à des urticaires, des séborrhées, des eczémas, des acnés, à diverses formes de dépôts pigmentaires. La menstruation, la grossesse, la dentition, agissent différemment sur la surface cutanée.

» Malheureusement, nous sommes très-rarement en position de

démontrer la réelle connexion qui existerait entre l'affection interne considérée comme *cause*, et la maladie de la peau considérée comme *effet*. Nous voyons seulement qu'elles existent ensemble, qu'elles ont des relations intimes et qu'elles agissent mutuellement les unes sur les autres » (1).

La citation précédente ne concerne qu'une seule catégorie des manifestations de l'herpétisme, les affections cutanées. Quoiqu'il en soit, je suivrai le savant professeur sur ce terrain.

Que dans plusieurs maladies du sang, ce liquide contienne en excès certains principes excrémentitiels qui modifient plus ou moins profondément la constitution histologique et les fonctions du système cutané, cela est une conséquence possible, pour ne pas dire inévitable, de l'altération du sang. Que les mêmes conditions existent dans des maladies de systèmes et d'organes particuliers qui, comme celles de l'estomac, de l'utérus, du foie, de l'appareil urinaire, etc., ont des connexions intimes avec les affections cutanées, cela s'explique par les troubles de la nutrition et des fonctions excrétrices. Mais il ne faut pas perdre de vue qu'il y a des maladies qui sont en même temps *causes* et *effets* de la viciation du sang par les matières excrémentitielles : par exemple, s'il n'est pas douteux que la dyspepsie et les affections de la matrice puissent produire l'herpétisme, il est certain aussi que cette maladie concentre souvent ses manifestations sur l'estomac et l'utérus. Ces relations intimes, cette réciprocité d'action des phénomènes morbides se rencontrent à chaque instant en pathologie : ainsi, pour ne choisir qu'un exemple dans le cadre des maladies chroniques, je citerai la chlorose, la dyspepsie et les affections nerveuses.

On admet généralement que la syphilis et les affections parasitaires ne font que provoquer l'évolution de la diathèse herpétique, qui préexistait dans l'économie. « La syphilis éveille la dartre, dit M. Bazin. » J'ajoute qu'elle la produit souvent, en dehors de toute aptitude héréditaire, comme font d'ailleurs la plupart des maladies qui altèrent la constitution du sang et modifient profondément l'organisme. Je suis convaincu aussi que l'abus des préparations mercurielles peut conduire aux mêmes résultats.

Je serai moins affirmatif pour les parasites, bien qu'un grand

(1) *On Diseases of the Skin, including the exanthemata*, Translated by the *new Sydenham Society*. London, 1866, cité par Durand-Fardel. *Op. cit.*, p. 275.

nombre d'observations me paraissent prouver que la gale est une cause non-seulement occasionnelle, mais encore productrice de la diathèse herpétique.

DÉFINITION DE L'HERPÉTISME.

Maladie constitutionnelle, chronique, héréditaire ou acquise, non contagieuse, continue ou intermittente, caractérisée par des manifestations variées qui se produisent simultanément ou alternativement sur la peau et divers systèmes organiques, lesquelles manifestations ont pour cause directe la présence en excès des principes excrémentitiels dans le sang, notamment de ceux qui s'y trouvent en très-petite quantité à l'état normal et qui ne sont pas excrétés par la peau, tels que les urates, les oxalates, les hippurates, la xanthine, la créatine, etc.

CHAPITRE V.

L'ARTHRITIS ET L'HERPÉTISME.

Le 17 février 1868, je faisais en ces termes, devant la Société d'hydrologie médicale de Paris, l'examen critique des diverses doctrines de l'arthritis :

« M. Bazin est le premier qui a rajeuni ce vieux mot, par conséquent c'est lui que je dois citer d'abord. Or j'ouvre son livre si remarquable *sur les affections cutanées de nature dartreuse et arthritique*, et je lis à la page 37 :

« L'arthritis est une maladie constitutionnelle, non contagieuse, » caractérisée par la tendance à la formation d'un produit morbide » (le tophus) et par des affections variées de la peau, de l'appareil » locomoteur et des viscères, affections se terminant généralement » par résolution.

» On pourrait m'objecter que je réunis sous le nom d'arthritis la » goutte et le rhumatisme ; cependant je considère ces deux mala» dies comme deux entités morbides qui sont, à la vérité, très-rap» prochées dans le cadre nosologique. D'ailleurs elles ont été con» fondues par des hommes d'un incontestable mérite. Chomel a cru » à l'identité des deux maladies, et il a créé un rhumatisme gout» teux, qui participerait à la fois du rhumatisme et de la goutte. »

» Ainsi, pas de doute, pas de confusion possible : après avoir dit, dans sa définition, que la tendance aux productions tophacées est le caractère de l'arthritis, l'éminent clinicien de Saint-Louis considère la goutte et le rhumatisme comme deux formes symptomatiques de cette maladie constitutionnelle (1).

(1) M. Bazin dit à la page 93 de la deuxième édition de son livre publié l'an passé : « Toute l'antiquité grecque et latine, tous les auteurs du moyen-âge ont admis » l'arthritis, et l'on comprenait sous ce nom le rhumatisme et la goutte, que l'on » considérait comme formant une seule unité pathologique.

» Baillou est le premier auteur qui ait distingué dans l'arthritis deux maladies » particulières; depuis, son opinion a été combattue par les uns et admise par les » autres. Moi-même, en 1848, établissant un parallèle entre le rhumatisme et la

» Telle est aussi la doctrine que M. Pidoux a exposée au sein de la Société d'hydrologie avec la hauteur de vue et le talent qu'on lui connaît.

» Dans une question aussi importante, et surtout quand on a en face de pareils adversaires, il me paraît bon de citer textuellement. M. Pidoux a écrit :

« Le rhumatisme et la goutte sont semblables et différents tout » à la fois. Je pense qu'il ne faut ni les confondre comme une seule » affection, ni les séparer comme deux affections spécifiquement » différentes. Si leur racine est commune, elles forment deux em» branchements d'un même tronc, qui, ayant chacun une manière » d'être particulière, malgré leurs traits communs et leurs entre» lacements fréquents, méritent chacun aussi une étude tout à la » fois commune et distincte.

» Mais quel nom donnerons-nous au tronc lui-même ? un nom » qui rappelle ce que les deux embranchements ont de commun, » en conservant à ceux-ci leur nom distinct, qui rappelle tradi» tionnellement ce qu'ils ont de particulier. Le mot *arthritis* est » dans la science depuis l'antiquité ; il y a été rappelé avec raison » par M. Bazin, pour désigner, sous le nom d'*arthritide*, l'espèce de » dartre propre aux rhumatisants et aux goutteux. Il est donc inu» tile d'en créer un autre. Les mots de *rhumatisme* et de *goutte* res» teront attachés aux deux grandes manifestations ou aux deux » embranchements particuliers de l'*arthritisme* » (1).

» On voit que pour M. Pidoux, comme pour M. Bazin, la goutte et le rhumatisme sont deux manifestations d'une seule et même maladie constitutionnelle, l'arthritis. C'est ce qui me paraît contradictoire, inadmissible.

» Je passe sur les différences que présentent la goutte et le rhumatisme aux points de vue de l'étiologie, de la marche, des symptômes et même des altérations que ces deux affections produisent du côté de l'appareil locomoteur, pour ne m'occuper que de ce fait considérable, savoir, que le sang des goutteux est surchargé

» goutte, je concluais à leur séparation comme entités morbides distinctes. Aujourd'hui, » après dix-huit ans de pratique, revenant sur ma première opinion, je me rattache » à celle de Chomel, qui admettait l'identité. Si l'on embrasse, en effet, le rhumatisme » et la goutte dans tout leur ensemble et non dans une seule de leurs périodes, on » arrive à se convaincre que ces états morbides ne constituent qu'une seule maladie.»

(1) *Annales de la Société d'hydrologie médicale de Paris*, t. VII, p. 187.

d'urates, tandis que celui des rhumatisants ne contient jamais un excès de ces sels.

» A l'appui de cette assertion, je pourrais citer les recherches de Garrod, Bence Jones et Ranke, qui sont des preuves irréfragables.

» En suivant la méthode de Garrod (1), M. Charcot n'a jamais constaté la présence de l'acide urique, soit dans le sérum du sang, soit dans la sérosité des vésicatoires, chez les nombreux sujets atteints de rhumatisme articulaire chronique qu'il a examinés, à ce point de vue, à l'hospice de la Salpêtrière. Au contraire, dans les cas de goutte où il a pu faire l'examen dont il s'agit, l'existence des cristaux d'acide urique a toujours été nettement reconnue. Sur ce dernier point, les observations de Bence Jones et de Ranke confirment celles de Garrod et de Charcot. Il n'existe pas, jusqu'à présent, de faits contradictoires.

» Les recherches de M. Charcot relatives au rhumatisme articulaire chronique concernent toutes les formes et toutes les époques de la maladie. Les cas sur lesquels elles ont porté peuvent être groupés ainsi qu'il suit : 1° rhumatisme articulaire chronique progressif (noueux, généralisé), 25 cas ; 2° rhumatisme articulaire chronique partiel (arthrite sèche, déformante), 4 cas ; 3° nodosités des phalanges, accompagnées de rhumatisme musculaire, 2 cas ; en tout 31 cas.

» Maintenant, je le demande, le rhumatisme peut-il être une forme symptomatique de l'arthritis ? Cette impossibilité n'échappera certainement pas à M. Bazin, lui qui assigne à l'arthritis pour caractéristique la tendance à la formation d'un produit morbide spécial, le tophus, ce qui exige nécessairement la surcharge du sang par l'acide urique.

» Voilà pourquoi aussi l'expression de rhumatisme goutteux est un terme hybride qui, jusqu'à présent, a masqué notre ignorance, et qui désormais ne doit plus indiquer qu'une contradiction, une impossibilité.

» Quant à M. Pidoux, il est moins explicite que M. Bazin ; il ne définit ni ne caractérise l'arthritis. Il se borne à dire que c'est une maladie constitutionnelle, un tronc duquel partent deux embranchements, le rhumatisme et la goutte. Mais qu'est-ce que ce tronc, quelle est son essence ? Je regrette que M. Pidoux ne se

(1) Cette méthode a été décrite à la page 19, *note*.

soit pas expliqué sur ce point, car il est nécessaire de donner aux mots une signification précise.

C'est aussi le reproche que M. Béhier adressa à M. Pidoux, dans la remarquable discussion qui a eu lieu à l'Académie de médecine sur la tuberculose. « Il faudrait, a fait remarquer le savant académicien, établir et démontrer ce que c'est que l'arthritisme, en » donner les caractères précis, et, pour le dire en passant, mon » honorable collègue comprend sous ce même nom la goutte et » le rhumatisme, juste au moment où, dans l'école de Paris et » dans l'école anglaise, on sépare, preuves en main, ces deux maladies l'une de l'autre. »

» Il y a cependant des considérations d'une haute portée que notre savant confrère a développées à l'appui de sa thèse. « Eh » bien! s'écrie-t-il, que disent les faits observés à la lumière des » principes qui nous ont guidé dans l'étude de la maladie chronique » en général? Et d'abord, que disent-ils, observés au point de vue » de l'hérédité? Ils disent qu'on voit des rhumatisants engendrer » des goutteux, et réciproquement..... Ainsi, ces deux maladies (le » rhumatisme et la goutte), si radicalement distinctes aux yeux » de nos spécifistes absolus, se métamorphosent l'une dans » l'autre » (1).

» Comme M. Pidoux, j'attache une grande importance à l'hérédité dans la pathologie des maladies chroniques ; c'est pourquoi j'adresserai à mon tour cette question à mon honorable collègue : N'avez-vous jamais constaté, dans votre vaste pratique, qu'un herpétique ait engendré un goutteux ou un rhumatisant? Pour moi, j'ai eu souvent l'occasion d'observer des faits de ce genre (2). Alors, d'après votre méthode de déduction, pourquoi l'herpétisme ne serait-il pas aussi un embranchement de l'arthritis? Alors aussi, que devient votre théorie du métissage, de la dégénération, de la substitution régressive, puisqu'un herpétique, c'est-à-dire, d'après vous, un arthritique dégénéré, abâtardi, peut reproduire un rhumatisant ou un goutteux?

« Ceux qui professent cette opinion spécieuse (que le rhumatisme et la goutte sont deux entités morbides radicalement différentes), continue M. Pidoux, se fondent principalement sur ce

(1) *Op. cit.*, p. 190 et 191.

(2) Cette question des métamorphoses de la diathèse herpétique a été traitée à la page 55.

» qu'ils appellent la diathèse urique, qui n'est autre chose, pour » eux, que l'acide urique en excès dans l'économie, cause efficiente » de la goutte, et inconnue, disent-ils, ainsi que la dyspepsie acescente, dans le rhumatisme. La gravelle serait, dans cette théorie, » la goutte cristallisée..........

» .... Je donnerai tout à l'heure ma réponse à l'argument » tiré des tophus uratés et de la gravelle de même nature, si com- » muns, en effet, chez les goutteux, mais qui sont réputés leur » appartenir exclusivement (1).

» Voici cette réponse :

» J'ai actuellement sous les yeux trois malades traités par moi, » il y a vingt ans ou plus, d'une ou plusieurs attaques de rhuma- » tisme articulaire aigu généralisé, et atteints aujourd'hui de gra- » velle et de néphrite calculeuse. L'un d'eux a été lithotritié plu- » sieurs fois l'an dernier ; un autre le sera prochainement sans » doute ; il vient d'essuyer une très-longue atteinte, dans le cours » de laquelle il a rendu plusieurs graviers rouges assez volumi- » neux » (2).

» J'ai moi-même une réponse à faire à la réponse de M. Pidoux.

» Mon distingué collègue sait très-bien qu'une ou plusieurs attaques de rhumatisme articulaire n'excluent pas le développement ultérieur de la diathèse urique. On peut devenir graveleux vingt ans après avoir été rhumatisant. Il n'existe aucun motif, d'après Garrod, pour qu'un sujet qui, dans sa jeunesse, a été exposé au rhumatisme articulaire aigu, ne soit pas soumis, par la suite, à la diathèse goutteuse (3). Et puis, l'urate de soude peut se déposer en abondance dans l'épaisseur des tissus articulaires sans qu'aucun signe le révèle à l'extérieur. Les tophus ne se forment que lentement et après des accès répétés ; par conséquent, jusqu'à ce que ces concrétions uratiques soient assez apparentes pour dissiper tous les doutes sur la nature de la maladie, le seul moyen de diagnostic véritablement sûr sera la constatation d'une quantité anormale d'acide urique dans le sang. Voilà pourquoi il est si difficile, pour ne pas dire impossible, si l'on n'a pas recours à l'analyse du sang, de distinguer du rhumatisme articulaire aigu une forme particulière de la goutte aiguë dans laquelle plusieurs

(1) *Op. cit.*, p. 192.
(2) *Op. cit.*, p. 194.
(3) *Op. cit.*, p. 47.

grandes articulations sont prises en même temps ou successivement. Trousseau, dans sa clinique médicale, Todd, W. Budd, Garrod, Charcot, etc., ont insisté sur ce point important. Ce ne serait donc pas mettre en doute l'expérience clinique et la sûreté du coup d'œil médical de M. Pidoux, que de supposer que ses rhumatisants, devenus graveleux vingt ans après leurs attaques, ont bien pu avoir des accès de goutte généralisée, au lieu d'attaques de rhumatisme articulaire.

» Je conclus :

» Que l'*arthritis* n'est point une entité pathologique, une maladie constitutionnelle spéciale, dont le rhumatisme et la goutte seraient deux formes symptomatiques ;

» Que ces deux affections, le rhumatisme et la goutte, loin d'être congénères, diffèrent essentiellement, radicalement ;

» Que, par conséquent, il faut rayer du vocabulaire nosologique le mot *arthritis*, qui, suivant la judicieuse remarque de M. Durand-Fardel, n'est propre qu'à entretenir la confusion la plus fâcheuse, et à consacrer une des plus grandes erreurs que l'on puisse commettre en pathologie » (1).

Pour ce qui est des arthritides, je disais :

« J'avoue qu'après avoir lu et relu l'intéressant ouvrage du savant médecin de Saint-Louis, je n'ai point trouvé dans la relation de ses observations les preuves cliniques de l'exactitude de ses théories. Je ne les ai pas rencontrées davantage, ces preuves, dans ma pratique. Sous ce rapport, je suis heureux de me trouver en conformité d'opinion avec un éminent clinicien dont le nom fait si justement autorité dans la science, le professeur Hardy (2).

» M. Bazin attache une grande importance à un ensemble de phénomènes suffisants, d'après lui, pour lever tous les doutes sur la nature de la maladie qui a engendré l'affection cutanée, et imprimer au malade un cachet spécial et irrécusable : tels sont les migraines, des troubles de la vue et de l'ouïe, la constipation, la calvitie, la tendance à l'obésité, à des dilatations veineuses, comme les varices et les hémorrhoïdes, aux congestions faciales et céphaliques, de la dyspepsie, des douleurs erratiques ou localisées dans les muscles ou les articulations, etc.

» Ces signes ne me paraissent pas avoir la valeur que M. Bazin

(1) *Annales de la Soc. d'hydr. méd. de Paris*, t. XIII, p. 136.

(2) *Op. cit.*, p. 36 et suiv.

leur attribue, parce qu'on les rencontre presque tous dans l'herpétisme.

» .... Il y a plusieurs autres points sur lesquels je me trouve aussi en désaccord avec mon honorable confrère : il s'agit des caractères différentiels qu'il attribue aux arthritides et aux herpétides. Ainsi, pour n'en citer que quelques-uns, l'arthritide envahirait des régions très-limitées; jamais elle ne se généraliserait comme les herpétides; sa forme serait ordinairement arrondie, nummulaire, bien délimitée....; dans l'herpétide, on trouverait le prurit franc à tous les degrés ; dans l'arthritide, ce sentiment serait rare et remplacé par des picotements, des cuissons, des élancements dans les parties affectées, etc., etc. Or, en opposant, comme l'a déjà fait le professeur Hardy (1), M. Bazin clinicien à M. Bazin théoricien, c'est-à-dire en comparant ses observations cliniques avec la partie doctrinale de ses écrits, on trouve de nombreuses contradictions, on voit que l'écrivain est souvent démenti par l'observateur consciencieux. C'est que, en effet, les manifestations cutanées de l'arthritis n'ont pas une physionomie différente de celles des dermatoses que M. Bazin appelle dartreuses. Il n'est pas rare de voir les premières envahir de larges surfaces, tandis que les secondes sont souvent très-limitées, à peine apparentes, fugaces; et elles passeraient certainement inaperçues si l'attention de l'observateur n'était éveillée sur leur existence. Dans ce cas elles coïncident toujours avec d'autres manifestations, soit du côté des muqueuses, soit du côté du système nerveux, des viscères, etc.

» Le psoriasis, l'eczéma dartreux, etc., présentent la forme nummulaire à peu près aussi souvent que ceux de nature arthritique. Pour ce qui est des modifications de la sensibilité cutanée, elles n'ont pas plus de valeur que les autres symptômes au point de vue du diagnostic différentiel. Les démangeaisons existent aussi bien dans les dermatoses arthritiques que dans les dermatoses herpétiques. Comme preuves, je pourrais citer les observations de M. Bazin lui-même. »

Depuis la publication de mon mémoire dans les *Annales de la Société d'hydrologie* (t. XIV, p. 257), M. Bazin a fait une seconde édition de son ouvrage sur les *affections cutanées de nature dartreuse et arthritique*. Or, les doctrines du savant clinicien étant restées les mêmes, puisqu'elles sont toujours vraies, selon lui, je n'ai rien à retrancher

(1) *Op. cit.*, p. 36 et suiv.

aux considérations qui précèdent (1). Ses principes ne sont ni plus admissibles, ni plus admis en 1870 qu'en 1860. Je puis même dire qu'ils le sont moins, parce qu'une saine observation a démontré le côté faible des assises doctrinales de M. Bazin.

Il me serait facile d'étayer cette assertion de nombreuses citations; mais je me contenterai d'extraire quelques passages d'une étude remarquable de M. le docteur Solles sur la seconde édition du *Traité des affections cutanées de nature arthritique et dartreuse*, dans l'*Union médicale de la Gironde :* (2)

« L'arthritis et l'herpétisme sont, pour M. Bazin, deux entités morbides, vices généraux dont les localisations multiples à la peau, arthritides et herpétides, forment le sujet de son ouvrage. Et c'est bien là l'enfant gâté, caressé avec amour, élevé avec peine, et défendu, surtout dans la deuxième préface, avec une vivacité et une hauteur de langage peu faites pour encourager la critique.

» Nous reconnaissons volontiers avec l'auteur que ses herpétides forment une classe naturelle. Il est facile, en effet, d'en abstraire cet être impersonnel, l'*herpétis*, dont elles dépendent. Les déterminations locales même séparées ont un air de famille. La succession des effets herpétiques, leur mode d'évolution, l'étude détaillée des lésions cutanées et viscérales qui s'y rapportent sont des titres sérieux à la constitution de cette classe. De plus, l'observation prolongée et fréquente a démontré surabondamment la filiation incontestable des accidents herpétiques et l'existence du génie qui les domine, l'*herpétis*.

» Nous n'en dirons pas autant de l'arthritis. Ici nous demandons à expliquer toute notre pensée. Dans les sciences, il faut se garder des exemples même bons. Quand on pénètre dans une partie inexplorée de la nosologie, il faut se méfier des vastes généralisations, des synthèses d'emblée, des *à priori* faciles, dont le défaut capital

(1) Voici comment M. Bazin s'exprime à la première page de la seconde édition de son livre : J'ai l'intention de revenir cette année sur deux maladies, l'arthritis et l'herpétis, que j'ai traitées en 1860, et sur lesquelles le temps et l'expérience m'ont permis de modifier en quelques points ma manière de voir. A mesure, en effet, que les faits cliniques se multiplient, on les voit avec plus de justesse, on en saisit mieux les relations, et l'on est ainsi conduit, dans l'analyse, comme dans la synthèse, à des changements utiles et même nécessaires. Mais les principes qui me guident dans l'étude des maladies n'en restent pas moins toujours les mêmes, car ils sont toujours vrais ; il n'y a de variation que dans les parties secondaires de mon enseignement.

(2) Octobre 1868, p. 611.

est de créer des lois assises sur des faits insuffisants, soit comme nombre, soit comme valeur analogique. Agir ainsi, c'est conclure avant les prémisses.......

» Nous louons la tendance à l'unité, à la simplification, aux divisions lumineuses encadrant des faits dont les rapports apparents entraînent l'évidence et légitiment une classification ; mais il nous déplaît qu'un esprit de la valeur de M. Bazin appuie ses arthritides primitives et secondaires sur une série d'observations dont la plupart ne supportent pas l'analyse, et forment une base précaire à l'édifice qu'il a élevé. »

De l'analyse des observations rapportées dans le livre de M. Bazin, notre confrère girondin conclut : « que des vingt-quatre cas d'arthritides, treize sont complètement indépendants de l'arthritis, deux doivent être mis sur le compte de la syphilis, deux autres sur celui de l'alcoolisme, que la scrofule en réclame un, et enfin que l'herpétis, aussi bien et mieux que l'arthritis, peut revendiquer les autres. »

Il est certain que les subtilités de diagnostic auxquelles M. Bazin a recours pour distinguer ses arthritides des herpétides ne sont pas sérieuses ; et quand bien même les caractères objectifs des unes et des autres présenteraient quelques différences, il faudrait les attribuer, comme la formation des tophus, à la prédominance de l'acide urique sur les autres principes excrémentitiels dans le sang. Alors, dira-t-on, l'*uricémie* et ses manifestations articulaires sont du domaine de l'herpétisme? Sans aucun doute, d'après la doctrine que j'ai développée précédemment.

On objectera peut-être que si, dans mes expériences, l'acide urique introduit en excès dans le sang a produit des dermatoses, il n'a pas occasionné des dépôts intra-articulaires d'urate de soude. Je le reconnais; mais cette objection n'est que spécieuse. L'acide urique, qu'il soit ou non associé à d'autres matières excrémentitielles, existe en quantité anormale dans le sang beaucoup plus souvent qu'on ne le croit ; et s'il donne lieu à des manifestations morbides variées, si ses effets se traduisent tantôt sur la peau, tantôt sur les muqueuses, le système nerveux, les articulations, etc., cela tient à certaines conditions d'hérédité, de tempérament et d'hygiène qui nous échappent le plus ordinairement. Non, l'acide urique en excès dans le sang n'a pas toujours les articulations pour voie anormale d'élimination, comme je l'ai déjà établi. J'ajouterai même que cette matière excrémentitielle se porte bien plus souvent sur d'autres points que sur les tissus articulaires, dans les efforts que fait l'organisme pour s'en débarrasser. Voilà pourquoi l'apparition des tophus n'a lieu que tard ordinairement, et succède à une série de phénomènes morbides plus ou moins variés. C'est aussi ce qui justifie, jusqu'à un certain point, la division de l'arthritis par M. Bazin en quatre périodes, les manifestations articulaires ne se montrant qu'à la seconde et surtout à la troisième; encore notre savant confrère reconnaît-il lui-même que les articulations restent souvent indemnes, tandis que la peau est profondément atteinte.

En somme, la prédominance exagérée de l'acide urique sur les autres principes excrémentitiels dans le sang *(uricémie)* ne constitue pas une maladie différente de l'herpétisme; mais elle peut donner lieu à des localisations spéciales et caractéristiques du côté des articulations, consistant surtout dans des dépôts d'urate de soude.

DEUXIÈME PARTIE.

MANIFESTATIONS DE L'HERPÉTISME.

« Hippocrate parle souvent des érysipèles du pharynx, de » l'estomac, des poumons, de la vessie et même de la matrice. Ici » il désigne le danger des érysipèles qui se portent du dehors au » dedans, etc. ; ailleurs il établit des rapprochements entre les » dartres, les lichens, les furoncles et certaines affections internes; » il va même jusqu'à admettre un état psorique de la vessie. Il est » donc évident qu'il avait bien observé les rapports intimes qui » lient certaines maladies des membranes muqueuses à celles de » la peau, qu'il avait entrevu les conséquences pratiques de cette » connexion bien longtemps avant que les anatomistes et les phy- » siologistes soupçonnassent les analogies de structure et de fonc- » tions qui existent entre ces organes » (1).

Cette citation prouve que la doctrine des manifestations polymorphes de l'herpétisme est en quelque sorte aussi vieille que la médecine; j'ajoute qu'elle a pour elle la sanction des grands observateurs de tous les siècles.

Au commencement de la première partie de cet ouvrage, j'ai jeté un coup d'œil rapide sur les principales théories de l'herpétisme; je vais compléter ce court exposé historique par quelques citations relatives à ses nombreuses déterminations.

Lorry insiste sur les dangers qui peuvent résulter de la sup-

(1) *Aph. d'Hipp.*, traduits par Lallemand, prof. à la Faculté de Montp., et A. Pappas, lic. ès-lettres, — Montp., 1839, — cité par Littré, *Trad. des œuvres d'Hipp.*

pression des dartres, surtout lorsque le déplacement a lieu du côté de l'estomac et des poumons (1). Il croit devoir rattacher au principe herpétique l'asthme, les coliques, les spasmes, les douleurs violentes, les hémorrhoïdes, la strangurie, l'hypocondrie, l'hystérie, la mélancolie, l'hydropisie, etc. (2).

Poupart dit que le virus dartreux est un protée tel que celui de la vérole et du scorbut, et qu'il occasionne tantôt des maladies aiguës, comme une fièvre intermittente, une fièvre maligne, une fluxion de poitrine; tantôt des maladies chroniques, comme la phthisie pulmonaire, l'asthme, l'hydropisie, etc. (3).

Alibert admet que le principe herpétique peut se fixer sur le système muqueux, le cerveau, le foie, l'organe de la vue, l'intestin et les poumons (4).

Dumas, de Montpellier : « Les toux opiniâtres, les phthisies pulmonaires, l'asthme, les coliques, les hémorrhoïdes, les inflammations lentes des viscères, les engorgements squirrheux des glandes ont fréquemment leur cause dans la répercussion et la métastase consécutive des vices teigneux, dartreux, psorique (5)...... Les effets du vice dartreux se manifestent le plus constamment à la peau; mais ils se produisent aussi dans les membranes muqueuses et dans les viscères, où les plus grands désordres peuvent en être la suite » (6).

Hahnemann rapporte à la psore presque toutes les maladies chroniques, sans en excepter la carie, le cancer, le fongus hématode, les tissus accidentels, la goutte, la cataracte, l'amaurose, etc. Pour lui les formes de « *ce monstre à mille têtes* » sont innombrables. « Le passage du miasme psorique, dit-il, à travers des millions d'organismes humains, dans le cours de quelques centaines de générations, et le développement extraordinaire qu'il a dû acquérir par là, expliquent jusqu'à un certain point comment il peut se déployer maintenant sous tant de formes différentes, surtout si l'on a égard au nombre infini de circonstances qui contribuent ordinairement à la manifestation de cette grande diversité d'affections chroniques (symptômes secondaires de la psore), sans compter la

(1) *Tractatus de morbis cutaneis*, 1777, p. 26 et 27.

(2) *De præcipuis morborum mutationibus et conversionibus*, 1784.

(3) *Traité sur les dartres*, 1782, p. 31.

(4) *Précis théorique et pratique sur les maladies de la peau*, 2ᵉ éd., 1822.

(5) *Doctrine générale sur les maladies chroniques*, t. I, p. 263.

(6) *Id.*, t. II, p. 111.

variété infinie des complexions individuelles. Il n'est pas surprenant que des organismes si différents, pénétrés du miasme psorique, et soumis à tant d'influences nuisibles, extérieures et intérieures, qui souvent agissent sur eux d'une manière permanente, offrent aussi un nombre incalculable d'affections, d'altérations et de maux que l'ancienne pathologie a jusqu'à présent cités comme autant de maladies distinctes, en les désignant sous une multitude de noms particuliers » (1).

Vigarous : « Parmi les exanthèmes qui naissent sur la surface de la peau, la dartre est de ceux qui se déplacent avec le plus de facilité, pour se fixer ensuite sur les membranes qui tapissent le tube alimentaire, la vessie ; elle excite dans ces parties des désordres bien autrement graves que lorsqu'elle est placée sur l'organe cutané » (2).

J. Wilson a signalé l'apparition de symptômes nerveux graves à la suite de la disparition spontanée de quelques dermatoses (3).

P. Frank reconnaît que la diathèse herpétique attaque les parties internes aussi bien que la peau (4).

J. Anglada, de Montpellier : « Les formes morbides qui peuvent reconnaître cette origine (la cause herpétique) sont des plus variées et souvent des plus graves. On y voit, entre autres, des céphalalgies, des épigastralgies, des ophtalmies, des otalgies, des leucorrhées, des catarrhes de la vessie, des flux sanguins, des engorgements lymphatiques, des obstructions viscérales que suivent familièrement des hydropisies incurables, des dégénérescences cachectiques et des suppurations consomptives ; des phthisies même de nature herpétique, des apoplexies, des hémiplegies, et jusqu'à des palpitations de cœur » (5).

Rayer, à propos de la rétrocession des dermatoses : « On observe chez les enfants des ophtalmies, des ganglionites du cou, des otites, des surdités, parfois des hydrocéphalies aiguës ; chez les jeunes gens, des catarrhes pulmonaires, des phthisies, etc. ; dans l'âge mûr et chez les vieillards, des lésions du foie, l'ascite, la cystite, etc. » (6).

(1) *Op. cit.*, p. 168.
(2) *OEuvres de chirurgie pratique*, Montp., 1812, p. 169.
(3) *A familiar treatise on cutaneous diseases*, London, 2e éd., 1814.
(4) *Traité de médecine pratique*, éd. Double, t. I, p. 355.
(5) *Traité des eaux minérales*, t. II, p. 472.
(6) *Traité théorique et pratique des maladies de la peau*, t. I, p. 46.

M. Baumès, de Lyon, admet que la suppression des dartres peut donner lieu à presque toutes les maladies qui tourmentent l'espèce humaine (1).

MM. Gibert (2) et **Devergie** (3) parlent de la liaison intime qui existe entre les organes internes et les dermatoses, ainsi que des dangers qui peuvent résulter de la disparition brusque de ces dernières.

Chomel faisait remarquer dans ses leçons cliniques que beaucoup de maladies des membranes muqueuses et certaines névralgies se rattachent à l'herpétisme, qu'elles alternent ou coïncident avec les dartres (4).

M. Gintrac père considère la diathèse herpétique comme la cause d'un grand nombre d'affections locales, parmi lesquelles il cite des ophtalmies rebelles, des inflammations chroniques du conduit auditif externe, des aphthes, des laryngites chroniques, des gastrites, des leucorrhées opiniâtres, des dysuries et des stranguries produites par une phlegmasie de la vessie avec coïncidence herpétique, des écoulements urétraux, diverses névroses, des engorgements glanduleux et des lésions parenchymateuses (5).

Fontan dit que, dans ses migrations, le principe herpétique peut se porter :

a. Dans le conduit auditif, où il produit une sécrétion séreuse ou concrète et une hypertrophie des conduits avec déformation entraînant une variété de surdité très-fréquente.

b. Dans les narines, où il produit des pustules avec ulcérations qui déterminent une variété d'ozène.

c. Aux yeux, où il détermine des blépharites avec ou sans granulations, des tumeurs, et, plus tard, quelques fistules lacrymales.

d. Au voile du palais et à la gorge, où il produit ces granulations fatigantes qui succèdent quelquefois aux affections syphilitiques sans être syphilitiques, et qui surviennent comme une variété d'affection du larynx chez les personnes qui forcent la voix en chantant, comme les chanteurs de l'Opéra, les crieurs publics, les

(1) *Nouvelle dermatologie*, t. I, p. 97.

(2) *Traité pratique des maladies spéciales de la peau*, 2e éd.

(3) *Traité pratique des maladies de la peau*, 3e éd.

(4) Guéneau de Mussy, *Traité de l'angine glanduleuse*, p. 28.

(5) *Op. cit.*, p. 420.

personnes qui parlent longtemps par état, comme les avocats, les présidents des cours et tribunaux correctionnels et d'assises, etc.

e. Aux bronches, où il détermine ces rhumes fréquents et tenaces qui font le tourment du malade et des médecins, qui font croire quelquefois à des phthisies qui n'existent pas, malgré les apparences, et qui guérissent très-bien sous l'influence des eaux sulfureuses les plus actives.

f. A l'estomac, où il produit des gastralgies et des gastrites chroniques et une variété de ces hypertrophies du pylore prises quelquefois pour des cancers.

g. Aux intestins, où il produit des constipations opiniâtres ou des diarrhées chroniques qui résistent à tout, sauf à l'action des eaux sulfureuses.

h. A l'anus, où il cause des hémorrhagies, des prurits et une variété de fissures et de contractions consécutives. Ces deux dernières affections amènent souvent l'hypochondrie, qui cesse au développement d'une éruption externe annonçant le déplacement du mal.

i. Au prépuce, où il entraîne ces herpès succédant aux affections vénériennes, mais qui, ici, n'ont rien de vénérien et effraient beaucoup les malades.

j. Dans le canal de l'urètre, où il produit la blénorrhagie chronique et la blénorrhée et le plus grand nombre des rétrécissements de l'urètre.

k. Dans la vessie, où il cause les cystites chroniques et la perte des urines, surtout chez les enfants, par excitation du col.

l. A la vulve, où il produit les divers prurits et les saillies papillaires.

m. Au vagin, où il cause les leucorrhées séreuses et puriformes.

n. Au col de l'utérus, où il produit les granulations et les excoriations, la leucorrhée muqueuse, et puis quelques hypertrophies ou engorgements et quelques déviations qui en sont la suite ; souvent la stérilité, et quelquefois l'avortement.

o. Peut-être aussi le principe herpétique porte-t-il sur les membranes du cerveau et y cause-t-il quelques folies ; sur la moelle, quelques paralysies.

p. Sur les nerfs, des névralgies.

q. Sur les muscles, des rétractions musculaires et tendineuses, et, par suite, les flexions des membres, etc. (1).

(1) *Recherches sur les eaux minérales des Pyrénées*, 2e éd., p. 364.

M. Hardy : « Le tégument externe n'est point, tant s'en faut, le siége unique des manifestations de l'affection herpétique. Elle peut se déclarer d'emblée sur les muqueuses, dont la structure offre avec la peau assez d'analogie pour expliquer cette anomalie apparente. Telle est l'origine de l'angine glanduleuse herpétique, des gastralgies et nous dirons même parfois des gastrites, des bronchites, des catarrhes, de l'asthme dartreux, etc....... La diathèse dartreuse, du moment où elle existe chez un sujet, agit à la fois sur toutes les parties de son organisme, elle peut donc manifester ses effets aussi bien sur les organes internes et les muqueuses que sur la peau, de telle sorte que ces diverses lésions, indépendantes les unes des autres, n'ont de commun que leur cause, le vice dartreux... Il nous faut encore appeler l'attention sur ce que nous croyons être une dernière manifestation des affections dartreuses, plus grave encore que les précédentes : c'est le *cancer*. Nous sommes loin de nier l'existence de cette terrible maladie en dehors de l'herpétisme ; mais, tout en faisant la part des lésions cancéreuses qui n'ont rien à revoir avec le vice dartreux, nous croyons, et ceci est le résultat de l'observation, que le cancer est assez souvent lié à la dartre, dépend de cette diathèse, n'en est qu'une manifestation ultime, et que, par suite, les dartreux sont éminemment sujets à cette affection..... Notre pratique personnelle est riche en observations de ce genre (1). »

M. Bazin rattache à l'herpétisme un nombre considérable d'affections : ophtalmies avec prurit du bord libre des paupières, catarrhes pituiteux, angine granuleuse, diarrhées glaireuses, bronchites, leucorrhées, blénorrhées, gastralgie, névralgies (intercostale, cubitale, sciatique, etc.), migraine, coliques sèches, douleurs utérines et lombaires chez la femme, anasarque, ascite, hydrothorax et autres hydropisies, désordres intellectuels pouvant aller jusqu'à l'aliénation mentale, apoplexie séreuse, asthme, vomissements, ictère, catarrhes vésicaux, ramolissement blanc des centres nerveux, dégénérescences organiques, telles que le cancer du foie, de l'estomac, de l'utérus ou des ovaires (2).

Je pourrais citer l'opinion d'une foule d'autres médecins distingués ; mais cela me paraît inutile, car je crois avoir démontré — et c'était le but que je me proposais d'atteindre — que les praticiens les plus éminents sont unanimes sur la multiplicité et la

(1) *Op. cit.*, p. 22, 23 et 24.
(2) *Op. cit.*, p. 110 et suiv.

mobilité des déterminations de l'herpétisme. Seulement, tous n'interprètent pas les faits de la même façon. Si la plupart, tels que Lorry, Poupart, Alibert, Hahnemann, Vigarous, Frank, Anglada, Chomel, Gintrac, Fontan, Hardy et Bazin ne voient dans les affections internes qui se déclarent chez les dartreux qu'un effet, qu'une expression symptomatique de la même cause qui a produit les altérations de la peau, d'autres parlent de *rétrocession*, de *répercussion*, de *métastase*, et c'est là que commence la divergence dans les opinions.

Lorsqu'une dermatose plus ou moins ancienne vient à disparaître entièrement ou en partie, et que le sujet qui en était atteint se trouve pris aussitôt d'une bronchite, d'une gastralgie ou d'une névralgie, est-ce le résultat pur et simple d'un déplacement de l'affection, une évolution nouvelle de l'herpétisme en action, ou bien une lésion de nature différente, n'ayant avec la première qu'un rapport indirect ? Réciproquement, lorsqu'une dermatose succède à une gastralgie, à une bronchite ou à une affection nerveuse, n'y a-t-il là qu'une succession d'actes pathologiques indépendants les uns des autres, au point de vue de l'étiologie, ou bien des actes multiples, successifs d'un même fonds morbide, en un mot, des variétés de forme, la nature diathésique restant la même ?

Pour moi, qui attribue l'herpétisme à une anomalie des actes de la nutrition et de l'urination amenant une intoxication spontanée aussi matériellement appréciable que l'intoxication produite par le mercure, l'iode, l'arsénic, etc., pour moi, dis-je, les mots *rétrocession*, *métastase*, indiquent le déplacement, la migration d'un ou plusieurs principes excrémentitiels. Et je ne vois pas qu'il soit difficile de comprendre que ces matières, en excès dans le sang, puissent se porter alternativement ou simultanément sur tel ou tel système, tel ou tel tissu.

Les causes qui produisent de pareils changements et font varier pour ainsi dire à l'infini les déterminations de l'herpétisme, sont inhérentes ou étrangères à l'organisme. Aux premières se rapportent la vitalité prépondérante des organes et par conséquent l'impressionnabilité morbide selon les âges, les sexes, les tempéraments; aux secondes, toutes les influences susceptibles de diriger les principes nuisibles sur un point déterminé de l'économie. Voilà pourquoi les herpétides muqueuses, ganglionaires et cérébrales dominent chez les enfants, les affections de la poitrine, du système nerveux et des organes génitaux dans l'adolescence, tandis que dans l'âge mûr, alors que tous les organes ont atteint leur summum de puissance et d'activité, aucun système, aucun tissu ne sont à l'abri des localisations de l'herpétisme. La vieillesse, cette période de la vie dans laquelle les organes usent leurs dernières forces de résistance, est l'époque des grandes perturbations fonctionnelles, des lésions profondes et des dégénérescences organiques.

Voilà pourquoi aussi on observe fréquemment les herpétides cutanées chez les personnes dont la peau est exposée à des causes incessantes d'irritation, l'angine et la laryngite glanduleuse chez les fumeurs, les chanteurs, les avocats, les prédicateurs, etc., et les herpétides nerveuses chez les individus sédentaires, livrés aux travaux de cabinet, etc.

La migration des principes excrémentitiels en excès dans l'économie, et les variations auxquelles leur production et leur élimination sont sujettes expliquent les intermittences et la mobilité des manifestations herpétiques.

M. Guéneau de Mussy n'admet pas, dans les métastases, avec les humoristes, un transport de matière morbide, théorie que personne ne défend aujourd'hui, selon le célèbre clinicien, et qui ne mérite pas la guerre qu'on lui a faite dans ces derniers temps; mais il voit un déplacement de l'action morbide et surtout des actions diathésiques, qui, quand on leur enlève le foyer où elles s'exercent, où la cause qui les produit s'épuise et se satisfait en quelque sorte, peuvent se porter ailleurs (1).

Sans doute les hypothèses des anciens humoristes sont plus ridicules qu'acceptables; mais, ainsi que l'a fait observer le professeur Robin, « il y a loin des conséquences à tirer, dans l'ordre pathologique, de nos connaissances sur les humeurs, à la doctrine de l'école de Cos, sur la *crase*, qui est le juste tempérament des quatre humeurs fondamentales ou *cardinales* (sang, bile, atrabile, pituite) ; sur la *coction*, qui, à l'aide de la chaleur naturelle, transforme ces fluides l'un dans l'autre, et, à l'aide de la chaleur morbide, amène à maturité les humeurs viciées ; sur la *crise*, qui élimine les humeurs cuites, et enfin sur la *prognose*, qui, fondée sur la crase, la coction et la crise, prétend prévoir la marche des maladies, du moins celle des maladies aiguës.

(1) *Leçons cliniques sur les causes et le traitement de la phthisie pulmonaire*, p. 21.

» Il y a loin aussi des données que nous possédons actuellement à l'humorisme des chimiatres, qui succéda au précédent, et dont les analyses ne faisaient voir, dans les liquides d'origine animale, que des acides, des alcalis et des ferments, puis, dans les causes des maladies, que des effervescences, des fermentations, des putrescences, etc. Elles ne sont guère moins éloignées de l'humorisme des vitalistes, qui, accordant aux liquides de l'économie le pouvoir de se transporter dans tel ou tel organe, faisait dépendre l'équilibre fonctionnel de la régularité de ce transport, même en ce qui touche les facultés cérébrales; et cela au point que le mot *humeur* désigne aujourd'hui aussi bien l'état régulier du fonctionnement cérébral que les fluides de l'organisme. Seulement, aux ferments et aux acides, cet humorisme avait substitué les *âcretés*, les *virus* et les *miasmes*, comme causes de maladies........ Les fondateurs de la physiologie pathologique et de la pathologie moderne, dans leur réaction si nécessaire contre l'antique humorisme, ont beaucoup trop négligé d'avoir égard, pour la théorie des maladies, aux altérations, soit indirectes, soit directes et spontanées, dont les plasma sanguin et lymphatique sont susceptibles, en vertu de leur composition complexe et du rôle qu'ils remplissent » (1).

Ne pas admettre que certaines maladies générales puissent avoir pour cause directe, immédiate, une altération du sang, lequel est la première, la principale des humeurs, ce serait nier l'histologie, la physiologie et la clinique; ce serait condamner la médecine à ne jamais sortir du cercle étroit des abstractions et des discussions métaphysiques.

Quand une affection interne de nature dartreuse se déclare, on dit généralement qu'il y a *manifestation anormale*, *anomalostase*, *déviation*, *métamorphose*, etc., de l'herpétisme. La déviation est *primitive* ou *consécutive*, selon M. Caisso, qui explique ainsi la différence :

« Une maladie cutanée disparaît. Après un laps de temps plus ou moins long, on voit survenir une maladie interne. Tout porte à penser que cette nouvelle maladie relève de l'herpétisme, et que c'est là une déviation de ce principe diathésique. La déviation, dans ce cas, est *consécutive*.

» Un autre malade, au contraire, présente depuis longtemps une angine herpétique, ou bien encore une maladie nerveuse rebelle à

(1) *Op. cit.*, introd., p. LVIII et LXIV.

toute médication (antispasmodique ou sédative). En désespoir de cause, on conseille les eaux minérales ; sous l'influence de ces agents, une poussée se fait à la peau; la diathèse reprend son siége habituel, et la maladie nerveuse disparaît. Alors on apprend que ce malade compte des dartreux dans sa famille. Dans les faits de cette nature, la déviation est dite *primitive* » (1).

Ce sont des distinctions que je ne saurais accepter, pas plus que les mots *métamorphose*, *anomalostase*, etc., lorsqu'il s'agit de l'herpétisme, attendu que ses manifestations, qu'elles soient internes ou externes, ont une origine commune. Une angine glanduleuse, un coryza, un asthme, une dyspepsie, une céphalée de nature dartreuse, sont des herpétides au même titre qu'un eczéma, un prurigo, un psoriasis. Dit-on qu'il y a déviation, anomalostase, métamorphose du scrofulisme lorsqu'il concentre ses manifestations sur le système osseux ou sur le système cutané ? Assurément non. Pourquoi donc en serait-il autrement pour l'herpétisme ?

Nous avons vu précédemment que, d'après plusieurs observateurs, cette maladie peut amener aussi des dégénérescences organiques. C'est une question très-controversée et à laquelle je consacrerai un chapitre spécial.

En attendant, je divise les manifestations de l'herpétisme en *primordiales* et *ultimes*. Aux premières se rattachent certaines altérations fonctionnelles et organiques sans formation de produits hétéromorphes ; les secondes comprennent les dégénérescences organiques, c'est-à-dire le cancer et la tuberculose.

Nous allons étudier les unes et les autres, et nous verrons quelles sont les circonstances susceptibles d'influer sur le siége et la marche des déterminations herpétiques.

(1) *Union médicale de la Gironde*, août 1867, p. 375.

SECTION PREMIÈRE.

MANIFESTATIONS PRIMORDIALES DE L'HERPÉTISME.

CHAPITRE PREMIER.

HERPÉTIDES CUTANÉES.

Lorsqu'on parcourt les nombreux écrits des dermatologistes, on est frappé de la multiplicité des affections qu'ils admettent, et des différences, des contradictions que présentent les systèmes de classification.

Tous ces systèmes, plus ou moins revus et corrigés à diverses époques (exemple, les deux éditions du livre de M. Bazin sur les *affections de nature arthritique et dartreuse,* publiées l'une en 1860 et l'autre en 1868), tous ces systèmes, dis-je, sont susceptibles d'objections sérieuses.

La méthode des classifications d'après les lésions initiales, due aux dermatologistes anglais Willan et Bateman, qui l'ont empruntée eux-mêmes à Plenk, en la modifiant, toutefois, et que Biett a importée en France, offre de nombreux inconvénients. Elle multiplie à l'infini les variétés morbides et en surcharge inutilement la nomenclature. De plus, beaucoup de ces lésions sont éphémères, disparaissent rapidement, peuvent se transformer, dégénérer et perdre leurs caractères primitifs et particuliers, de sorte que le médecin qui n'a pas assisté au début de l'affection ne saurait souvent porter un diagnostic précis et certain. Ainsi, l'eczéma, à sa période terminale, prend les caractères du pytiriasis. Des transformations analogues s'observent pour l'impétigo, le lichen, le psoriasis, etc.

C'est pour n'avoir pas tenu compte de ces circonstances, que

M. Devergie a augmenté encore la confusion, en établissant des formes *mixtes*, auxquelles il donne des dénominations empruntées à des genres différents : tels sont l'eczéma impétigineux, l'eczéma lichénoïde, etc.

Un autre inconvénient résulte de la réunion dans une même catégorie d'états morbides très-dissemblables, comme la roséole syphilitique, la scarlatine, la rougeole, la roséole copahique, l'érythème belladoné, l'acné, la variole, tandis qu'on sépare des affections qui devraient former un seul groupe par leurs caractères généraux, telles que les fièvres éruptives, dont chaque genre est placé dans une classe différente, selon que la maladie a pour caractères objectifs des vésicules, des pustules ou des taches exanthématiques.

Mais le reproche le plus grave qu'on puisse faire au système des localisations, c'est d'apporter la stérilité dans l'enseignement et la thérapeutique. Uniquement préoccupé de la recherche et de la distinction de lésions très-souvent insignifiantes, le médecin détourne son attention des caractères généraux de la maladie, de ses déterminations multiples et protéiformes, ne tient pas compte de sa nature, et néglige ainsi les renseignements les plus précieux, les plus propres à éclairer le diagnostic et à diriger le traitement.

La classification d'après le siége anatomique des lésions élémentaires, telle que M. A. Cazenave l'a établie dans sa *Pathologie générale des maladies de la peau*, outre les inconvénients que je viens de signaler, a celui de reposer sur des hypothèses et des erreurs. Ainsi, l'eczéma aurait son siége dans l'appareil sudoripare, et le suintement qui l'accompagne serait une exsudation. Le professeur Küss admet, au contraire, que ce qui constitue l'eczéma, c'est l'atrophie de l'épiderme, d'où résulte la mise à nu du réseau lymphatique superficiel qui rampe au-dessous de lui et dont les orifices sont à découvert (1).

Il me serait facile de citer beaucoup d'autres opinions contradictoires, qui prouveraient que l'assertion de M. Cazenave relativement au siége anatomique de l'eczéma n'est tout au moins qu'une hypothèse.

Pourquoi placer aussi l'herpès dans l'appareil sudoripare, le pemphigus à la surface du derme, et l'impétigo dans l'appareil lymphatique, puisque, au point de vue histologique, la vésicule de l'herpès ne diffère pas de la pustule de l'impétigo et de la bulle

(1) *Journal de médecine de Bordeaux*, septembre 1868, p. 438.

du pemphigus, la nature du liquide qui soulève l'épiderme étant constamment la même dans les différents cas ?

Pourquoi faire siéger dans l'appareil blennogène, avec le psoriasis et le pytiriasis, la lèpre, qui diffère essentiellement de ces deux dernières affections, attendu qu'elle est tuberculeuse, etc., etc. ?

M. le docteur Marvaud place l'eczéma, le psoriasis, le pytiriasis, l'icthyose et les productions cornées dans un même genre qu'il désigne sous la dénomination de *lésions de la sécrétion épidermique* (1).

Quelle différence, quel contraste dans l'opinion des médecins que je viens de citer.

La méthode des classifications d'après la nature des maladies et leurs caractères généraux, méthode exposée pour la première fois, quoique incomplètement, par Lorry, et développée plus tard par Alibert, est celle que MM. Hardy et Bazin ont adoptée. Mais il s'en faut que les deux cliniciens soient d'accord sur tous les points de leur enseignement, même sur les points principaux.

M. Hardy ne fait rentrer dans la classe des dartres qu'un nombre assez restreint d'affections : l'eczéma, l'impétigo, le lichen, le pytiriasis, le psoriasis, la lèpre vulgaire et quelques espèces rapportées à tort, selon lui, à l'herpès. Si le célèbre professeur limite ainsi le cadre des dermatoses dartreuses, c'est parce que les affections qu'il y renferme présentent seules les caractères habituels assignés par lui aux dartres, savoir : la transmission par hérédité, les récidives, les tendances à s'étendre et à se généraliser, les démangeaisons comme symptôme ordinaire, une marche chronique et la disparition sans cicatrices. Mais ces caractères se retrouvent dans l'urticaire chronique, l'acné, le prurigo et beaucoup d'autres éruptions.

D'après M. Hardy, le pemphigus et l'urticaire chronique ne sont pas héréditaires. Je le demande au savant maître : quelles sont les dartres franchement, fatalement héréditaires ? Est-ce que l'eczéma se transmet toujours des parents aux enfants, soit avec ses caractères primitifs, soit avec les transformations admises par M. Hardy ? Je dis même qu'une pareille transmission est exceptionnelle. Est-ce que la diathèse herpétique n'est pas la plus mobile, la plus incertaine des diathèses dans ses manifestations, principalement par l'hérédité ? Est-ce que l'urticaire et le prurigo n'ont pas sou-

(1) *Journal de médecine de Bordeaux*, septembre 1868, p. 438.

vent une marche chronique, et ne sont pas sujets à récidiver, à s'étendre, à s'accompagner de démangeaisons?

Quant à l'acné, elle est peut-être la dermatose la plus directement, la plus souvent héréditaire. M. Hardy reconnaît bien l'évidence de cette transmission; mais, dit-il, l'éruption se développe dans des régions spéciales; elle ne se généralise que dans des cas exceptionnels; elle ne s'accompagne pas de démangeaisons, et elle peut, en disparaissant, laisser des cicatrices qu'on ne rencontre jamais dans les maladies dartreuses non compliquées (1).

Il n'est pas rare d'observer des acnés plus étendues, plus généralisées que l'eczéma, l'impétigo, le lichen, le pytiriasis et le psoriasis. Les démangeaisons existent parfois, et les cicatrices ne se produisent pas toujours. On ne saurait nier d'ailleurs l'influence que le siége anatomique des affections exerce sur leurs caractères objectifs.

Quoiqu'il en soit, M. Hardy a puissamment contribué, par son esprit d'observation, ses conceptions larges et philosophiques, sa méthode à la fois généralisatrice et synthétique, à sortir la dermatologie de l'ornière des localisations.

Rien ne démontre mieux le peu de consistance des doctrines de M. Bazin, que les fluctuations et les contradictions qu'on rencontre dans son enseignement. Il est vrai que ses théories n'ont guère trouvé d'écho que chez quelques disciples dont les opinions sont parfaitement arrêtées et dès-lors fort respectables.

Je passe sur la *classification des symptômes organiques de la peau*, telle que l'a établie M. Bazin, quoiqu'il y aurait beaucoup à dire, pour ne parler que des affections rapportées par mon savant confrère aux diathèses arthritique et herpétique, qui, pour moi, ne font qu'une seule et même diathèse *(voyez* page 61).

En 1860, M. Bazin professait et écrivait que le diagnostic différentiel des arthritides et des herpétides reposait principalement sur la considération des altérations locales. « Nous savons, disait-il, que les caractères objectifs et les rapports des phénomènes morbides contribuent pour une large part à donner la notion de l'unité pathologique » (2). Or, c'est en suivant la voie tracée par M. Bazin, c'est-à-dire en se basant surtout sur les caractères, les rapports des altérations locales, [et en opposant ensuite les observations

(1) *Op. cit.*, préf., p. IX.

(2) *Op. cit.*, 1re éd., p. 66.

mêmes de l'honorable médecin à ses théories, que la critique a prouvé que son système n'était pas acceptable.

Depuis lors M. Bazin a fait de nombreuses éliminations dans les deux grandes familles des arthritides et des herpétides. L'urticaire, l'herpès phlycténoïde, le zona et le pemphigus aigu ont été rayés du cadre des arthritides, pour être rattachés aux pseudo-exanthèmes idiopathiques, et l'herpétisme, qui comptait plus de vingt espèces d'affections en 1860, n'en renferme que douze en 1868 (1).

Je ne m'arrêterai pas davantage aux doctrines de l'éminent dermatologiste, dont il a été déjà question dans la première partie de ce livre.

ARTICLE Ier.

CLASSIFICATION DES HERPÉTIDES CUTANÉES.

Quoique je n'attache aux divisions qu'une importance très-secondaire, et que je pense, avec M. Hardy, qu'il vaut beaucoup mieux pour le médecin connaître la cause qui a fait naître telle affection de la peau, que de savoir distinguer une papule d'une vésicule ou d'une pustule, je vais indiquer néanmoins comment je classe les diverses éruptions qui peuvent se produire sous l'influence de l'intoxication spontanée du sang par les principes excrémentitiels.

Cette classification renferme toutes les espèces que j'ai observées dans mes recherches expérimentales et cliniques.

Je divise les herpétides cutanées en deux classes principales, les herpétides *sèches* et les herpétides *sécrétantes*, parce que l'état de sécheresse des parties malades ou les sécrétions morbides auxquelles elles donnent lieu me paraissent constituer des caractères tranchés et établir une ligne de démarcation bien nette entre les affections. Je ferai remarquer que je dis *sécrétantes* et non pas *humides*, ce qui est très-différent. En effet, certaines affections sécrétantes ont précisément l'apparence de dermatoses sèches, par exemple le psoriasis, le pytiriasis et en général les dartres squameuses. D'un autre côté, l'affection herpétique peut consister seulement dans une modification des liquides sécrétés ou excrétés par la peau.

Dans la classe des herpétides cutanées sèches je range deux

(1) *Op. cit.*, 2e éd., p. 161 et suiv.

ordres de dermatoses différentes sous le rapport des caractères objectifs : ce sont les affections exanthémateuses et boutonneuses.

L'*exanthème*, — mot emprunté à la classification Willaniste, — est une sorte de tache rouge, superficielle, dont la coloration disparaît par la pression du doigt pour reparaître aussitôt que cette pression cesse de forme et de dimensions variables, se terminant ordinairement par résolution, avec ou sans exfoliation de l'épiderme. On considère généralement l'exanthème comme une congestion plus ou moins forte des capillaires de la peau.

C'est probablement parce que le mot *bouton* leur a paru peu scientifique, que les dermatologistes l'ont exclu de leurs classifications. Sauvages et M. Bazin sont les seuls qui l'ont employé. La valeur et l'importance d'un mot ne dépendent point de son origine, et souvent des expressions vulgaires, communes, ont une signification bien plus nette, plus précise que celles qui sortent des dictionnaires grecs. Aussi M. Bazin, sans se préoccuper avec raison de la tournure peu scientifique du mot, comprend-il sous le mot de *boutons* les saillies provenant des différents éléments de la peau. Mais je n'adopte pas cette définition, parce que, d'après ses termes mêmes, toutes les lésions cutanées seraient des boutons, sans excepter les productions épidermiques et les taches, ces dernières pouvant s'accompagner d'une saillie de la peau, d'après M. Bazin. Pour moi, ce qui caractérise les boutons, c'est non-seulement la saillie plus ou moins considérable, plus ou moins dure et résistante, qu'ils forment à la surface du tégument externe, mais encore l'absence de toute sécrétion soit solide soit liquide. Les croûtes superficielles qu'ils présentent souvent ne sont qu'accidentelles, et proviennent de gouttelettes de sang extravasé à la suite du grattage.

Les produits de sécrétion sont solides, liquides ou demi-liquides.

Parmi les solides, il faut distinguer ceux qui présentent cette condition d'emblée, c'est-à-dire sans transition apparente de l'état liquide à l'état solide (squames, pellicules), et ceux qui résultent de la transformation des produits liquides ou demi-liquides en solides (croûtes).

Le mot *squames*, — emprunté encore à la classification de Willan, — désigne des espèces d'écailles blanchâtres, quelquefois jaunâtres, de forme, d'épaisseur, de dimensions variables, plus ou moins adhérentes à la peau, formées de lamelles épidermiques.

Les *pellicules* sont constituées aussi par des parcelles d'épiderme, beaucoup plus petites que les précédentes, presque pulvérulentes et analogues à celles du son ou de la farine (furfur.)

Ces produits, squames et pellicules, résultent d'une sécrétion exagérée de la couche épidermique.

Selon M. Hardy, il y aurait deux espèces de squames : les unes primitives, constituant la lésion véritablement élémentaire (squames du psoriasis), les secondes résultant de la transformation d'une lésion dans une autre (pellicules du pytiriasis). Cette distinction ne me paraît pas admissible. En effet, de ce que l'eczéma, affection caractérisée à son début par une sécrétion liquide, peut se transformer en pytiriasis, affection à produits solides, s'ensuit-il que la lésion élémentaire qui caractérise ce pytiriasis consécutif diffère de celle du pytiriasis d'emblée ? Certainement non. Qu'il soit primitif ou consécutif, le pytiriasis est toujours le pytiriasis, et doit être distingué par conséquent de l'eczéma, auquel il peut succéder, sans aucun doute, et avec lequel il peut même coïncider.

Les produits liquides ou demi-liquides sont : 1° la sueur et l'humeur sébacée augmentées dans leur quantité (diaphorèse, stéarrhée) ou modifiées dans leur constitution (acné varioliforme), sans inflammation des organes qui les fournissent ; 2° les liquides séreux, séro-sanguinolents, séro-purulents, purulents, etc., provenant de l'inflammation des éléments histologiques du système cutané. Ces liquides soulèvent l'épiderme et forment à la surface de la peau les saillies plus ou moins volumineuses que les Willanistes appellent *vésicules, bulles* et *pustules.*

Tous les produits liquides ou demi-liquides peuvent, à l'exception de la sueur, engendrer des croûtes dont la composition, la forme, les dimensions, la consistance et la couleur varient, selon la nature de la sécrétion. Je dis « *peuvent engendrer des croûtes,* » parce qu'il y a des liquides qui sont tantôt concrescibles et tantôt non-concrescibles, d'après leur composition, par exemple le pus et l'humeur sébacée.

Les croûtes sont donc bien distinctes des produits solides de la première catégorie. Le liquide des vésicules, de même que celui des bulles et des pustules, produit des croûtes et jamais des squames ni des pellicules. C'est encore pourquoi il n'est pas exact de dire que le pytiriasis peut dériver de l'eczéma.

Une troisième classe renferme, sous la dénomination d'*herpétides sans lésions apparentes,* certaines névroses que je considère comme des manifestations de l'herpétisme.

Le tableau suivant résume la classification dont je viens d'indiquer les bases.

HERPÉTIDES CUTANÉES.

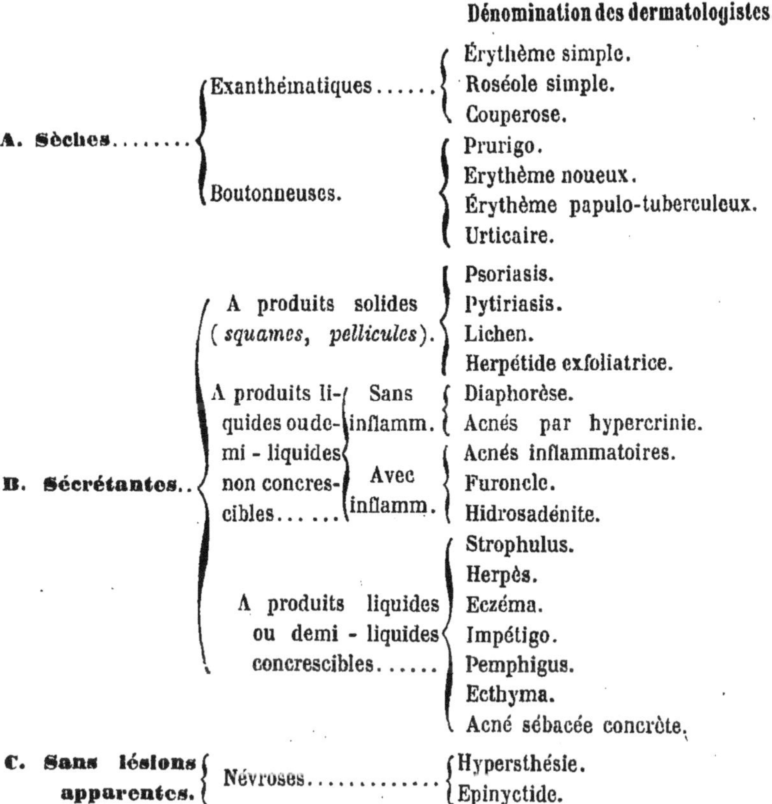

			Dénomination des dermatologistes.
A. Sèches	Exanthématiques		Érythème simple. Roséole simple. Couperose.
	Boutonneuses.		Prurigo. Erythème noueux. Érythème papulo-tuberculeux. Urticaire.
B. Sécrétantes	A produits solides (*squames, pellicules*).		Psoriasis. Pytiriasis. Lichen. Herpétide exfoliatrice.
	A produits liquides ou demi-liquides non concrescibles	Sans inflamm.	Diaphorèse. Acnés par hypercrinie.
		Avec inflamm.	Acnés inflammatoires. Furoncle. Hidrosadénite.
	A produits liquides ou demi-liquides concrescibles		Strophulus. Herpès. Eczéma. Impétigo. Pemphigus. Ecthyma. Acné sébacée concrète.
C. Sans lésions apparentes.	Névroses		Hypersthésie. Epinyctide.

On trouvera dans les articles suivants des détails justificatifs sur cette classification.

ARTICLE II.

HERPÉTIDES CUTANÉES SÈCHES.

§ 1.

Herpétides exanthématiques.

Je rappelle que j'ai assigné à ces herpétides pour principal caractère objectif une coloration rouge de la peau, disposée en plaques plus ou moins étendues, sans saillie appréciable, et disparaissant par la pression du doigt pour reparaître ensuite.

On sera peut-être étonné, d'après cela, de voir la *couperose* figurer dans ce groupe, et l'on aura raison, si on la considère, avec la plupart des dermatologistes, comme une affection des glandes sébacées, c'est-à-dire une acné. Mais il suffit d'un peu de réflexion pour ne pas confondre des lésions aussi dissemblables, aussi opposées que celles qui constituent l'acné et la couperose. Les taches couperosiques, en effet, sont bien positivement, bien manifestement formées par le réseau vasculaire de la peau congestionné quelquefois jusqu'à la dilatation variqueuse.

M. Hardy a donné de cette affection, dans le *Nouveau Dictionnaire de médecine et de chirurgie pratiques* (1), une excellente description, que je vais reproduire textuellement, parce qu'elle confirme en tout point mon opinion.

« Au début, la maladie s'annonce par des taches rosées ou rouges occupant une place limitée soit aux joues, soit au nez, soit au front, soit au menton, quelquefois s'étendant à tout le visage et même aux oreilles. Les plaques rouges ne se montrent d'abord que par moments; elles paraissent plutôt le soir que le matin, pendant et après les repas, principalement lorsque les malades sont dans des endroits chauds et renfermés, et surtout lorsque l'exposition à la chaleur succède à un froid assez vif. Dans ces circonstances d'une atmosphère très-chaude, telle que celle qu'on rencontre dans les salons où se trouve réuni un grand nombre de personnes, cette congestion cutanée peut ne pas se borner au visage, et chez quelques femmes dont la partie supérieure du tronc est découverte, on voit des plaques rouges se montrer aux épaules, au dos, à la poitrine. Plus tard, les taches rouges du visage deviennent permanentes; soit qu'elles restent limitées à un espace assez étroit, soit qu'elles augmentent d'étendue, elles deviennent égalemeut plus foncées et se présentent alors sous la forme d'une rougeur plutôt ponctuée qu'uniforme, laquelle se prononce encore davantage dans toutes les circonstances qui peuvent favoriser l'afflux du sang vers la tête. Les parties rouges sont unies, luisantes ; quelquefois, elles présentent une légère desquamation; dans certains cas, elles semblent un peu gonflées, mais ce phénomène n'est pas aussi constant que l'a dit Devergie. En même temps le visage est le siége d'une sensation de chaleur très-incommode qui augmente surtout lorsque le sang se porte plus fortement à la tête ; chez certaines

(1) T. I, p. 337.

personnes il se joint même à cette chaleur des bourdonnements d'oreilles, de la pesanteur de tête, des étourdissements, symptômes qu'on doit rapporter à une congestion cérébrale concomitante. Enfin, à un degré plus avancé, quelques veinules deviennent apparentes, quelquefois sous la forme de points arrondis, plus souvent en figurant de petites lignes rougeâtres droites ou flexueuses, de peu d'étendue, mais ordinairement en assez grand nombre. Cette dilatation variqueuse, qui se voit surtout aux joues et près des ailes du nez, coïncide ordinairement avec la rougeur congestive dont nous venons de parler. Quelquefois cependant elle existe seule, ce qui est observé principalement chez les malades atteints d'affections organiques du cœur et des gros vaisseaux.

» La couperose simple, avec ces caractères que nous venons d'indiquer, peut exister seule, sans complication d'acné, mais le plus souvent à la rougeur congestive on voit se joindre quelques pustules d'acné simple ou indurée, et ce mélange assez commun explique l'erreur des auteurs qui ont placé la couperose dans les affections pustuleuses. »

Je ferai observer que la desquamation légère qui accompagne parfois la couperose diffère complètement de celle qui caractérise les herpétides sécrétantes à produits solides. Dans la première, en effet, les pellicules ne sont que des parcelles de l'épiderme détaché des surfaces malades, tandis que dans la seconde, elles résultent d'une sécrétion exagérée, d'une véritable prolifération épidermique.

Les points arrondis que forment les veinules dilatées, à un degré avancé de l'affection, ne peuvent non plus être assimilés aux boutons, d'après ce que j'ai dit précédemment (page 86).

Il est impossible de distinguer la couperose de l'érythème simple, et réciproquement. Celui-ci est, en effet, caractérisé, comme celle-là, par des taches rouges superficielles, irrégulièrement circonscrites, de forme et d'étendue variables, développées dans un point limité de la surface cutanée, et disparaissant par la pression pour revenir immédiatement après.

Objectera-t-on que la couperose a la face pour région de prédilection ? Mais alors tout érythème simple qui se montrera sur le nez, au front, aux oreilles, etc., sera nécessairement une couperose, et, par contre, il n'y a aucune raison pour ne pas regarder comme un érythème simple toute couperose qui apparaîtra au cou, sur le dos et les épaules, ou à la poitrine, même aux parties sexuelles et à la partie supérieure des cuisses, ainsi que M. Rollet dit l'avoir vu (1). Voilà à quelle confusion des distinctions que j'appelle futiles ne manquent pas de conduire. Que l'érythème siége à la face, au cou, à la poitrine ou aux cuisses, il consiste partout dans un trouble de la circulation capillaire de la peau ; seulement, que l'on convienne de l'appeler *couperose* quand il est chronique et qu'il siége exclusivement à la face, je l'admets ; mais encore une fois, remarquons bien que parce que l'affection change de nom, elle ne change pas pour cela de nature.

Dira-t-on encore que l'érythème s'accompagne de démangeaisons, tandis que la couperose donne lieu à une sensation de cuisson et de chaleur? Je réponds que cette distinction, trop absolue, ne se trouve pas en rapport avec les faits, et que la démangeaison, la cuisson et la chaleur sont des phénomènes subordonnés à l'intensité et à l'ancienneté de la lésion. Il est certain qu'une congestion profonde et chronique des capillaires de la peau n'occasionnera pas les mêmes sensations que si elle est superficielle et récente.

Quant à la *roséole*, troisième variété des herpétides cutanées exanthématiques, les seuls caractères qui puissent la distinguer de ses congénères sont la forme plus régulière, plus arrondie des taches, leur nombre plus considérable, et quelques symptômes généraux qui l'accompagnent quand elle envahit de larges surfaces. J'ai vu quelquefois l'érythème couperosique débuter par de véritables taches de roséole.

Les érythèmes sont des manifestations fréquentes de l'herpétisme, surtout l'érythème simple et la couperose.

§ 2.

Herpétides boutonneuses.

Prurigo. — Si l'observation du professeur Hebra était exacte, savoir que dans le prurigo les papules contiennent de la sérosité, laquelle serait en proportion insuffisante pour soulever l'épiderme et former des vésicules, cette affection devrait être rangée parmi les herpétides sécrétantes à produits liquides. Mais je n'ai rien constaté de semblable en piquant ou en comprimant les papules, comme le recommande le savant professeur, et jusqu'à ce que

(1) *Dictionnaire encyclopédique des sciences médicales*, t. I, p. 564.

l'exactitude de ses assertions ait été prouvée, je laisserai au prurigo la place que je lui ai assignée dans ma classification.

Cependant il y a une espèce de vésicules qui offre tant de ressemblance avec les boutons, qu'on peut confondre aisément ces deux lésions : il s'agit des vésicules du *strophulus*, affection que plusieurs dermatologistes, entre autres M. Hardy, classent parmi les dermatoses papuleuses. Je démontrerai plus loin, en parlant des eczémas et des herpès, que le strophulus est une herpétide sécrétante et non sèche.

Le prurigo (de *pruritus*, prurit) débute par une démangeaison modérée d'abord et qui devient ensuite excessive ; puis on voit apparaître bientôt sur diverses parties du corps, spécialement sur les membres, dans le sens de l'extension, aux régions dorsale et lombaire, une éruption de petites saillies peu élevées, pleines, résistantes, et que les malades écorchent avec leurs ongles. Les boutons, ainsi entamés, sont le siége d'un léger écoulement sanguin, et se recouvrent d'une petite croûte noirâtre qui persiste après leur affaissement. Les démangeaisons sont parfois si vives, surtout la nuit, que les malades se déchirent la peau et lui impriment la trace de leurs ongles. Il en résulte aussi de l'insomnie, de l'anorexie, de la dyspepsie, de l'amaigrissement et un véritable état cachectique. Dans quelques cas l'éruption s'accompagne d'une augmentation notable de la sécrétion pigmentaire, et par conséquent d'une coloration brune et plus foncée de la peau, coloration qui persiste quelquefois après la disparition de tous les autres symptômes.

Les dermatologistes reconnaissent plusieurs variétés de prurigo : 1° suivant l'intensité (*prurigo mitis*, forme la plus légère ; *prurigo formicans*, forme la plus grave, caractérisée non plus par de simples démangeaisons, mais par des élancements, des cuissons atroces, qui poussent les malades à entamer profondément la peau, soit avec leurs ongles, soit avec des corps durs et acérés, de façon à produire de véritables cicatrices) ; 2° suivant le siége (*prurigo podicis*, ou du pourtour de l'anus ; *prurigo scroti*, siégeant sur les bourses ; *prurigo pudendi muliebris*, se développant sur les parties génitales externes de la femme, aux grandes et aux petites lèvres, et jusque sur la muqueuse vaginale).

Ces dernières variétés me paraissent appartenir au genre eczéma et non point au prurigo.

M. Bazin, qui admet un prurigo arthritique et un prurigo

herpétique, leur assigne surtout pour caractères différentiels les sensations que l'éruption fait éprouver aux malades. Ainsi il dit : « Tandis que le prurigo dartreux s'accompagne d'un prurit franc et très-intense, le prurigo arthritique présente des picotements ou des élancements plutôt qu'une démangeaison véritable » (1). Mais parmi les observations rapportées à la fin de son ouvrage, celles qui concernent le prurigo contredisent absolument les assertions de mon savant confrère. La première, qu'il considère comme une arthritide vulgaire, et insérée dans son livre sous le titre *Prurigo des membres et du dos — Douleurs rhumatismales* (obs. XIX), renferme le passage suivant : « Dans l'intervalle des papules s'observent des excoriations linéaires et superficielles, traces de grattages antérieurs. *Les démangeaisons sont très-vives et augmentent à la chaleur du lit* » (2).

Un cas de prurigo dartreux (obs. XXXIII) présente les mêmes caractères indiqués presque dans les mêmes termes : « Dans l'intervalle de ces papules, on observe de nombreuses excoriations linéaires, traces des grattages auxquels se livre le malade....... *Les démangeaisons sont très-vives et surviennent surtout le soir, à la chaleur du lit* » (3).

Voilà pourtant sur quelles assises M. Bazin a établi ses doctrines.

Érythème noueux et **Érythème papuleux.**— L'identité de ces deux affections me paraît ressortir de leur marche, ainsi que des phénomènes généraux et locaux qui les accompagnent. Que voyons-nous, en effet, de part et d'autre ? Un malaise général, de l'anorexie, un état saburral des premières voies, quelques frissons passagers et réguliers, des douleurs articulaires quelquefois assez vives pour faire croire, au début, à une affection rhumatismale, puis l'apparition d'élevures à la surface de la peau, véritables tumeurs, dont le volume, la coloration, la forme, le siége et le nombre varient, dures, douloureuses à la pression, se terminant par résolution et par la formation d'une tache ecchymotique jaunâtre, semblable à celle qui résulte d'un épanchement sanguin sous-cutané. Souvent aussi on remarque une desquamation légère.

(1) *Op. cit.*, p. 278.
(2) *Id.*, p. 466.
(3) *Id.*, p. 490.

Pour M. Hardy, ce qui distingue l'érythème noueux de l'érythème papuleux, c'est d'abord que l'un et l'autre ont des régions de prédilection, le premier pouvant siéger aux jambes, aux bras et aux avant-bras, mais occupant de préférence la partie antérieure des jambes, tandis que le second se montre rarement aux membres inférieurs et ordinairement aux avant-bras, à la nuque et à la face.

Un autre caractère différentiel, selon l'éminent professeur, résulte de la coloration de la peau, qui est plus diffuse et plus foncée dans l'érythème noueux que dans l'érythème papuleux. Il reconnaît, d'ailleurs, que l'évolution des lésions cutanées est analogue dans les deux variétés, et qu'elles peuvent revêtir l'une et l'autre des allures de chronicité, par suite d'éruptions successives qui se produisent pendant plusieurs mois et même plusieurs années.

D'après M. Bazin, le diagnostic différentiel est facile : dans les deux cas, c'est une tache sanguine congestive et essentielle, accompagnée dans l'érythème noueux de nodosités sous-cutanées, et dans l'érithème papuleux, qu'il appelle papulo-tuberculeux, d'indurations papuleuses ou tuberculeuses plus superficielles. M. Bazin attribue aussi un siége topographique particulier à chacune de ces affections.

Les éléments éruptifs forment-ils par leur réunion des cercles rouges plus ou moins étendus, dont le centre est sain, on a l'érythème *circinné ;* les plaques qu'ils présentent sont-elles nettement délimitées par des bords rouges et saillants, tranchant sur la peau saine, on a l'érythème *marginé* (Bazin).

C'est multiplier sans nécessité les variétés en dermatologie. On parviendrait difficilement à limiter le nombre des espèces dans le cadre nosologique, s'il suffisait pour les établir de simples différences de siége, de forme, de couleur, etc.

Il y a, entre l'érythème proprement dit et les affections appelées érythème noueux et érythème papuleux ou papulo-tuberculeux, il y a de telles différences sous le rapport des éléments éruptifs, que je ne puis m'expliquer qu'on ait placé ces dermatoses dans un même ordre. Est-ce que, en effet, la tache superficielle, non saillante, qui caractérise l'érythème simple, est comparable à la tumeur de l'érythème noueux ou papuleux, tumeur dont le volume atteint quelquefois celui d'une noix, et qui s'accompagne presque constamment d'un empâtement plus ou moins étendu du tissu cellulaire périphérique ? Ne paraît-il pas étrange que M. Bazin ait classé le prurigo parmi les *boutons solides*, et les tumeurs dures, bosselées de l'érythème noueux et de l'érythème papuleux parmi les taches ? « L'éruption, dit-il, en parlant du premier, se manifeste ordinairement par des saillies rouges, discrètes et isolées, et quelquefois par de petites tumeurs qui forment de larges plaques bosselées. Ces TACHES s'élargissent peu à peu et atteignent un diamètre variable de quelques millimètres à quatre ou cinq centimètres. Elles présentent une forme ovalaire, dont le plus grand diamètre est parallèle à l'axe du membre. Elles offrent à leur centre une légère élévation, et elles sont remarquables par l'intensité de leur coloration, qui est d'un rouge foncé et même violacé. Par le toucher, on constate *qu'elles reposent sur une induration et forment une sorte de nodosité qui pénètre dans le tissu cellulaire* » (1).

Il faut reconnaître que voilà des taches d'une espèce toute particulière.

Suivant moi, qui accorde fort peu d'importance aux appellations et qui les considère même comme une cause de confusion dans l'étude des affections cutanées, l'érythème noueux et l'érythème papuleux ou papulo-tuberculeux constituent une seule et même affection boutonneuse siégeant dans les couches profondes de la peau, ce qui la distingue du prurigo, dont le siége est plus superficiel, et lui imprime une physionomie symptomatique que ce dernier ne peut avoir.

Urticaire. — Je crois être encore dans la vérité, au point de vue histologique, en rangeant l'élément éruptif de l'urticaire parmi les boutons. On ne saurait, en effet, assimiler aux taches ou exanthèmes, les élevures, quelquefois considérables, dures vers leurs bords, qu'on rencontre dans l'urticaire simple, et surtout les tubérosités profondes, étendues, résistantes, accompagnées de tension, de gonflement dans les parties voisines et de gêne dans les mouvements, qui caractérisent l'urticaire chronique ou *cnidosis*. Cependant la plupart des dermatologistes ont classé l'urticaire parmi les affections exanthématiques.

Sa marche est aiguë ou chronique, quelquefois intermittente.

On admet plusieurs variétés, selon l'aspect de l'éruption et des parties sur lesquelles elle siége.

Dans l'*urticaire simple*, les boutons, ordinairement plats et d'une

(1) *Op. cit.*, p. 172.

étendue variable (depuis quelques millimètres jusqu'à deux centimètres), tantôt arrondis, tantôt échancrés sur leurs bords, disséminés, ou bien rapprochés les uns des autres, de manière à former des lignes saillantes ou des placards irréguliers rappelant les contours sinueux d'une carte géographique, soit d'un blanc mat, quelquefois colorés en rose ou en rouge, et déprimés à leur centre. Dans tous les cas, on remarque souvent autour d'eux une coloration rosée sur laquelle tranche la blancheur habituelle des boutons.

Souvent aussi le tissu cellulaire se gonfle, et cette tuméfaction peut aller jusqu'à la bouffissure dans certaines régions, telles que la face, les bourses, les mamelles.

L'éruption, qui occasionne des démangeaisons, de la chaleur et un sentiment de tension à la peau, dure quelques heures seulement ou plusieurs jours ; ou bien encore elle disparaît tout à coup pour revenir ensuite brusquement et après un intervalle variable.

Il n'est pas rare d'observer des phénomènes généraux soit avant, soit pendant l'éruption, par exemple : du malaise, un embarras des voies digestives, des étouffements, de la fièvre, etc. D'autres fois la santé n'est nullement troublée.

M. Bazin a décrit sous le nom d'*urticaire hémorrhagique* une variété ainsi appelée à cause de la congestion intense qui l'accompagne, et qui va souvent jusqu'à déterminer une hémorrhagie intradermique. Dans cette forme les boutons sont entourés à leur base d'une auréole rouge très-vive, quelquefois violacée ; et à leur centre, qui est blanchâtre ou rosé, s'observe le plus souvent une tache noirâtre, constituée par une hémorrhagie capillaire qui se fait dans l'épaisseur de la peau.

Cette variété a une marche aiguë, comme la précédente.

Dans une troisième forme, appelée *urticaire œdémateuse*, on remarque, pour principal symptôme, un gonflement œdémateux de certaines parties, comme la face, les paupières, les lèvres, l'avant-bras, le dos de la main, lequel gonflement apparaît et disparaît brusquement sans laisser de traces.

Les démangeaisons et la présence de quelques boutons ortiés sur les parties gonflées indiquent la nature du mal. Toutefois, ces symptômes n'existent pas toujours, et la marche seule de l'affection peut éclairer le diagnostic.

Une dernière variété est l'*urticaire tubéreuse* de Willan, appelée *cnidosis* par Alibert. Elle diffère des précédentes par sa marche essentiellement chronique et par l'aspect de l'éruption, qui consiste tantôt en de simples placards peu saillants, arrondis ou irréguliers, le plus souvent décolorés au centre, mais rarement complètement pâles dans toute leur étendue *(cnidosis simplex)*; tantôt en indurations plus ou moins volumineuses, de couleur rouge foncé, se compliquant, dans quelques cas, de taches purpurines et même de véritables ecchymoses *(cnidosis tuberosa)*.

L'urticaire chronique présente au plus haut point le type intermittent. Elle peut durer plusieurs mois et même plusieurs années.

Le *cnidosis tuberosa* a tant d'analogie avec l'érythème noueux, que je me suis demandé souvent si la séparation de ces deux affections en espèces différentes était bien légitime.

ARTICLE III.

HERPÉTIDES CUTANÉES SÉCRÉTANTES.

§ 1.

Herpétides cutanées sécrétantes à produits solides.

Pytiriasis (du mot grec πιτυρον, son). — Genre d'affections constituées par une sécrétion de pellicules adhérentes aux tissus sous-jacents, qui tombent soit spontanément, soit à la suite d'un frottement plus ou moins énergique, et qui se renouvellent au fur et à mesure de la desquamation des parties malades.

En général la peau conserve sa couleur normale, excepté dans la variété de pytiriasis *rubra*, dont le principal caractère est une couleur rouge ou rosée du tégument externe produite par l'inflammation.

Les parties atteintes sont le siége d'un prurit quelquefois très-intense, qui s'exalte par le grattage, la chaleur et l'accélération de la circulation due à un exercice violent.

Il n'y a pas ordinairement de symptômes généraux, et c'est à peine si quelques pytiriasis aigus et trés-étendus excitent un léger mouvement fébrile et des troubles du côté du tube digestif.

Voici les principales variétés admises par les dermatologistes:

Pytiriasis simple ou *pytiriasis alba*, appelé aussi *dartre farineuse*, *pytiriasis furfuracé*. Il peut se développer à la tête (*pytiriasis capitis)*, aux joues et aux lèvres, surtout chez les enfants, au front et au menton.

Quel que soit son siége, il occasionne à peine un peu de démangeaison. Les pellicules sont excessivement fines, et forment une poussière blanchâtre qui se dépose sur les habits des personnes atteintes de cette espèce de pytiriasis.

Pytiriasis lamelleux. On le rencontre plus particulièrement chez les individus qui portent leurs cheveux longs. Les parties atteintes sont d'abord rouges, et se recouvrent de lamelles beaucoup plus larges que celles du pytiriasis simple. Ces lamelles sont à moitié détachées et enroulées sur leurs bords. Chez les enfants elles se confondent et forment une enveloppe unique, fendillée dans divers sens *(teigne amiantacée* d'Alibert). Il existe de la cuisson, des démangeaisons assez vives, et les cheveux tombent facilement.

Pytiriasis rubra. Il siége le plus habituellement à la face, au cou, à la tête, à la région présternale, aux pieds, aux mains, et quelquefois sur toute la surface du corps. Ce qui le distingue du pytiriasis *simplex*, c'est la présence de taches rouges, d'une teinte plus ou moins foncée, disséminées ou formant de larges plaques par leur réunion, recouvertes de lamelles épidermiques grises ou blanchâtres, très-adhérentes aux tissus qui les supportent. Les surfaces malades sont le siége d'un prurit très-modéré en général.

Lorsque ce pytiriasis se développe avec une certaine intensité, il produit du malaise, des troubles digestifs et une réaction fébrile légère.

Bien qu'il revête ordinairement la forme aiguë, il passe néanmoins assez fréquemment à l'état chronique, et affecte dès-lors une marche très-lente.

M. Bazin admet deux sous-variétés du pytiriasis rubra suivant l'aspect de l'éruption, *circinata* et *maculata*. Je me borne à les signaler.

Pytiriasis nigra. Forme assez rare, qui diffère de la précédente par la couleur noirâtre de ses taches et la finesse de ses squames. Je n'ai jamais eu l'occasion de l'observer. Peut-être est-ce une affection parasitaire analogue au pytiriasis *versicolor*.

Pytiriasis pilaris. Dans cette variété, l'orifice des follicules pileux est recouvert par des pellicules qui y adhèrent assez fortement et entourent le collet du poil. Il en résulte une série de petites saillies ordinairement rapprochées les unes des autres, qui donnent à la surface de la peau un aspect rugueux. Suivant la remarque de M. Hardy, on ne saurait mieux dépeindre le caractère général du pytiriasis *pilaris*, qu'en disant qu'il offre l'exagération frappante de cet état des follicules pileux désigné vulgairement sous le nom de *chair de poule.*

Psoriasis (du mot grec πσωρα). — C'est une des herpétides cutanées les plus faciles à reconnaître.

L'existence de squames adhérentes, blanches et nacrées, souvent grisâtres, par suite de leur mélange avec un peu de poussière, composées de lamelles épidermiques superposées; la coloration rouge sombre, cuivré ou livide des parties sur lesquelles les squames reposent; l'épaississement parfois considérable des portions de peau lésées, qui exagère la saillie des plaques et prédispose à des gerçures, à des fentes, et même à de véritables rhagades; enfin de la cuisson et des démangeaisons plus ou moins vives, tels sont les caractères simultanés et distinctifs du psoriasis.

On a dit que cette affection était la dartre des personnes bien portantes. Elle se développe, en effet, le plus ordinairement chez les sujets à constitution forte et vigoureuse, présentant tous les attributs d'une excellente santé. Il semble que la dépuration du sang s'opère aux dépens de l'intégrité anatomique et fonctionnelle de l'enveloppe cutanée. Néanmoins l'exagération morbide de la sécrétion épidermique et les modifications apportées aux fonctions normales de la peau peuvent amener une faiblesse extrême et un défaut complet de résistance aux influences morbides, surtout chez les vieillards.

Le psoriasis peut occuper toutes les parties du corps; mais il a une prédilection très-marquée pour certaines régions, particulièrement les genoux, les coudes, surtout le côté de l'extension des membres, la paume des mains, la plante des pieds, la tête et la partie antérieure de la poitrine.

On a établi plusieurs variétés :

1° Suivant la forme (a. P. *Guttata*, caractérisé par de petites plaques ressemblant à des taches de bougie, et divisé lui-même en deux formes secondaires, *punctata* lorsque les taches ne dépassent guère le volume d'un grain de millet, et *nummulaire* quand elles atteignent les dimensions d'une pièce de monnaie; b. P. *Circiné* ou *lèpre vulgaire*, dont les éléments se groupent de manière à former des plaques rouges et bosselées sur les bords, tantôt saines et tantôt squameuses au milieu, qui décrivent soit des caractères réguliers, soit des segments de cercle, des *8* de chiffre, un fer à cheval, ou des figures irrégulières semblables à des dessins géographiques; c. P. *gyrata*, dans lequel les plaques sont formées de cordons rouges, saillants et squameux, figurant des lignes droites, ou des sinuosités irrégulières; d. P. *diffusa*, variété la plus grave, dans laquelle les plaques, s'accolant par leurs bords, envahissent une large étendue de l'enveloppe cutanée, et sont le siége des fentes, des rhagades que j'ai signalées);

2° Suivant le siége (P. *capitis*, P. *de la face*, P. *des paupières*, P. *palmaria* et *plantaria*, P. *unguium*, P. *præputialis*, P. *général)*;

3° Suivant l'intensité (P. *invéterata*, variété commune, dont les squames sont dures, sèches, rugueuses, et reposent sur une peau épaissie et fendillée dans tous les sens).

Lichen. — Cette affection est caractérisée par l'éruption de petits boutons ordinairement groupés, rouges ou présentant la couleur des téguments, accompagnée de démangeaisons, et plus tard par une altération profonde de la peau, qui devient épaisse, rude, même squameuse, et dont les plis augmentent de profondeur.

Il y a donc dans le lichen des lésions différentes : l'élément boutonneux, tout à fait accessoire, et les altérations de la peau, qui constituent surtout l'affection. C'est ce qui a fait dire à M. Hardy, dans ses leçons sur les maladies de la peau professées à l'hôpital Saint-Louis: « Tous les symptômes que nous allons exposer ne seront, pour ainsi dire, que la paraphrase de ces principaux caractères : épaississement, rudesse de la peau et exagération de ses plis.»

Or un examen attentif m'a démontré que, dans le lichen *simple*, cet épaississement de la peau tient surtout à une sorte d'hypertrophie de l'épiderme.

D'un autre côté, dans le lichen *circonscrit*, les boutons, très-rapprochés au point de se confondre par leur base, disparaissent complètement au bout de quelques jours, et sont remplacés par des squames adhérentes, dures, rugueuses, au-dessous desquelles on trouve toujours la peau plus ou moins épaissie. Ne dirait-on pas une variété de psoriasis?

Dans la forme *circinée*, tandis que le centre de la plaque paraît sain, la périphérie est souvent le siége d'une desquamation qui pourrait en imposer pour un pytiriasis et même un psoriasis.

Suivant M. Hardy, le lichen *invétéré* est moins caractérisé par l'éruption papuleuse que par la persistance et la ténacité des altérations du tégument externe. Il y a bien, au début, des papules, mais elles sont éphémères, et les caractères spéciaux de cette variété sont un épaississement, une sécheresse extrême de la peau et une exagération de ses rides, altérations qui ne disparaissent pas. Il faut ajouter une desquamation cutanée, constituée par des squames épaisses qui pourraient être prises pour des squames de psoriasis (1).

Dans la variété que M. Bazin appelle lichen *lividus* (2), les boutons, plus volumineux que ceux des autres variétés, mélangés, dans quelques circonstances, de taches hémorrhagiques, et entourés d'une coloration livide, se recouvrent d'une squame persistante, qui ne diffère que par sa couleur grisâtre des squames blanches et nacrées du psoriasis punctata.

Il me semble qu'il n'en faut pas davantage pour reconnaître que les principales lésions qui caractérisent le lichen sont dues à une sécrétion vicieuse de l'épiderme. C'est pourquoi j'ai cru qu'il était plus rationnel, plus conforme à l'observation et aux données histologiques, de classer cette affection parmi les herpétides sécrétantes à produits solides, que parmi les herpétides sèches.

Le lichen est si souvent accompagné ou précédé d'herpétides sécrétantes à produits liquides concrescibles (vésicules, pustules), que le diagnostic devient très-difficile, et qu'on pourrait multiplier ses variétés presque à l'infini. Ainsi, la forme appelée lichen *agrius* résulte du mélange des lésions du lichen et de celles de l'eczéma, ce que prouve la présence de vésicules qui laissent suinter une sérosité concrescible, d'où les dénominations d'*eczéma lichénoïde* et de *lichen eczémateux* données à cette association des deux affections.

Le prurit occasionné par le lichen est parfois tellement vif, surtout le soir et la nuit, que les malades, ne pouvant résister au besoin de se gratter, déchirent avec leurs ongles le sommet des boutons. Ces excoriations sont suivies de la formation de petites concrétions dures, sèches, brunes ou noirâtres, qu'il faut bien distinguer des croûtes de l'eczéma ou de toute autre herpétide sécrétante à produits liquides, attendu qu'elles proviennent de l'écoulement sanguin qui s'opère à la surface des parties entamées, comme dans le prurigo.

(1) *Leçons sur les maladies de la peau*, 2e éd., p. 89.
(2) *Op. cit.*, p. 286.

Ordinairement le lichen ne présente pas de phénomènes généraux ; mais l'insomnie provoquée par les démangeaisons peut produire les effets que j'ai déjà signalés en parlant du prurigo, c'est-à-dire la dyspepsie, l'amaigrissement et un affaiblissement considérable.

Cette affection a pour siége presque toutes les régions de la peau : les parties postérieure et latérale du cou, la face antérieure des cuisses et des mains, les extrémités inférieures, le dos et les parties génitales.

Elle présente plusieurs variétés dont il vient d'être question.

Herpétide exfoliatrice. — M. Bazin appelle ainsi une forme d'éruption cutanée de nature herpétique, remarquable par sa généralisation et par l'abondance des squames sécrétées à la surface de la peau (1). Elle peut se montrer d'emblée ; mais le plus souvent elle succède à des herpétides d'abord faciles à distinguer, et qui finissent par envahir toute la surface du corps, en perdant leurs caractères primitifs.

La généralisation extrême de l'éruption, les caractères incertains qu'elle présente quant à la lésion élémentaire, l'amaigrissement et la cachexie qu'elle entraîne, empêchent de la confondre avec aucune autre éruption.

Quelle que soit l'affection générique à laquelle la forme exfoliatrice succède, psoriasis, pytiriasis, eczéma ou pemphigus, elle ne résulte pas moins d'une sécrétion vicieuse de l'épiderme, et je ne vois pas jusqu'à quel point il est nécessaire de la considérer comme une espèce particulière. Ne serait-il pas plus logique d'en faire une variété du pytiriasis sous le nom de pytiriasis *général?* En tout cas, sa place est bien parmi les herpétides cutanées sécrétantes à produits solides.

§ 2.

Herpétides cutanées sécrétantes à produits liquides ou demi-liquides non concrescibles.

a. *Sans inflammation des éléments histologiques.*

Les deux espèces de glandes (sudorales et sébacées) que la peau renferme, indépendamment des glandes mammaires, dont le rôle

(1) *Op. cit.*, p. 437.

est si important chez la femme, diffèrent essentiellement par leur constitution histologique et leurs fonctions.

En effet, la sueur est une humeur excrémentitielle, et le sebum une humeur excrémento-récrémentitielle ; l'appareil sudoripare est composé de follicules excréteurs, tandis que les glandes sébacées sont des follicules sécréteurs ou des glandes en grappes simples, bien distincts des précédents. Est-il nécessaire d'ajouter qu'il existe des différences capitales entre les sécrétions et les excrétions, entre les humeurs excrémentitielles et les humeurs excrémento-récrémentitielles ?

Comme il a été déjà question de la sueur (1), je ne m'occuperai maintenant que du sebum, dont il m'a paru nécessaire de dire quelques mots.

C'est une substance onctueuse qui humecte légèrement la peau, à laquelle elle donne un aspect luisant, surtout dans les régions où les glandes sébacées abondent, telles que le nez, les joues et le front.

Recueilli sur une lame de verre et examiné au microscope, le sebum apparaît sous la forme de gouttelettes huileuses, réfractant fortement la lumière, isolées ou agglomérées en une masse demi-liquide, à la surface de laquelle on voit çà et là de petites gouttes sphériques à contour foncé et à centre brillant. Cette substance grasse n'est associée à aucune matière muqueuse ou séreuse ; mais on la trouve souvent mêlée à des cellules épithéliales sans noyaux, aplaties, chiffonnées, à des granulations graisseuses ou salines, et parfois aussi à des granules irréguliers de poussière venant de l'extérieur. De cet amas de substances hétérogènes résultent de petites masses grenues, jaunâtres ou d'un gris noir, de consistance butyreuse et d'aspect suifeux, lesquelles contiennent plus de cellules épithéliales que de matière grasse. Tels sont les cylindres vermiformes que l'on fait sortir par la pression des glandes sébacées de la peau du nez, des joues et du front. Par conséquent il n'est pas exact de dire avec la plupart des auteurs que ces corps sont formés par accumulation du sebum. Je reviendrai sur cette question en parlant des acnés.

Les seules matières que l'humeur sébacée proprement dite renferme à l'état normal sont quelques sels d'origine minérale, ainsi que le montre l'analyse. Les principes azotés qu'on y a rencontrés

(1) Voyez *Première partie*, chap. II, p. 13 et suivantes.

(albumine, gélatine, caséine) provenaient des cellules épithéliales.

Cette humeur est donc une des plus simples de l'économie, et l'on voit combien il importe de ne pas confondre, dans les analyses et l'examen microscopique, ce qui appartient à l'humeur même avec ce qui tient aux épithéliums venant des glandes et des follicules pileux.

L'observation clinique montre que la sueur et le sebum peuvent être plus ou moins modifiés dans leur quantité et leurs qualités, sous l'influence de l'herpétisme. Ce sont ces modifications qui constituent les affections que nous allons étudier.

Diaphorèse *(activité exagérée des glandes sudoripares).*— Je ne sache pas qu'elle ait été placée jusqu'à présent au nombre des manifestations de l'herpétisme. Cependant c'est une de ses localisations les plus fréquentes sur le système cutané. Je citerai, entre autres exemples, le fait suivant, qui a été publié dans les *Annales de la Société d'hydrologie médicale de Paris* (1) :

Obs. M. L..., de Bordeaux, est âgé de 35 ans. Père rhumatisant ou goutteux (le malade ne peut préciser) ; tempérament bilioso-sanguin, constitution sèche ; exposé pendant presque toute sa vie à des rhumes de cerveau et de poitrine qui, depuis très-longtemps, se compliquaient d'accès d'asthme. Vers l'âge de 32 ans, la diathèse catarrhale diminua d'intensité, mais M. L... fut pris d'une douleur à la partie antérieure du tibia gauche, laquelle alternait avec des accès de gastralgie. Cette dernière affection, qu'aucun traitement n'avait pu calmer, se passa toute seule après un fort accès, et fut suivie d'une transpiration tellement abondante, que le malade s'affaiblit beaucoup en quelques mois. A cela se joignaient de l'anorexie, un refroidissement permanent des pieds, et des pertes séminales. Jusqu'alors pas d'éruption ni de démangeaisons à la peau. Une saison à Cauterets, en 1864, fit passer la diaphorèse, l'anorexie, l'asthme, la diathèse catarrhale, et diminua beaucoup la spermatorrhée. Mais bientôt une éruption eczémateuse, accompagnée de vives démangeaisons, se déclara dans l'aine. Un médecin la fit disparaître au moyen d'une pommade. Quelque temps après l'éruption reparut au front, gagna les

(1) T. XIV, p. 290.

cheveux, puis la joue droite et le menton. Elle s'accompagnait toujours de demangeaisons vives. Lorsque M. L... revint à Cauterets, au mois de juillet 1867, sa santé générale était bonne, mais il avait à la région cervicale un pytiriasis rubra qui s'étendait jusque sur l'épaule gauche.

On voit que, dans ce cas, la diaphorèse a été un des symptômes dominants de la maladie avant l'apparition des autres manifestations cutanées.

Tantôt la transpiration est générale, tantôt elle se limite à certaines régions, telles que les pieds, les mains, les aisselles. Dans tous les cas, elle a une valeur séméiotique qu'il ne faut pas négliger. Il ne m'a pas été possible de constater les changements que la composition chimique de la sueur peut subir.

Acnés par hypercrinie. — Ce groupe comprend l'*acné sébacée fluente*, l'*acné punctata*, l'*acné cornée*, l'*acné varioliforme* et le *molluscum*.

L'hypersécrétion se rapporte à l'humeur sébacée proprement dite, c'est-à-dire à la substance huileuse qui la constitue, ou aux cellules épithéliales des glandes et des follicules.

L'*acné fluente*, appelée *stéarrhée* par M. Gintrac père, consiste dans la sécrétion exagérée du sebum, qui s'épanche en dehors des follicules, de sorte que, chez les personnes atteintes de cette affection, on dirait que les parties affectées ont été recouvertes d'huile ou de pommade. En même temps la peau est rouge, épaisse, et les orifices des follicules, élargis, entr'ouverts, lui donnent cet aspect particulier vulgairement désigné sous le nom de *peau d'orange*.

L'acné fluente ne s'accompagne ni de démangeaisons ni de cuissons. Elle siége ordinairement au visage, surtout au nez, aux joues et au front; toutefois on peut la rencontrer partout ailleurs, même sur la plus grande partie de la surface du corps.

Sa marche est essentiellement chronique.

On l'observe quelquefois seule; mais le plus souvent elle est associée à d'autres formes d'acné.

Remarquons que, dans cette variété, la quantité de l'humeur sébacée augmente, mais que ses caractères physiques et sa constitution ne changent pas, tandis que le contraire a lieu dans les autres formes.

D'après M. Hardy, les acnés *ponctuée, cornée, varioliforme* et *molluscum*, que j'appelle *acnés exfoliatrices* (je dirai pourquoi tout à l'heure), sont dues à la rétention de l'humeur sébacée dans les follicules, de manière à former des tumeurs plus ou moins volumineuses sur le tégument externe. Mais c'est l'inverse qui a lieu : c'est-à-dire que le sebum suinte au dehors en laissant derrière lui un résidu constitué principalement par des cellules épithéliales. Aussi la matière grasse entre-t-elle pour fort peu de chose dans la composition du produit que les follicules anormalement dilatés renferment.

L'examen microscopique y rencontre des cellules vides et aplaties venant des culs-de-sac sécréteurs et de la face interne des follicules pileux, des granulations graisseuses, des poils de duvet, et parfois des granules minéraux. On y rencontre aussi assez souvent un petit animal parasite que Moquin-Tandon et Lanquetin ont décrit sous le nom de *demodex* ; mais cet animalcule n'est point spécial au produit des acnés, puisque celui-ci ne le contient pas toujours, et que, d'un autre côté, on le trouve dans le sebum normal.

J'en dirai autant d'un cryptogame qui a l'aspect de tubes ramifiés, très-distincts, contenant dans leur intérieur ou à leurs extrémités des points sphériques et ovoïdes qui paraissent être des spores.

La quantité considérable de cellules que renferme la matière demi-liquide des acnés dont il est question n'indique-t-elle pas que les follicules et les glandes sébacées sont le siége d'une prolifération épithéliale, d'une exfoliation analogue à l'exfoliation épidermique qui caractérise certaines affections cutanées que nous avons étudiées précédemment ? Peut-être aussi la sécrétion du sebum est-elle exagérée en même temps, bien qu'il reste fort peu de cette humeur dans les follicules. Ce qui ferait supposer qu'il en est réellement ainsi, c'est que les acnés exfoliatrices se compliquent fréquemment de cet aspect luisant de la peau qui caractérise l'acné sébacée fluente.

Quoi qu'il en soit, les considérations précédentes me paraissent expliquer la réunion dans un même groupe, sous le nom d'*acnés par hypercrinie*, de la stéarrhée et des acnés exfoliatrices.

Les différences que présentent les caractères objectifs de ces dernières tiennent uniquement à la quantité et à la consistance de la matière que les follicules renferment.

L'*acné ponctuée* (*varus comedo* d'Alibert) se présente sous la forme de points noirs, légèrement saillants, occupant surtout le nez, la face, le dos et le devant de la poitrine. Ces points, qui correspondent aux orifices folliculeux, résultent de l'accumulation de quelques grains de poussière au fond des dépressions de la peau. En comprimant assez fortement avec les ongles la base des follicules, on en expulse ces petits cylindres filiformes, pâteux, dont j'ai déjà parlé, appelés *vers de peau*, *crinons*, *comédons*.

L'*acné cornée*, dont le siége le plus habituel est aux épaules, aux fesses, au nez, au front et au menton, se distingue de la précédente par le développement un peu plus considérable des follicules et par l'aspect du produit sébacé, qui est blanc ou jaune, concret, dur. Il en résulte de petites saillies acuminées, ordinairement agglomérées sur un espace circonscrit, et qui donnent au toucher la sensation d'une râpe.

Dans l'*acné varioliforme* (*élevures folliculeuses* de Rayer, *exdermoptosis* de Huguier, *acné molluscoïde* de Caillault), les tumeurs sont globuleuses, quelquefois aplaties, ou bien étranglées, pédiculées à leur extrémité adhérente, variables en grosseur, depuis le volume d'un grain de millet jusqu'à celui d'un gros pois ou d'une petite cerise, dures, ombiliquées, discrètes ou confluentes, quelquefois rouges, d'autres fois demi-transparentes et ressemblant à des pustules de variole à demi-desséchées. Elles ne déterminent ni douleurs ni cuissons, et n'entraînent aucun trouble dans la santé générale.

Le *molluscum* est l'exagération de la forme précédente. Les tumeurs peuvent atteindre le volume d'une noisette et même d'une noix. Elles sont ordinairement arrondies et rénitentes; cependant quelques-unes sont affaissées, aplaties, molles, semblables à un grain de raisin vidé (*molluscum pendulum*).

Souvent on remarque au centre des tumeurs, ou sur un point de leur circonférence, une dépression ponctuée par laquelle on peut faire sortir un peu du produit sébacé.

b. *Avec inflammation des éléments histologiques.*

Ce qui distingue ces herpétides des précédentes, ce sont non-seulement les caractères objectifs, mais encore la présence d'une quantité plus ou moins considérable de pus provenant des parties enflammées.

Les produits liquides ou demi-liquides ne forment jamais de croûtes.

Acnés inflammatoires. — Il y a, dans l'inflammation des follicules sébacés, trois degrés distincts, quelquefois séparés, d'autres fois réunis, auxquels correspondent les affections suivantes : *acné simple, acné indurée, acné hypertrophique.*

L'*acné simple*, très-fréquente chez les jeunes gens des deux sexes (*acné juvenilis*), siége ordinairement au visage. Elle se présente sous la forme de tumeurs de la grosseur d'une tête d'épingle ou plus, entourées d'une auréole rouge peu étendue, isolées, accompagnées d'une légère cuisson, qui se rompent au bout de trois ou quatre jours, en laissant échapper un peu de pus. Les taches rouges sur lesquelles reposent les saillies persistent une ou deux semaines après la rupture de ces dernières, et donnent lieu à une cicatrice.

L'*acné indurée* représente le second degré de l'inflammation des follicules.

Sur une base dure, violacée, apparaissent de petites pustules, qui donnent issue, au bout de quelques jours, à des gouttelettes de pus, parfois à une espèce de bourbillon. La base ne disparaît qu'après plusieurs semaines, et est remplacée habituellement par une cicatrice indélébile.

Souvent aussi des tumeurs du volume d'un pois ou d'une noisette, d'un rouge foncé, se développent dans l'épaisseur de la peau, suppurent lentement et laissent des indurations persistantes, ainsi que des cicatrices, lorsque le pus a été résorbé ou évacué soit spontanément, soit par une incision.

L'*acné hypertrophique* siége presque exclusivement sur le nez. Elle est constituée par des tumeurs de volume variable, depuis un pois jusqu'à une noix, rouges ou violacées, molles, quelquefois pédiculées et disséminées, d'autres fois réunies en groupe, sillonnées et entourées par des veines variqueuses.

Ces tumeurs peuvent augmenter considérablement le volume du nez, auquel elles donnent un aspect bourgeonnant.

La matière que contiennent les follicules hypertrophiés est plutôt un bourbillon que du pus.

Le plus ordinairement la peau devient luisante, par suite d'une hypersécrétion de l'humeur sébacée dans quelques follicules. Au reste, il n'est pas rare de rencontrer plusieurs variétés d'acné réunies chez une même personne.

L'inflammation des follicules sébacés occasionne rarement un léger prurit, mais presque toujours de la chaleur et une tension de la peau. On observe aussi des phénomènes de congestion cérébrale dans certains cas.

Furoncle. — Tumeur violacée, de forme conique, de volume variable, le plus souvent douloureuse, laissant échapper, par une ou plusieurs ouvertures qui se forment à son sommet, du pus et un produit particulier appelé bourbillon. Il n'est pas rare d'observer chez les herpétiques des poussées successives de furoncles, qui alternent ou coïncident avec d'autres manifestations de même nature.

Hidrosadénite. — M. Verneuil a désigné sous ce nom (ἵδωρς, sueur, et ἀδὴν, glande) une affection de la peau caractérisée par la présence de petites tumeurs suppuratives, dont le siége paraît être dans les glandes sudoripares.

Cette affection se développe principalement à la face, sur le cuir chevelu, aux aisselles, à l'anus, aux parties génitales, aux mamelles, à la paume des mains, et coexiste presque toujours avec d'autres lésions cutanées, telles que la couperose, l'eczéma, et surtout la diaphorèse.

Les tumeurs, ordinairement peu volumineuses et séparées les unes des autres, rouges ou violacées à leur surface, sont indolentes au début ; mais bientôt elles deviennent douloureuses, donnent issue à du pus homogène d'abord, puis séreux, et laissent quelquefois une petite cicatrice.

C'est aux régions axillaires, sur des surfaces eczémateuses, et chez des individus pléthoriques, que j'ai observé le phlegmon des glandes sudoripares.

§ 3.

Herpétides cutanées sécrétantes à produits liquides ou demi-liquides concrescibles.

Je range dans ce groupe toutes les affections que les Willanistes appellent *vésiculeuses*, *bulleuses* et *pustuleuses*. Comme je l'ai déjà dit, il n'y a pas de différences, sous le rapport histologique, entre les lésions élémentaires de ces affections. En effet, les saillies plus ou moins volumineuses qui constituent les *vésicules*, les *bulles* et les *pustules* sont des soulèvements épidermiques. D'un autre côté, la sérosité contenue dans les vésicules et dans les bulles peut se transformer en liquide purulent, de sorte que ces lésions deviennent ainsi des pustules. Et puis, certaines herpétides à produits liquides concrescibles (l'*eczéma fendillé* et l'*acné sébacée concrète*) ne présentant ni vésicules, ni bulles, ni pustules, pendant leur évolution, donnent un démenti à la classification anatomique des affections cutanées.

Ce qui caractérise surtout la classe des herpétides dont il est question maintenant, ce sont les concrétions produites par les liquides épanchés sous l'épiderme. Dans les cas mêmes où ces liquides sont résorbés, il en reste toujours une certaine portion, quelque petite qu'elle soit, qui s'ajoute à la couche épidermique, avec laquelle elle se combine plus ou moins intimement, de manière à former des croûtes.

Les concrétions sont de deux sortes : les unes, *lamelleuses*, plus ou moins friables et minces, aplaties, tantôt feuilletées, généralement petites, parfois sèches, laissant à découvert, quand elles se détachent, des ulcérations superficielles ou de simples taches rouges, et formées par une sérosité peu plastique, mélangée ou non de sang; les autres, *crustacées*, plus épaisses que les précédentes, imbriquées, inégales, rugueuses à leur surface extérieure, quelquefois assez molles, souvent très-larges, laissant au-dessous d'elles des ulcérations plus ou moins profondes, et provenant d'un liquide soit séreux, soit séro-purulent, doué d'une grande plasticité.

La couleur de ces deux espèces de croûtes varie beaucoup selon la nature et la composition des liquides épanchés.

Il est rare que la sérosité pure produise des concrétions crustacées : celles-ci résultent ordinairement du mélange de la sérosité avec du pus et quelquefois du sang. Par conséquent on peut juger, par l'aspect des croûtes, de la nature du liquide générateur.

Quant à la lésion élémentaire, elle a d'autant moins d'importance, selon moi, que les deux espèces de concrétions, lamelleuses et crustacées, peuvent provenir aussi bien des vésicules que des vésico-pustules et même des pustules. Un point important sur lequel je ne saurais trop insister, c'est de ne pas confondre les concrétions lamelleuses avec les squames et les pellicules des herpétides sécrétantes à produits solides. On reconnaîtra combien cette confusion est facile, si l'on considère que les concrétions lamelleuses sont parfois sèches, comme dans certaines formes d'eczéma, et que les herpétides sécrétantes à produits solides accompagnent et suivent fréquemment les herpétides à produits liquides concrescibles.

Strophulus. — Tous les dermatologistes regardent le strophulus comme une affection papuleuse, analogue au prurigo. Mais l'aspect seul des produits pathologiques indique le contraire. Les croûtes sont, en effet, noirâtres et formées par du sang extravasé dans le prurigo ; tandis que dans le strophulus elles sont blanches ou jaunâtres, ce qui tient à la présence d'une très-petite quantité de sérosité, insuffisante pour soulever l'épiderme. On peut s'en assurer facilement en piquant avec une épingle et en pressant avec les doigts les saillies que le strophulus forme à la surface de la peau.

Ces saillies, dont le volume varie entre une tête d'épingle et un gros grain de millet, sont tantôt rouges, tantôt blanches, et s'accompagnent d'un prurit qui force les malades à se gratter.

Il n'est pas rare de rencontrer le strophulus compliqué de prurigo *(strophulus prurigineux)* ; alors on remarque un nombre plus ou moins considérable de petits boutons dont les croûtes noirâtres contrastent avec les concrétions jaunes du strophulus. Les unes et les autres sont lamelleuses.

Cette affection est fréquente chez les enfants, surtout dans les deux premières années *(feux de dents)*, et extrêmement rare chez les adultes. Je l'ai observée plusieurs fois chez des enfants issus de parents dartreux, et qui ont présenté plus tard d'autres manifestations herpétiques.

La face est le siége de prédilection du strophulus.

Herpès. — Ce genre d'affections a été pris pour type des dermatoses vésiculeuses. Il est caractérisé, en effet, par l'éruption de vésicules réunies en groupes sur des plaques rouges peu saillantes, d'une étendue variable, mais dépassant rarement quatre à huit centimètres. Au bout de quelques jours, la sérosité est résorbée ou s'épanche au dehors. Dans le premier cas, une croûte lamelleuse, brunâtre, quelquefois noire, remplace la vésicule ; dans le second cas, la sérosité devient opaque, purulente, l'épiderme se rompt et laisse à nu une ulcération grisâtre ou rosée, que recouvre également une concrétion lamelleuse et noire. Celle-ci tombe au bout d'un temps plus ou moins long.

L'éruption est accompagnée et souvent précédée d'un sentiment de chaleur ou de fourmillements, quelquefois même d'une douleur profonde, vive, lancinante, qui peut persister après la disparition de la lésion.

Les symptômes généraux sont rares et peu prononcés.

On a établi plusieurs variétés d'herpès selon le siége et la forme : *herpès labialis* (des lèvres), *herpès præputialis* et *vulvaris* (des organes génitaux de l'homme et de la femme), *herpès phlycténoïde* (siégeant aux membres), *herpès zoster* ou *zona* (formant une demi-ceinture autour du corps). Cette dernière variété se distingue des autres non-seulement par la disposition de l'éruption sur un seul côté du tronc, mais encore par des douleurs névralgiques qui persistent quelquefois avec une extrême intensité pendant des mois ou des années.

Eczéma. — Herpétide cutanée très-fréquente.

On lui assigne généralement pour caractéristique la formation de vésicules et de vésico-pustules très-petites, agminées, disposées en groupes irréguliers ou couvrant de larges surfaces, et donnant issue, soit spontanément, soit par le contact des ongles, à un liquide séreux ou séro-purulent qui se concrète en croûtes plus ou moins épaisses.

Cette définition a le défaut d'être incomplète et trop vague : incomplète, parce qu'il y a des cas où l'élément vésicule manque et est remplacé par des éraillures épidermiques *(eczéma fendillé)* ; trop vague, parce que, d'après ses termes mêmes, on peut faire entrer dans le genre eczéma des affections qui ont été séparées par la plupart des pathologistes. C'est ainsi que, suivant M. Hardy, l'*impétigo*, les *herpès præputialis* et *vulvaris* sont des eczémas. Mais pour les mêmes raisons invoquées par le savant professeur, certaines herpétides qu'il considère comme des eczémas peuvent être rapportées à l'herpès, au pytiriasis, au lichen et au pemphigus.

Il y a plusieurs éléments à considérer dans l'eczéma, de même que dans toute autre herpétide à produits liquides ou demi-liquides concrescibles : ce sont les altérations épidermiques, la sécrétion et les concrétions. Le liquide — qu'il y ait eu d'abord soulèvement ou éraillures de l'épiderme — est tantôt séreux, transparent, tantôt opaque et épais, presque toujours gluant, assez plastique ; il tache et empèse le linge. Il forme des croûtes lamelleuses, jaunâtres ou grisâtres, ordinairement minces et molles, quelquefois sèches et dures. Quand la sécrétion est plutôt purulente que séreuse ou tout à fait purulente, l'affection n'est pas un eczéma, selon moi ; elle rentre dans la catégorie des herpétides crustacées ; tel est, par exemple, l'*eczéma infantile*, appelé aussi *croûtes de lait*, *teigne muqueuse* (Alibert), *impétigo larvalis* (Biett). Ce qui distingue surtout le genre eczéma du genre herpès, c'est que, dans le premier, la sécrétion est plus abondante, et que les croûtes se renouvellent plusieurs fois et même souvent avant la guérison définitive des surfaces ulcérées qu'elles laissent à découvert.

Nous verrons plus loin les rapports et les différences qui existent entre l'eczéma et le pemphigus.

Quant au lichen et au pytiriasis, je crois avoir démontré qu'ils ne peuvent dériver des herpétides cutanées sécrétantes à produits liquides (1). C'est pourquoi je ne saurais admettre une période squameuse de l'eczéma, que M. Hardy a décrite en ces termes : « Dans le troisième degré, toutes les croûtes ont disparu, et la surface qu'elles recouvraient a pris une teinte tantôt d'un rouge assez vif, tantôt d'un brun foncé. Sur ces points il existe une desquamation épidermique très-fine et furfuracée, qui fait ressembler l'eczéma à un pytiriasis, tellement que le diagnostic est impossible à la simple inspection. D'autres fois les squames sont plus épaisses et sont imbriquées les unes sur les autres ; la peau est très-sèche, et l'eczéma prend l'aspect du psoriasis.

» Dans ce degré, caractérisé par l'état squameux de l'épiderme, lorsque les squames ont été enlevées par des bains ou des cataplasmes, la peau malade présente souvent un aspect singulier : elle est sèche, polie, luisante, comme si elle avait été recouverte d'un vernis ; et souvent aussi elle présente des plis longitudinaux très-superficiels. Cet état annonce que l'épiderme est encore profondément altéré, et, en effet, il ne tarde pas à se détacher sous forme de lamelles furfuracées, et la guérison ne peut être annoncée que lorsque cette teinte luisante et cet aspect vernissé ont complètement disparu » (2).

Quand de pareils phénomènes se présentent, ils me paraissent indiquer tout simplement que le pytiriasis ou le psoriasis ont succédé à l'eczéma, dont il peut encore exister des traces.

Je résume ainsi les principaux caractères objectifs de l'eczéma : sécrétion d'un liquide séreux ou séro-purulent, mais plus séreux

(1) *Voyez* pages 87 et 100.
(2) *Op. cit.*, p. 30.

que pérulent, gluant et assez plastique, s'épanchant à l'extérieur à la suite de soulèvements ou d'éraillures épidermiques, tachant le linge, et se concrétant en croûtes lamelleuses, jaunâtres ou grisâtres, molles ou sèches, qui laissent à nu des ulcérations superficielles, quand elles se détachent, et qui se renouvellent plusieurs fois avant la guérison définitive.

Cette affection s'accompagne aussi de chaleur et de démangeaisons parfois intolérables, s'exaspérant habituellement le soir et la nuit. On observe quelquefois un gonflement des parties malades, et même une inflammation du tissu cellulaire sous-cutané.

Lorsque l'eczéma débute, il peut donner lieu à des phénomènes généraux, tels que du malaise, de la courbature, de la soif, de la fièvre, etc. Mais le plus souvent ces phénomènes manquent, et la santé générale est au contraire parfaite.

Niemeyer compare l'eczéma aux catarrhes des membranes muqueuses. C'est, en effet, l'affection de la peau la plus fréquente, comme les catarrhes pour les muqueuses. Dans les catarrhes aussi il s'agit plutôt d'un état pathologique de la surface que du parenchyme ; ils sont de même accompagnés d'une exsudation séreuse abondante; ils sont ordinairement répandus, comme l'eczéma, sur une surface assez considérable, et montrent une tendance à s'étendre en largeur quand ils sont primitivement limités (1).

Il me semble qu'entre autres objections, la suivante peut être faite à cette comparaison : on ne rencontre dans les catarrhes simples, idiopathiques des muqueuses, ni les conditions histologiques, ni les productions pathologiques qui caractérisent l'eczéma, tandis qu'elles existent dans certaines herpétides muqueuses à sécrétions moins abondantes, ainsi que nous le verrons plus loin.

VARIÉTÉS D'ECZÉMA. — 1° Suivant l'état des parties malades : l'eczéma est humide quand les surfaces atteintes fournissent une sécrétion incessante et abondante ; au contraire, il est sec, quand le liquide, peu abondant, se concrète en croûtes dures plus ou moins adhérentes, qui se détachent et se renouvellent difficilement.

2° Suivant l'aspect de l'affection : dans l'*eczéma simplex,* forme la plus bénigne, le produit de sécrétion peut être résorbé, de sorte

(1) *Éléments de pathologie interne et de thérapeutique,* t. II, p. 471.

que l'épiderme s'affaisse et forme des croûtes sèches, très-minces, qui ne tardent pas à disparaître sans laisser d'ulcérations. D'autres fois le liquide, au lieu d'être résorbé, se convertit en croûtes un peu plus épaisses, sus-jacentes à de petites ulcérations, et qui se renouvellent une ou plusieurs fois. Cette variété peut être aiguë ou chronique.

L'*eczéma rubrum* a une marche aiguë; aussi est-il très-souvent précédé et accompagné de phénomènes généraux. Les symptômes locaux sont : une démangeaison très-vive qui se fait sentir dans diverses parties, mais principalement à la figure, aux plis articulaires, aux poignets, aux aisselles, dans les aines; puis des plaques d'un rouge vif sur lesquelles se développent des vésicules, et qu'accompagne un gonflement quelquefois considérable des parties malades; enfin des croûtes légères qui recouvrent des ulcérations très-superficielles.

Dans l'*eczéma fendillé* (variété essentiellement chronique), l'épiderme se creuse d'une multitude de petites fissures ulcéreuses qui circonscrivent des espaces irréguliers, et desquelles suinte un liquide séreux, gluant et concressible. Cet eczéma existe quelquefois comme forme distincte et isolée; mais souvent il se trouve associé à l'eczéma ordinaire.

M. Devergie a donné le nom d'*eczéma nummulaire* à une variété caractérisée par des plaques bien arrondies, limitées, généralement multiples et d'une extrême ténuité.

L'*eczéma diffus* envahit de larges surfaces et se généralise.

3° Suivant le siége : *eczéma des oreilles,* fréquemment compliqué d'impétigo ;

Eczéma de la face, se propageant très-facilement aux muqueuses ;

Eczéma des seins, s'accompagnant souvent, comme celui des aisselles, de petits abcès sous-cutanés ;

Eczéma de l'ombilic, très-tenace et coïncidant habituellement avec celui du ventre ;

Eczéma des parties génitales chez l'homme et chez la femme, siégeant sur les bourses, autour des grandes lèvres, et pouvant gagner les parties environnantes, c'est-à-dire le périnée, la rainure des cuisses, le pourtour de l'anus, où il occasionne un prurit intense et souvent une abondante sécrétion plastique ;

Eczéma des membres inférieurs, coexistant avec des varices et des ulcères variqueux chez la plupart des sujets ;

Eczéma aigu des mains, ressemblant beaucoup à l'herpès et au pemphigus ;

Eczéma chronique des mains, caractérisé par un mélange d'exulcérations superficielles, de croûtes lamelleuses, de gerçures et de fissures, avec ou sans épaississement de l'épiderme ;

Eczéma aigu et chronique des pieds, se montrant sous les mêmes apparences qu'aux mains, avec cette différence, que l'épiderme, étant plus épais et plus résistant, se déchire rarement.

Pemphigus. — Ce genre d'herpétides cutanées à concrétions lamelleuses diffère du genre eczéma par les caractères suivants : le produit de sécrétion ne provient jamais de fissures épidermiques ; les soulèvements de l'épiderme sont beaucoup plus considérables et forment de véritables ampoules, semblables à celles d'une brûlure, dont quelques-unes peuvent atteindre le volume d'un œuf et même davantage ; le liquide qu'elles renferment, séreux ou séro-purulent, quelquefois visqueux et comme albumineux (Gintrac), est moins plastique, moins concrescible ; les croûtes sont généralement plus grandes, plus minces et moins adhérentes.

Le pemphigus chronique est beaucoup plus fréquent que le pemphigus aigu. Il occupe toute la surface du corps ou seulement quelques parties, comme les lèvres, le tronc, les membres, rarement la tête, la paume des mains et la plante des pieds.

Cette affection débute ordinairement par des taches rouges, douloureuses ou simplement prurigineuses, sur lesquelles se forment les soulèvements épidermiques. Le liquide sécrété, d'abord séreux, se trouble, s'épaissit et se transforme en croûtes jaunâtres ou brunâtres qui tombent au bout de sept à huit jours. D'autres fois le liquide est résorbé ou s'échappe à la faveur d'une rupture de l'ampoule sans se concréter : alors l'épiderme s'applique sur le derme, qu'il préserve ainsi du contact de l'air ; ou bien encore, détaché en partie, il laisse à nu une surface rouge, légèrement excoriée et douloureuse, de laquelle suinte un liquide séreux, peu plastique.

Avant et pendant l'éruption, les parties malades sont le siége d'une tension douloureuse plus ou moins intense, et quelquefois de démangeaisons vives.

Le nombre des bulles varie beaucoup : tantôt on n'en observe qu'une à la fois *(pemphigus solitaire)*, mais cela est très-rare ; tantôt plusieurs se montrent simultanément et par poussées successives, que séparent des intervalles de temps variables, ce qui donne un aspect assez singulier au pemphigus.

Les symptômes généraux sont nuls ou très-légers dans le pemphigus localisé ; mais dans le pemphigus diffus et cachectique, l'abondance de la sécrétion entraîne un épuisement général et rapide.

Je n'ai observé jusqu'à présent que le pemphigus localisé comme manifestation cutanée de l'herpétisme.

Le pemphigus n'apparaît guère qu'à une époque assez avancée de la vie. Sur 72 cas rassemblés par M. Gintrac, 24 s'étaient montrés de 10 à 40 ans, et 21 après 60 ans (1).

M. Hardy rapporte au pemphigus une herpétide cutanée exfoliatrice dont il a donné la description suivante, sous le nom de *pemphigus foliacé :* « Caractérisé par des squames minces, jaunes ou grises, enroulées sur leurs bords, à moitié détachées et envahissant la totalité de l'enveloppe cutanée ; on ne saurait mieux les comparer qu'à des parcelles de parchemin, ou mieux encore à des lamelles du papyrus des anciens. Leur étendue peut varier de deux à cinq centimètres. Leur nombre est tellement considérable, et leur production se fait avec tant d'activité, qu'elles remplissent le lit des malades en quelques heures. Au-dessous d'elles on trouve une surface rouge, légèrement ulcérée et laissant suinter en faible quantité un liquide peu plastique.

» Ces ulcérations, ordinairement superficielles, peuvent cependant acquérir, dans certains cas, une profondeur plus grande, par suite du grattage ou d'une pression trop prolongée : c'est ainsi qu'on en observe quelquefois aux genoux, aux coudes et surtout aux fesses. Les démangeaisons sont, du reste, ordinairement peu vives, mais la peau est constamment le siége d'une sécrétion sudorale abondante, ayant une odeur particulière, nauséeuse et fétide » (2).

« Les squames sont-elles primitives, dit M. Bazin, ou bien ont-elles été précédées de bulles ? Suivant M. Hardy, les bulles n'existeraient pas dans un grand nombre de cas, et l'affection pourrait revêtir dès le début l'apparence foliacée. Nous ne saurions partager cette manière de voir : en effet, si les bulles n'ont jamais existé, on a affaire alors à un eczéma, à un psoriasis ou à un pytiriasis rubra généralisés, et non à un pemphigus, affection qui a pour caractère

(1) *Op, cit.,* t. v, p. 519.

(2) *Leçons sur les maladies de la peau,* p. 134.

essentiel l'existence de bulles. Du reste, dans le vrai pemphigus foliacé, on rencontre à un moment donné, çà et là, quelques bulles à différents degrés de développement, et qui viennent dénoter la lésion primitive de l'affection.

» La difficulté qu'on éprouve dans ces cas à remonter à la lésion élémentaire, la divergence des opinions émises en présence d'une herpétide parvenue à une évolution avancée, ne sont-elles pas une preuve puissante en faveur de la distinction de cette manifestation tardive de l'herpétis que nous désignons sous le nom d'*herpétide exfoliatrice?* » (1).

Que l'affection appelée par M. Hardy *pemphigus foliacé* ait été précédée et s'accompagne encore de bulles ou de vésicules, la nature des produits de sécrétion indique qu'on doit la distinguer du pemphigus et de l'eczéma. C'est une herpétide complexe qui participe à la fois des herpétides sécrétantes à produits liquides, par la sécrétion séreuse qui s'opère à la surface des parties malades, et des herpétides sécrétantes à produits solides par la sécrétion vicieuse de l'épiderme (voyez *Herpétide exfoliatrice,* page 102).

Impétigo. — Il ressemble tellement à l'eczéma, sous le rapport de la lésion élémentaire, que M. Hardy a cru devoir ne pas l'en séparer. Néanmoins dans l'impétigo, le liquide sécrété, séro-purulent et même tout-à-fait purulent, mélangé ou non avec du sang, jouit d'une plasticité plus grande que dans l'eczéma, ce qui donne un aspect différent aux concrétions.

Les soulèvements épidermiques présentent à peu près le même volume que dans l'eczéma. Ils en diffèrent seulement par la couleur et la consistance du liquide qu'ils renferment. Celui-ci est rarement résorbé ; le plus ordinairement il se dessèche après la rupture de l'épiderme, et produit des croûtes épaisses, rocheuses, ressemblant à une couche de miel concret (d'où le nom de *mélitagre),* d'une coloration jaune ou brun verdâtre, qui recouvrent des surfaces enflammées et ulcérées. Ces croûtes peuvent se reproduire à mesure qu'elles se sont détachées, pendant un temps très-prolongé.

Les parties atteintes sont le siége d'une douleur plus inflammatoire et moins prurigineuse que dans l'eczéma. Comme l'impétigo se développe surtout chez les sujets à tempérament lymphatique et

(1) *Op. cit.*, p. 432.

scrofuleux, il n'est pas rare qu'il soit accompagné de tuméfaction des parties environnantes et des ganglions les plus proches.

Lorsqu'il est aigu, il détermine du malaise, de la dyspepsie et un léger mouvement fébrile. A l'état chronique, il peut durer des années entières.

L'impétigo présente plusieurs variétés, selon sa configuration et son siége. On appelle *impétigo figurata* celui qui forme des plaques à contours bien tranchés, disposées ordinairement d'une manière symétrique; *sparsa* celui qui est disséminé par plaques petites et irrégulières sur différentes régions, telles que les épaules, les bras, la face et surtout les membres inférieurs.

Les croûtes sont-elles très-étendues, très-épaisses, très-adhérentes, recouvrant quelquefois tout un membre, et présentant l'aspect rugueux de l'écorce de certains arbres, c'est l'*impétigo scabida.*

L'*impétigo larvalis* ou *croûtes de lait, eczéma infantile*, est diffus et siége uniquement à la face, sur laquelle il s'applique comme une sorte de masque.

Au cuir chevelu l'impétigo offre deux variétés : l'*impétigo diffusa,* dans lequel le liquide sécrété agglutine les cheveux les uns aux autres, et produit des croûtes qui constituent une espèce de calotte sur la tête; l'*impétigo granulata,* caractérisé par une éruption discrète et par l'écoulement d'un liquide séro-purulent, très-plastique, qui s'attache aux cheveux sous la forme de granulations verdâtres ou jaunes, appelées vulgairement *galons.*

L'impétigo de la barbe, décrit par M. Devergie sous le nom d'*impétigo sycosiforme,* consiste dans la présence d'une croûte brune ou grisâtre à la lèvre inférieure ou à la rainure médiane de la lèvre supérieure.

On admet généralement que cette affection est une inflammation des follicules pileux, suffisante pour expliquer la sécrétion plastique qui donne naissance aux croûtes, et entretenue par la présence d'un poil devenu malade.

Il en est de même pour l'*impétigo acniforme,* que j'appelle aussi *impétigo disséminé* de la barbe et des parties pileuses.

Ecthyma ou **Phlyzacia.** — Dans cette espèce d'herpétide le produit de sécrétion est purulent, et résulte de l'inflammation des parties profondes du derme.

L'ecthyma commence par un léger soulèvement épidermique,

accompagné de cuisson et d'un prurit peu intense, lequel soulèvement augmente peu à peu, s'entoure d'une auréole rouge, et contient un pus bien lié mêlé à de la limphe plastique. L'épiderme s'étant rompu au bout de deux ou trois jours, ce liquide s'épanche au dehors et produit des croûtes assez épaisses, rugueuses, adhérentes aux parties sous-jacentes, d'un gris jaunâtre, quelquefois brunes ou noires par l'addition du sang. Lorsque ces croûtes tombent spontanément, on trouve à leur place une cicatrice violacée et déprimée au centre.

L'ecthyma peut envahir différentes régions de la peau, mais il siége de préférence sur les membres, le tronc et les fesses.

Sa marche est ordinairement aiguë, plus rarement chronique. Il donne lieu à des phénomènes généraux d'autant plus prononcés qu'il s'étend davantage.

La marche de la maladie, la configuration de l'éruption disposée en plaques ordinairement isolées, rondes, nettement limitées, et qui restent toujours distinctes quand bien même elles se développent en groupes, suffiront pour ne pas confondre l'ecthyma avec l'impétigo.

M. Hardy pense (et j'adopte son opinion) que le *rupia,* rangé par les Willanistes dans les affections bulleuses, doit être considéré comme une variété de l'ecthyma. Dans cette forme, le liquide qui soulève l'épiderme est roussâtre et composé de pus, de sérosité et de sang. Les croûtes auxquelles il donne lieu sont épaisses, noirâtres, parfois très-proéminentes *(rupia proeminens).* Quand elles se détachent, elles laissent à leur place des ulcérations profondes, grisâtres, qui sécrètent un pus samieux et se cicatrisent difficilement.

M. Hardy a donné au rupia le nom d'*ecthyma cachectique*, parce qu'il est occasionné souvent par de mauvaises conditions hygiéniques, et qu'il s'accompagne d'une débilité plus ou moins profonde de l'organisme.

Je l'ai rencontré avec un pemphigus localisé chez une dame herpétique.

Acné sébacée concrète. — Nous avons vu, page 105, que le sebum sécrété en excès et non modifié dans sa constitution s'épanche sur la surface du tégument externe, auquel il donne un aspect onctueux et luisant. Mais il peut arriver que, par suite d'une altération non encore définie de l'humeur sébacée, celle-ci se concrète en plaques adhérentes à la peau sous-jacente. Ces croûtes, quelquefois très-étendues, au point de couvrir tout le visage en manière de masque, sont d'un gris jaunâtre, parfois noires, et présentent la consistance de la cire. Au-dessous d'elles la peau est rouge, un peu humide, non-luisante et très-douloureuse. Les orifices des follicules sébacés apparaissent élargis et entr'ouverts.

L'acné sébacée concrète siége le plus ordinairement à la face et au cuir chevelu. Elle forme sur ce dernier une couche assez épaisse de crasse jaunâtre qu'on enlève facilement avec l'ongle ou le peigne. Elle occasionne rarement des douleurs ou des démangeaisons; mais les régions dépouillées des croûtes sont le siége d'une chaleur vive et de cuissons intenses.

L'acné sébacée concrète est souvent unie à d'autres espèces d'acné.

ARTICLE IV.

HERPÉTIDES CUTANÉES SANS LÉSIONS APPARENTES OU NÉVROSES.

Il n'est pas très-rare de rencontrer des herpétiques tourmentés par des démangeaisons violentes, accompagnées d'exaltation de la sensibilité cutanée et de sensations bizarres, comme celles que produiraient des milliers d'insectes parcourant la peau en tous sens, sans qu'il existe d'autres lésions qu'un aspect plus ou moins rugueux de la peau, un peu de rougeur et des excoriations provenant de grattages répétés. J'ai même pu produire artificiellement ce singulier état par l'usage interne des acides urique et oxalique.

Lorsque les démangeaisons surviennent la nuit et disparaissent le jour, on appelle cette affection épinyctide (ἐπι, sur, et νυξ, nuit). Je vais rapporter textuellement la description qu'en a donnée M. Bazin, le seul dermatologiste qui l'ait signalée après Alibert (1).

« Les malades se plaignent d'être affectés d'une éruption fugace, qui ne se présente que pendant la nuit; ils sont tourmentés par des démangeaisons qui les privent de sommeil, ou bien ils accusent des sensations plus ou moins bizarres, qui troublent singulièrement leur existence et pervertissent leurs sens, en surexcitant leur imagination. L'un se croit atteint de la gale, l'autre s'imagine qu'il est

(1) *Op. cit.*, p. 427.

couvert d'une multitude d'insectes; et ils se livrent à des grattages et à des recherches incessants, qui, malgré leur inutilité, ne les désillusionnent pas. Ces idées les poursuivent souvent; ils craignent de transmettre la maladie à ceux qui les approchent, et ils demandent avec instance de les débarrasser promptement de ces sensations, qui leur rendent la vie odieuse.

» Si l'on examine dans le jour la surface du corps, on ne constate qu'un aspect plus ou moins rugueux de la peau. Mais si l'on procède à cet examen pendant la nuit, on aperçoit une éruption légère de taches érythémateuses et disséminées, ou d'un petit nombre de papules roses (1). Cette éruption peut ne se montrer qu'une fois ou revenir toutes les nuits; dans quelques cas, après une longue durée de l'affection, elle peut persister le jour avec une intensité variable, mais elle ne constitue pas le symptôme le plus important et le plus grave; ce dernier est sans contredit le prurit, ou des sensations bizarres et non moins insupportables. Le prurit existe jour et nuit; mais il est toujours plus marqué dans la nuit; il est quelquefois plus difficile à endurer que les douleurs les plus vives. On a vu des malades atteints d'épinyctide passer les nuits à l'air et se rouler sur le parquet pour diminuer les tourments occasionnés par le prurit, qui augmente constamment par la chaleur du lit.

» L'affection présente généralement une longue durée et des exacerbations plus ou moins fréquentes. Il n'est pas rare de la voir disparaître pendant quelques mois et reparaître ensuite avec son intensité première.

» Pendant un certain temps les forces se soutiennent, et toutes les fonctions s'exécutent normalement. Cependant l'état de souffrance continuelle et les insomnies qui résultent de l'existence des démangeaisons réagissent tôt ou tard sur les facultés intellectuelles. Ceux qui sont en proie à cette affection tenace deviennent tristes et taciturnes; dans quelques cas ils ne reculent pas devant le suicide, qui vient mettre un terme à leurs souffrances de tous les instants. D'autres fois ils présentent une grande excitation cérébrale, qui peut conduire à l'aliénation mentale. »

(1) Il est probable que cette éruption provient du frottement et du grattage provoqués par les démangeaisons (G. S.).

ARTICLE V.

DES HERPÉTIDES CUTANÉES ENVISAGÉES D'UNE MANIÈRE GÉNÉRALE ET DANS LEURS RAPPORTS AVEC LES AUTRES MANIFESTATIONS DE L'HERPÉTISME.

Les herpétides cutanées présentent ordinairement une grande mobilité au début, et ce n'est qu'au bout d'un temps plus ou moins long, après une série de guérisons et de récidives, qu'elles deviennent permanentes. Le psoriasis lui-même ne fait pas exception, puisque souvent il disparaît en hiver pour reparaître en été et au printemps.

Il y a des herpétides qui se montrent toujours à l'état aigu, telles que l'eczéma rubrum, l'urticaire fébrile ; d'autres ont une marche aiguë ou chronique, par exemple : l'impétigo, le pytiriasis rubra, etc. ; enfin il y en a qui sont essentiellement chroniques, comme le psoriasis, le pytiriasis commun, l'eczéma fendillé, le lichen invétéré, etc.

Un caractère important des lésions cutanées symptomatiques de l'herpétisme, c'est d'alterner, de se succéder et de se confondre chez un même individu. Ainsi, l'eczéma est souvent précédé et suivi d'autres affections, telles que le prurigo, l'urticaire aigu ou chronique, le zona, le psoriasis, le lichen, etc. Combien de fois aussi ne voit-on pas l'eczéma se mêler au lichen, au pytiriasis, à l'impétigo, à l'ecthyma et au furoncle. Cette succession, ce mélange d'éléments divers, ont déterminé M. Hardy à rattacher l'impétigo, le pytiriasis commun et le lichen à l'eczéma.

L'âge et le tempérament exercent sur les déterminations cutanées de l'herpétisme une influence que je ne dois pas omettre de signaler.

Certaines herpétides sécrétantes à produits liquides concrescibles (eczéma, impétigo, strophulus) dominent dans l'enfance, surtout à l'époque de la première et de la seconde dentition. Viennent ensuite les herpétides exanthématiques, l'érythème et la roséole. Les herpétides boutonneuses et les herpétides sécrétantes à produits solides sont beaucoup plus rares dans l'enfance que dans l'adolescence et l'âge adulte. Cependant on observe quelquefois le cnidosis, le prurigo et le pytiriasis dans l'enfance. Le psoriasis lui-même peut se développer chez des enfants très-jeunes. J'en ai vu un cas chez un petit garçon de quatre ans. M. Bazin parle d'un psoriasis généralisé sur une petite fille de deux ans et demi, psoriasis qui, traité avec succès par l'emploi des préparations arsénicales, s'est reproduit vers l'âge de neuf ans (1). M. Hardy a rencontré le psoriasis sur des enfants de six mois, deux ans et au-delà (2). Mais, je le répète, ce sont des cas exceptionnels et rares.

Toutes les formes éruptives peuvent se manifester dans l'âge adulte. Chez les femmes, l'âge critique prédispose à la couperose et à l'acné. On observe aussi très-souvent cette dernière herpétide à l'époque de la puberté.

Le tempérament influe surtout sur les caractères objectifs des éruptions. N'est-il pas évident, en effet, que l'eczéma, le psoriasis, le pemphigus, l'urticaire, etc., ne doivent pas avoir la même physionomie, ni s'accompagner des mêmes phénomènes chez un sujet lymphatique que chez un sujet sanguin ou nerveux? Le prurit, par exemple, ce symptôme si variable, est subordonné au tempérament et à la constitution du sujet bien plus qu'à la nature de l'affection. « Le degré et l'intensité des démangeaisons n'ont rien de fixe, dit M. Hardy. Ils varient beaucoup, et ces oscillations sont peut-être moins soumises à la nature élémentaire de l'éruption qu'au tempérament et à l'état général des malades affectés. Chez les sujets nerveux le prurit atteint rapidement les extrêmes limites; chez les scrofuleux, chez les lymphatiques, chez les individus affaiblis, la réaction est moins intense, la sensibilité plus émoussée, et la même lésion ne se manifeste plus que par des démangeaisons fort supportables. Nous ne saurions donc, à l'exemple de M. Bazin, voir dans la faiblesse ou l'intensité du prurit un caractère distinctif des éruptions dartreuses et scrofuleuses; pour nous, cette variété ne repose point sur une distinction de nature, mais uniquement sur la qualité du sujet, sur son plus ou moins de susceptibilité et d'excitabilité, sur l'énergie de la réaction nerveuse; et, pour tout dire, nous faisons de cette différence une question de terrain, totalement indépendante de la maladie qui s'y est développée » (3).

De ce que les herpétides cutanées ont une tendance à envahir de

(1) *Op. cit.*, 1re édit., p. 263.

(2) *Leçons sur les affections cutanées dartreuses*, p. 192.

(3) *Op. cit.*, p. 18.

larges surfaces, il ne s'ensuit pas qu'elles présentent toujours ce caractère. Souvent même elles échapperaient à l'observateur s'il n'était à leur recherche, et s'il ignorait que les éruptions les plus légères, les plus insignifiantes en apparence ont une importance considérable pour le diagnostic de l'herpétisme. Aussi je dirai avec M. Pidoux : « N'exigez pas les grandes dermatoses qui figurent sur les planches des traités des maladies de la peau, ni les types de Saint-Louis, vous les aurez bien assez souvent; toutefois sachez, comme le naturaliste sagace, vous contenter au besoin de plus ou moins de desquamation furfuracée du cuir chevelu, d'un suintement dans le sillon caché derrière le pavillon de l'oreille, d'un bord libre des paupières couleur de maigre de jambon, d'une coloration haute et plaquée des joues, d'une peau irritable, sèche, rude, facilement prurigineuse, de démangeaisons habituelles de la vulve, du *prurigo podicis,* d'une alopécie progressive et à laquelle d'anciennes maladies aiguës soient étrangères, etc. » (1).

L'opinion généralement accréditée que la peau est le siége spécial, pour ne pas dire unique, des manifestations de l'herpétisme, empêche beaucoup d'observateurs de prêter une attention sérieuse à ces phénomènes. Sans doute le prurit, l'érythème, l'eczéma, etc., peuvent se produire en dehors de l'herpétisme, à des degrés différents, et par conséquent ces affections considérées isolément, surtout quand elles existent en quelque sorte à l'état rudimentaire, ne prouvent pas que le sang soit vicié par des principes excrémentitiels. Mais les antécédents héréditaires des malades, l'alternance ou la coïncidence des lésions cutanées, quelque légères qu'elles soient, avec d'autres manifestations du côté des muqueuses, du système nerveux, des viscères, etc., aideront à établir le diagnostic. Il faut beaucoup de sagacité de la part du médecin pour ne pas s'égarer dans cette symptomatologie variée, dans ce système pathologique compliqué, sur lequel je m'exprimais ainsi devant la *Société d'hydrologie médicale :*

« On pourrait peut-être dire qu'il existe une statistique pathologique qui a ses lois à l'instar de la statique géométrique. Serait-il déraisonnable, en effet, de considérer telle ou telle maladie constitutionnelle chronique, l'herpétisme, par exemple, comme une force pouvant se subdiviser et dont l'intensité diminue en raison directe du nombre de ses divisions ? Que cette force soit un agent

(1) *Ann. de la Société d'hydr. méd. de Paris,* t. XII, p. 242.

indéterminé et qui ne révèle son existence que par ses effets, tel que le virus syphilitique, ou un principe saisissable, tel que l'acide urique, ou bien encore une propriété anormale de la matière organisée, etc., il est certain qu'elle décroit en intensité à mesure qu'elle se dédouble, se détriple, se déquadruple, passez-moi ces expressions. La lumière et le calorique diffus n'ont pas la même puissance que lorsqu'ils sont concentrés. Tous les jours nous avons sous les yeux des faits qui nous prouvent qu'il en est ainsi en pathologie.

» Lorsque l'herpétisme dissémine son action sur plusieurs systèmes à la fois, la peau, les muqueuses, l'estomac, les nerfs, les souffrances sont généralisées, mais beaucoup moins vives que si la maladie se concentrait sur un point unique. Vous avez dû remarquer chez le malade dont j'ai cité l'observation précédemment (page 104), la succession, l'enchaînement des manifestations morbides, et comment ces manifestations diminuaient d'intensité en se multipliant. N'avez-vous pas remarqué aussi que, les localisations internes disparaissant, la maladie révéla sa nature, s'affirma en établissant en quelque sorte son empire sur la peau ?

» L'inverse a lieu également : que de fois on a vu succéder à une dermatose des souffrances internes d'autant moins graves qu'elles étaient plus multipliées.

» C'est donc avec un grand sens que M. Bazin appelle les affections de la peau des *portions de maladie ;* et je suis étonné qu'un observateur aussi habile que M. Durand-Fardel nie l'existence de l'herpétisme non dermatosique, et regarde comme insignifiants, ou de cause incertaine, des phénomènes qui ont cependant une valeur incontestable pour le diagnostic, par exemple du furfur au cuir chevelu, de la calvitie, du prurit vulvaire (1). Oui, il y a un herpétisme sans dartres, du moins à un moment donné, comme il y a une variole sans éruption (*variola sine variolis*, ou mieux, avec Sydenham, *morbus variolicus sine pustulis*). J'admets, comme M. Pidoux, qu'un herpétique peut être « dix ans bronchitique, » cinq ou six ans angineux, plus tard ou plus tôt névralgique » (2), et que la dartre est « la forme fixe, extérieure, la forme en quelque » sorte la plus désirable et la moins grave de l'herpétisme » (3).

(1) *Ann. de la Soc. d'hydr. méd. de Paris*, t. XII, p. 397.
(2) *Id.*, t. XII, p. 235.
(3) *Id.*, p. 238.

CHAPITRE II

HERPÉTIDES MUQUEUSES.

Je suppose l'anatomie et la physiologie du système muqueux parfaitement connues, et je dis que les analogies de structure et de fonctions qui existent entre les membranes muqueuses et la peau indiquent que l'herpétisme doit localiser ses manifestations aussi bien sur les premières que sur la seconde. J'ai montré que cette vérité, surabondamment prouvée par l'observation clinique, se trouvait mentionnée dans les livres hippocratiques et dans les écrits des grands médecins de toutes les époques (1). Aujourd'hui, elle ne pourrait plus être contestée que par quelque Willanistes endurcis.

Mais les lésions qui caractérisent les herpétides cutanées se produisent-elles aussi sur les muqueuses, lorsque celles-ci deviennent le siége des localisations de l'herpétisme? En d'autres termes, existe-t-il du côté du système muqueux des herpétides sèches et des herpétides sécrétantes, et peut-on admettre, dans chacune de ces catégories, les subdivisions que j'ai établies pour les herpétides cutanées? L'analogie et la logique portent encore à croire que toutes les parties constitutives des muqueuses sont exposées, comme celles de la peau, aux atteintes de l'herpétisme. Mais ici l'analogie et la logique ne peuvent suppléer que jusqu'à un certain point l'observation directe. Malheureusement il n'est pas toujours possible d'apprécier *de visu* les caractères des affections herpétiques siégeant sur les muqueuses internes, et de déterminer par conséquent la nature des lésions qui constituent ces affections. Toutefois, d'après ce que j'ai observé du côté des muqueuses oculo-palpébrale, nasale, buccale, pharyngo-laryngienne, etc., je crois pouvoir affirmer qu'il existe des herpétides muqueuses exanthématiques, boutonneuses, sécrétantes à produits solides et à

(1) *Voyez* page 71 et suivantes.

produits liquides, analogues à celles du système cutané. Le lecteur trouvera les preuves de cette assertion dans les articles suivants.

ARTICLE Ier.

HERPÉTIDES OCULO-PALPÉBRALES ET LACRYMALES.

Ces herpétides, comme celles de la bouche, du nez et des oreilles, se produisent de deux manières : par extension d'une affection cutanée préexistante, telle que l'eczéma de la face, ou d'emblée.

La muqueuse oculo-palpébrale peut ne pas présenter des phénomènes objectifs différents de ceux des hypérémies et des phlegmasies ordinaires ; d'autres fois, au contraire, on observe des lésions particulières qui, sans être des symptômes exclusivement propres à l'herpétisme, ont cependant une certaine valeur au point de vue du diagnostic de cette maladie.

J'admets plusieurs espèces d'herpétides oculo-palpébrales que je désigne ainsi : *Érythème palpébral, herpétides sécrétantes du bord libre des paupières, herpétides palpébrale boutonneuse et acnéiforme, éruption ecthymatico-furonculaire des paupières, érythème de la conjonctive oculaire, herpétides boutonneuse et acnéiforme* de la même muqueuse.

Ces diverses herpétides peuvent exister isolément; mais souvent on en observe plusieurs réunies chez le même sujet.

§ 1er.

Herpétides palpébrales.

Érythème. — C'est la blépharite muqueuse simple que Wecker et d'autres pathologistes regardent comme une hypérémie. Mais il devient souvent impossible d'établir une ligne de démarcation franche entre l'hypérémie et l'inflammation.

Une rougeur très-prononcée de la conjonctive, due à l'injection insolite et permanente des capillaires, commençant au niveau du bord libre des paupières et se prolongeant jusqu'au cul-de-sac palpébral ; des picotements et des démangeaisons parfois assez vives ; une sensation de pesanteur ; un peu de larmoiement à l'air, surtout quand il fait froid ; quelquefois un trouble de la vision pendant l'application des yeux sur des objets fins; enfin un peu d'accollement des bords ciliaires le matin, lorsqu'il existe en même temps un léger degré de blépharite ciliaire, constituent les principaux symptômes de cette herpétide.

Sa marche est rapide, c'est-à-dire qu'elle disparaît assez vite, mais souvent aussi elle se reproduit à des intervalles plus ou moins rapprochés. D'autres fois elle passe à l'état chronique. Alors il existe un peu de photophobie, des picotements, et le bord libre des paupières présente une couleur rose pâle ou de *maigre de jambon,* selon l'expression de M. Pidoux. Dans ce cas il n'est pas rare de trouver des granulations sur la muqueuse palpébrale.

Herpétides sécrétantes du bord libre des paupières. — *Eczéma, impétigo.* Ces herpétides débutent par une rougeur accompagnée de démangeaisons; puis, au bout d'un certain temps, on voit l'épithélium se soulever et former à la base et dans les intervalles des cils de petites saillies (vésicules, pustules), qui contiennent un liquide séro-purulent. Ce liquide se convertit bientôt en croûtes dont l'étendue et l'aspect varient selon la nature des produits de sécrétion. Tantôt elles sont petites, lamelleuses, minces, passant d'un cil à l'autre et agglutinant entre eux un certain nombre de ces poils *(eczéma)*; tantôt il y a une concrétion uniforme, relativement épaisse, très-adhérente, de couleur grisâtre avec un léger reflet argentin, qui se détache lentement et d'une seule pièce *(impétigo)*. Le microscope montre que les croûtes sont formées, dans le premier cas, de pus, de mucus, de cellules épithéliales, et dans le second, des mêmes éléments avec du sebum desséché. Les concrétions, quand elles se détachent, laissent à leur place des exulcérations superficielles et entraînent souvent avec elles un ou plusieurs cils.

Les surfaces excoriées peuvent se cicatriser après la chute des premières croûtes; mais ce n'est pas la marche ordinaire de l'affection: habituellement les croûtes se renouvellent à mesure qu'elles tombent, par la dessiccation du liquide mucoso-purulent jaunâtre que l'on voit à leur place et dans les intervalles qui les séparent. Il n'est pas rare de trouver, sur le commencement de la surface muqueuse des paupières, des traînées verticales rougeâtres produites par l'inflammation des tubes et des glandules qui constituent les glandes de Meibomius.

Il y a toujours du prurit, quelquefois même à un degré très-fort, dans ces deux espèces d'herpétides. Elles ont ordinairement une longue durée et sont très-sujettes à récidiver.

Lorsque l'affection dure longtemps, le bord palpébral est gonflé et induré; il s'y forme des croûtes, des érosions et des ulcérations. Après plusieurs récidives, le bord libre des paupières, celui de l'inférieure surtout, peut être déformé, dégarni de cils, rouge, boursouflé, arrondi, couvert de mucus non desséché et de larmes qui coulent à tout moment sur la joue. C'est alors une véritable difformité.

Aux caractères que je viens d'indiquer, le lecteur reconnaîtra la *blépharite ciliaire* des pathologistes. Mais quel que soit le nom donné à l'affection, il est impossible de ne pas saisir les rapports intimes qu'elle présente avec l'eczéma et l'impétigo cutané. C'est à cause de ces rapports que Saint-Yves (1747) et Maître-Jan (1740) l'ont appelée, le premier, *dartre* et *gale* des paupières; le second, *ulcère prurigineux* et *gratelle.*

Je suis loin de prétendre que la blépharite ciliaire ne puisse pas se produire en dehors de l'herpétisme; mais ce qu'il y a de certain, d'incontestable, c'est que les éruptions eczémateuses et impétigineuses que je viens de décrire sont des manifestations fréquentes de cette maladie constitutionnelle.

Pytiriasis. Soit qu'il apparaisse à la suite des éruptions précédentes, — auxquelles il succède alors, comme le pytiriasis cutané succède souvent à l'eczéma et à l'impétigo, — soit qu'il se montre d'emblée, le pytiriasis palpébral revêt deux formes distinctes. Dans la forme la plus simple *(pytiriasis simple)*, on n'observe ni rougeur, ni soulèvements de l'épithélium, ni croûtes, ni ulcérations, mais des pellicules minces et fines entre les cils et autour d'eux. Dans la seconde forme *(pytiriasis rubra)*, le bord libre des paupières a une couleur rosée jaunâtre et est recouvert de petites écailles furfuracées. L'épiderme de la peau environnante participe à la desquamation.

Herpétides boutonneuse et acnéiforme. — Je désigne ainsi deux variétés de l'affection décrite dans les traités classiques sous le nom de *blépharite granuleuse*, affection caractérisée par le développement, à la surface de la muqueuse palpébrale, de petites saillies ou aspérités dont l'aspect, à la loupe et quelquefois à l'œil nu, rappelle celui des granulations qui se voient à la surface des plaies (Gosselin).

Il y a trois espèces de granulations palpébrales : granulations *papillaires*, granulations *folliculeuses* et granulations *néoplastiques*.

Les granulations papillaires sont constituées par le développement exagéré des papilles de la muqueuse et de leurs vaisseaux. Les saillies qu'elles forment peuvent ne pas dépasser le volume d'une très-petite tête d'épingle et atteindre celui d'un grain de millet.

Les papilles palpébrales étant très-nombreuses, la couche granuleuse existe sans interruption dans le sens transversal des paupières et à partir du voisinage du bord adhérent du cartilage tarse jusqu'au cul-de-sac conjonctival.

Les granulations folliculeuses sont creuses et remplies d'un liquide visqueux. Le liquide est du mucus, et la saillie qui le contient est un follicule dont le goulot est oblitéré. Ces granulations se distinguent des précédentes en ce qu'elles sont un peu plus volumineuses, plus saillantes, beaucoup moins nombreuses et moins vascularisées à leur surface.

Les granulations néoplastiques ont à peu près le même aspect que les granulations folliculeuses (teinte grisâtre et dissémination des aspérités), mais elles sont constituées par un produit de nouvelle formation au-dessous de l'épithélium conjonctival.

Je n'ai rencontré que les deux premières espèces dans l'herpétisme, et c'est à cause de l'analogie que les papilles palpébrales hypertrophiées présentent avec les lésions élémentaires de certaines herpétides cutanées sèches, que j'ai donné le nom d'*herpétide boutonneuse* à la blépharite papillaire. De même, j'appelle *herpétide acnéiforme* la blépharite folliculeuse, à cause du rapprochement qu'on peut établir entre elle et quelques variétés d'acné.

La couleur rouge et le nombre considérable des granulations, qui sont serrées les unes contre les autres de manière à former une couche non interrompue d'un côté à l'autre de la paupière, suffiront pour faire distinguer la blépharite papillaire de la blépharite folliculeuse. Au reste, ces deux herpétides sont souvent réunies.

Éruption ecthymatico-furonculaire. — La prédisposition aux orgelets ou furoncles des paupières m'a paru se rattacher toujours à l'herpétisme. Il m'est même arrivé d'affirmer *à priori*, avec ce seul caractère, l'existence de la diathèse dartreuse chez des enfants. Les antécédents héréditaires, l'apparition d'autres herpétides antérieures ou consécutives ont prouvé que j'avais raison.

Cette affection est trop connue pour exiger ici une description spéciale. Si j'emploie la dénomination d'éruption ecthymatico-furonculaire des paupières, c'est que quelquefois l'éruption participe autant de l'ecthyma que du furoncle. J'ai remarqué, en effet, que dans certains cas la lésion débutait par un léger soulèvement de l'épithélium et se terminait par la formation de petites croûtes adhérentes au bord des paupières. Cette variété est d'ailleurs moins commune que l'orgelet simple.

§ 2.

Herpétides oculaires ou de la surface du globe de l'œil.

Érythème. — Hyperémie dont la durée est très-passagère et qui récidive souvent chez certains herpétiques. La congestion peut être plus ou moins intense, de sorte que la rougeur varie beaucoup.

Les personnes qui en sont atteintes éprouvent quelquefois des démangeaisons et des picotements qui ne sont point en rapport avec une lésion aussi légère. La sécrétion des larmes peut augmenter beaucoup.

Il arrive assez souvent que l'hyperémie est partielle et siége uniquement dans la partie de la muqueuse qui se trouve comprise dans l'angle d'écartement des paupières, soit en dedans, soit en dehors de la cornée, mais plus souvent de ce côté. Une rougeur vive, tranchant sur le fond blanc du reste de la sclérotique, sans gonflement de la muqueuse, quelques picotements, une légère cuisson, sont les seuls phénomènes qui accompagnent cet érythème partiel. Parfois même il n'y a aucun autre symptôme que la vascularisation.

Herpétides boutonneuse et acnéiforme. — Les pathologistes ont décrit sous le nom de conjonctivite *papuleuse*, *aphtheuse*, *pustuleuse*, *phlycténulaire*, une espèce de conjonctivite oculaire caractérisée par une rougeur partielle disposée d'une façon spéciale, et par le développement d'une ou plusieurs petites aspérités blanchâtres sur la surface vascularisée.

On a remarqué que cette affection se montrait de préférence chez les personnes exposées à certaines dermatoses, telles que l'eczéma et l'herpès. Stellwag de Carion a même prétendu que l'éruption de la conjonctive et celle du zona présentaient la plus grande analogie.

Il faut donc considérer dans la conjonctivite papuleuse la rougeur et l'élément éruptif. Ce dernier consiste en une ou plusieurs petites élevures d'aspect brillant, qui augmentent peu à peu de volume et atteignent la grosseur d'un grain de millet au plus. La papule ainsi développée est blanchâtre, tantôt arrondie et plate, tantôt saillante et acuminée. Le plus ordinairement cette aspérité, qui paraît résulter de la prolifération des éléments épithéliaux, est pleine et ne contient aucun liquide, d'où la dénomination d'*herpétide boutonneuse* sous laquelle je désigne l'affection dans ce cas; mais quelquefois elle renferme un liquide clair et citrin ou purulent (Desmarres), qui ne produit ni croûtes ni ulcérations; alors, j'appelle l'affection *herpétide acnéiforme.* Cette variété est infiniment plus rare que la première.

Il peut exister plusieurs papules à la fois. En tout cas, la rougeur qui les précède et les accompagne siége sur la conjonctive bulbaire à l'un ou l'autre angle de l'œil, et forme un triangle dont la base est dirigée vers la périphérie, tandis que le sommet se rapproche de la cornée.

La vascularisation et l'éruption s'accompagnent d'une sensation de pesanteur dans l'œil, de picotements et de démangeaisons.

Quand la papule touche la cornée, elle peut être le point de départ d'une kératite ulcéreuse, affection toujours grave.

Souvent la conjonctivite papuleuse, qu'elle soit boutonneuse ou acnéiforme, disparaît lentement. J'ai vu une dame herpétique chez laquelle l'éruption ne céda qu'à des cautérisations répétées. Il est resté de la photophobie et une blépharite chronique.

§ 3.

Herpétides lacrymales.

La muqueuse des voies lacrymales n'est pas plus à l'abri des atteintes de l'herpétisme que celles des paupières et de l'œil. La congestion, l'inflammation catarrhale et même suppurative des conduits, leur oblitération et leur ulcération sont des phénomènes qu'il n'est pas très-rare d'observer chez les personnes dartreuses. Il va sans dire qu'on n'est autorisé à les rapporter à l'herpétisme qu'autant qu'ils coïncident avec d'autres manifestations, soit du côté de la peau, soit du côté des muqueuses, du système nerveux, etc., comme dans le fait suivant, extrait de mon recueil d'observations.

OBS. M. B..... est âgé de 63 ans, lymphatique et d'une forte constitution en apparence. Sa mère est morte phthisique. Atteint d'impétigo dans son enfance, de diathèse catarrhale et de migraine dans l'adolescence. Vers l'âge de 30 ans, éruption de prurigo généralisé; ensuite dyspepsie, rhumatismes, névralgies et catarrhe bronchique très-intense, qui fut guéri par les eaux de Cauterets. Après cette guérison, grande disposition à la sueur, nouvelle attaque de rhumatisme, puis affection catarrhale de l'oreille droite qui amena la perforation de la membrane du tympan. Cette affection gagna l'oreille gauche, et il survint une otite avec tuméfaction énorme de la région parotidienne. Le gonflement, qui s'étendait jusqu'à la partie supérieure de la tête, disparut peu à peu au moyen d'un séton. Actuellement (juillet 1867) surdité complète à droite. L'affection catarrhale de l'oreille gauche persiste, et M. B..... est atteint en même temps d'une inflammation chronique des conduits lacrymaux avec rétrécissement, contre laquelle des injections d'eau froide ont été pratiquées deux fois par semaine depuis plusieurs mois. Ces injections soulagent le malade. De temps en temps M. B..... rend en se mouchant des croûtes jaunâtres qui ont la forme des fosses nasales. Il se plaint aussi d'une hypercrinie de la salive et d'un empâtement de la bouche. Je remarque que la langue est fendillée et que ses papilles sont très-développées. Enfin il y a de la dyspepsie et des alternatives de constipation et de diarrhée.

Cette observation nous offre un exemple non-seulement d'affection dartreuse des voies lacrymales, mais encore d'herpétide muqueuse complexe, presque généralisée, comme j'en ai rencontré plusieurs fois.

ARTICLE II.

HERPÉTIDES DES FOSSES NASALES.

Coryza simple. — Il est assez rare de rencontrer un herpétique qui n'ait pas ou n'ait eu à une certaine époque de sa vie, surtout dans l'enfance ou l'adolescence, de fréquents rhumes de cerveau. Très-souvent l'affection s'étend de la muqueuse nasale à celle du pharynx, du larynx et des bronches. On désigne cette prédisposition sous le nom de *diathèse catarrhale.*

D'autres fois, — mais bien plus rarement, — l'inflammation, au lieu de se propager de haut en bas, marche en sens inverse, c'est-à-dire que la laryngo-bronchite précède le coryza.

Les sypmtômes qui caractérisent cette affection à l'état aigu, savoir un sentiment de chaleur, de chatouillement, de picotement vers l'orifice inférieur des narines, de gêne, de pesanteur dans les régions profondes des fosses nasales, l'éternument, la sécheresse de la muqueuse ou une sécrétion plus ou moins abondante, la perversion ou l'abolition du sens de l'odorat, n'indiquent pas toujours que la muqueuse de Schneider soit enflammée. En effet, une simple congestion, même superficielle *(érythème)*, peut produire ces phénomènes locaux. On n'observe alors ni état fébrile, ni malaise, si ce n'est de la céphalalgie. Souvent aussi j'ai vu des herpétiques chez lesquels, sous l'influence des causes les plus légères, les plus banales, les moins appréciables, la muqueuse se congestionnait, se boursoufflait, au point de remplir en quelque sorte la cavité nasale, et devenait le siége d'une sécrétion séreuse abondante, sans qu'il y eût pour cela inflammation. Cet état pathologique disparaît et se reproduit avec une grande facilité.

Les caractères de la sécrétion varient beaucoup dans l'hypérémie et l'inflammation aiguë de la pituitaire. Le mucus, d'abord séreux et transparent, exerçant une action très-irritante sur les parties avec lesquelles il se trouve en contact, devient ensuite plus rare, plus épais, jaune, verdâtre, et donne naissance à des croûtes qu'on pourrait facilement confondre avec les croûtes de l'impétigo, dont il sera question tout à l'heure.

Les polypes muqueux sont souvent la conséquence des coryzas répétés.

L'inflammation chronique de la pituitaire, et surtout celle des parties qui limitent l'orifice postérieur des fosses nasales, mérite toute l'attention du médecin, à cause de sa fréquence et surtout de sa ténacité, par suite des difficultés du traitement.

Dans le coryza chronique ordinaire, qui a pour siége les fosses nasales, la muqueuse est injectée, parcourue par des vaisseaux variqueux, ou bien plus pâle qu'à l'état normal, inégale, rugueuse, souvent boursoufflée et épaissie. Le produit de sécrétion, ordinairement très-abondant, transparent ou opaque, verdâtre, forme des croûtes qui acquièrent quelquefois une résistance pierreuse.

Des ulcérations très-variables par leur forme et leur étendue peuvent occuper les différentes parties de la muqueuse indistinctement, mais on les trouve le plus ordinairement en avant, sur la cloison, au point de réunion des parties cartilagineuses et osseuses. Ces ulcérations restent superficielles ou envahissent le tissu cellulaire sous-muqueux et perforent la cloison. Ajoutons à ces symptômes locaux, pour compléter le tableau, l'obtusion ou la perte de l'odorat, et malheureusement trop souvent une odeur fétide des sécrétions *(punaisie)*. Cette affreuse infirmité peut exister en l'absence de toute ulcération sur la muqueuse.

Les lésions que je viens de décrire se rencontrent assez fréquemment chez les herpétiques, soit qu'elles surviennent d'emblée, soit qu'elles résultent d'une série d'attaques de coryza aigu; mais elles leur sont encore moins particulières, moins spéciales que celles qui occupent la cavité pharyngo-nasale (face postéro-supérieure du voile du palais et portion supérieure du pharynx).

« Une sensation de gêne au niveau de la partie postérieure des fosses nasales, d'embarras derrière le voile du palais sollicitant de fréquents mouvements de déglutition, une sorte de reniflement guttural pour ramener en avant les mucosités qui pèsent sur le voile palatin, par une sorte d'aspiration qui les attire dans la direction du pharynx et de la bouche, voilà en quoi consistent les symptômes principaux, auxquels il faut ajouter le nasonnement qui est bien plutôt le fait du coryza postérieur que celui du coryza chronique antérieur. Le reniflement, le râclement pharyngien, dont nous venons de parler et que les Anglais désignent par l'expression pittoresque de *hawking*, augmentent pendant les repas, à tel point que quelques malades sont obligés de renoncer à manger en public. » (Guéneau de Mussy.)

Ces signes fonctionnels accusent assez nettement l'affection qui, d'ailleurs, ne peut être constatée *de visu* qu'à l'aide du miroir laryngien. En éclairant suffisamment la partie supérieure du pharynx et la face postérieure du voile du palais, on aperçoit sur ces parties les mêmes lésions qui caractérisent l'angine glanduleuse : granulations, couleur ardoisée de la muqueuse, dilatation variqueuse des petits vaisseaux, etc.

Eczéma et impétigo. — La première de ces deux herpétides est caractérisée par des soulèvements partiels de l'épithélium, qui forment des vésicules comme dans l'eczéma cutané, et par la sécrétion d'un liquide séreux ou séro-purulent quelquefois très-abondant. Les croûtes sont ordinairement minces, blanchâtres ou jaunes et sus-jacentes à de petites ulcérations superficielles. Il peut arriver que le liquide sécrété ait une odeur qui se rapproche, par sa fétidité, de celle de la punaisie.

Toutes les fois que j'ai observé l'eczéma des fosses nasales, c'était concurremment avec celui de la face dont il n'était que l'extension ; je ne l'ai jamais rencontré d'emblée.

L'impétigo peut, au contraire, se produire en dehors de toute éruption de voisinage. En effet, j'ai vu des herpétiques chez lesquels la pituitaire présentait une ou plusieurs croûtes adhérentes, mélitagreuses, qui laissaient des ulcérations à leur place quand elles étaient détachées. Ces croûtes impétigineuses se distinguent de celles qu'on observe dans le coryza aigu et chronique en ce qu'elles sont plus limitées, plus circonscrites, plus adhérentes, et que la muqueuse présente un aspect à peu près normal autour d'elles et dans les intervalles qui les séparent, quand il y en a plusieurs. Elles peuvent amener la perforation de la cloison.

Pytiriasis. — J'appelle ainsi une affection herpétique de la pituitaire caractérisée par de la sécheresse, un aspect un peu rugueux de la muqueuse et l'exfoliation de l'épithélium. Dans plusieurs cas, j'ai remarqué sur la partie de la muqueuse qui avoisine l'orifice inférieur des narines une ou deux taches arrondies, un peu saillantes, légèrement rouges et squameuses sur les bords, tandis que le centre paraissait sain. C'était un véritable pytiriasis circiné des fosses nasales.

ARTICLE III.

HERPÉTIDES DE L'OREILLE.

Bien que le conduit auditif externe soit tapissé par la peau et non par une membrane muqueuse, j'ai cru devoir placer ici la description des affections dartreuses dont il est le siége, afin de ne pas diviser le groupe des herpétides auriculaires.

Herpétides de l'oreille externe. — Ce sont l'érythème, l'eczéma, le pytiriasis, l'otorrhée et l'engouement cérumineux.

Une rougeur vive accompagnée de picotements, d'un sentiment de chaleur, de démangeaisons, de légers bourdonnements, et bornée assez souvent à l'auricule, caractérise l'*érythème*.

L'*eczéma* débute ordinairement sur la face externe de la conque, puis il gagne la rainure externe de l'oreille, le cuir chevelu, double le rebord de la conque, pénètre dans le pavillon et enfin dans le conduit auditif. Mais quelquefois il envahit ce dernier d'emblée.

L'éruption peut s'étendre jusqu'à la membrane du tympan. Elle présente les symptômes et les caractères objectifs de l'eczéma du tégument externe : sentiment de sécheresse, de cuisson, démangeaisons, tuméfaction, soulèvements épidermiques, formation de croûtes qui, en se mélangeant avec le cérumen et quelques poils, forment une espèce de bouchon obturateur au fond du conduit auditif. Des bourdonnements, les bruits les plus bizarres, tels que des sifflements, des sons de cloches, des clapotements, etc., et la surdité ne sont pas les seuls inconvénients de l'accumulation de ces matières dans le conduit auditif ; car le bouchon cérumineux peut devenir dur, résistant, et occasionner une inflammation, de la suppuration, voir même la perforation de la membrane du tympan.

Le *pytiriasis* peut succéder à l'eczéma ou naître d'emblée. Lorsque la sécrétion du cérumen n'est pas tarie, cette matière se combine avec les produits de la desquamation et remplit le conduit auditif. Mais il arrive, dans certains cas, que la sécrétion cérumineuse diminue et même disparaît entièrement, de sorte que les surfaces sur lesquelles s'opère l'exfoliation épidermique sont sèches, luisantes et parfois rugueuses. J'ai observé un cas d'herpétide exfoliatrice du conduit auditif externe coïncidant avec d'autres manifestations cutanées. En peu de temps le malade avait pu recueillir assez de pellicules pour remplir une boîte à montre ordinaire.

L'*otorrhée* ou écoulement purulent, que l'on attribue à l'inflammation des follicules cérumineux, est moins fréquente dans l'herpétisme que dans la scrofule.

C'est à tort, ainsi que l'a fait observer le professeur Robin (1),

(1) *Op. cit.*

qu'on a souvent appelé *glandes cérumineuses* les glandes sudoripares de la peau du conduit auditif externe ; ce sont les glandes pileuses des poils du duvet qui sécrètent le cérumen, lequel est composé surtout de matière sébacée proprement dite mélangée à la sueur, à des cellules épithéliales et épidermiques, ainsi qu'à des gaînes épithéliales et des poils du duvet.

L'hypercrinie du sebum peut être une manifestation de l'herpétisme tout aussi bien dans l'oreille externe qu'à la surface de la peau (*voyez* page 105), et cette hypercrinie a pour résultat l'engouement cérumineux du conduit auditif. Alors le cérumen, auquel s'ajoutent presque toujours des substances venues du dehors, telles que des grains de sable, des poussières de toutes sortes, peut occasionner les accidents que je viens de signaler en parlant de l'eczéma.

Herpétides de l'oreille moyenne et de l'oreille interne. — Il n'y a aucune raison pour que la plupart des lésions qui caractérisent les herpétides oculo-palpébrales et nasales, et que nous retrouverons sur les muqueuses buccale, pharyngienne et laryngienne, ne se produisent pas aussi dans l'oreille moyenne et dans l'oreille interne. Bien au contraire, les rapports de la trompe d'Eustache avec l'isthme pharyngo-nasal indiquent que les herpétides de cette région peuvent se communiquer facilement par extension aux différentes parties de l'appareil auditif. Mais ici l'observation directe devient impossible, comme pour beaucoup d'autres organes, tels que les bronches, l'estomac, l'intestin, la vessie, etc., et les signes rationnels peuvent seuls nous guider dans nos appréciations.

J'ai constaté tant de fois que l'affaiblissement de l'ouïe et la surdité se rattachaient à l'herpétisme, que je n'hésite pas à regarder cette maladie comme la cause la plus commune des affections de l'oreille.

Un otologiste éminent a dit que le catarrhe chronique de l'oreille moyenne « cause la plus grande partie des surdités si répandues dans la société et que l'on regarde comme incurables » (1). Telle était aussi l'opinion d'Itard (2). Or ce catarrhe coexiste et alterne bien souvent avec des herpétides nasales, pharyngo-nasales et

(1) Alard, *Essai sur le catarrhe de l'oreille*, p. 40.

(2) *Traité des maladies de l'oreille*, t. II, p. 120.

pharyngiennes, ce dont il est facile de s'assurer par l'examen direct de ces régions.

Quand un malade est atteint d'une surdité complète, qui s'est développée graduellement, progressivement, sans d'autres symptômes que des bourdonnements passagers d'abord et ensuite permanents, il est rare qu'il n'ait pas éprouvé antérieurement et fréquemment des rhumes de cerveau, des maux de gorge. S'il en est ainsi, examinez le pharynx, soit au jour, soit à la lumière, puis la cavité pharyngo-nasale avec le miroir laryngien, et vous verrez le plus souvent les amygdales hypertrophiées, la muqueuse pharyngienne et celle de la face postérieure du voile du palais rouges, violacées, inégales, couvertes de vaisseaux dilatés et de glandules hypertrophiées ; dans les fosses nasales même, le spéculum vous fera découvrir souvent soit des ulcérations, soit une hypertrophie de la muqueuse, soit des concrétions impétigineuses ou une desquamation épithéliale. Examinez aussi le conduit auditif externe, dans lequel vous pourrez rencontrer les vestiges d'une ancienne herpétide, même une herpétide récente. Après cette inspection, qui déjà suffirait pour vous fixer sur la cause de l'affection, poursuivez votre enquête, interrogez le malade sur ses antécédents héréditaires ; demandez-lui s'il n'a jamais eu, à quelque époque de son existence, des migraines, des névralgies, des rhumatismes, de la dyspepsie, et surtout des éruptions cutanées, ne fût-ce qu'un peu de prurigo, du pytiriasis capitis, des pustules d'acné, etc., et vous acquérerez définitivement la certitude que ce malade est atteint d'une surdité herpétique. Pour ce qui est de la nature des lésions, il y a tout lieu de croire que l'état pathologique du pharynx et de l'isthme pharyngo-nasal est l'image de celui de la muqueuse de la trompe d'Eustache et de l'oreille moyenne.

On doit saisir toute l'importance qu'aura un pareil diagnostic pour les indications thérapeutiques. Que pourra-t-on obtenir, en effet, des moyens purement locaux dirigés contre le mal, de toutes ces manœuvres délicates qui exigent tant d'adresse et d'habitude de la part de ceux qui les pratiquent? Des résultats insignifiants, le plus souvent nuls, parfois nuisibles... je ne veux pas dire désastreux.

L'otite externe et l'otite interne peuvent se montrer chez les herpétiques, comme on l'a vu dans l'observation rapportée à la page 134; mais ces affections sont des manifestations rares et pour ainsi dire exceptionnelles.

ARTICLE IV.

HERPÉTIDES BUCCALES.

Je range dans cette catégorie non-seulement les lésions herpétiques qui se développent sur les parois de la bouche, c'est-à-dire sur son plancher, la face interne des joues, la voûte palatine et la face antérieure du voile du palais, mais encore celles des lèvres, des gencives, de la langue, et même des glandes salivaires.

Herpétides labiales. — Il y en a trois espèces : l'herpès, l'eczéma et le pemphigus.

L'*herpès labialis* siége ordinairement sur cette partie de la muqueuse qui recouvre le bord libre des lèvres et particulièrement de la lèvre inférieure, au niveau de sa jonction avec la peau. De là l'éruption peut s'étendre à la peau voisine, au-dessus de la cloison du nez et même sur différents points de la face ; mais ces cas sont rares.

Des picotements, un prurit plus ou moins intense, un peu de tuméfaction et de rougeur de la muqueuse, puis l'apparition de vésicules transparentes, légèrement blanchâtres, et enfin la formation de croûtes lamelleuses, quelquefois brunes, par suite de leur mélange avec du sang, au-dessous desquelles se trouvent des excoriations superficielles, sont les principaux symptômes.

C'est, d'ailleurs, une affection très-légère.

L'*eczéma labialis*, qui résulte toujours de l'extension de celui de la face au rebord muqueux des lèvres, affecte le plus souvent la forme fendillée. Des croûtes pelliculeuses abondantes recouvrent les fissures de la muqueuse et laissent à nu, quand elles tombent, une surface rouge qui ne tarde pas à se couvrir de nouvelles concrétions.

Le *pemphigus* n'apparaît aussi aux lèvres que par l'extension d'un pemphigus voisin siégeant sur la muqueuse buccale ou sur la peau. Il se distingue de l'herpès par le développement plus considérable des soulèvements épithéliaux et par une sécrétion plus abondante.

Herpétides des parois buccales. — Elles sont de deux

sortes: les unes ressortissent à la pathologie cutanée; les autres appartiennent spécialement à la muqueuse de la bouche.

Érythème.. — Herpétide très-fréquente, qui consiste en une ou plusieurs taches rouges, de teinte plus ou moins foncée, recouvertes assez souvent d'un lacis de capillaires variqueux, comme dans la couperose, d'une étendue variable, et séparées ou réunies de manière à produire une rougeur uniforme. Elles occupent principalement la muqueuse des joues, la face interne des lèvres et la face antérieure du voile du palais. Ces taches peuvent être simples ou parsemées de petites saillies qui constituent une seconde espèce d'herpétides dont il va être question.

Herpétides boutonneuse et *acnéiforme.* — La muqueuse buccale a certains caractères anatomiques qu'il ne sera pas inutile de rappeler : 1° l'épithélium qui la revêt est très-abondant et se renouvelle avec une remarquable rapidité; 2° elle est, dans certains points, riche en papilles, dans d'autres, abondamment pourvue de glandes réunies en une couche continue par places. Cette constitution explique la présence de lésions qu'on retrouve d'ailleurs sur d'autres muqueuses qui offrent des conditions anatomiques analogues. Ainsi, les papilles peuvent se développer, s'hypertrophier, comme cela a lieu du côté de la conjonctive palpébrale *(voyez* page 131), et former des aspérités semblables à celles qui caractérisent la blépharite papillaire. Il arrive aussi que des follicules, dont le goulot s'oblitère, se remplissent du produit qu'ils sécrètent, augmentent de volume, et forment d'autres aspérités dont le mode de développement rappelle celui des petites tumeurs qui constituent la blépharite folliculeuse. Ces aspérités sont plus saillantes, plus volumineuses, moins nombreuses, moins confluentes que les aspérités papillaires. Les premières siégent principalement sur les parois latérales de la bouche et la face interne des lèvres, où il est facile de les reconnaître par le toucher et la pression *(herpétide acnéiforme)*; tandis qu'on aperçoit les secondes surtout à la voûte palatine, à la face antérieure du voile du palais et sur les gencives *(herpétide boutonneuse)*.

Il y a deux espèces d'herpétides buccales acnéiformes : l'une, que je viens d'indiquer, peut être comparée, de même que la blépharite folliculeuse, aux acnés cutanées par rétention des produits que les glandes sébacées sécrètent; l'autre est le résultat de l'inflammation des follicules muqueux, et a été décrite sous le nom d'*aphthes* dans les traités classiques.

Je définis les aphthes : une affection de la muqueuse buccale caractérisée, dans une première période, par l'éruption de petites tumeurs arrondies, appréciables au toucher et à la langue, d'abord transparentes, puis opaques ; et, dans la deuxième, par des ulcérations à fond gris, à bords arrondis, quelquefois taillés à pic, plus ou moins tuméfiés, et presque toujours environnés d'un cercle inflammatoire d'un rouge feu. Les symptômes locaux qui accompagnent ces deux périodes sont d'abord un sentiment de gêne, de chaleur à la bouche, puis une vive cuisson dès que l'épithélium est rompu et que l'ulcération apparaît, enfin une augmentation des sécrétions buccales. On remarque ordinairement une légère inflammation de la muqueuse dans les points où se forme l'éruption. Celle-ci, confluente ou discrète, consistant quelquefois en une ou deux tumeurs seulement, siége principalement sur la face interne des lèvres, surtout de la lèvre inférieure, sur la face interne des joues, rarement à la voûte palatine. L'éruption aphtheuse peut occuper aussi la langue, le voile du palais, les amygdales et le pharynx.

Je crois qu'aucun auteur n'a signalé jusqu'à présent la diathèse dartreuse comme cause prédisposante des aphthes ; cependant on les rencontre assez souvent dans l'herpétisme pour les placer au nombre des manifestations de cette maladie.

L'aphthe a un caractère pathognomonique qui le distingue particulièrement de certaines affections (vésiculeuses ou vésico-pustuleuses) avec lesquelles on pourrait facilement le confondre : c'est que les ulcérations, au lieu de se couvrir de ces lamelles blanchâtres qui sont à la muqueuse buccale ce que les croûtes sont à la peau, présentent à la surface un exsudat particulier qui provient des glandes muqueuses enflammées. Voilà pourquoi on pourrait appeler cette affection *acné inflammatoire des muqueuses*. Déjà Callisen, Plenk et Bichat avaient émis l'opinion que les aphthes siégeaient dans les glandes mucipares. Billard développa la même idée avec beaucoup de talent, et donna à l'inflammation de la muqueuse buccale le nom de *stomatite folliculeuse*. Mais il y a quelques années (1865), M. Worms a publié dans la *Gazette hebdomadaire* un remarquable travail qui ne laisse plus aucun doute sur la nature de l'éruption aphtheuse. Les recherches de mon savant confrère m'ont paru si exactes, d'après celles que j'ai faites depuis lui, que je rapporterai textuellement la description qu'il a donnée :

« Les auteurs, dit-il, ont assigné au début de la formation de l'aphthe la production d'une vésicule de dimension variable. J'ai été à même de m'assurer que les ulcérations qui ont été précédées par de véritables vésicules dont le diamètre varie entre deux et cinq millimètres, présentent, par la suite, des caractères tels qu'on ne peut les considérer comme constituant une affection identique avec celle que j'ai en vue. Celle-ci débute toujours par un soulèvement épithélial de un à deux millimètres de diamètre. Le terme de *décollement* me semblerait même préférable à celui de soulèvement, car il n'existe aucune différence de niveau sur la muqueuse buccale, à quelque endroit de celle-ci (lèvres, gencives, langue, amygdales) que l'aphthe se développe. Il faut une très-grande attention pour apercevoir l'aphthe dans cette période initiale, car un des caractères qui aident le plus les recherches dans une période ultérieure, un sentiment de douleur assez vive, n'existe pas encore ; le malade n'éprouve jusque-là qu'une très-petite gêne, et encore ne l'apprécie-t-il que lorsque son attention a été sollicitée par le médecin.

» Le décollement de l'épithélium est parfaitement transparent et recouvre un point jaunâtre uniforme, entouré d'un cercle rouge très-étroit. La pellicule qui le constitue est formée uniquement par des cellules épithéliales. Dès qu'on l'a déchirée, le point découvert devient très-douloureux, surtout si l'aphthe siége sur la langue. Le décollement épithélial ne s'étend jamais au-delà de cette limite de un à deux millimètres, et ne persiste qu'un ou deux jours ; puis l'épithélium se déchire et met à nu l'exsudat jaunâtre que l'on distinguait déjà à travers la pellicule.

» Je n'ai jamais pu constater la présence d'un liquide entre l'épithélium et l'exsudat. Cet exsudat aphtheux m'a présenté des caractères tellement constants et tellement identiques chez tous les malades, que je crois pouvoir assurer que c'est le signe pathognomonique de l'affection à laquelle il conviendrait exclusivement de donner la dénomination d'aphthe. C'est une matière jaunâtre, de la consistance et de la coloration du beurre frais ; elle recouvre entièrement le derme dénudé au moment où l'épithélium décollé vient d'être déchiré avec la pointe d'une lancette ; on l'enlève facilement ; quoique son épaisseur ne dépasse guère, au début, un à deux millimètres, on peut, avec un peu d'attention, l'enlever par portions successives, sans occasionner une trop vive douleur et sans faire saigner la plaie sous-jacente. Déposée sur une plaque de verre, cette matière exsudée se dessèche très-rapidement ; au bout de quelques minutes déjà on peut, avec la pointe d'un scalpel, la détacher sous forme concrète.

» Par l'examen microscopique, on reconnaît que cette substance est constituée uniquement par des éléments ayant un aspect particulier et constant. Ce sont des globules plus ou moins sphériques, d'un diamètre variable de un à quatre millimètres, dans lesquels, au premier abord, on croit distinguer un ou plusieurs noyaux, car ils sont transparents, et la plupart d'entre eux recouvrent des éléments sphériques d'un diamètre plus petit. Ces globules sont souvent disposés par groupes agrégés, et affectent alors une forme plus ou moins polyédrique.

» Leur aspect physique les distingue des globules graisseux du beurre ou du lait, en ce qu'ils réfractent infiniment moins la lumière, et que leurs bords sont moins nettement accentués.

» Cependant ils ont avec ces éléments une ressemblance capitale :

» 1° L'addition de l'eau ne modifie point leur aspect ;

» 2° L'acide acétique déchire la membrane d'enveloppe, très-mince, et met à nu des gouttelettes de graisse ;

» 3° L'éther sulfurique dissout instantanément celle-ci.

» Quant à sa nature chimique, c'est certainement une matière sébacée.

» Lorsque l'aphthe s'étend, cette matière s'étale sur le derme dénudé et atteint quelquefois, au bout de cinq ou six jours, un diamètre de huit à dix millimètres ; dans ce cas, il se produit, en même temps que les globules graisseux, quelques globules pyoïdes ; d'autres fois l'exsudat ne s'étend pas et ne recouvre qu'une surface de un à deux millimètres. Plus l'aphthe est grand, plus l'auréole qui entoure l'exsudat est enflammée et rouge, et plus aussi l'ulcération est douloureuse. Quelquefois toute la portion de la muqueuse qui entoure l'aphthe est légèrement tuméfiée.

» La réparation se fait des bords de la circonférence à son centre ; la matière exsudée diminue d'étendue, l'épithélium se reforme sur plusieurs points successifs qu'elle vient d'abandonner. Vers la fin de l'évolution de la lésion, on ne retrouve plus qu'un tout petit point jaune central, constitué toujours par la matière sébacée, qui, jusqu'au dernier moment, conserve les caractères physiques et chimiques que j'ai signalés. Quand celui-ci a disparu, l'épithélium est complètement reformé sur l'ulcération, dont la trace se réduit à un peu de rougeur de la muqueuse.

» Je n'ai jamais pu constater un point noir que Billard dit avoir vu au centre de l'exsudation, et qui lui a fait supposer que le point de départ de l'aphthe se trouve dans un follicule muqueux; cependant je crois, comme cet auteur, que c'est du follicule que procède l'aphthe. Ce qui n'était qu'une hypothèse pour cet auteur doit être, à présent, considéré comme une certitude: car, d'une part, la nature grasse de la matière exsudée démontre qu'elle ne peut être que le produit de sécrétion d'une glande, et, d'autre part, je n'ai jamais vu d'aphthes en dehors des régions de la muqueuse buccale où les glandes muqueuses existent. Jamais, par exemple, je n'en ai rencontré sur la portion antérieure de la muqueuse labiale, là où les anatomistes ont constaté l'absence de glandes mucipares et où l'herpès labial a son siége de prédilection. En résumé, je crois que l'aphthe est une affection du follicule muqueux, et que son caractère propre réside dans la sécrétion d'une matière sébacée présentant des caractères chimiques et microscopiques spéciaux.

» C'est donc l'acné des membranes muqueuses. »

Herpétides sécrétantes à produits liquides concrescibles. — L'*herpès*, l'*eczéma*, l'*impétigo* et le *pemphigus* peuvent envahir la muqueuse buccale; mais les différences anatomiques et fonctionnelles qui existent entre la peau et les membranes muqueuses impriment à ces affections une physionomie autre que celle qu'elles ont quand elles occupent le tégument externe. « Les éruptions caractérisées à la manière de celles de la peau, dit M. Gubler, cessent d'être observées dans la profondeur des cavités muqueuses ; mais il y a de cela une raison anatomique fort simple: c'est que l'épithélium y devient si caduc, si délicat, alors même qu'il serait persistant, qu'aucune des formes élémentaires de la classification de Willan ne saurait exister avec ses caractères connus, si la présence de la couche épidermique est indispensable à sa constitution. »

Les soulèvements épithéliaux qui forment les lésions élémentaires (vésicules, pustules, vésico-pustules) sont aussi appréciables, aussi nettement caractérisés, au début de l'affection, sur la muqueuse de la bouche, que les soulèvements épidermiques sur la peau. Seulement, l'épithélium se déchirant plus facilement et plus promptement que l'épiderme, la lésion primitive échappe souvent à l'observation du médecin.

Les différences dans les caractères objectifs portent principalement sur les concrétions. En effet, les ulcérations se recouvrent d'un exsudat blanchâtre qui n'a ni la consistance, ni l'épaisseur, ni l'aspect rugueux, ni l'adhérence des concrétions cutanées. Ces lamelles pourraient être facilement confondues avec les plaques muqueuses. Ainsi, M. Bazin rapporte que, chez deux malades qu'il a observés, les pellicules épithéliales blanchâtres qui provenaient de bulles de pemphigus avaient donné le change pour des plaques muqueuses. Un traitement par l'iodure de potassium à haute dose avait amené une dyscrasie sanguine, et par suite l'aggravation de l'affection. L'aspect particulier des concrétions dans les herpétides buccales ne tient pas seulement à la constitution spéciale de l'épithélium, mais aussi à celle des produits sécrétés par les surfaces malades, ainsi qu'au mélange de ces produits avec les humeurs qui proviennent des glandes de la muqueuse.

L'herpès, l'eczéma, l'impétigo et le pemphigus de la bouche ne sont le plus souvent que l'extension à la muqueuse des éruptions qui occupent le pourtour de cet orifice. Cependant on les observe quelquefois d'emblée. Assez souvent même le pemphigus débute par les muqueuses, particulièrement par celle de la bouche ou de la gorge, et s'étend ensuite à la peau.

Selon M. Bazin, la muqueuse buccale pourrait être le siége de trois espèces d'affections différentes des précédentes, et qu'il appelle *hydroa vésiculeux, hydroa vacciniforme, hydroa bulleux,* lesquelles affections se produiraient aussi du côté de la peau. Cette création de nouvelles espèces ne me parait nullement justifiée ; et je ne vois pas, d'après la description même que M. Bazin en a donnée , qu'il soit bien rationnel de séparer l'hydroa vésiculeux de l'herpès, l'hydroa vacciniforme de l'impétigo, ou mieux de l'ecthyma, et l'hydroa bulleux du pemphigus. Voici, par exemple, quels seraient, d'après le célèbre médecin de Saint-Louis, les caractères de l'éruption dans l'hydroa vacciniforme : « On voit en premier lieu des taches rouges, sur lesquelles naissent bientôt des vésicules transparentes qui ressemblent à celles qu'on observe dans l'herpès. Dès le second jour, ces vésicules, qui sont arrondies, présentent une omblication très-évidente ; bientôt elles perdent leur transparence, et elles ressemblent, à ce moment, à une pustule de variole ou de vaccine ; en peu de temps il se forme une croûte successivement au centre et à la circonférence de la vésico-pustule. Lorsque cette croûte se détache, ce qui arrive au bout de quelques jours, elle laisse une cicatrice déprimée ; chez quelques-uns de nos malades, les cicatrices nombreuses qui couvraient la surface du corps auraient pu faire croire à l'existence antérieure d'une variole.»

Comparons maintenant à ces caractères ceux de l'ecthyma, toujours d'après le même médecin : « L'éruption débute par une élevure rouge et limitée ; dès le lendemain, on aperçoit au centre de la tache rouge une vésicule large et remplie d'une sérosité transparente. Cette sérosité se trouble vers le troisième jour ; elle devient lactescente, en même temps que le centre de la vésicule se déprime. Lorsqu'on suit l'évolution de la pustule, à partir du troisième jour, on voit se former une croûte brunâtre qui se détache vers le huitième jour. Cette croûte laisse à sa chute une cicatrice violacée et déprimée au centre. »

Sur la muqueuse buccale, les éruptions auxquelles M. Bazin a donné les noms d'hydroa vésiculeux, hydroa vacciniforme, hydroa bulleux, donnent naissance à des croûtes lamelleuses, minces, blanchâtres, comme les autres herpétides sécrétantes à produits liquides concrescibles.

Herpétides sécrétantes à produits solides. — L'extrême rapidité avec laquelle l'épithélium buccal se renouvelle fait qu'on observe assez souvent sur les parois de la bouche des herpétiques une exsudation pelliculaire, ou prolifération épithéliale, que je regarde comme une herpétide sécrétante à produits solides *(pytiriasis* ou *psoriasis)*. M. Bazin, qui rattache cette affection à l'arthritis, l'appelle *psoriasis buccal.*

Elle occupe de préférence la face interne des lèvres et des joues. Les lésions qui la caractérisent consistent dans de petites pellicules blanchâtres, à contours tantôt unis, tantôt irrégulièrement dentelés, ayant souvent la forme de bandelettes étroites et longitudinales, très-adhérentes et à peine saillantes à la surface de la muqueuse, sèches et rugueuses au toucher, tandis que les parties voisines conservent leur aspect normal.

Il est d'autant plus facile de se tromper sur la nature de cette affection et de lui attribuer une cause spécifique, qu'elle apparaît souvent, de même que beaucoup d'autres herpétides, à la suite de la syphilis, avec laquelle elle n'a alors que des rapports indirects. Réciproquement, les antécédents héréditaires du sujet, la coexistence de manifestations dartreuses sur d'autres organes peuvent donner le change au médecin, et le faire tomber dans une erreur contraire.

A ces difficultés déjà si grandes viennent s'en ajouter d'autres d'un genre différent : je veux parler des préjugés de la plupart des malades et de l'obstination qu'ils mettent à détourner l'attention du médecin de la cause réelle des accidents qu'ils éprouvent. Les uns, en effet, refusent d'admettre que ces accidents puissent remonter à une syphilis plus ou moins ancienne, maladie qu'ils n'ont eue qu'à un degré très-léger, disent-ils, et de laquelle ils sont sûrs d'être parfaitement guéris; les autres, — et c'est peut-être le plus grand nombre, — atteints d'une véritable monomanie syphilitique, si je puis m'exprimer ainsi, n'ont pas un bouton, pas une tache, pas la moindre lésion dans la bouche, sans que le spectre de la vérole se dresse devant eux, et sans qu'ils attribuent tous leurs maux à cet ennemi imaginaire. Disons aussi qu'il y a des médecins, aussi monomanes que les malades, qui voient la vérole partout et dans tout.

Il suffit de réfléchir aux inconvénients que les médicaments antisyphilitiques (mercure, iode) ont dans l'herpétisme, qu'ils aggravent toujours, pour comprendre combien il est nécessaire que le médecin soit fixé sur la nature de la maladie.

Herpétides gingivales. — Les affections dartreuses les plus spéciales aux gencives sont : 1° une sorte d'exanthème ou gingivite erythémateuse, caractérisée par un liseré d'une teinte violacée situé au niveau de la sertissure des dents, et qui s'étend plus ou moins vers le sillon gingivo-labial; 2° une herpétide boutonneuse dont j'ai parlé précédemment (page 142), consistant dans la présence à la surface de la muqueuse d'un nombre plus ou moins considérable de petites saillies dont la couleur n'est pas différente de celle des gencives, véritable éruption miliaire qui donne à ces dernières un aspect granulé (gingivite granulée) ; 3° le ramollissement fongueux des gencives, dans lequel la muqueuse, de couleur violacée, se boursouffle, se décolle, saigne à la moindre pression, se ramollit et devient le siége d'érosions d'où s'écoule un liquide sanieux. Cet état pathologique peut entraîner la chute des dents.

On rencontre encore sur les gencives, dans l'herpétisme, les aphthes et les lésions qui caractérisent le psoriasis buccal; bien plus rarement l'herpès.

Les aphthes occupent de préférence le repli muqueux qui réunit les lèvres aux arcades alvéolo-dentaires.

Herpétides linguales. — La langue peut être le siége de

presque toutes les herpétides susceptibles de se produire sur les parois de la bouche : l'hypertrophie des papilles, le développement exagéré des glandes, les aphthes, le psoriasis, l'herpès et l'eczéma. Mais ce dernier offre souvent des caractères qu'il n'a pas, ou du moins très-rarement, quand il occupe la muqueuse buccale. Ainsi, rien de plus commun que d'observer chez les herpétiques, — le plus ordinairement avec d'autres lésions, — des gerçures, des crevasses, de véritables rhagades de la langue. Or l'inflammation et l'exfoliation épithéliale dont ces lésions sont fréquemment le siége, les assimilent à celles qui caractérisent l'eczéma fendillé de la peau.

Herpétides salivaires. — Les troubles que la sécrétion salivaire peut éprouver sous l'influence de l'herpétisme se rapportent à la quantité et à la composition du liquide sécrété. Certains herpétiques ont la salive rare, épaisse, visqueuse, gluante, et, par suite, la bouche sèche et pâteuse; chez d'autres, au contraire, la sécrétion exagérée de la salive provoque un afflux considérable et incessant de ce liquide dans la bouche. Ces modifications inverses de la sécrétion salivaire coïncident avec les herpétides buccales précédemment décrites, ou en sont indépendantes. Il est bien entendu que, en parlant de la salive, j'entends désigner le liquide buccal, c'est-à-dire le produit qui résulte du mélange de la salive parotidienne, sous-maxillaire et sub-linguale avec le mucus et les débris d'épithélium.

Quant aux altérations de ce liquide, elles n'ont pas été étudiées jusqu'à présent. J'ai rencontré souvent des herpétiques qui attribuaient à leur salive une saveur particulière : tantôt elle était fade ou amère, tantôt salée ou douceâtre et même sucrée. Peut-être la composition du liquide buccal était-elle modifiée dans ces différents cas. Resterait alors à déterminer en quoi consistent ces altérations. C'est un problème qu'on ne peut résoudre que par l'analyse et l'examen microscopique.

ARTICLE V.

HERPÉTIDES PHARYNGIENNES.

La muqueuse qui tapisse la cavité pharyngienne diffère de celle de la bouche par plusieurs caractères : au lieu de présenter une teinte uniforme, elle est d'un rouge grisâtre parsemé de taches rouges irrégulières; elle adhère aux parties sous-jacentes au moyen d'un tissu cellulaire lamelleux, facilement infiltrable ; elle n'a que très-peu de papilles, on pourrait même dire qu'elle n'en a pas.

Les glandes (glandes en grappe), très-nombreuses sur la voûte et les parois latérales du pharynx, diminuent peu à peu vers la partie inférieure, où elles n'existent plus que par places, formant ainsi ces taches rouges qu'on aperçoit sur la muqueuse.

Les follicules clos, isolés ou réunis en petit nombre, sont disséminés autour de la voûte des orifices des fosses nasales, sur les parois latérales et la ligne médiane de la paroi postérieure.

La muqueuse conserve ses caractères fondamentaux sur les amygdales, mais elle s'amincit en tapissant les parois des cavités ou lacunes creusées dans l'épaisseur de ces organes (1).

Angine simple. — Je désigne ainsi l'inflammation aiguë de la muqueuse pharyngienne et des amygdales.

J'ai dit, page 134 : « Il est assez rare de rencontrer un herpétique qui n'ait pas ou n'ait eu, à une certaine époque de sa vie, surtout dans l'enfance ou l'adolescence, de fréquents rhumes de cerveau. » Cette réflexion pourrait s'appliquer aussi à l'angine simple, soit qu'elle se produise d'emblée, soit qu'elle résulte de l'extension d'une phlegmasie de la muqueuse pituitaire, ou de la muqueuse laryngienne à celle du pharynx.

L'angine simple est une affection trop facile à reconnaître pour que j'en donne ici une description spéciale. D'ailleurs ses symptômes sont parfaitement indiqués dans tous les traités classiques. Je me bornerai à faire remarquer qu'il n'est pas rare que celle qui se développe sous l'influence de la diathèse herpétique se termine par suppuration. Elle est aussi une cause déterminante de l'érythème et des herpétides sécrétantes du pharynx, affections décrites par les pathologistes sous la dénomination générique d'*angine chronique*.

(1) D'après des recherches nouvelles, l'amygdale doit être considérée comme une agglomération de glandes lymphatiques et non de follicules clos. Elle contribue donc à l'élaboration de la lymphe, comme les glandes lymphoïdes de la base de la langue, de l'intestin, les ganglions lymphathiques, la rate, etc.

Érythème. — La muqueuse pharyngienne est très-souvent le siége d'une herpétide exanthématique semblable, sous beaucoup de rapports, à l'érythème facial appelé couperose. Dans ces deux affections, en effet, c'est la congestion du réseau capillaire qui est l'élément essentiel, dominant, d'où résulte une coloration rouge, plus ou moins foncée, et tantôt uniforme, tantôt disposée par plaques irrégulières. Rien de plus variable, d'ailleurs, que l'aspect de la muqueuse pharyngienne, quand elle est le siége d'une herpétide exanthématique. La coloration varie depuis le rouge pâle jusqu'au violet. J'ai observé assez fréquemment la rougeur pourprée, sombre, diffuse de l'érysipèle du pharynx. La muqueuse peut être envahie dans toute son étendue ou partiellement. Quelquefois aussi la congestion s'étend à la face antérieure du voile du palais, et même à une partie de la voûte palatine. Souvent le réseau vasculaire superficiel est dilaté jusqu'à l'état variqueux, de manière à former de petites houpes pénicillées ou des lignes rougeâtres, droites ou flexueuses, anastomosées entre elles, absolument comme dans la couperose. Cette dilatation variqueuse peut exister seule, c'est-à-dire ne pas coïncider avec la couleur congestive dont je viens de parler. Parfois même le fond de la muqueuse est pâle ou ardoisé.

Un autre point de ressemblance entre la couperose et l'herpétide exanthématique du pharynx, c'est que l'une et l'autre peuvent être compliquées d'acné, comme nous le verrons plus loin.

Dans l'érythème du pharynx, la muqueuse est luisante, sèche, inégale, parcheminée, ou bien lisse, humide et recouverte çà et là de mucosités adhérentes. Elle peut être aussi plus ou moins hypertrophiée dans presque toute son étendue, ou partiellement. J'ai vu la muqueuse épaissie dans la partie moyenne de la paroi postérieure du pharynx former une sorte de raphé médian, tantôt rouge, tantôt gris ou ardoisé, qui s'étendait depuis l'isthme pharyngo-nasal jusqu'à la portion œsophagienne. Mais ce que j'ai rencontré le plus souvent, c'est l'hypertrophie et l'infiltration œdémateuse des piliers postérieurs du voile du palais. Plusieurs fois ils avaient atteint un tel développement, qu'ils recouvraient presque entièrement la paroi postérieure du pharynx dans la partie qui avoisine les amygdales et la portion œsophagienne. D'autres fois, le pharynx, au lieu d'être gonflé, rétréci, est, au contraire, atrophié et dilaté. Cet état coïncide ordinairement avec la dilatation variqueuse des vaisseaux superficiels ou l'engorgement des follicules muqueux.

Les diverses lésions que je viens de signaler produisent une certaine altération de la voix et des sensations particulières éprouvées par les malades. Un sentiment de sécheresse, de picotement, de cuisson, d'ardeur dans la gorge, de chatouillement laryngien, un besoin fréquent, presque continuel de tousser et d'expectorer, de *gratter* la gorge, selon l'expression de plusieurs malades, une sorte d'inquiétude pharyngée qui les porte à exécuter des mouvements de déglutition, l'expulsion de crachats sanguinolents et même de sang pur, surtout lorsque la congestion s'accompagne d'un état variqueux des vaisseaux, sont des phénomènes communs à l'herpétide exanthématique du pharynx et à un autre état pathologique que les auteurs ont décrit sous le nom d'*angine glanduleuse*. Chez beaucoup de malades qui présentaient ces symptômes à un haut degré, c'est tout au plus si j'ai aperçu çà et là quelques glandules pharyngiennes engorgées; la congestion des capillaires l'emportait de beaucoup. Je ferai la même remarque pour l'altération de la voix, le nasonnement, le reniflement, le râclement pharyngien, que les Anglais désignent par l'expression de *hawking*, et que l'on a considérés à tort comme des signes caractéristiques du développement anormal des glandules de la cavité pharyngo-nasale. En éclairant suffisamment, à l'aide du miroir laryngien, la partie supérieure du pharynx et la face postérieure du voile du palais, j'ai pu me convaincre souvent qu'une herpétide exanthématique était l'affection dominante.

Il y a un autre phénomène qui accompagne quelquefois l'érythème du pharynx : il s'agit d'une toux convulsive, quinteuse, avec efforts de vomissement et congestion vers la tête, rappelant la toux de la coqueluche. Une auscultation attentive et la diminution prompte des quintes de toux sous l'influence d'un traitement purement local, m'ont prouvé que cette toux n'était qu'un effet réflexe de l'état pathologique de la muqueuse pharyngienne, surtout lorsque la congestion était généralisée et superficielle. Je comparerai volontiers les effets qu'on observe dans ce cas à ceux qui résultent de l'introduction d'un corps étranger, une plume, par exemple, dans la gorge.

La muqueuse qui recouvre les amygdales peut ne pas particiciper aux lésions qui caractérisent l'érythème du pharynx ; d'autres fois, non-seulement elle est atteinte, mais encore on observe une hypertrophie plus ou moins considérable des tonsilles.

Souvent l'érythème pharyngien existe simultanément avec

d'autres herpétides des régions voisines, comme la bouche, le nez, le larynx, mais il peut aussi se développer isolément. Les lésions qui le constituent sont associées le plus ordinairement à d'autres affections de même nature, que nous allons étudier.

Herpétides sécrétantes. — Elles sont de deux sortes : à produits liquides ou demi-liquides non concrescibles (herpétide acnéiforme), à produits liquides ou demi-liquides concrescibles (herpès, pemphigus) (1).

Herpétide acnéiforme. — C'est l'affection connue sous les noms d'*angine glanduleuse* (Guéneau de Mussy), d'*angine granuleuse* (Chomel), d'*angine granuleuse chronique* (Hardy et Béhier), de *pharyngite glanduleuse* (Buron), de *pharyngo-laryngite granuleuse* (Spengler), de *mal de gorge des ecclésiastiques*, ou *Clergyman's sore throat, bronchitis chronic laryngitis* (H. Green), d'*angine papillaire.*

Cette affection est caractérisée anatomiquement par des granulations, c'est-à-dire des saillies ou aspérités du volume d'un grain de millet jusqu'à celui d'une lentille, arrondies, quelquefois d'un rouge plus vif que les surfaces environnantes, d'autres fois plus pâles et d'une couleur légèrement jaunâtre, isolées ou réunies par groupes de formes très-variables (polygones, quadrilatères, pilastres saillants, etc.), plus nombreuses dans un point que dans un autre, agglomérées surtout sur les côtés du pharynx, derrière les piliers postérieurs du voile du palais.

Les granulations sont constituées par les follicules muqueux dilatés et quelquefois enflammés. D'après M. Robin, le volume exagéré des glandules pharyngiennes dépend surtout de l'élargissement des tubes et des culs-de-sac glandulaires, avec épaississement de leur paroi, sans altération de l'épithélium et sans accroissement notable de leur vascularisation. Suivant Spingler, les granulations consisteraient en des exsudats plastiques du tissu cellulaire sous-muqueux. L'examen microscopique des grumeaux que rejettent les malades, et qui proviennent des granulations, prouve que cela n'est pas exact ; car ces grumeaux sont constitués par du mucus, des lamelles d'épithélium pavimenteux, des globules purulents et quelquefois des granules minéraux. Il n'en faut pas davantage pour reconnaître que les aspérités qui caracté-

(1) Voir ma classification des herpétides cutanées, pages 85 et suivantes.

risent l'angine granuleuse sont dues à la rétention dans les follicules muqueux du produit qu'ils sécrètent, et à l'inflammation partielle de leurs éléments histologiques. Voilà pourquoi, conformément aux principes qui m'ont guidé dans la classification des herpétides cutanées, j'appelle l'angine glanduleuse *herpétide acnéiforme.* Cette affection participe à la fois des acnés par hypercrinie et des acnés inflammatoires. (Voyez pages 105 et suivantes.)

Je pourrais invoquer une autre preuve qui me paraît avoir une certaine valeur : c'est que les granulations se montrent principalement sur les points où les glandules sont en plus grand nombre, ainsi à la partie supérieure et sur les parois latérales du pharynx.

Dans l'angine glanduleuse, les amygdales sont quelquefois atrophiées ; mais le plus ordinairement elles sont hypertrophiées. Souvent leur face externe présente des saillies sur la nature desquelles tous les pathologistes ne sont pas d'accord. Il m'a paru que ces aspérités sont de deux espèces : les unes, situées dans les cryptes tonsillaires, et composées de mucus, de cellules épithéliales et de matières introduites du dehors, ont la forme de petites masses irrégulières, blanchâtres, caséiformes; les autres, plus régulières, arrondies, grisâtres, situées sous l'épithélium, résultent de la dilatation des follicules muqueux, par suite de l'accumulation de leur produit de sécrétion, et sont, par conséquent, de même nature que l'éruption acnéiforme de la muqueuse pharyngienne. Je trouve dans le *Nouveau Dictionnaire de médecine et de chirurgie pratiques*, à l'article AMYGDALES, quelques lignes qui viennent à l'appui de mon opinion : « D'après E. Tillot, ces petits corps (concrétions des amygdales) représentent une période avancée d'évolution de pustules d'aspect grisâtre, qui offrent la plus grande ressemblance avec les pustules d'acné simple, et qu'on rencontre souvent sur les amygdales. Elles manifestent leur présence dans quelques cas par une sensation de piqûre toute particulière, rapportée au fond de la gorge, et si, avec la pointe d'une aiguille à cataracte, déchirant l'épithélium, on fait sortir le contenu de cette pustule, qui ressemble à du mucus concret, le malade se trouve soulagé (Desnos). »

Quand la pustule s'enflamme partiellement, elle donne issue à une matière qui a le même aspect et la même composition que celle des granulations de la muqueuse pharyngienne.

Tandis que l'érythème du pharynx n'entraîne pas toujours le

développement anormal des follicules muqueux, il est très-rare de rencontrer des granulations sans une congestion plus ou moins prononcée de la muqueuse environnante. Il est rare aussi que la luette ne soit pas allongée, élargie, œdémateuse, déformée et recouverte elle-même de granulations, ainsi que la face antérieure du voile du palais (1). Souvent encore l'affection s'étend aux trompes d'Eustache (voyez page 39) et au larynx.

J'ai déjà dit que certains symptômes attribués exclusivement à l'herpétide acnéiforme du pharynx appartenaient également à l'herpétide exanthématique. Toutefois c'est surtout dans la première qu'on remarque le besoin continuel d'expectoration, qui provoque des expirations brusques, accompagnées d'un bruit particulier que rend parfaitement le verbe anglais *to hem* répété. Il suffit d'entendre ce bruit, pour affirmer *à priori*, et sans autre examen, que les individus qui le produisent sont atteints d'angine glanduleuse. Néanmoins il m'est arrivé plusieurs fois, dans ce cas, de constater qu'il y avait peu de granulations, et que la congestion du réseau capillaire dominait.

Les signes véritablement caractéristiques de l'engorgement des follicules muqueux, après les signes objectifs, bien entendu, sont fournis par l'expectoration. Les malades rejettent d'abord, avec plus ou moins de difficultés, des grumeaux opaques ou transparents, arrondis, semblables à de l'amidon cuit, puis des mucosités plus abondantes, filantes, assez souvent mêlées d'un peu de sang. Ces concrétions ont une consistance et une couleur très-variables : tantôt elles sont blanchâtres ou ambrées, tantôt grises et même noirâtres; M. Guéneau de Mussy en a rencontré de vertes, longues d'un centimètre environ, et assez semblables, pour l'aspect, à des morceaux d'asperge cuite. La consistance varie depuis celle du mucus concret et de l'amidon cuit jusqu'à celle des calculs.

Il a été question déjà de la gravelle pharyngienne, à propos de la viciation du sang par les déchets de la désassimilation (page 28).

M. Guéneau de Mussy a donné le nom de *pharyngorrhée* à une autre espèce d'herpétide acnéiforme caractérisée par l'expulsion de mucosités abondantes et glaireuses, provenant du pharynx. Dans ce cas, les glandes sont le siége d'une hypersécrétion pure et simple, sans altération du produit qu'elles sécrètent. Elles

(1) On sait qu'il existe une couche épaisse de glandules en grappe sous la muqueuse de la face antérieure du voile du palais, excepté vers les bords libres.

augmentent de volume, comme dans la forme précédente; mais elles ne sont le siége d'aucun travail inflammatoire.

Les modifications de la voix sont, je le répète, des symptômes communs à l'herpétide exanthématique et à l'herpétide acnéiforme. Elles consistent principalement dans une fatigue rapide de la voix, qui perd de son timbre et de son registre, de sorte que la parole et la lecture à haute voix, les discours de quelque durée deviennent pénibles, dessèchent la gorge, amènent une toux réitérée et fatigante. Quant à la raucité de la voix, à l'enrouement et à l'aphonie, ce sont des symptômes qui indiquent que l'affection s'est propagée au larynx.

Lorsque l'inflammation domine dans les glandules pharyngiennes, l'affection prend alors tous les caractères de l'éruption aphtheuse, que j'ai appelée *acné inflammatoire des muqueuses* (page 143). Mais ce cas est rare, et le plus ordinairement l'accumulation dans les follicules du produit qu'ils sécrètent l'emporte sur l'élément inflammatoire.

Herpès et *pemphigus*. — Les pathologistes ont décrit, sous les noms d'*angine herpétique*, d'*herpès du pharynx*, d'*herpès guttural*, d'*angine aphtheuse*, de *fausse diphthérite*, une affection caractérisée par le développement, dans la gorge, d'une éruption vésiculeuse, donnant promptement naissance à des fausses membranes, et coïncidant presque toujours avec l'apparition de vésicules d'herpès sur le tégument externe, principalement aux lèvres, à la face et sur les organes génitaux.

Je n'ai point à examiner si cette affection peut se produire en dehors de la diathèse dartreuse et sous une influence épidémique, comme on l'a prétendu ; je ne m'occuperai que de celle qui se lie manifestement à l'herpétisme. Or il arrive quelquefois que des vésicules, soit transparentes, soit plus ou moins opaques, se développent sur la muqueuse pharyngienne de certains herpétiques, même en dehors de toute éruption de cette nature sur la surface cutanée. Mais presque toujours, pour ne pas dire toujours, cette éruption vésiculeuse coïncide avec une herpétide exanthématique ou acnéiforme de la muqueuse pharyngienne.

Lorsque les vésicules se sont déchirées, elles sont remplacées par des lamelles blanchâtres qui peuvent se renouveler plusieurs fois avant la cicatrisation complète des ulcérations qu'elles recouvrent. J'ai déjà fait remarquer que ces lamelles sont aux muqueuses ce que les croûtes sont à la peau, c'est-à-dire qu'elles résultent de la combinaison des liquides exsudés avec l'épithélium.

Le pemphigus cutané, généralisé ou localisé sur les lèvres et la muqueuse de la bouche, peut se propager à la muqueuse du pharynx.

Hypertrophie des amygdales. — C'est à tort qu'on regarde généralement la scrofule comme la maladie constitutionnelle qui provoque le plus souvent l'hypertrophie tonsillaire. Cette lésion se produit aussi fréquemment sous l'influence de la diathèse herpétique, surtout chez les enfants et les adolescents. Elle se lie le plus ordinairement à quelque autre herpétide du pharynx. Il est facile de la reconnaître par l'examen direct.

Névrose. *(Dispharyngie).* — Les muqueuses, ces surfaces de rapport, comme disait Broussais, qui ont mérité le nom de tégument interne, peuvent être, ainsi que la peau, le siége d'herpétides sans lésions apparentes, ou du moins assez peu prononcées pour que les affections soient rangées parmi les névroses. C'est ce que j'ai observé assez souvent du côté du pharynx. La plupart des symptômes qui accompagnent les herpétides exanthématique et acnéiforme de la muqueuse pharyngienne existent, cependant les signes objectifs manquent. M. Pidoux a fait la même observation.

« Il y a, dit-il, une foule de malades qui accusent tous les symptômes, toutes les souffrances de l'angine granuleuse la plus intense. Ils ont assez souvent de l'herpétisme cutané. En avoir ou n'en avoir pas, ne change guère la nature de leur affection. Les muscles du cou sont sympathiquement douloureux. Les malades avalent constamment et spasmodiquement, sans avoir rien à déglutir ; ils ont un *hem* et des *râclements* incessants ; ils éprouvent beaucoup de symptômes de l'œsophagisme. Ils se plaignent de tous les symptômes d'une inflammation : chaleur, sensation de poivrade, de sécheresse, de constriction pharyngienne ; ils sont très-malheureux. Cela les jette dans une hypochondrie affreuse. A n'en juger que par les symptômes, ils ont une angine folliculeuse intense, et l'on va trouver un isthme guttural parsemé de granulations inflammatoires nombreuses et vives.

On examine la gorge : rien, ou quelques granulations insignifiantes, comme dix personnes sur vingt en ont sans le savoir.

Qu'est-ce donc que cela ? Une dyspepsie du pharynx, une *dyspharyngie*, qui est à l'entonnoir pharyngien ce que la dyspepsie proprement dite est à l'estomac. Je nomme aussi cette affection hypochondrie pharyngienne. C'est une névrose très-pénible du pharynx, avec des actions réflexes douloureuses, qui en font une maladie réfractaire et des plus désagréables (1). »

Mon éminent confrère a omis de faire une remarque qui cependant a une certaine importance, au point de vue de la nature de l'affection et du diagnostic différentiel : c'est que les souffrances éprouvées par les malades, et qu'on serait tenté de rapporter à un érythème ou à une herpétide acnéiforme de la muqueuse pharyngienne, au lieu d'être continues, avec des exacerbations, comme dans ces dernières affections, présentent plutôt le type intermittent. C'est un point de ressemblance de plus avec les névroses.

ARTICLE VI.

HERPÉTIDES LARYNGIENNES.

L'usage du laryngoscope permet de constater *de visu* que le larynx peut être le siége d'affections herpétiques semblables à celles qu'on observe sur la muqueuse pharyngienne : inflammation simple, érythème, herpétide acnéiforme. Au reste, l'analogie indique qu'il doit en être ainsi, puisque la muqueuse du larynx ne diffère de celle du pharynx que par sa teinte rose uniforme et son épithélium, qui est vibratile, au lieu d'être pavimenteux. Les glandes, dont on voit les orifices punctiformes à l'œil nu, sont aussi des glandes en grappe, disséminées ou groupées par places : *glandes épiglottiques*, logées dans les trous de l'épiglotte, *glandes aryténoïdiennes*, situées en avant des cartilages aryténoïdes, glandes des ventricules, des replis ary-épiglottiques et des cordes vocales supérieures.

Cependant les signes objectifs de l'herpétide exanthématique et de l'herpétide acnéiforme ne sont pas tout à fait semblables au larynx et au pharynx. La muqueuse laryngienne, quelque intense que soit la coloration produite par la congestion du réseau capil-

(1) *Annales de la Société d'hydrologie médicale de Paris*, t. XII, p. 244.

laire, conserve toujours l'uniformité de sa teinte normale. Je n'ai jamais remarqué cet état variqueux des vaisseaux superficiels qu'on rencontre si souvent sur la muqueuse pharyngienne, et dont le réseau saillant contraste avec le fond plus pâle, parfois ardoisé des parties sous-jacentes. En général aussi, la muqueuse du larynx est plus lisse et plus humide que celle du pharynx. Les aspérités produites par le développement des glandules sont plus arrondies, plus régulières et moins volumineuses que les granulations pharyngiennes; elles ne forment pas ces groupes plus ou moins bizarres qu'on rencontre derrière les piliers postérieurs du voile du palais. Enfin les ulcérations, qu'elles proviennent soit des follicules enflammés (aphthes), soit de la rupture de l'épithélium soulevé par de la sérosité (herpès), sont plus rares au larynx qu'au pharynx. C'est principalement sur l'épiglotte et dans les ventricules que je les ai rencontrées.

Le trouble des fonctions du larynx est la conséquence forcée des lésions de sa muqueuse; mais la voix ne présente pas de modification spéciale à telle herpétide plutôt qu'à telle autre, exanthématique ou acnéiforme; souvent même le degré et le mode d'altération ne sont point en rapport avec l'intensité des lésions: ainsi, j'ai vu des malades complètement aphones, — momentanément, il est vrai, — avec un simple érythème de la muqueuse du larynx, tandis que chez d'autres, atteints d'herpétide complexe (érythème, granulations), la voix était seulement affaiblie et un peu rauque. Les signes fournis par les modifications de la voix n'ont donc qu'une importance secondaire pour le diagnostic et le pronostic. Il en est de même du sentiment de gêne et de douleur plus ou moins prononcée que les malades éprouvent dans la région laryngienne.

ARTICLE VII.

HERPÉTIDES BRONCHIQUES ET PULMONAIRES.

Considérations préliminaires d'anatomie et de physiologie.

Le poumon est non-seulement un organe d'assimilation, comme je l'ai fait observer déjà (page 9), mais aussi un organe de désassimilation ou mieux de dépuration, puisqu'il rejette au-dehors les produits gazeux, volatils, impropres à l'entretien de la vie. On sait que ces produits sont l'azote, l'acide carbonique, la vapeur d'eau et une matière organique particulière. Il résulte des recherches de plusieurs expérimentateurs que nos poumons rejettent, dans un jour, 550 litres environ d'acide carbonique et 500 grammes d'eau. La quantité d'azote n'est, en moyenne, que les 5 millièmes de la quantité d'acide carbonique. Quant à la matière organique, nous n'en connaissons ni la nature ni la quantité éliminée.

C'est encore par le poumon que le sang se débarrasse de tous les gaz injectés dans l'appareil vasculaire (Nysten, Cl. Bernard), et des principes volatils de certaines substances, comme l'ail, l'alcool, l'éther, le musc, etc.

Le poumon doit donc avoir une structure en rapport avec les deux fonctions qu'il remplit alternativement et qui sont intimement liées l'une à l'autre, la respiration et l'élimination des produits excrémentitiels gazeux. Or, cette dernière fonction étant une sécrétion excrémentitielle, le poumon est nécessairement une glande. Voilà ce que la physiologie enseigne *à priori*, et ce que prouve l'anatomie.

Willis, le premier, a comparé l'ensemble des divisions bronchiques et des lobules pulmonaires qui les terminent à une *grappe de raisin*. Plus tard Helvétius adopta cette idée; mais ce n'est que dans les auteurs modernes qu'on trouve mentionnée et étudiée l'analogie du poumon avec une glande en grappe. Le docteur Fort surtout a traité cette question d'une manière complète. J'emprunte à son excellente monographie la description de l'appareil respiratoire, considéré comme organe de sécrétion et d'excrétion (1).

En ce qui concerne la portion excrétante des glandes en grappe, il est évident qu'il y a une analogie complète entre la disposition des canaux excréteurs de ces glandes et celle des canaux excréteurs du poumon (trachée, bronches). Les différences qu'on observe dans la structure des uns et des autres, — différences plutôt apparentes que réelles, — tiennent à la destination physiologique du poumon, qui doit remplir deux fonctions.

Si nous comparons la portion sécrétante des glandes en grappe

(1) *Anatomie et physiologie du poumon considéré comme organe de sécrétion*, p. 24 et suivantes.

avec celle du poumon, nous trouvons non plus une analogie, mais une identité parfaite entre ces organes. Nous verrons ensuite que la différence qui existe entre la portion sécrétante d'une glande en grappe et la portion excrétante se rencontre aussi entre les portions sécrétante et excrétante de la glande pulmonaire.

Prenons une glande : que trouvons-nous dans la portion qui sécrète? 1° Une grande quantité de petits tubes étendus des radicules des conduits excréteurs aux acini; 2° à l'extrémité de chaque petit tube une dilatation présentant plusieurs culs-de-sac dont la cavité communique avec celle de la dilatation. Cette portion dilatée, ou *acinus*, de ακινος, grain de raisin, constitue l'élément glandulaire, tandis que les tubes forment les tubes sécréteurs; de sorte qu'une glande en grappe, dans la partie qui sécrète, est formée d'acini et de tubes. Ces tubes, ces acini ont une structure identique dans toutes les glandes, c'est-à-dire qu'ils sont tous formés par trois couches : une intérieure, épithéliale; une moyenne, de tissu propre, presque toujours amorphe; une extérieure, vasculaire..

Dans le poumon, comme dans la glande en grappe, il existe une portion sécrétante, formée de petits tubes (canalicules respirateurs) étendus des dernières ramifications bronchiques (canaux excréteurs) aux lobules pulmonaires (acini), et de dilatations (lobules pulmonaires, acini) placées aux extrémités terminales des petits tubes. Les tubes sécréteurs du poumon sont donc représentés par les canalicules respirateurs, et les acini par les lobules pulmonaires. Les culs-de-sac des acini ne sont autre chose que les utricules ou les cellules pulmonaires.

De même que dans une glande en grappe, il existe une identité parfaite de structure entre le canalicule respirateur et le lobule pulmonaire; et nous verrons que cette structure diffère totalement de celle des conduits excréteurs.

De même que dans la glande en grappe, les tubes sécréteurs de la glande pulmonaire et les renflements qui représentent les acini sont revêtus à l'intérieur par une couche d'épithélium pavimenteux; il existe également une paroi propre, spéciale à la glande pulmonaire, et une couche vasculaire.

Mais nous rencontrons deux différences. La première est celle qui existe entre la texture de la paroi propre de la portion sécrétante du poumon et celle de la glande en grappe. La deuxième consiste dans la disposition du réseau capillaire, qui est situé en dehors de la paroi propre dans les autres glandes en grappe, tandis qu'il est placé entre l'épithélium et la paroi propre dans la glande pulmonaire. Ces différences trouvent leur explication dans les fonctions mêmes des poumons. En effet, si la paroi des tubes sécréteurs et des acini de cette glande est formée uniquement de fibres de tissu élastique, c'est pour permettre l'ampliation de l'organe pendant l'inspiration et son retrait pendant l'expiration. Comment le poumon pourrait-il remplir ses fonctions s'il n'était point élastique ? S'il eût été nécessaire, pour les besoins de la vie, que le pancréas ou le foie fussent soumis à des alternatives de dilatation ou de resserrement, certainement leur tissu eût été un tissu élastique. Du reste, le tissu élastique des parois des tubes sécréteurs et des acini, de même que la fonction de sécrétion du poumon, nous fait entrevoir pourquoi le réseau capillaire est placé, dans cette glande, entre l'épithélium et la paroi propre. Loin de voir, dans cette différence de siége du réseau capillaire, un motif de distinction entre le poumon et les glandes en grappe, nous la regardons, au contraire, comme une preuve de la ressemblance entre ces organes.

C'est que, en effet, les produits de la sécrétion pulmonaire sont gazeux, et qu'il n'est pas douteux que ces produits ne soient exhalés avec plus de facilité à travers une simple couche épithéliale, qu'ils ne pourraient l'être à travers une paroi double, formée d'une couche de tissu élastique et d'une couche de cellules d'épithélium. En résumé, les mouvements du poumon et la nature des produits de l'excrétion pulmonaire expliquent suffisamment la structure élastique de cet organe et le siége sous-épithélial du réseau capillaire.

On trouve encore des rapports intimes entre le poumon et une glande en grappe, lorsqu'on vient à comparer la portion sécrétante de la glande et la portion excrétante. Dans une glande en grappe, l'épithélium des canaux sécréteurs et des acini diffère toujours de celui qui recouvre les canaux excréteurs. Dans le poumon, l'épithélium des canaux sécréteurs et des acini est pavimenteux, celui des canaux excréteurs est cylindrique et pourvu de cils vibratiles. Dans le poumon, comme dans une glande en grappe, les tubes sécréteurs et les acini ont une paroi propre, mince, formant un seul feuillet, tandis que les canaux excréteurs sont formés de plusieurs couches.

Pour compléter cette comparaison entre le poumon et une glande en grappe, nous dirons : 1° Que les acini du poumon, comme ceux des glandes en grappe, sont séparés les uns des autres par une trame celluleuse plus ou moins serrée; 2° Que les acini, en se groupant, forment de petites masses, comme cela se voit dans les glandes en grappe; 3° Que la disposition générale de l'appareil de la respiration, de même que celle d'une glande en grappe, offre la plus grande analogie avec la disposition d'un raisin, dont l'axe principal et les ramifications représenteraient les canaux excréteurs des poumons ou des autres glandes en grappe, tandis que les grains de raisin et leur petit pédoncule représenteraient les acini et les conduits sécréteurs; 4° Enfin, que le poumon, de même que les glandes en grappe, est entouré, limité par une couche celluleuse, doublée, dans cet organe particulier, d'une membrane séreuse, indispensable aux mouvements étendus de glissement du poumon sur les parois de la cavité thoracique.

Nous pourrions aussi comparer la structure des conduits excréteurs du poumon et celle des autres glandes en grappe. Dans tous, il existe un épithélium intérieur, des fibres de tissu conjonctif et des fibres de tissu élastique dans l'épaisseur des parois, et, dans presque tous, des fibres musculaires. Enfin, dans les canaux excréteurs des poumons, on trouve, comme dans quelques autres, des glandes sous-muqueuses, sécrétant un liquide en rapport avec la fonction de la glande.

Un autre caractère, tiré de leur développement, rapproche encore le poumon des glandes en grappe. En effet, l'un et les autres se montrent de la même manière chez l'embryon. De nombreuses figures, d'après MM. Mande, Rathke et Muller, font voir cette identité de développement. La trachée représente un cordon plein, de même que le canal excréteur d'une glande. Ce cordon se creuse d'une cavité, et se divise, en bourgeonnant, pour donner naissance aux bronches. Celles-ci, pleines d'abord, creuses ensuite, bourgeonnent à leur tour, et ces bourgeonnements vont sans cesse en se multipliant, jusqu'à ce que le poumon soit constitué par une foule de cavités ou lobules.

En même temps que le bourgeonnement s'opère, il se développe, à la surface intérieure de la paroi des lobules, des cloisons qui en divisent la cavité en petits compartiments. Les glandes en grappe se développent de la même manière, c'est-à-dire par bourgeonnement, depuis le canal jusqu'aux culs-de-sac.

§ Ier.

Herpétides de la portion excrétante de l'appareil respiratoire

(Trachée, bronches).

On a vu précédemment que la portion excrétante de l'appareil de la respiration, qui commence aux fosses nasales, se termine au point de jonction des dernières ramifications bronchiques avec les canaux sécréteurs ou pédoncules des lobules pulmonaires. Nous connaissons les localisations de l'herpétisme sur les muqueuses nasale, pharyngienne et laryngienne; il nous reste donc à étudier celles dont la muqueuse trachéo-bronchique peut être le siége.

Cette muqueuse, très-adhérente aux parties sous-jacentes, s'amincit peu à peu, au fur et à mesure que les divisions bronchiques diminuent de calibre. Elle jouit d'une sensibilité exquise. Son épithélium, vibratile, est stratifié dans les bronches primaires, et simple dans les bronches secondaires et tertiaires, c'est-à-dire qu'il se modifie dès que les bronches ont atteint $0^{m},004$ de diamètre. En examinant la muqueuse à la loupe, on la voit criblée d'une infinité de petits pertuis qui sont les orifices des conduits excréteurs de glandes en grappe extrêmement nombreuses. Ces glandes disparaissent dans les bronches tertiaires, ou de $0^{m},001$ à $0^{m},0003$ de diamètre.

Ainsi, la muqueuse trachéo-bronchique présente, jusqu'aux divisions tertiaires des bronches, par conséquent dans la plus grande partie de son étendue, une structure à très-peu près semblable à celle de la muqueuse du reste de la portion excrétante de l'appareil respiratoire. On est donc autorisé à admettre *à priori* qu'elle peut être affectée de la même façon sous l'influence de l'herpétisme. C'est, d'ailleurs, ce que la symptomatologie indique, à défaut de l'examen direct.

Trachéite, Bronchite simple. — L'inflammation aiguë de la muqueuse trachéo-bronchique succède souvent à un coryza, à une angine ou à une laryngite; d'autres fois elle commence d'emblée. Qu'elle soit herpétique ou simplement catarrhale, cette affection a toujours la même physionomie symptomatique. Je renvoie donc le lecteur aux traités classiques, pour la description des phénomènes généraux et locaux qui l'accompagnent.

Je sais que plusieurs pathologistes éminents ont avancé que les bronchites diathésiques, c'est-à-dire liées à une maladie constitutionnelle, se distinguent par quelques caractères spéciaux. Ainsi, M. Henri Gintrac dit, dans un article fort remarquable sur la pathologie des bronches : « Une irritation de la muqueuse bronchique peut naître sous l'influence de la diathèse goutteuse. La goutte, en effet, atteint presque tous les tissus : elle parcourt successivement les articulations, les muscles et leurs aponévroses, le cœur, l'estomac, le foie, les intestins, les reins ; elle affecte souvent la muqueuse de la trachée et des bronches. La *toux goutteuse* est sèche, fatigante, opiniâtre...... » Une phlegmasie de la muqueuse bronchique procède quelquefois de la scrofule. La *toux scrofuleuse* présente les formes les plus variées, depuis la bénignité la plus grande jusqu'à la gravité la plus sérieuse. Elle coïncide avec quelques autres manifestations de la diathèse (1). »

Est-ce que la toux simplement catarrhale n'est pas souvent sèche, fatigante, opiniâtre, comme la toux goutteuse? Est-ce qu'elle ne présente pas aussi, comme la toux scrofuleuse, les formes les plus variées, depuis la bénignité la plus grande jusqu'à la gravité la plus sérieuse ? Ce n'est ni par les caractères de la toux et de l'expectoration, ni par l'auscultation, qu'on peut distinguer une bronchite diathésique d'une bronchite simple, mais uniquement par la coïncidence ou l'alternance de quelque autre manifestation de la diathèse (2). Cependant je dois dire que l'examen microscopique des matières expectorées peut servir quelquefois à éclairer le diagnostic : ainsi, dans certaines bronchites liées à l'uricémie, les excrétions fournies par la muqueuse renfermaient de l'acide urique ; ce que j'ai constaté par le procédé décrit à la page 25.

Erythème. — Les signes objectifs de l'inflammation simple et de l'hypérémie des membranes muqueuses ne sont pas tellement différents, qu'il soit toujours possible d'établir une ligne de démarcation bien nette entre l'une et l'autre. C'est une remarque que j'ai déjà faite, à propos de l'érythème des paupières (page 128),

(1) *Nouveau Dictionnaire de médecine et de chirurgie pratiques*, t. v, p. 574.

(2) Le Coryza et la bronchite produits par certaines substances médicamenteuses, l'iodure de potassium, par exemple, n'ont pas non plus des caractères différents de ceux du coryza et de la bronchite ordinaires.

des herpétides des fosses nasales (page 135), et qui s'applique aussi à certaines lésions des bronches de nature dartreuse.

Rien n'est plus commun que de rencontrer des herpétiques qui s'enrhument avec une extrême facilité, et qui présentent tous les symptômes d'une phlegmasie de la muqueuse des grosses bronches, même de leurs dernières ramifications (bronchite capillaire), si ce n'est la fièvre. Mais pas de fièvre, pas d'inflammation dans ce cas ; suivant moi, les phénomènes observés sont dus à une congestion du réseau capillaire de la muqueuse, semblable à celle que j'ai dit s'opérer souvent du côté de la pituitaire (page 135). En un mot, c'est une herpétide exanthématique, qui peut devenir chronique, comme la couperose et l'érythème des muqueuses buccale, pharyngienne et laryngienne.

Ce qui distingue l'érythème de l'inflammation simple de la muqueuse bronchique, c'est non-seulement l'absence de fièvre, la prédominance des râles sibilants et ronflants, mais aussi le peu d'abondance des crachats ; quelquefois même l'expectoration manque complètement. La rupture d'un ou plusieurs vaisseaux donne lieu à une hémopthysie plus ou moins abondante. La toux est ordinairement quinteuse, profonde, fatigante, même spasmodique. Dans ce dernier cas, elle produit une certaine turgescence de la face, des efforts de vomissement, une véritable suffocation. Souvent aussi la toux est précédée ou accompagnée d'une espèce de chatouillement dans les bronches, d'un sentiment de gêne, de pesanteur, de constriction à l'épigastre et derrière le sternum.

L'érythème bronchique existe seul ou coïncide avec un état pathologique des glandules de la muqueuse dont il va être question tout à l'heure (bronchite glanduleuse).

Herpétides acnéiformes. (*Bronchorrée*, *bronchite glanduleuse*). — *Bronchorrée.* Les fonctions de l'appareil glandulaire des bronches peuvent être exaltées sous l'influence de l'herpétisme, comme nous l'avons vu déjà pour les glandes de la peau (diaphorèse, stéarrhée), et celles de la bouche (sialorrhée). « Il est un certain nombre de bronchites chroniques, dit Andral, qui sont surtout remarquables par l'extrême abondance de la sécrétion bronchique....... Ces flux muqueux, séreux ou purulents, constituent le principal élément de la maladie. On serait porté à les séparer des affections inflammatoires, sous le triple rapport de la nature, des symptômes et du traitement. » Trousseau a comparé les affections des voies respiratoires accompagnées de flux muqueux abondants aux affections catarrhales chroniques des organes génito-urinaires, et les a désignées par l'expression de blénorrhagies pulmonaires et bronchiques. J'appelle herpétide acnéiforme la bronchorrhée qui procède de la diathèse dartreuse, parce que les glandes de la muqueuse respiratoire sont des glandes en grappe simples, comme les glandes sébacées, et que les phénomènes pathologiques dont elles sont le siége rappellent ceux qui caractérisent l'espèce d'acné par hypercrinie nommée *acné sébacée fluente*. Dans l'une et dans l'autre, en effet, l'hypersécrétion des glandes est le symptôme dominant, et l'élargissement des conduits excréteurs le principal caractère anatomique.

Suivant Laennec, Andral, Grisolle, Cruveilhier, Henri Gintrac, etc., l'anatomie pathologique donne des résultats à peu près négatifs dans la bronchorrhée. Cruveilhier rapporte même un exemple remarquable de bronchorrhée purulente avec intégrité parfaite de la membrane muqueuse.

Les éminents observateurs que je viens de citer ne paraissent pas avoir étendu leurs recherches jusqu'aux glandes de la muqueuse. J'ai eu l'occasion d'assister à l'autopsie de plusieurs individus morts dans le cours d'une bronchorrhée, et j'ai pu m'assurer que les glandules et surtout leurs conduits excréteurs étaient élargis. L'épithélium était épaissi en certains endroits ; sur d'autres il avait disparu. Les bronches, tapissées d'un mucus blanchâtre et visqueux, étaient dans un état normal.

Le liquide expectoré est tantôt incolore, demi-transparent, filant, plus ou moins mélangé d'air, semblable à de l'eau de gomme ou à de l'albumine, tantôt épais, opaque, d'un jaune verdâtre, puriforme et même purulent. Sa quantité varie beaucoup; elle peut atteindre un kilogramme en vingt-quatre heures; dans presque tous les cas elle est telle que les malades semblent vomir.

L'expectoration est généralement précédée d'une toux fréquente et convulsive, d'une dyspnée extrême, d'un sentiment d'angoisse fort pénible, on dirait l'asphyxie imminente. Aussitôt après l'expulsion des mucosités, la respiration devient libre, le visage reprend sa coloration normale, et bientôt le malade offre toutes les apparences de la santé, jusqu'à ce qu'une nouvelle crise arrive. Les accès se reproduisent plus ou moins souvent ; ils ont lieu soit le matin à jeun, soit après le repas, plus rarement pendant la nuit.

L'auscultation fournit des signes variables pendant les attaques : ce sont des râles sourds, graves ou sibilants, quelquefois muqueux ; mais il peut arriver que, dans l'intervalle des accès, l'oreille ne perçoive aucun bruit anormal. Chez un malade que M. le docteur Combalat, de Marseille, m'avait adressé, et qui était atteint d'une bronchorrhée purulente très-abondante, l'auscultation, pratiquée à plusieurs reprises, avant et après les accès, m'a toujours donné des résultats négatifs.

Bronchite glanduleuse. L'herpétisme produit-il dans les glandes de la muqueuse trachéo-bronchique les lésions que l'examen direct permet de constater dans celles des muqueuses pharyngienne et laryngienne ? Cela doit être, puisque ces glandes sont de la même espèce. J'ajoute que la bronchite glanduleuse, caractérisée, comme la pharyngite et la laryngite, par l'accumulation dans les follicules muqueux du produit qu'ils sécrètent, et par l'inflammation partielle de leurs éléments histologiques, est une affection très-commune chez les herpétiques. Cependant on ne la trouve même pas mentionnée dans les traités classiques. Je vais en indiquer les signes principaux, en prenant pour type une des observations que j'ai recueillies.

Obs. — Au mois de juillet 1868, je fus consulté par un jeune homme de 30 ans, pour une affection des voies respiratoires qui remontait à plusieurs années. Ce malade croyait être atteint de phthisie pulmonaire, parce que son frère, plus jeune que lui, et qui m'avait aussi consulté, était mort de cette maladie.

Jusqu'à l'âge de 22 ans, M. X..... n'avait eu qu'une dartre à la jambe droite et de fréquents coryzas accompagnés d'une sécrétion abondante ; mais à cet âge il contracta une syphilis qui guérit promptement par un traitement approprié. Quatre ou cinq ans plus tard, un ictère avec engorgement du foie se déclara. Cette affection céda à l'usage des eaux de Vichy ; puis des hémopthysies survinrent, et, à partir de ce moment, M. X..... n'a pas cessé de tousser. Il n'a plus eu de coryzas depuis l'apparition de l'ictère et des hémopthysies. Lorsqu'il me consulta pour la première fois, il était à peine débarrassé d'un crachement de sang abondant, dont il avait été pris à la suite d'une grande fatigue.

Voici les résultats de mon examen : tempérament sanguin-nerveux, constitution forte, taille élevée, thorax large et bien conformé, muscles assez développés, quoique le malade dise avoir beaucoup maigri ; pytiriasis capitis, quelques pustules d'acné au front et sur la partie antérieure de la poitrine, ulcérations aphtheuses dans la bouche et au pharynx, développement des papilles de la langue et des glandules de la muqueuse bucco-pharyngienne ; le réseau capillaire de cette muqueuse paraît congestionné sur plusieurs points ; voix un peu rauque ; pas de dypsnée ; toux fréquente, profonde, quinteuse parfois, et suivie de l'expulsion de crachats épais, jaunâtres et très-visqueux ; l'expectoration est plus abondante le matin qu'aux autres moments de la journée ; sonorité du thorax normale à gauche, en avant et en arrière ; à droite, sub-matité en avant dans les deux tiers supérieurs, et en arrière-bruit de pot fêlé très-caractérisé dans la fosse sus-épineuse, sub-matité au-dessous ; respiration à peu près normale à gauche, en avant et en arrière ; à droite, en avant, respiration obscure, inspiration courte, quelques râles sous-crépitants, lorsque le malade tousse ; en arrière, dans la fosse sus-épineuse, vers le bord interne de l'omoplate et jusqu'au niveau de la colonne vertébrale, respiration rude, sonore, ayant le caractère tubaire, sans mélange de râles muqueux ; dans les points correspondants à cette respiration caverneuse, résonnance de la voix et pectoriloquie ; dans les parties voisines, la voix perd son caractère caverneux, et le souffle tubaire est remplacé par des râles bulleux ; pas de fièvre, fonctions digestives régulières, sueurs extrêmement abondantes le jour et la nuit.

M. X..... a suivi un traitement hydro-sulfureux à Cauterets pendant trente jours. L'année suivante (juillet 1869), il vint faire une seconde saison ; mais la maladie avait changé complètement de physionomie.

M. X..... avait pris de l'embonpoint ; il ne toussait plus depuis longtemps, et, — chose remarquable, — je ne retrouvai à la percussion et à l'auscultation aucun des phénomènes que j'avais noté l'année précédente. Le malade me dit qu'immédiatement après sa première saison à Cauterets, il avait éprouvé une exacerbation des symptômes bronchiques, qui cédèrent peu à peu, au fur et à mesure qu'une éruption considérable d'acné se développait dans le dos. Cette éruption existait encore, et occupait toute la partie postérieure du tronc. Elle avait les caractères des acnés par hypercrinie et des acnés inflammatoires ; plusieurs pustules étaient énormes. M. X .... a eu aussi une induration du tissu cellulaire de la région fessière, au voisinage du périnée, suivie d'une suppuration abondante. La diaphorèse persistait, et j'ai constaté, du côté de la gorge, une hypertrophie considérable des amygdales et des piliers postérieurs du voile du palais, avec rougeur violacée de la muqueuse pharyngienne; çà et là le réseau vasculaire superficiel de cette muqueuse était dilaté, variqueux; et les glandules, engorgées, formaient de petites masses irrégulières de chaque côté de la paroi postérieure du pharynx. Il y avait aussi des granulations sur la luette. Les papilles de la langue étaient très-développées. Enfin la muqueuse du larynx était également le siége d'une herpétide exanthématique et acnéiforme, d'où l'altération et la raucité de la voix.

Revenons sur les symptômes notés dans l'observation précédente, et examinons leur valeur séméiotique.

1° L'hémopthysie, assez fréquente dans la bronchite glanduleuse, peut provenir des glandes mêmes, par suite de la rupture de quelque vaisseau; mais elle indique plutôt, — surtout quand elle est abondante, — la coïncidence d'une congestion du réseau capillaire de la muqueuse trachéo-bronchique (herpétide exanthématique), ou du réseau capillaire de la portion sécrétante du poumon (hypérémie lobulaire). En effet, dans les bronches, comme au pharynx, l'érythème accompagne le plus ordinairement l'engorgement des follicules muqueux. Quant à l'hypérémie lobulaire, elle ne constitue pas, comme l'érythème, en quelque sorte un élément de la bronchite glanduleuse, par la raison que la portion sécrétante du poumon, de même que les dernières ramifications bronchiques, ne renferme pas de glandes;

2° La toux n'a pas de caractère spécial dans la bronchite glanduleuse;

3° L'expectoration peut aider beaucoup le diagnostic. Les crachats n'ont pas toujours les caractères qu'ils ont présentés dans l'observation que je viens de rapporter. Ils sont parfois rares, petits, arrondis, perlés, analogues aux grumeaux opaques qui caractérisent l'herpétide acnéiforme du pharynx, et composés, comme eux, de mucus, de cellules épithéliales et de globules purulents. Dans tous les cas, quelles que soient la couleur et l'abondance des matières expectorées, celles qui proviennent des glandules engorgées et partiellement enflammées sont remarquables par leur viscosité et la petite quantité de pus qu'elles renferment.

Selon J. Copland, la viscosité des matières expectorées indique une certaine intensité de l'inflammation (1). Si cette assertion était exacte, l'inflammation dominerait dans la bronchite glanduleuse; or il n'en est point ainsi.

En général, dans les affections bronchiques, une expectoration incolore, transparente, filante, spumeuse à la surface, et assez semblable à du blanc d'œuf délayé dans de l'eau, ou à de l'eau de savon épaisse, indique une hypersécrétion pure et simple des bronches (bronchorrhée, catarrhe pituiteux de Laennec); tandis que les crachats cuits, épais, opaques, visqueux et collants, d'un blanc nacré ou mat, jaunes ou verdâtres, prouvent que la sécrétion est non-seulement exagérée, mais altérée dans sa nature. Je rattache cette expectoration à un état pathologique des glandules muqueuses, identique à celui des glandes du pharynx dans l'herpétide acnéiforme, c'est-à-dire que l'affection participe à la fois des acnés par hypercrinie et des acnés inflammatoires.

Dans la bronchite aiguë, les crachats peuvent être également visqueux et adhérer aux parois du vase qui les reçoit; mais l'existence de la fièvre et la marche de la maladie serviront à établir le diagnostic. Étudiés au microscope, ces crachats muqueux contiennent, d'après M. Schützemberger, des débris d'épithélium pavimenteux ou cylindrique, de jeunes cellules finement granulées en quantité considérable, ce qui indique une exfoliation épithéliale, plus active qu'à l'état normal, entraînant, non-seulement la chute des cellules vieilles, mais aussi celle des cellules épithéliales en voie de formation. Le plasma lui-même est expulsé sous forme d'une matière albumineuse plus ou moins liquide (2).

Lorsque le pus domine dans l'expectoration, — signe de la bronchite chronique ordinaire, — les crachats sont moins visqueux. M. Durand-Fardel dit, avec juste raison, qu'on peut établir, comme fait général, que la viscosité est d'autant moindre que les caractères puriformes se trouvent plus prononcés (3). D'un autre côté, Copland fait remarquer que plus la matière de l'expectoration se rapproche de l'état purulent, moins elle se mélange à l'eau (4).

(1) *Dictionnary of pratical médecine*. London 1858.

(2) *Recherches sur la composition de l'expectoration et sur sa valeur séméiotique dans quelques affections de poitrine*. Strasbourg 1858.

(3) *Op. cit.*, t. 1, p. 460.

(4) *Op. cit.*

Il est si facile, d'après les signes sthétoscopiques, de confondre la bronchite glanduleuse arrivée à un certain degré avec la phthisie pulmonaire, qu'on ne saurait trop tenir compte des signes fournis par l'expectoration dans ces deux états pathologiques.

La description la plus complète qui ait été donnée des matières expectorées par les phthisiques, est certainement celle de M. Louis. « De blancs, muqueux et plus ou moins aérés, les crachats deviennent verdâtres, opaques, sont dépourvus d'air et striés de lignes jaunes plus ou moins nombreuses, qui les rendent parfois comme panachés. Quelquefois on y rencontre des parcelles d'une matière blanche, opaque, semblable, suivant la remarque de Bayle, à du riz cuit ; mais ces parcelles se montrent bien moins souvent que les stries. Plus tard, ces stries et ces parcelles disparaissent dans le plus grand nombre des cas ; les crachats sont alors homogènes et ont une forme arrondie et comme lacérée au pourtour. Ils sont lourds, plus ou moins consistants, ne gagnent pas toujours le fond de l'eau, et flottent même assez fréquemment à la surface d'un liquide clair. Après s'être montré plus ou moins longtemps d'un jaune verdâtre, ils prennent une teinte grisâtre et un aspect sale, assez analogue à celui de la matière contenue dans les excavations tuberculeuses anciennes.

Ces changements se passent ordinairement peu de jours avant la mort ; alors les crachats perdent une partie de leur consistance, forment une sorte de purée, et sont quelquefois souillés de sang et entourés d'une auréole rose (1). »

Ces caractères, si exacts qu'ils soient, ne suffisent point pour distinguer la tuberculisation pulmonaire de la bronchite glanduleuse et surtout de la bronchite chronique ordinaire, dans laquelle les crachats sont souvent purulents et semblables à ceux décrits par l'éminent clinicien de l'Hôtel-Dieu.

Le seul moyen connu jusqu'à présent de reconnaître sûrement les crachats de la phthisie, c'est de constater avec le microscope la présence des *fibres élastiques* dans la matière de l'expectoration. « Ces fibres, disent MM. Hérard et Cornil, sont, en général, petites, minces, isolées et disséquées, reconnaissables à leur double contour parfaitement net, à leur direction sinueuse ou en vrille, et surtout à leur résistance à l'acide acétique. Lorsqu'elles sont

(1) *Recherches anatomiques, pathologiques et thérapeutiques sur la phthisie.* 1843.

réunies en faisceaux, affectant la forme alvéolaire qu'elles présentent dans le poumon, elles sont encore plus faciles à reconnaître. Lorsqu'il y en a peu, un bon moyen pour les mettre en évidence, est de traiter les crachats par l'acide acétique, qui dissout le pus et ne les altère en rien. Les fibres élastiques, ainsi constatées dans les crachats, ne peuvent être rapportées qu'à une destruction ulcérative du poumon, des bronches ou de la trachée. Or le nombre de maladies, autres que la tuberculose, qui produit de pareilles destructions, est très-restreint : c'est principalement la gangrène, rarement un infractus hémoptoïque, en sorte qu'on pourra, après l'élimination préalable de ces deux affections, annoncer, par le seul examen des crachats, qu'il y a formation récente d'excavations tuberculeuses (1). »

Ce moyen, entrevu par Simon, Vogel, Bulkmann et Lebert, avait été indiqué déjà par Schroder Van der Kok, avant MM. Hérard et Cornil (1850). En effet, le savant professeur d'Utrecht avait observé au microscope, dans les crachats des phthisiques, des fibres particulières constantes qu'il a reconnues pour être des fibres de tissu élastique entourant les cellules pulmonaires ; et, d'après lui, ces fibres se retrouvent dans l'expectoration de tous les phthisiques, quelle que soit l'époque de la maladie. Toutefois c'est surtout quand la caverne est à son début que les fibres sont plus abondantes ; elles en sont un signe certain ; plus la caverne se creuse, moins les fibres deviennent apparentes (2).

M. Schützemberger avait conclu aussi de ses recherches (1858), que la présence des fibres élastiques dans l'expectoration avait une véritable importance diagnostique, puisqu'elle permettait d'affirmer l'existence d'une affection tuberculeuse à sa deuxième période. D'après le même observateur, toutes les parties de l'expectoration ne contiennent pas des fibres élastiques, et il indique le procédé suivant pour faciliter leur recherche : mélanger une certaine quantité de la matière expectorée à de l'eau dans un flacon, puis agiter la masse, de manière à désagréger les crachats ; alors les parties les plus denses qui, sous la forme de filaments, gagnent le fond de l'eau, sont celles qui contiennent la plus forte proportion d'éléments élastiques (3).

(1) *De la phthisie pulmonaire.* 1867, p. 396.

(2) Schroder Van der Kok, *Sur la présence des fibres élastiques dans les crachats des phthisiques* (Revue médicale, 1850).

(3) *Op. cit.*

4° L'auscultation fournit souvent des signes qui pourraient faire croire à l'existence d'une caverne tuberculeuse, comme dans le fait précédent, tandis que les phénomènes observés se rapportent simplement à une dilatation bronchique ; et l'erreur est d'autant plus facile que, dans la grande majorité des cas, c'est vers la partie supérieure des poumons que les bruits anormaux se produisent. « On comprend, dit M. Barth, combien il est important de poser un diagnostic précis, toutes les fois qu'il s'agit d'une affection qui entraîne de si graves conséquences ; et s'il est urgent de reconnaître les tubercules, quand ils existent, il est non moins intéressant en pratique de ne pas les admettre, quand ils n'existent pas ; en un mot, il faut éviter de confondre, avec une maladie aussi souvent mortelle que la phthisie pulmonaire, un état morbide curable, ou qui, du moins, peut durer nombre d'années sans danger sérieux pour la vie. »

Quand la bronchite glanduleuse s'accompagne d'une bronchectasie, — et cela est très-commun, — l'oreille perçoit un souffle caverneux, du gargouillement et même de la pectoriloquie. Mais ces bruits n'ont pas tout à fait les mêmes caractères que dans la phthisie. Le gargouillement est moins circonscrit, moins fort, à bulles moins fines ; quant au souffle caverneux et à la pectoriloquie, au lieu d'être localisés, comme dans la caverne tuberculeuse, ils occupent une surface plus large, souvent même ils s'étendent du sommet du poumon jusqu'à la colonne vertébrale, ou d'un poumon à l'autre.

Bien des théories diverses ont été émises sur le mode de formation des dilatations bronchiques. Elles ont été attribuées successivement : 1° à une phlegmasie chronique de la muqueuse des bronches, (Andral, William Stokes, Cruveilhier, Barth, C.-J. Williams) ; 2° à la pression produite par l'accumulation et le séjour prolongé des mucosités, (Laennec, Fauvel, Grisolle, Barthez et Rilliet) ; 3° à l'action de l'air emprisonné dans les bronches et exerçant contre leurs parois une pression expansive, (Laennec, C.-J. Williams, Beau et Maissiat, Mendelssohn, Rokitansky) ; 4° à la traction extrà-bronchique effectuée par l'induration et le retrait du tissu pulmonaire, (Barthez et Rilliet), ou par un tissu fibreux nouveau qui engaînerait un tuyau bronchique, (Corrigan, Leudet, Luys) ; 5° à l'influence des adhérences pleurétiques, (Gombault, Barth,)

Je ne dois point discuter ici la valeur de ces théories ; je dirai seulement que, dans la bronchite glanduleuse, les ectasies me paraissent résulter surtout de l'état pathologique de la muqueuse, l'accumulation des sécrétions n'agissant que secondairement. On sait que, dans l'herpétide exanthématique et dans l'herpétide acnéiforme du pharynx, ce dernier, au lieu d'être gonflé, rétréci, est parfois atrophié et dilaté ; or la cause essentielle de cette dilatation atrophique réside évidemment dans les altérations primitives de nutrition. Pourquoi donc n'en serait-il pas de même du côté des bronches ?

La bronchectasie n'accompagne pas toujours la bronchite glanduleuse, dont elle doit être considérée comme le dernier degré; alors les signes précédents manquent, et l'auscultation donne les mêmes résultats que dans la bronchite ordinaire. Enfin il est assez ordinaire qu'une congestion pulmonaire coïncide avec la bronchite glanduleuse. J'en ferai connaître les symptômes plus loin;

5° Un symptôme qui pourrait induire en erreur et faire croire à l'existence de la tuberculose, quand il n'existe qu'une bronchite glanduleuse, c'est l'altération de la voix. Mais il sera facile, au moyen du laryngoscope, de décider si le larynx est le siége d'une affection tuberculeuse ou simplement herpétique;

6° En général, la bronchite glanduleuse est loin de présenter des phénomènes généraux aussi graves, un tableau aussi inquiétant que la phthisie. Néanmoins il ne faut pas oublier qu'il y a une espèce de tuberculose apyrétique, à marche lente, même lorsque la fonte des tubercules s'est opérée et a produit une perte de substance dans le tissu pulmonaire, qui pourrait rendre le diagnostic douteux;

7° Les antécédents du malade, la coïncidence ou l'alternance d'une ou plusieurs autres herpétides, soit cutanées, soit muqueuses, avec l'affectiou bronchique, sont des éléments précieux de diagnostic qu'on ne doit pas négliger, en ne perdant jamais de vue toutefois que la phthisie pulmonaire est une manifestation ultime de l'herpétisme, et que ces deux maladies peuvent s'engendrer réciproquement par l'hérédité.

Névrose (*Asthme*). — Dans un article très-remarquable du *Nouveau Dictionnaire de médecine et de chirurgie pratiques*, le professeur G. Sée s'exprime ainsi, au sujet de l'asthme dartreux (1) :

(1) T. III, p. 663.

« C'est à Bouillaud qu'appartient le mérite d'avoir, le premier, signalé et prouvé l'asthme dartreux (1). Un homme était depuis longtemps atteint d'une dartre qui se flétrit et disparut sans cause connue ; en même temps il fut pris d'une dyspnée qui bientôt devint extrême. C'était la première fois qu'il éprouvait cet accident; l'examen le plus attentif ne put faire découvrir, dans aucun organe, de cause appréciable. Après l'application de sangsues sur la poitrine et d'un vésicatoire sur la surface dartreuse, la respiration devint libre.

» Voilà un exemple qui peut servir de type à l'asthme dartreux. Avant notre illustre clinicien, Sauvages avait déjà indiqué l'asthme exanthématique. Cullen admet l'asthme spontané, exanthématique et pléthorique ; mais où sont les preuves?

» Chez une malade observée par Trousseau, les attaques d'asthme coïncidaient avec l'apparition d'une éruption ortiée. Les attaques duraient deux mois consécutifs, et quand l'urticaire disparaissait, l'oppression augmentait invariablement; de sorte qu'on était en droit de supposer que l'asthme était produit par l'exanthème qui se manifestait dans les bronches.

» En général, l'asthme, d'après Trousseau, est une névrose diathésique, c'est-à-dire qu'il est très-rare que cette affection ne se lie pas à l'existence d'une diathèse.

» Cette doctrine, manifestement exagérée, l'est plus encore par le docteur Duclos, de Tours, qui a cherché à établir que, chez tous les asthmatiques, il y avait une diathèse herpétique, une poussée eczémateuse des bronches. L'asthme serait une psore bronchique dont les variétés ont leurs représentants dans les dermatoses : c'est tantôt l'urticaire des bronches, éruption fugace, *voltigeante;* tantôt la forme érythémateuse, se caractérisant par l'accès d'asthme plus persistant, plus long, en quelque sorte rémittent; tantôt l'eczéma, asthme continu avec sécrétion considérable des bronches. Quant aux accès intermittents, ce sont des poussées périodiques de la dartre. L'asthme est donc une affection herpétique aiguë des voies respiratoires. Après ces déclarations si formelles, on devait s'attendre à une preuve quelconque; or, dans tout ce mémoire si affirmatif, on ne trouve que deux faits relatés à l'appui de la théorie : une enfant de sept ans et demi fut prise

(1) Nous verrons plus loin que cette affection a été prouvée bien longtemps avant Bouillaud.

d'accès d'asthme très-intenses et répétés avec emphysème pendant plus de quinze mois; or cette enfant n'a jamais eu que quelques éruptions furfuracées dans la première enfance. Une dame, âgée de trente-huit ans, eut autrefois du pytiriasis capitis, et fut prise, longtemps après, d'un asthme.

» Un peintre en bâtiments eut, en 1859, un eczéma chronique des oreilles, qui avait disparu presque complètement, lorsqu'en 1861, il fut pris subitement d'asthme (Guéneau de Mussy).

» Mon excellent collègue Moutard-Martin a bien voulu me communiquer deux observations d'asthme dartreux qui *succéda* à une éruption eczémateuse, l'un immédiatement, l'autre au bout de six ans.

» Les faits que j'ai été à même de recueillir m'ont prouvé l'exagération, mais aussi la vérité de la doctrine de l'asthme dartreux. Tous les degrés intermédiaires peuvent se présenter, depuis le catarrhe et l'asthme catarrhal jusqu'à l'asthme sec. Chez six adultes et un enfant, c'est le catarrhe qui dominait, coïncidant avec l'eczéma; chez neuf enfants, il s'agissait d'accès d'asthme bien caractérisés, ordinairement à forme humide.

» Tous ces malades étaient atteints d'eczéma chronique simple ou lichénoïde, parfois déjà en voie de guérison; la coïncidence était la règle, la métastase ne put être invoquée qu'une seule fois; la succession des deux affections, après un long intervalle, n'est mentionnée que trois fois.

» Tant qu'il s'agit d'une exsudation catarrhale, on peut supposer un eczéma des bronches, coïncidant ou alternant avec la dartre; l'éruption serait de même nature sur les téguments internes que sur la peau.

» Lorsque le principe dartreux produit l'asthme vrai, on ne peut invoquer qu'une excitation cutanée se propageant au bulbe, et de là aux nerfs moteurs de la respiration; cette irritation de la peau est surtout manifeste dans les dermatoses prurigineuses. Si elle disparaît subitement, il ne reste que l'hypothèse de la métastase ou d'une altération du sang, résultant de la rétention des principes morbides; mais cette lésion humorale, hypothétique, ne saurait, en aucun cas, persister indéfiniment; les éléments étrangers au sang s'éliminent rapidement. C'est donc à un vice de nutrition des tissus nerveux qu'il faudrait rapporter l'asthme succédant tardivement à l'eczéma; mais jusqu'ici ces modifidations des organes et des humenrs nous sont inconnues. »

Je ne crois pas aux accès d'asthme réflexes par irritation morbide de la peau, parce que, la question de physiologie pathologique à part, la clinique prouve le contraire; c'est-à-dire que l'asthme vrai se montre chez les dartreux quand les manifestations cutanées n'existent pas ou ont à peu près disparu, et que l'intensité des accès est ordinairement en raison inverse des lésions externes. Les faits contraires sont exceptionnels et ne se rencontrent que dans la *cachexie herpétique*, alors que la viciation du sang par les déchets de la désassimilation a atteint son plus haut degré. Je trouve, dans l'article même de M. Sée, la preuve de mes assertions. En effet, dans l'observation de Bouillaud, la dyspnée se déclara à la suite de la disparition d'une dartre, et la respiration ne devint libre que lorsqu'un vésicatoire eût été appliqué sur la surface dartreuse; dans celle de Trousseau, quand l'urticaire disparaissait, l'oppression augmentait invariablement; les deux malades dont parle M. Duclos ont été pris d'asthme longtemps après la disparition d'herpétides cutanées, presque insignifiantes; le peintre qui fait le sujet de l'observation de M. Guéneau de Mussy eut d'abord un eczéma chronique des oreilles, puis des accès d'asthme; chez les deux malades de M. Moutard-Martin, l'asthme succéda aussi à une éruption eczémateuse, immédiatement chez l'un, au bout de six ans chez l'autre; enfin M. Sée lui-même dit que, parmi les asthmatiques qu'il a observés, les uns étaient atteints d'eczéma chronique en voie de guérison, les autres furent pris d'accès d'asthme longtemps après la disparition de l'affection cutanée.

On trouve signalés dans beaucoup d'écrits ces rapports de succession entre la dartre et l'asthme : ainsi, Vieussens parle d'une malade chez laquelle de forts accès d'asthme ne cessèrent que lorsqu'il survint chez elle un pytiriasis (1); un malade de Bordeu éprouvait les symptômes de l'asthme dès que disparaissait une dartre située vers la région diaphragmatique (2); Biett a vu, chez un jeune homme, une éruption pustuleuse alterner avec un asthme convulsif (3); Cazenave a soigné un malade chez lequel, lors de l'apparition d'un eczéma aux jambes, cessa une oppression qui, depuis sept années, n'avait pas permis, pendant une seule

(1) *Œuvres*, t. II, p. 84.
(2) *Maladies chroniques. Œuvres*, t. II, p. 206.
(3) *Dictionn. en trente vol.*, t. II, p. 169.

nuit, le décubitus dorsal (1); un homme de 46 ans fut débarrassé d'un asthme de huit années par l'apparition d'un vaste eczéma (2), etc.

J'ai recueilli plus de cinquante observations d'asthme dartreux; or, chez les deux tiers environ des malades, l'affection avait succédé à des herpétides cutanées ou alternait avec elles; chez les autres, ou l'herpétisme externe n'avait jamais existé, ou ses manifestations avaient été insignifiantes, ou enfin l'asthme coïncidait avec une dermatose, et, dans ce cas, il revêtait ordinairement la forme catarrhale.

Si des accès d'asthme succèdent immédiatement à la disparition d'une dermatose, M. Sée paraît admettre, comme dans la goutte, la métastase sur le système nerveux central de principes morbides qui vicient le sang; mais ceux-ci étant éliminés rapidement, ajoute-t-il, c'est à une nutrition vicieuse du tissu nerveux qu'il faut rapporter l'asthme succédant tardivement à un eczéma (3). Cette dernière opinion ne me semble pas acceptable, attendu qu'une altération du système nerveux central entraîne des troubles fonctionnels continus; on se trouve alors en présence d'une dyspnée pseudo-asthmatique, et non de l'asthme proprement dit.

Suivant M. Sée, l'impression qui détermine les mouvements respiratoires dans l'accès d'asthme d'origine nervo-motrice (le seul qui me paraît se rattacher à l'herpétisme) part ordinairement des extrémités du nerf vague, gagne par voie centripète le nœud vital, et se réfléchit par la moelle épinière sur le nerf phrénique et les nerfs intercostaux, de manière à produire une inspiration tétaniforme (4). Par conséquent une irritation de la membrane épithéliale de la muqueuse bronchique, ou une simple excitation des expansions terminales du nerf vague suffit pour provoquer des ac-

(1) *Union médicale de la Gironde,* 1867, p. 366.

(2) *Id.*

(3) Voici comment il s'exprime au sujet de l'asthme goutteux : « Parmi les conditions qui s'imposent à l'asthme, considéré comme une manifestation de la goutte, la plus importante est la coïncidence parfaite de la disparition de l'arthrite avec le début de la dispnée, et le retour des phénomènes articulaires après la cessation de l'attaque. A ce critérium on peut reconnaître l'asthme goutteux; *c'est donc une véritable métastase du principe goutteux sur le système nerveux central; or la matière morbide ne saurait être que le sang chargé d'acide urique.*» *(Loc. cit., p. 666).*

(4) *Loc. cit., p.* 630.

cès d'asthme ; et c'est précisément de cette façon que peuvent agir les principes excrémentitiels dont la surabondance dans le sang constitue l'herpétisme.

On a vu précédemment que les affections bronchiques qui procèdent de cette maladie constitutionnelle sont, d'après moi, la bronchite simple, l'érythème, la bronchorrhée et la bronchite glanduleuse. M. Duclos pense que l'urticaire, l'érythème et l'eczéma peuvent se développer sur la muqueuse des bronches; mais ni l'analogie ni l'observation directe ne justifient cette opinion. Je sais bien que, dans certains catarrhes d'origine dartreuse, les crachats contiennent une quantité considérable de jeunes cellules épithéliales, ce qui semblerait indiquer que la surface muqueuse est le siége d'une exfoliation analogue à celle que présentent certaines herpétides sécrétantes de la peau ; mais ce caractère n'est pas suffisant pour faire admettre l'existence dans les bronches d'une herpétide semblable. C'est d'ailleurs un problème qui a besoin d'être étudié à nouveau.

Les herpétides bronchiques dont il a été question jusqu'à présent peuvent-elles déterminer des accès d'asthme? Sans aucun doute; et alors l'asthme est catarrhal, par conséquent continu, avec des alternatives d'exacerbation et de rémission, et accompagné d'une expectoration plus ou moins abondante. J'ai vu plusieurs fois cette affection avoir la marche suivante: les narines devenaient le siége d'une congestion intense, de démangeaisons, d'éternuements, puis d'un écoulement considérable; la sécrétion lacrymale augmentant aussi, les yeux s'injectaient et les caroncules se gonflaient; au bout d'un temps qui variait depuis douze jusqu'à vingt-quatre heures, la congestion gagnait les joues, le palais, la gorge, jusqu'aux trompes d'Eustache, puis l'asthme apparaissait. Parfois même, le coryza initial avait disparu lorsque l'affection bronchique se déclarait.

L'asthme vrai, proprement dit, appelé aussi asthme nerveux, est indépendant de toute congestion et de toute inflammation du côté de la muqueuse bronchique. C'est donc une herpétide sans lésions apparentes, c'est-à-dire une névrose; et je ne vois pas que, dans cette forme, la physiologie de l'élément dyspnéique diffère de celle qui s'applique à la forme précédente. Dans l'une comme dans l'autre, en effet, les expansions terminales du nerf vague à la surface bronchique sont le point de départ des accès.

On n'a pas oublié que, sous l'influence de l'herpétisme, la muqueuse du pharynx est quelquefois le siége de phénomènes d'un ordre réflexe qui constituent la *dyspharyngie* ou *pharyngisme*, et que ces phénomènes consistent en une gêne, une sorte de constriction, avec besoin presque incessant d'avaler et de râcler. Or l'explication de cet état spasmodique du pharynx me paraît bien simple : l'impression communiquée aux expansions terminales des filets sensitifs de la muqueuse se réfléchit sur les filets moteurs des muscles du pharynx ; et l'on sait que ces deux espèces de filets nerveux sont fournis par le nerf vague, dont les rameaux s'anastomosent avec des rameaux venus du glosso-pharyngien et du ganglion cervical supérieur pour former le plexus pharyngien. Il m'est arrivé plusieurs fois de produire le spasme du pharynx, même à un haut degré, par des cautérisations superficielles de sa muqueuse avec le nitrate d'argent. Suivant moi, le mécanisme de l'accès d'asthme est analogue à celui du pharyngisme, c'est-à-dire que l'excitation des expansions terminales des filets sensitifs du nerf vague, dans sa portion thoracique, se réfléchit sur les filets moteurs qui se distribuent à la couche musculaire des bronches, et détermine la contraction spasmodique de ces conduits (1). J'ajoute, pour compléter le rapprochement : 1° que l'érythème et l'herpétide acnéiforme des bronches peuvent provoquer le spasme bronchique (asthme catarrhal), de même que l'érythème du pharynx et l'angine glanduleuse s'accompagnent le plus souvent de dyspharyngie ; 2° que l'asthme indépendant de toute autre herpétide de la muqueuse bronchique revêt le plus ordinairement la forme intermittente, comme le pharyngisme sans granulations, du moins peu prononcées, ou sans congestion du réseau capillaire de la muqueuse.

M. Sée combat en ces termes la théorie du spasme bronchique :

« L'argument physiologique invoqué en faveur de la théorie peut se résumer ainsi : les fibres musculaires des bronches sont contractiles ; en se contractant elles rétrécissent le calibre des tuyaux bronchiques ; de là la difficulté de l'introduction de l'air dans le poumon, et la dyspnée caractéristique. Un pareil obstacle

(1) La couche musculaire des bronches, discontinue dans les bronches primaires, presque continue dans les bronches secondaires, continue dans les bronches tertiaires et les bronches terminales, c'est-à-dire dans celles qui mesurent 0m001 à 0m0003 et au-dessous, reçoit une quantité considérable de filets émanés du nerf vague.

diminuerait nécessairement la quantité d'air inspiré ; mais nous savons qu'au contraire le poumon est manifestement distendu ; il y a donc là une hérésie clinique, et je me hâte d'ajouter qu'elle est greffée sur une interprétation forcée de l'expérimentation physiologique. En effet, de ce que les fibres musculaires des bronches se contractent, de ce que leurs contractions ont été constatées par Longet sur les grands animaux, tels que le bœuf et le cheval, il ne s'ensuit pas que la contraction, qui d'ailleurs n'a jamais pu être vérifiée sur les autres espèces, soit assez puissante pour influencer le calibre du tuyau bronchique. Notre éminent physiologiste n'a jamais formulé cette conclusion ; elle serait du reste en opposition formelle avec les expériences de Wintrich, qui n'a jamais vu, même sur les animaux de grande taille, le manomètre introduit dans la trachée pendant l'électrisation du nerf vague subir la moindre oscillation significative ; lorsque, par hasard, le mercure monte dans le tube manométrique, l'ascension est brusque et ne peut pas dépendre de la contraction d'un muscle lisse ; car, ainsi que Longet l'a vu et démontré, celle-ci est lente, graduelle, et réclame un certain temps pour s'accomplir (Helmhotz). La doctrine du spasme est donc en contradiction manifeste avec les lois de la physiologie, avec les faits cliniques (1). »

Je ferai, à mon tour, les objections suivantes au savant professeur :

La percussion démontre, en effet, que le poumon est dilaté pendant l'accès d'asthme ; mais en supposant que le calibre des tuyaux bronchiques soit rétréci, il doit y avoir stagnation non-seulement de l'air, — ce que d'ailleurs M. Sée reconnaît lui-même, — mais aussi des principes volatiles sécrétés par le poumon, c'est-à-dire de l'acide carbonique, de l'azote et de la vapeur d'eau, d'où la dilatation des vésicules pulmonaires. Point n'est besoin, par conséquent, pour expliquer l'emphysème asthmatique, de supposer, avec M. Sée, que *la fatigue et la paralysie succèdent à l'excitation du nerf vague (2).*

Je dirai même que la manière dont M. Sée interprète la formation de l'emphysème asthmatique contredit sa théorie de l'asthme ; car, dans les accès d'origine réflexe qui auraient la peau pour point de départ, les *divers nerfs périphériques remplaçant le nerf*

(1) *Loc. cit.*, p. 628.
(2) *Id.*, p. 637.

vague (1), la dilatation des vésicules pulmonaires ne devrait pas se produire, puisqu'elle est sous l'influence immédiate de ce dernier, d'après M. Sée. Alors de deux choses l'une : ou l'accès d'asthme par excitation centripète des nerfs périphériques est une hypothèse purement gratuite, ou il ne s'accompagne pas d'emphysème.

M. Sée, invoquant les expériences de Wintrich, prétend que la théorie du spasme bronchique est en contradiction manifeste avec les lois de la physiologie; mais je lui opposerai les expériences si concluantes et en quelque sorte classiques de Williams : « le poumon n'est pas seulement élastique, dit l'auteur d'un traité élémentaire de physiologie justement estimé. Les conduits dans lesquels circulent l'air sont pourvus de fibres contractiles, de nature musculaire. Ces fibres entourent les petites bronches d'une tunique continue; on les trouve aussi dans la trachée, mais elles n'y existent plus que dans l'intervalle qui sépare les extrémités des cartilages incomplets. On peut mettre en évidence la contractilité des bronches à l'aide du galvanisme. Les petites bronches se prêtent mieux que les grandes bronches à ce genre d'expériences. On peut aussi, à l'exemple de M. Williams, rendre le fait très-évident, en multipliant pour ainsi dire le phénomène. A cet effet, on prend un poumon sur un chien qu'on vient de mettre à mort, on lie la bronche principale de ce poumon sur un tube métallique, puis suspendant verticalement le poumon, on remplit d'eau colorée ce dernier et le tube, dont la partie supérieure est en verre et graduée. Cela fait, on dirige un courant galvanique puissant ou un courant d'induction au travers du poumon, en appliquant l'un des pôles de la pile ou de l'appareil inducteur sur la surface du poumon, et l'autre pôle sur la partie métallique du tube. Le liquide contenu dans le poumon ne tarde pas à s'élever dans le tube gradué, poussé vers le haut par la contraction des bronches stimulées par le courant (2). »

Une dernière objection à M. Sée : vous attribuez les différents râles de l'asthme à la présence du mucus dans les bronches, et vous dites, à propos de l'emphysème asthmatique, que *la sécrétion muqueuse est tardive et succède manifestement à l'emphysème* (3).

(1) Sée, *loc. cit.*, p, 630.

(2) Béclard, *Traité élémentaire de physiologie humaine*, 5e éd., p. 343.

(3) *Loc. cit.*, p. 687.

Comment donc expliquer les râles sibilants et ronflants qui accompagnent si souvent l'asthme à son début, alors qu'il n'y a aucune sécrétion, si ce n'est par la contraction spasmodique des bronches ?

En résumé : l'asthme est un spasme des tuyaux bronchiques d'origine réflexe, qui a son point de départ dans les expansions terminales des fibres sensitives du nerf vague à la surface de la muqueuse, d'où l'impression se transmet aux filets moteurs fournis par le même nerf à la couche musculaire des bronches. Chez les herpétiques ce spasme peut coïncider avec une herpétide exanthématique ou acnéiforme de la muqueuse, et produire ainsi l'asthme catarrhal, ou être indépendant de toute lésion, et constituer l'asthme vrai, appelé aussi asthme nerveux.

§ 2.

Herpétides de la portion sécrétante de l'appareil respiratoire
(Lobules, vésicules.)

Je rappellerai que la glande pulmonaire et les tubes sécréteurs sont composés, de dehors en dedans, d'une membrane fondamentale connective, continuation de la tunique fibreuse des bronches, d'un réseau capillaire excessivement serré, à mailles très-étroites, provenant de l'artère pulmonaire, et d'une couche d'épithélium pavimenteux, structure semblable à celle des glandes en grappe. Toutefois l'existence d'un épithélium à la surface interne des vésicules pulmonaires est une des questions les plus controversées de l'histologie. Ainsi Rainey ne croit pas à la continuité de la muqueuse jusque dans les lobules pulmonaires, et il pense que, dans les ramifications ultimes, les vaisseaux sanguins sont réunis seulement par des fibrilles interposées. D'après Sommering et Magendie, les parois des cellules pulmonaires sont constituées seulement par le réseau vasculaire, ce qui fait que le contact entre le sang et l'air atmosphérique est aussi parfait que possible. Pour certains anatomistes, l'épithélium des vésicules pulmonaires est discontinu et n'existe que dans l'intervalle des capillaires. Pour d'autres, au contraire, il est continu, mais il subit au niveau des capillaires une modification spéciale. Enfin, suivant une dernière opinion, qui me paraît être la vraie, d'après ce qu'on observe chez le fœtus bien plus facilement que chez l'adulte, l'épithélium des lobules et des vésicules pulmonaires se compose de petites cellules polygonales, aplaties, régulières et pourvues d'un noyau.

Quoiqu'il en soit, le fait important pour l'étude des localisations de l'herpétisme dans la portion sécrétante du poumon, c'est que la glande proprement dite, c'est-à-dire le lobule pulmonaire jouit d'une élasticité en rapport avec ses fonctions, et est pourvu d'un réseau capillaire à mailles très-étroites, séparé du contact immédiat de l'air par une simple couche de cellules. Or ce réseau se congestionne souvent dans la diathèse dartreuse, comme cela arrive du côté de la muqueuse des canaux excréteurs de l'appareil respiratoire (bronches, trachée, larynx, pharynx, fosses nasales). C'est pourquoi je pourrais donner, par analogie, à cette congestion le nom d'*érythème* ou *herpétide exanthématique*.

Congestion pulmonaire. — J'ai publié, dans ma *Revue médicale des Eaux de Cauterets (1864)*, sur la congestion chronique des poumons envisagée d'une manière générale, une étude d'anatomie et de pathologie que je vais reproduire ici.

Malgré sa fréquence et son influence incontestable sur le développement et la marche de certaines maladies graves, la congestion chronique des poumons est une des moins connues par les praticiens et des plus incomplètement décrites par les nosographes. Il y a surtout une espèce de congestion pulmonaire chronique qui présente souvent de grandes difficultés dans le diagnostic, et que l'on confond journellement avec la tuberculisation pulmonaire commençante. M. Bouchut est jusqu'à présent, je crois, le clinicien qui a donné la description la plus complète de cet état morbide. Plusieurs observations recueillies à la station thermale de Cauterets me permettront d'ajouter quelques remarques à celles du savant médecin de l'hôpital des enfants. D'ailleurs, j'envisagerai ici la congestion chronique des poumons sous toutes ses faces, le plus succinctement qu'il me sera possible.

On sait que la congestion des poumons est souvent le résultat des embarras de la circulation suscités par les maladies organiques du cœur, des gros vaisseaux, ou d'autres causes physiques qui apportent un obstacle à la petite circulation pulmonaire. Il n'est pas rare de voir cette hypérémie passive s'accroître subitement après être restée stationnaire pendant un temps plus ou moins long, et déterminer des hémorrhagies interstitielles considérables, de véritables coups de sang dans le poumon. M. Bricheteau a fait remarquer avec raison que l'épanchement sanguin qui constitue l'apoplexie pulmonaire a le plus souvent une origine ancienne, et qu'il n'est en réalité que la dernière période de funestes congestions qui se sont accrues peu à peu sous l'influence d'une cause physique permanente (1).

Les altérations de tissu propres aux congestions des poumons produites par une cause mécanique présentent plusieurs degrés que je crois devoir indiquer, parce que leur connaissance me semble indispensable pour l'étude des hypérémies pulmonaires de nature herpétique.

Lorsqu'une maladie du cœur, telle que l'insuffisance de ses valvules, l'hypertrophie de ses ventricules, le rétrécissement des orifices, principalement du côté des cavités gauches, ou un noyau tuberculeux, détermine le reflux du sang dans le parenchyme pulmonaire, il en résulte des lésions dont la nature et l'étendue sont subordonnées aux embarras de la circulation.

L'état pathologique le plus simple consiste dans la surcharge, la plénitude des petits vaisseaux : alors les vésicules pulmonaires, hypérémiées outre mesure, s'affaissent, et le parenchyme fluxionné devient moins contractile. Son tissu, qui ne porte aucune trace d'infiltration sanguine, est plus dur et moins crépitant qu'à l'état normal ; il surnage plus faiblement le liquide dans lequel on le plonge ; les surfaces incisées sont lisses, poreuses, et laissent échapper un peu de sang qui provient des cellules.

Ce sont les effets d'une congestion simple, ou sans épanchement, que j'appelle aussi *congestion sèche.*

Mais si l'embarras de la circulation est assez grand pour amener l'extravasation du sang et la rupture des petits vaisseaux engorgés, il survient des désordres que les pathologistes ont très-bien décrits. Ainsi, dans un premier degré, le tissu cellulaire et les vésicules du parenchyme pulmonaire, infiltrés et dilatés, ressemblent à une rate congestionnée et un peu distendue par le sang, d'où la dénomination de *splénisation* par laquelle on désigne cet état pathologique. Le tissu, d'un rouge vineux, violacé, peu foncé en couleur, laisse écouler par la pression une petite quantité de bouillie rougeâtre, et il surnage faiblement le liquide dans

(1) *Traité sur les maladies chroniques qui ont leur siége dans l'appareil respiratoire,* p. 557.

lequel on le plonge ; quelquefois même il finit par gagner le fond du vase. Ce qui caractérise principalement ce premier degré, c'est que la trame pulmonaire n'est pas détruite, et que le tissu vésiculaire ou intervésiculaire est seul rempli par le sang. « Dans l'état pathologique que nous appelons *splénisation*, dit M. Bricheteau, les poumons sont gorgés et comme infiltrés de sang ou de mucosités sanguinolentes ; le parenchyme est spongieux et presque toujours ramolli, il se déchire facilement, mais il n'offre aucune partie indurée ou hépatisée. Soumis à des lavages successifs, il ne paraît nullement altéré. Les cellules pulmonaires ne semblent avoir été que dilatées, et le sang s'y est lentement accumulé par l'effet d'une cause mécanique persistante (1). »

Je donne à cette hypérémie pulmonaire le nom de *congestion humide*. M. Gendrin l'appelle *pneumo-hémorrhagie interstitielle*, parce que, selon lui, l'infiltration sanguine occupe les interstices qui séparent les cellules pulmonaires.

Enfin, dans un degré plus avancé, le sang épanché a rompu la trame organique du poumon, et il en est résulté des altérations plus ou moins graves. On a trouvé quelquefois le parenchyme pulmonaire complètement détruit et converti en une véritable cavité remplie d'une bouillie sanguinolente.

La rupture de la trame organique du poumon constitue donc le caractère essentiel de l'*apoplexie pulmonaire*.

Les lésions propres à la congestion seche et à la congestion humide des poumons de cause mécanique se révèlent, pendant la vie, par des signes parfaitement tranchés. A la vérité, ces deux espèces de congestion existent le plus souvent ensemble ; mais il n'en est pas moins possible, avec un peu d'attention, de les distinguer l'une de l'autre. Elles ont, en effet, des symptômes communs et des symptômes spéciaux. Les premiers, que l'on observe souvent chez les sujets atteints de maladie organique du cœur, sont des douleurs gravatives de la poitrine, de l'oppression, de la difficulté de respirer, de la toux, de la chaleur et de la titillation des bronches, des crachements de sang, et un son mat plus ou moins circonscrit obtenu par la percussion du thorax. Il est évident que l'intensité de ces symptômes dépend de l'étendue et de la gravité des lésions.

C'est l'auscultation qui fournit les signes propres à chaque

(1) *Op. cit.*, p. 567.

espèce de congestion. Ainsi, quand on ausculte attentivement les poumons d'individus affectés de lésions organiques du cœur, il n'est pas rare que l'oreille perçoive dans telle ou telle partie du parenchyme pulmonaire, souvent au sommet, de la faiblesse du murmure vésiculaire avec expiration prolongée et retentissement de la voix. Ces phénomènes résultent de l'affaissement des vésicules pulmonaires hypérémiées, c'est-à-dire d'une congestion simple ou sans épanchement.

D'autres fois, à l'affaiblissement ou à l'absence du murmure respiratoire se joignent des râles muqueux, sous-crépitants, et même une respiration plus ou moins bronchique. Ce sont les effets de la congestion humide. Je dois observer toutefois qu'une bronchite avec sécrétion considérable de la muqueuse peut compliquer l'hypérémie pulmonaire, et alors il est assez difficile de reconnaître si les râles proviennent d'une affection bronchique ou d'une infiltration sanguine de la trame du poumon.

La congestion chronique des poumons, telle que je viens de la décrire, n'est pas toujours le résultat d'une cause physique permanente. Les lésions et les symptômes précédents se produisent encore dans bien d'autres circonstances que je vais examiner.

M. Andral, qui a envisagé dans toute son étendue et dans toutes ses faces l'importante question des congestions sanguines chroniques (1), distingue une *hypérémie cadavérique*, qui n'est autre chose que l'effet de la pesanteur sur les liquides de l'organisme privé de vie, et placé dès-lors sous l'empire exclusif des lois physiques; une *hypérémie physiologique*, dont le caractère est d'être accidentelle, passagère, quelquefois périodique, et dont la congestion utérine qui précède le flux menstruel et accompagne la grossesse nous fournit un exemple; enfin une *hypérémie pathologique*, laquelle peut être *active*, *sthénique*, *aiguë*, ou bien au contraire *passive*, *asthénique*, *chronique*, celle-ci reconnaissant pour cause une diminution de tonicité des vaisseaux capillaires.

Les exemples d'*hypérémie physiologique* des poumons ne sont pas absolument rares dans les annales de la science, si toutefois on peut appeler ainsi celle qui se produit sous l'influence de la suppression d'une fonction importante de l'organisme. Par exemple, on a vu des femmes chez lesquelles l'écoulement des règles était

(1) *Précis d'anatomie pathologique*, t. I.

remplacé tous les mois par une congestion pulmonaire suivie d'hémoptysie.

M. Bouchut a donné la définition suivante de la congestion *passive, asthénique* des poumons, de cause non mécanique : « il existe une maladie des poumons qu'on peut appeler *congestion pulmonaire chronique*, pour l'opposer à la congestion aiguë des fièvres, du catarrhe bronchique et des pneumonies lobulaires. C'est une sorte d'*atélectasie chronique*, dans laquelle le poumon, à demi affaissé sur lui-même, hypérémié d'une façon partielle, reçoit une moindre quantité d'air que de coutume, et cette hypérémie est le point de départ d'un état subinflammatoire, d'endurcissement ou de *sclérose*, qui gêne l'hématose et compromet la santé (1). »

Suivant moi, les causes de cette congestion sont locales ou générales. Aux premières se rattachent certaines affections de la poitrine, comme la congestion aiguë des poumons, la bronchite simple et la pneumonie.

Lorsque, sous l'influence de la pléthore, de l'impression du froid, ou de la suppression d'une hémorrhagie constitutionnelle, les poumons deviennent le siége d'une congestion active, qu'il y ait ou non apoplexie pulmonaire, cette hypérémie ne se résout pas toujours complètement, et alors elle passe à l'état chronique. Il y a peu de praticiens qui n'aient eu l'occasion d'observer, pendant certaines constitutions médicales, l'existence fréquente d'un état pathologique des poumons qui n'est ni la bronchite ni la pneumonie, et que caractérisent les symptômes suivants : fièvre modérée, état saburral de la langue, expectoration plus ou moins abondante de mucosités épaisses, respiration un peu précipitée, diminution de la résonnance sur un ou plusieurs points du thorax, faiblesse du murmure respiratoire et retentissement de la voix dans la partie correspondante à la matité, avec râles sous-crépitants et à grosses bulles. C'est la congestion aiguë des poumons, qui devient chronique assez souvent.

« Dans quelques cas, dit M. Bouchut, c'est à la suite d'une *pneumonie lobaire* ou *lobulaire* que s'établit l'hypérémie pulmonaire, assez semblable alors à la *pneumonie chronique*, mais qu'on en distingue par la matité et le souffle bronchique. Enfin, chez quel-

(1) *De la congestion chronique des poumons simulant la phthisie au premier degré*, p. 5.

ques enfants, c'est la *coqueluche* qui précède la congestion chronique des poumons ; mais dans tous ces cas différents, il y a un fait général qui les domine de façon à faire comprendre le mode de développement de la maladie. Que la rougeole, la coqueluche, la pneumonie, le typhus, soient antérieurs à l'apparition de la congestion pulmonaire, peu importe ; le fait général à connaître, c'est la bronchite qui accompagne ces différents états morbides, et qui, par les mucosités et les épithéliums dont elle obstrue les petites bronches, y entretient un état fluxionnaire plus ou moins considérable.

» La bronchite et ses produits sont évidemment la cause de la congestion pulmonaire chronique, et ce fait n'a rien d'incompréhensible, puisque je vous ai montré, ce que beaucoup de médecins savent, que la bronchite aiguë produit la congestion lobulaire aiguë et la pneumonie lobulaire, appelées atélectasie par nos confrères de l'Allemagne (1). »

Ces remarques sont aussi vraies pour les adultes que pour les enfants. On rencontre assez souvent à nos eaux des personnes atteintes d'hypérémie chronique des poumons chez lesquelles cette affection est la suite d'une pneumonie, ou se rattache à une susceptibilité catarrhale très-prononcée de la muqueuse bronchique.

Parmi les causes générales je citerai surtout les diathèses herpétique et tuberculeuse. Il n'est pas rare, en effet, de voir les manifestations de l'herpétisme se concentrer sur le parenchyme pulmonaire, et déterminer une hypérémie qui présente les symptômes énumérés précédemment. En voici un exemple :

Obs. Mlle X..., âgée de 18 ans, d'un tempérament nerveux, d'une constitution assez délicate, vint à Cauterets, au mois d'août 1862, pour une affection chronique de la poitrine caractérisée par de l'oppression, de la toux et quelques crachements de sang ; symptômes qui, ajoutés à la perte de l'appétit et à une certaine maigreur, inspiraient les plus sérieuses inquiétudes à sa famille. Je reconnus qu'il y avait dans la fosse sus-épineuse droite de la matité, de l'affaiblissement du murmure vésiculaire avec expiration prolongée et retentissement de la voix, mais sans craquements. La respiration était également faible dans toute l'étendue du poumon, et l'oreille distinguait çà et là quelques bulles de râles mu-

(1) *Op. cit.*, p. 10.

queux. La percussion et l'auscultation ne révélèrent rien du côté gauche.

J'appris que la mère de Mlle X... jouissait d'une santé parfaite, mais que son père avait été débarrassé de la goutte par l'apparition d'un eczéma aux cuisses. Cette demoiselle présentait elle-même quelques efflorescences à la peau, surtout derrière les oreilles.

Ces indications me firent supposer que la congestion pulmonaire dont Mlle X... était atteinte pouvait bien être de nature herpétique. Un traitement thermal de trente jours, consistant dans l'usage de l'eau de la Raillère en boisson et en bains, et complété par des douches écossaises les huit derniers jours, rétablit la santé de la jeune malade. La toux cessa peu à peu, les fonctions digestives s'améliorèrent, la respiration devint aussi large et aussi pure à droite qu'à gauche.

Mlle X... est revenue à Cauterets au mois de juillet 1863, et j'ai pu constater que la guérison pulmonaire était complète.

A propos de l'influence de la diathèse tuberculeuse sur la production de la congestion pulmonaire chronique, une question se présente: la congestion n'est-elle pas plutôt la cause que le résultat de l'évolution des tubercules? Je me réserve de traiter cette question plus tard, lorsqu'il s'agira de la phthise pulmonaire, et je me bornerai maintenant à dire que l'hypérémie chronique des poumons indépendante de la diathèse tuberculeuse peut aboutir néanmoins à la tuberculose. C'est ce que l'on observe parfois sous l'influence des causes débilitantes qui ont pour effet d'appauvrir le sang, de déprimer l'innervation, et de diminuer les forces vitales qui président à la contractilité des vaisseaux capillaires.

D'un autre côté, la congestion pulmonaire chronique coïncidant avec la diathèse tuberculeuse, à ce point qu'elle paraît être dans sa dépendance, n'aboutit pas toujours, fatalement, à la phthisie. Je me rappelle avoir donné mes soins à une jeune fille de 8 ans que l'on croyait atteinte de tuberculose, parce que son père était mort phthisique à l'âge de 38 ans, qu'elle avait une constitution éminemment lymphatique, et qu'elle présentait tous les signes physiques de la phthisie pulmonaire au premier degré. Or cette enfant a 18 ans aujourd'hui et jouit d'une santé excellente. La respiration est aussi pure que possible dans toute l'étendue des poumons.

Quoiqu'il en soit, il faut toujours se défier de la congestion pulmonaire chronique chez les sujets lymphatiques et scrofuleux.

D'après M. Bouchut, les lésions propres à la sclérose pulmonaire sont celles qui caractérisent la *splénisation*, et que j'ai décrites plus haut. Il lui attribue aussi les signes physiques suivants: matité relative, faiblesse du murmure vésiculaire, expiration prolongée, retentissement de la voix; s'il existe des râles humides, ils proviennent d'une complication bronchique.

Je ne partage pas cette dernière opinion de mon savant confrère. En effet, par cela seul qu'il y a *splénisation*, par conséquent accumulation du sang dans les cellules pulmonaires, des râles doivent se produire, comme nous l'avons vu à propos de la congestion humide de cause mécanique. Et ça n'est pas là une simple induction; car j'ai observé plusieurs cas de sclérose pulmonaire dans lesquels les symptômes dominants étaient l'oppression, la matité, l'absence du murmure vésiculaire, le retentissement de la voix et des râles humides abondants, presque sans toux et sans expectoration. Il n'était donc pas possible d'attribuer ces râles à une sécrétion des bronches. Au reste, on conçoit que la bronchite puisse compliquer la splénisation comme la congestion sèche des poumons: or, quand les râles sont dus principalement à des mucosités bronchiques, les bulles sont plus grosses, la respiration est moins obscure, et la matité moins considérable que dans la splénisation pure et simple.

La congestion chronique des poumons peut être confondue avec plusieurs maladies.

Il y a trois ans, j'ai eu l'occasion de voir, avec M. le docteur Lambron, un homme encore jeune qui présentait tous les signes d'une congestion chronique de la base du poumon droit accompagnée d'hémoptysies fréquentes et abondantes. Nous conseillâmes un traitement en rapport avec notre diagnostic. Les hémoptysies cessèrent presque complètement; mais la congestion persista, et, au bout d'un an, le malade rendit par la bouche plus d'un litre de pus. C'était évidemment une vomique qui avait son siége dans le parenchyme pulmonaire.

Il n'est pas toujours facile de distinguer l'inflammation chronique des poumons d'une simple hypérémie de ces organes. Toutefois la marche de la pneumonie chronique, le souffle et la bronchophonie qui l'accompagnent, suffisent ordinairement pour établir le diagnostic.

La sclérose pulmonaire se complique quelquefois d'une congestion plus ou moins considérable du foie, de telle sorte que le médecin qui n'a pas suivi la maladie dès son début peut se demander si l'engorgement du poumon est la cause ou le résultat de l'engorgement du foie. L'expérience m'a prouvé que la congestion chronique des poumons peut déterminer celle du foie, et que la première venant à disparaître, la seconde disparaît aussi.

On sait que l'emphysème pulmonaire occupe souvent le sommet des poumons, et que, dans cet état morbide, les signes fournis par l'auscultation sont à peu près ceux qui caractérisent la sclérose pulmonaire et la phthisie commençante. Ainsi, il y a affaiblissement partiel et parfois absence totale du murmure vésiculaire, l'expiration est souvent rude et prolongée, tandis que l'inspiration se fait à peine entendre, enfin il n'est pas rare de percevoir des craquements humides pendant de fortes inspirations ou des quintes de toux. Mais le son tympanitique qu'on obtient en percutant les parties les plus immédiatement en rapport avec les points emphysémateux du poumon, et la voussure qui existe presque toujours en avant et au-dessous des clavicules suffisent pour faire reconnaître la lésion.

Le diagnostic de la congestion pulmonaire chronique avec la tuberculose au premier degré présente des difficultés sérieuses, et exige la plus grande réserve de la part du médecin. Aussi j'accepte sans restriction les assertions suivantes de M. Bouchut :

« Les phthisies tuberculeuses au premier degré que l'on guérit ne sont pas des phthisies tuberculeuses, mais un état morbide qui leur ressemble par certains signes physiques. Ce ne sont pas des tubercules crus, ni de l'infiltration tuberculeuse véritable qu'on guérit par un voyage. La triste expérience que nous avons faite de la marche des tubercules établit que ce produit morbide ne se résorbe jamais ; que là où il existe il se ramollit presque constamment, et qu'il n'y a que de rares exceptions où on le voit se transformer en cholestérine et en stéarate de chaux. Si le tubercule ne se résorbe pas, les cas de phthisie au premier degré, c'est-à-dire de tubercules crus cités comme ayant guéri par n'importe quel moyen, n'étaient pas des cas de phthisie tuberculeuse, et auraient pu être attribués à un autre état morbide. Pour moi, cet état morbide, vous le devinez, c'est la congestion pulmonaire chronique, et il n'y a évidemment qu'un état congestif ou subinflammatoire qui puisse ainsi disparaître en quelques semaines ou en quelques mois de séjour à la campagne.

» Pour quelques personnes le fait est de la dernière évidence, et je tiens de M. le professeur Champouillon, qu'il a soigné au Val-de-Grâce des centaines de soldats ayant tous les signes de la tuberculose pulmonaire au premier degré, qu'on aurait pu croire voués à la mort et qui n'avaient qu'une congestion chronique des poumons, car un congé de convalescence de six mois suffisait pour les guérir » (1).

Emphysème pulmonaire. — Les causes mécaniques ont joué jusqu'ici le principal rôle dans l'étiologie pathogénique de l'emphysème pulmonaire. D'après Laennec et presque tous les auteurs, le catarrhe en serait la cause essentielle. « Les petits rameaux bronchiques, dit l'illustre inventeur de l'auscultation, sont souvent obstrués par des crachats ou par le gonflement de la muqueuse. Or, comme les muscles qui servent à l'inspiration sont forts et nombreux, que l'expiration, au contraire, n'est produite que par l'élasticité des parties et la faible contraction des muscles intercostaux, il doit souvent arriver que, dans l'inspiration, l'air, après avoir forcé la résistance que lui opposait la mucosité ou la tuméfaction de la muqueuse, ne peut la vaincre dans l'expiration et se trouve emprisonné. Les inspirations suivantes ajoutent encore à la dilatation des cellules auxquelles se rend la bronche oblitérée » (2).

Mais les expériences de Hutchinson et de Mendelssohn prouvent que l'expiration est d'un tiers plus puissante que l'inspiration; et cette supériorité de l'expiration se trouve encore augmentée, dans les affections bronchiques, par l'impulsion soudaine que provoque la toux et par la force expansive qu'acquiert l'air comprimé. Au reste, les expériences de Mendelssohn démontrent aussi que l'obstruction des petites divisions bronchiques par du mucus ne peut pas produire la dilatation des vésicules pulmonaires. En effet, l'habile expérimentateur ayant introduit dans la trachée d'un lapin une balle de plomb, la poussa dans la bronche gauche au moyen d'une sonde, et lorsque l'animal fut mort (au

(1) *Loc. cit.*, p. 8.
(2) Laennec, *Traité de l'auscultation médiate*, t. 1., p. 291.

bout de deux jours), il trouva le poumon droit emphysémateux et dilaté, tandis que le gauche était à l'état de collapsus, c'est-à-dire affaissé et privé d'air. Les mêmes expériences faites avec des boules de papier et de la solution de gomme ont donné des résultats identiques.

Pour Gaerdner, l'emphysème serait une dilatation des vésicules pulmonaires par surcroît d'activité fonctionnelle : ainsi, lorsque certaines divisions bronchiques sont oblitérées par du mucus, les lobules des bronches voisines fonctionnent pour ceux de la bronche obstruée, d'où la dilatation des vésicules du poumon. Si cette théorie était vraie, un épanchement pleurétique comprimant l'un des poumons devrait occasionner dans l'autre un énorme emphysème. Des kystes et des masses tuberculeuses agiraient de la même façon. Or nous savons que les choses ne se passent point ainsi.

M. A. Sabathier, de Montpellier, a cherché à concilier l'opinion de Laennec et celle de Gaerdner (1).

Selon M. Gavarret, la pression exercée par l'air introduit et violemment retenu dans le système circulatoire pendant l'accomplissement d'un effort suffit pour créer tous les désordres anatomiques de l'emphysème. « Au lieu de recourir à une obstruction des canaux qui n'est pas nécessaire, et qui, d'ailleurs, n'existe pas, nous dirons que, dans les grands accès de dyspnée et les fortes quintes de toux qui accompagnent le catarrhe, alors que les malades se livrent à de violents efforts musculaires, soit pour expulser les crachats, soit pour suppléer au défaut d'action d'une partie de l'organe respiratoire, il se passe dans les poumons les mêmes phénomènes que l'on a rencontrés à l'état de simplicité chez les chevaux surmenés. C'est donc moins comme altération de la muqueuse qu'en déterminant des efforts exagérés et pervertis, que le catarrhe pulmonaire aigu ou chronique est une cause occasionnelle très-puissante d'emphysème pulmonaire » (2).

Mais l'emphysème du poumon peut aussi se développer primitivement, en dehors de toute cause mécanique, en vertu d'une altération de texture des vésicules pulmonaires elles-mêmes. C'est ce que prouvent les recherches de M. Louis, de M. Hervieux, de

(1) *Etude anatomique, physiologique et clinique sur l'auscultation du poumon chez les enfants.* 1863.

(2) Gavarret, *de l'Emphysème du poumon.* 1843, p. 27.

Jakson, d'Andral, de Virchow, de Waters, etc. J'ajoute que j'ai vu souvent chez les herpétiques l'emphysème succéder à la congestion pulmonaire, sans coïncidence d'affection bronchique provoquant la dyspnée et des efforts de toux.

Andral rattache l'emphysème à l'hypertrophie et à l'atrophie du poumon : la première représentant l'emphysème vésiculaire, avec agrandissement des cellules et épaississement de leurs parois ; la seconde l'emphysème interlobulaire, avec déchirure des vésicules et infiltration d'air.

Virchow a décrit un emphysème atrophique dans lequel des poches plus ou moins grandes se forment non plus par dilatation, mais par confluence des vésicules et même des lobules.

D'après Rayney et Williams, ce serait une transformation graisseuse qui déterminerait la rupture et l'atrophie des cellules pulmonaires. Cette métamorphose peut se rencontrer, mais elle est rare.

M. Villemin a publié sur l'emphysème, dans les *Archives générales de médecine* (octobre et novembre 1866), une étude histologique fort intéressante, que j'extrais du *Traité pratique des maladies chroniques* de M. Durand-Fardel (t. 1, p. 487).

Le point de départ de cette étude est que la vésicule pulmonaire est dépourvue de couche épidermique, mais formée par des vaisseaux et un tissu conjonctif très-riche en noyaux particuliers, source des proliférations morbides qui remplissent les alvéoles dans la pneumonie et la tuberculisation. L'emphysème, à son premier degré, est caractérisé par l'hypertrophie de ces noyaux qui, en prenant un certain volume, deviennent granulés, renfermant parfois des gouttelettes graisseuses, comprimant les capillaires interposés entre eux. Il résulte de cette hypertrophie une extension de la membrane vésiculaire et une augmentation de la capacité de l'alvéole. En poursuivant l'évolution de l'emphysème, on rencontre des cloisons percées à jour ; ces pertuis sont à bords irréguliers, finement déchiquetés, ou dessinés par une ligne pure souvent formée par des fibres élastiques. Enfin, si l'on examine sur des lobules très-emphysémateux, à consistance cotonneuse, insufflés et desséchés, une surface de section, on s'aperçoit que les cloisons des vésicules sont détruites en partie. Un grand nombre d'entre elles conservent encore les faisceaux de fibres élastiques qui les entourent comme une sorte de cerceau résistant, tandis que les petites toiles membraneuses sont plus ou moins détruites, comme ces cercles tendus de papier que déchirent les acrobates en les traversant; les faisceaux élastiques eux-mêmes sont souvent rompus et se montrent sous forme de filaments flottants. Le parenchyme pulmonaire est creusé de vacuoles à contours déchiquetés, et offre l'aspect d'une sorte de feutrage que l'on a comparé à du coton.

Le développement de l'emphysème peut donc être ainsi interprété. Sous l'influence d'une incitation particulière, les noyaux conjonctifs des cloisons alvéolaires s'hypertrophient, et entraînent l'écartement des capillaires et l'agrandissement de leurs mailles. Ce travail pathologique s'étendant à un certain nombre de noyaux, il en résulte une augmentation sensible de la surface membraneuse, et consécutivement une exagération de la capacité de l'alvéole en rapport avec l'accroissement de ses parois. L'extension qui s'opère dans les cloisons tiraille et violente les fibres élastiques qui les sillonnent, les rompt probablement et entraîne de la sorte la perte de ces ressorts. Peut-être les changements survenus dans la vitalité de la membrane retentissent-ils sur la nutrition de ces fibres en les rendant moins résistantes?

Il nous semble établi que la lésion *primitive* et *essentielle* de cette affection consiste dans une altération des parois des vésicules, altération toute *vitale*, comme peut l'être celle de la pneumonie, par exemple, c'est-à-dire ayant son point de départ dans les modifications réactionnelles d'un tissu *vivant*. L'agrandissement des alvéoles, la perte de leur élasticité, les déchirures de leurs parois, n'en sont que des conséquences plus ou moins éloignées.

Les noyaux intercapillaires, en s'hypertrophiant, tendent évidemment à se rapprocher; ils compriment les vaisseaux interposés entre eux et en amoindrissent la perméabilité, de telle sorte que l'on trouve parfois des portions de la membrane alvéolaire où le réseau capillaire ne peut plus se colorer, et où les noyaux-cellules se touchent ou ne sont séparés que de loin en loin par quelques tronçons de vaisseaux.

Mais l'évolution du processus morbide continuant, il survient des altérations plus profondes et des désordres plus graves. Les noyaux-cellules se granulent, subissent parfois une dégénérescence graisseuse, en un mot se nécrobiosent; certains d'entre eux tombent et occasionnent un pertuis dans la cloison. Cette membrane, du reste, a nécessairement perdu ses propriétés physiques, à la suite des changements pathologiques éprouvés par ses éléments vivants et la diminution de sa vascularisation. Devenue plus friable, elle ne peut plus opposer une résistance suffisante aux augmentations de pression intra-thoracique. La toux, qui accompagne l'affection, ou tout autre effet, aide à la déchirure des cloisons. Celles-ci s'émiettent pour ainsi dire lentement et successivement, et il ne reste bientôt plus que les fibres élastiques, ainsi que des vaisseaux flétris qui se ramassent en une sorte de feutrage vers les confins des lobules élémentaires.

Cette *seconde période* de l'altération anatomique de l'emphysème est donc marquée par la *destruction*, la *raréfaction du tissu pulmonaire* et la diminution de la surface respirante. Ces désordres irréparables peuvent s'étendre dans une étendue plus ou moins considérable; mais l'évolution de l'emphysème est très-lente, ce qui s'explique par la dissémination de la lésion : aussi, dans certains lobules qui semblent être arrivés à un degré d'altération très-avancé, on trouve encore des vésicules relativement peu altérées.

Une des principales objections que l'on puisse faire à cette ingénieuse théorie, c'est que la vésicule pulmonaire n'est point dépourvue d'épithélium, que le réseau vasculaire est très-serré, et que les interstices des capillaires sont occupés par la membrane propre des vésicules, mais non par du tissu conjonctif très-riche en noyaux particuliers, comme le prétend M. Villemin. Le tissu connectif isole les uns des autres les lobules pulmonaires et les infundibula; ce sont surtout des fibres élastiques que l'on rencontre dans l'intérieur des lobules (1).

(1) Voici, d'après MM. Beaunis et Bouchard, la disposition des vaisseaux dans les vésicules pulmonaires : Le réseau capillaire provient de l'artère pulmonaire; il est excessivement serré, de façon que ses mailles sont très-étroites, surtout lorsque les capillaires sont distendus par l'injection; ils paraissent être situés dans l'épaisseur même de la membrane fondamentale, ou plutôt celle-ci acquiert une telle minceur à leur niveau qu'elle est comme soudée à la paroi propre des capillaires et qu'elle semble n'occuper que les mailles qu'ils interceptent. Les noyaux de la membrane fondamentale n'existant qu'au niveau de ces mailles, ils peuvent être pris pour des noyaux de cellules qui seraient circonscrites par les capillaires sanguins. Ces capillaires forment souvent des anses saillantes vers la cavité de la vésicule, ou passent d'une vésicule à une voisine en débordant le bord libre de la cloison inter-vésiculaire..........................
On trouve dans la paroi de la vésicule pulmonaire quatre espèces d'éléments cellulaires ou nucléaires, ayant une signification physiologique et pathologique différente : noyaux de la membrane fondamentale, noyaux des capillaires sanguins, noyaux des fibres musculaires lisses (?) et cellules épithéliales, à quoi il faut ajouter les cellules plasmatiques du tissu interstitiel des cloisons inter-vésiculaires (*Nouveaux éléments d'anatomie descriptive et d'embryologie*, p. 775 et 777).

L'emphysème pulmonaire est une des manifestations les plus fréquentes de l'herpétisme du côté de l'appareil respiratoire, et s'il est impossible de ne pas admettre qu'il puisse résulter des quintes de toux et des accès de dyspnée que provoquent la plupart des herpétides bronchiques, il est certain aussi qu'il se développe primitivement, par suite d'une altération des parois des vésicules. Et pourquoi supposer, avec M. Villemin, que la lésion primitive, essentielle, est une hypertrophie des noyaux intercapillaires, que l'habile observateur a pris pour des noyaux de tissu conjonctif, et qui sont tout simplement les noyaux de la membrane fondamentale? Dans les désordres qui caractérisent l'emphysème, depuis la simple dilatation des vésicules jusqu'à la destruction et la raréfaction du tissu pulmonaire, on ne saurait affirmer que tel élément a subi des changements pathologiques avant ou après tel autre. Les fonctions de la glande pulmonaire ne peuvent-elles pas être suractivées, comme celles de certaines autres glandes, modification qui s'accompagnerait de la dilatation simple des canaux sécréteurs ou respirateurs, des infundibula et des lobules, ainsi que nous l'avons vu pour les glandes sébacées (stéarrhée) et les glandules bronchiques (bronchorrhée)? Cette supposition n'est pas plus étrange qu'une autre, d'après la similitude que j'ai dit exister entre les lobules du poumon et les acini des glandes en grappe, sous le rapport des fonctions, de la structure et de la disposition anatomique. Mais je n'attache pas au mode de production de l'emphysème l'importance que plusieurs pathologistes paraissent lui accorder: le point essentiel à établir, c'est qu'il procède souvent de l'herpétisme, et qu'il succède à l'hypérémie du réseau capillaire des lobules, quand il n'est pas le résultat direct d'une cause mécanique, c'est-à-dire de la toux et de la dyspnée, ou de modifications primitives survenues dans les vésicules. Voilà pourquoi on observe assez fréquemment l'emphysème chez les herpétiques qui ont eu des hémoptysies plus ou moins abondantes. Dans ce cas, la dilatation vésiculaire s'explique par la disposition des capillaires sur la membrane propre des vésicules. En effet, ces vaisseaux augmentant de volume, il en résulte nécessairement un tiraillement et une extension des fibres élastiques des cloisons, par conséquent une exagération de la capacité de l'alvéole ; et si cet état anormal se prolonge, il entraîne des changements dans la nutrition et la vitalité de la membrane fondamentale.

En résumé, l'emphysème de nature dartreuse est une affection consécutive soit à un état pathologique des bronches, soit à la congestion pulmonaire; elle est primitive, lorsqu'elle débute par une lésion des vésicules, laquelle lésion consiste peut-être dans une nutrition vicieuse ou une suractivité des fonctions de la glande pulmonaire. Nous avons vu précédemment comment l'asthme produit la dilatation des vésicules (page 188).

Je dirai peu de choses des symptômes, bien connus, de l'emphysème. Les déformations thoraciques, spécialement la saillie des espaces intercostaux et de la cavité sus-claviculaire, n'existent que dans l'emphysème arrivé à un certain degré de développement. La sonorité exagérée de la poitrine, l'amoindrissement du bruit respiratoire et de la vibration thoracique sont des signes formels de la dilatation même très-limitée des vésicules pulmonaires. Quant aux râles variés et nombreux qui peuvent l'accompagner, tels que les râles ronflants, sibilants, muqueux et sous-crépitants, ils doivent être rattachés à la coïncidence de quelque herpétide bronchique ou d'une hypérémie lobulaire.

J'admets, avec M. Villemin, que, dans l'emphysème primitif, les modifications que subissent les parois des vésicules doivent produire la toux, phénomène d'ordre réflexe, analogue à la toux provoquée, dès leur première apparition, par les granulations tuberculeuses chez les phthisiques. Dans l'emphysème consécutif, la toux dépend de l'état pathologique des bronches ou de la congestion du réseau capillaire des vésicules.

ARTICLE VIII.

HERPÉTIDES GASTRIQUES.

Les opinions sont partagées sur la fréquence des affections dartreuses de l'estomac : ainsi, tandis que M. Bourdon regarde la dyspepsie herpétique comme très-commune (1), que M. Pidoux rapporte à l'herpétisme quinze dyspepsies sur vingt, et qu'il prétend que les névralgies spontanées de l'estomac sont toutes herpétiques (2), Chomel, Beau ne parlent point, dans leurs écrits, des affections stomacales de nature dartreuse, et M. Durand-Fardel semble croire difficilement à leur existence. « Il est des herpétiques

(1) *Ann. de la Soc. d'hydrologie médicale de Paris.* t. 12, p. 164.

(2) *Id.*, p. 168.

qui sont dyspeptiques, dit ce savant observateur; ceci est incontestable. Faut-il voir dans ces dyspepsies une détermination herpétique? Peut-être pourrait-on exiger qu'avant de leur assigner un caractère herpétique, on montrât dans l'estomac l'existence des manifestations propres à l'herpétisme. Mais comme je reconnais la difficulté d'une démonstration formelle, négative ou affirmative à ce propos, je passe condamnation sur ce point..... Je sais également qu'on peut voir des manifestations dyspeptiques, comme gastralgiques, alterner avec des manifestations herpétiques. Il en arrive ainsi dans toutes les diathèses à manifestations intercurrentes. Mais pour ce qui est de la dyspepsie herpétique sans herpétisme dont parle M. Pidoux, je refuse absolument de l'admettre » (1).

De ce qu'une affection de l'estomac n'a pas été précédée de quelque dermatose, il ne s'ensuit pas qu'on soit autorisé à la considérer comme indépendante de l'herpétisme; car cette maladie constitutionnelle peut localiser ses manifestations exclusivement sur les muqueuses, ou sur celles-ci d'abord et sur la peau ensuite. Les faits de ce genre sont loin d'être rares. J'en ai publié un qui me paraît assez remarquable pour être reproduit ici (2).

Obs. — Je n'oublierai jamais l'histoire d'un gastralgique auquel on avait conseillé l'usage des eaux de Plombières pendant trois années consécutives, parce qu'on regardait sa maladie comme essentielle, c'est-à-dire non diathésique. Lorsque, à bout de ressources thérapeutiques, les médecins lui eurent conseillé une saison à Cauterets, ce malade était dans un tel état de maigreur et de faiblesse, et la gastralgie était portée à un tel point, que j'hésitais à lui faire suivre un traitement thermal. Néanmoins l'eau de Mauhourat en boisson et les bains du Petit-Saint-Sauveur amenèrent une guérison complète dans l'espace de trente jours. Mais je dois dire aussi que, sous l'influence du traitement, un eczéma se développa à la partie interne et supérieure de chaque cuisse. J'appris alors du malade que sa grand'mère maternelle avait succombé à la phthisie pulmonaire vers l'âge de 35 ans, que sa mère était névropathe au plus haut degré, et qu'un oncle, frère de sa mère, avait des rhumatismes et des dartres. Quant à lui, il n'avait jamais

(1) *Id.*, p. 179.

(2) *Des rapports réciproques de l'herpétisme et de la tuberculisation.* p. 15.

rien eu à la peau. Une sœur, plus jeune, que j'ai vue depuis, est lymphatique et menacée de tubercules pulmonaires.

N'est-ce pas là un exemple frappant de gastralgie herpétique sans herpétisme, c'est-à-dire sans manifestations cutanées antérieures et concomitantes? Il me paraît impossible qu'on puisse soutenir le contraire.

M. Durand-Fardel considère comme insignifiants ou de cause incertaine, plusieurs phénomènes qui peuvent cependant éclairer le diagnostic, tels que des efflorescences à la peau, du furfur au cuir chevelu, de la calvitie, etc. « Je sais bien, ajoute-t-il, qu'il est des circonstances où un détail infime d'observation pourra s'élever à la hauteur d'un élément capital de diagnostic ; mais c'est alors qu'une série de probabilités n'attendait qu'un poids atomique pour faire pencher la balance. Attribuer en principe un caractère diathésique direct à de telles circonstances, c'est offrir aux observateurs inexpérimentés un leurre, et leur fournir les moyens de faire à trop bon compte des diagnostics savants, mais portés, comme on dit vulgairement, au petit bonheur.... » (1)

Je suis surpris qu'un médecin hydrologue tienne ce langage ; car la clinique thermale est pleine de faits qui lui donnent un démenti formel. Je pourrais en extraire un bon nombre de mon recueil d'observations ; mais je préfère puiser ailleurs, et je me bornerai à l'observation suivante publiée par Anglada sous ce titre : *Épigastralgie de nature herpétique.*

Obs. — M. L..., de Perpignan, âgé de 35 ans et d'une constitution robuste, avait été sujet, dans sa jeunesse, à des efflorescences dartreuses; offrant habituellement le bord des paupières rouge, il souffrait, depuis quelques années, d'une épigastralgie dont la violence redoublait surtout en hiver. Vainement il avait eu recours à un régime adoucissant, aux bains généraux, aux irritants révulsifs, aux vêtements de flanelle sur la peau, etc.; rien n'avait pu dompter ses souffrances. Les eaux de Molitg ramenèrent à l'extérieur une éruption de nature herpétique, et firent cesser dès lors des douleurs jusque là intolérables (2).

---

(1) *Id.*, p. 397.

(2) *Traité des Eaux minérales*, t. II, p. 474.

M. Durand-Fardel n'eut certainement pas diagnostiqué, dans le cas précédent, une gastralgie de nature herpétique, avec des données aussi insignifiantes, selon lui : efflorescences dartreuses à une époque assez reculée, bord des paupières rouge; cependant les résultats du traitement prouvent qu'il aurait eu tort.

Pourquoi nier la fréquence des manifestations de l'herpétisme sur la muqueuse gastrique? Est-ce que cette muqueuse n'a pas, comme celles du nez, de la gorge et des bronches, des nerfs de plusieurs ordres et des follicules sécréteurs? Est-ce qu'elle n'est pas doublée de plans musculeux? Est-ce qu'elle n'offre pas, en un mot, tous les éléments nécessaires à la production des phlegmasies, des congestions, des névralgies et des spasmes? Ce sont ces divers états pathologiques que nous allons étudier successivement.

Gastrite. — L'inflammation simple de la muqueuse gastrique, à laquelle l'école de Broussais a fait jouer un rôle si important, est une affection considérée comme rare par les médecins d'aujourd'hui, et qu'il est difficile de distinguer d'autres états pathologiques de l'estomac par les lésions anatomiques et les symptômes. En effet, les diverses nuances que présente la muqueuse, depuis le rouge clair jusqu'au brun foncé, et que produit une injection tantôt uniforme, tantôt disposée par arborisations, par plaques ou par un pointillé très-fin, ne caractérisent point à elles seules un travail inflammatoire, puisqu'on les rencontre dans la congestion simple, et même dans l'hypérémie physiologique qui accompagne le travail de la digestion.

Quant aux ramollissements de la muqueuse, ils constituent plutôt une affection distincte qu'une véritable gastrite. M. Louis a, d'ailleurs, démontré qu'ils surviennent fréquemment à la suite de tous les états fébriles un peu prolongés.

Les symptômes attribués à la phlegmasie de la muqueuse de l'estomac appartiennent aussi à l'érythème simple, comme nous le verrons tout à l'heure : tels sont la pesanteur et les douleurs épigastriques, la soif, les nausées, les vomissements, un sentiment de courbature générale, etc. On ne devra donc admettre l'existence d'une gastrite que si ces phénomènes s'accompagnent de l'accélération de la circulation et de l'élévation de la température du corps.

L'herpétisme peut-il produire l'inflammation de la muqueuse de l'estomac, comme il produit le coryza, la pharyngite, la laryngite et la bronchite simple? Il y a lieu de le croire; mais je ne possède pas jusqu'à présent d'observation assez concluante pour être plus affirmatif.

Érythème. — *(Dyspepsie simple).* — Les médecins allemands accordent avec raison une importance considérable aux anomalies de la circulation abdominale, qu'ils ont rassemblées sous le nom de *vénosité* ou *pléthore abdominale*. Il faut attribuer, en effet, à ces anomalies un champ pathologique assez vaste, et je ne doute pas qu'elles ne soient les manifestations les plus fréquentes de l'herpétiome du côté du tube digestif. Sur ce dernier point, je m'éloigne beaucoup de mes confrères d'outre-Rhin, qui voient dans la vénosité abdominale la cause pathogénique et non l'effet de la plupart des diathèses.

Les anomalies de la circulation abdominale liées à l'herpétisme ne sont, à mes yeux, autre chose que la congestion du réseau vasculaire des muqueuses, laquelle réagit consécutivement sur le système de la veine porte, et occasionne une série de troubles fonctionnels que les auteurs classiques assignent comme symptômes à certaines dyspepsies.

La congestion, qui joue un si grand rôle dans les déterminations de l'herpétisme sur le système muqueux, comme nous l'avons vu jusqu'à présent, prend des proportions plus considérables encore du côté du tube digestif, à cause des conditions anatomiques, ainsi que de la spécialité et de la multiplicité des actes physiologiques de la muqueuse.

Pendant le travail de la digestion, il existe une hypérémie, une plénitude vasculaire de l'estomac en rapport avec l'importance de l'acte qui s'accomplit, c'est-à-dire avec la quantité des matériaux à digérer, et, bien qu'on n'ait pas conscience de la digestion, elle s'accompagne néanmoins de certaines sensations que provoque le mouvement congestionnel qui s'opère dans l'organe élaborateur, comme un sentiment de plénitude à l'estomac, un peu de refroidissement, de lourdeur générale, de pesanteur intellectuelle, de somnolence. Or, que par l'action d'un ou de plusieurs principes excrémentitiels en excès dans le sang, le système vasculaire de l'estomac se congestionne au-delà des limites physiologiques; qu'il devienne, en un mot, le siége d'une hypérémie anormale, alors les sensations élémentaires qui accompagnent la digestion seront exagérées, et deviendront elles-mêmes les symptômes de cet état morbide. Telle est la pathogénie de la dyspepsie simple, dont voici les symptômes ordinaires : Sentiment d'anxiété, de plénitude, de pesanteur, et même de chaleur à la région épigastrique, principalement après les repas ; un certain degré de sensibilité provoquée par la pression, nausées et même vomissements, bâillements, tendance au sommeil, état général de malaise, d'anéantissement, céphalalgie légère, refroidissement des extrémités, langue normale, parfois rouge, ou bien pâteuse, épaisse, le matin surtout ; soif plus ou moins vive, insomnie, quelquefois toux sèche, brève, rapprochée, peu fatigante ; d'autres fois dyspnée légère ou très-prononcée.

Il est bien entendu que l'érythème gastrique n'engendre pas invariablement cette série de phénomènes morbides, attendu que la congestion de la muqueuse varie beaucoup sous le rapport du siége, de l'étendue et de l'intensité. Et puis elle coïncide le plus ordinairement avec quelque autre manifestation de l'herpétisme du côté des glandes de l'estomac (Herpétides acnéiformes), ou de son système nerveux (Névroses).

Herpétides acnéiformes. — *(Dyspepsie par altération du suc gastrique, tympanisme, gastrorrhée).* — Dans l'opération chimico-vitale très-complexe que représente la digestion, chacun des systèmes anatomiques de l'estomac a un rôle spécial, des fonctions particulières. Sous ce rapport, la couche glanduleuse de la muqueuse gastrique est la plus importante. On sait que les glandes qui la composent, — toutes des glandes en tube, sauf quelques petites glandes en grappe situées près du pylore, — sont de deux espèces : les *glandes à suc gastrique*, contenant des cellules à pepsine, qui existent sur toute la surface de l'estomac, à l'exception de la région pylorique, et les *glandes mucipares*, qu'on ne rencontre que dans l'antre du pylore. Les tubes glandulaires sont ordinairement simples, rectilignes, parallèles et serrés étroitement les uns contre les autres. Ils s'ouvrent dans de petites fossettes qu'on aperçoit parfaitement avec la loupe, et qui donnent à la muqueuse un aspect criblé. Chaque fossette contient de neuf à huit orifices glandulaires.

Les glandes à suc gastrique sécrètent un liquide spécial destiné à agir chimiquement sur les aliments convenablement préparés par la mastication et l'insalivation (1). Or, dans l'herpétisme, ces glandes, ainsi que les follicules mucipares, peuvent éprouver des modifications analogues à celles des glandes du pharynx et des bronches.

Les pathologistes ont décrit, sous le nom *d'état mamelonné de la muqueuse stomacale*, une altération due le plus ordinairement à l'hypertrophie des glandes en tube. M. Louis lui assigne les caractères suivants : l'estomac présente une foule de saillies variables par la forme et l'étendue, mais ordinairement arrondies, de neuf à trois lignes de diamètre, semblables aux bourgeons charnus qui végètent à la surface des plaies. Les saillies sont séparées par des sillons superficiels et étroits, où la menbrane interne est sensiblement amincie.

Dans un cas recueilli par M. Briquet, toute la surface de l'estomac offrait une multitude innombrable de granulations pressées les unes contre les autres, et paraissant trouées à leur centre quand on les examinait à la loupe. Quelques-unes étaient limitées par un cercle bleuâtre ou ardoisé. Ces granulations seraient des follicules muqueux hypertrophiés, d'après M. Cruveilhier (2); mais nous savons qu'il n'y a des cryptes muqueux qu'à la région du pylore.

M. Richard a signalé une altération toute semblable, qu'il considère comme produite par l'hypertrophie des follicules (3).

Budd attribue l'aspect mamelonné de la muqueuse gastrique à la distension des glandes de l'estomac par leur produit de sécrétion; Frerichs à des amas arrondis de graisse, ou bien à un développement anormal des follicules serrés les uns contre les

(1) *Composition du suc gastrique du chien* (Otto).

	1° Sans salive.	2° Mêlé de salive.
Eau	973,062	971,171
Chlorure de sodium	2,507	3,147
— potassium	1,125	1,073
— calcium	0,624	1,166
Chlorhydrate d'ammoniaque	0,468	0,537
Phosphate de chaux	1,729	2,294
— magnésie	0,226	0,323
— fer	0,082	0,121
Acide lactique	3,050	2,337
Substance organique (pepsine)	17,127	17,336

(2) *Anatomie pathol. du corps humain*, 14e liv.

(3) *Bulletin de la Société anatomique*, t. 21, p. 210.

autres et oblitérés; Niemeyer à une hypertrophie partielle de la muqueuse, hypertrophie qui a pour effet l'agrandissement de quelques glandes et de leur tissu interstitiel (1).

« L'état mamelonné de la muqueuse stomacale, dit M. Cornil, qui est dû, soit à des villosités, soit à l'hypertrophie, à la distension ou à d'autres altérations des glandes en tube, arrive quelquefois jusqu'à constituer de petits polypes muqueux. Ces polypes, plus ou moins volumineux et nombreux, siégent surtout à la partie pylorique. Ils sont constitués, soit par des villosités réunies de façon à produire un polype fibreux, soit par des villosités à leur surface et des glandes dilatées dans leurs couches plus profondes, soit seulement par des glandes dilatées, hypertrophiées et transformées en petits kystes clos. Il est probable que, dans certains de ces polypes glandulaires, il y a hypertrophie active des glandes par production de culs-de-sac nouveaux, et quelquefois distension kystique d'une glande par l'épaississement du liquide qu'elle sécrète, absolument comme cela a lieu pour les œufs de Naboth du col utérin. Le liquide muqueux que contiennent ces petits kystes est composé de cellules, soit pavimenteuses, soit sphériques, soit de grandes cellules cylindriques » (2).

Dans plusieurs autopsies de chiens auxquels j'avais fait prendre de l'acide urique ou de l'acide oxalique, j'ai constaté l'état mamelonné de la muqueuse stomacale, et j'ai pu m'assurer que cet état était dû à la dilatation des glandes en tube (3).

Toute modification des glandes gastriques amène des changements dans la quantité et les qualités du liquide qu'elles sécrètent, par conséquent des troubles dans les fonctions digestives.

Dyspepsie par altération du suc gastrique. — La physiologie démontre que les actes complexes et successifs de la digestion ont pour résultats principaux de transformer les aliments albuminoïdes en peptones, de saccharifier les féculents et d'émulsionner les corps gras; que le suc gastrique agit seulement sur les substances albuminoïdes et féculentes, les matières grasses n'étant attaquées que dans l'intestin grêle.

Les altérations du suc gastrique et les effets qu'elles produisent n'ont pas été déterminés jusqu'à présent. Seulement, on conçoit

(1) Niemeyer, *Éléments de pathologie int. et de thérap.* t. II, p. 557.
(2) Niemeyer, *op. cit.*, t. I, p. 557, note.
(3) Voir à la fin de l'ouvrage : *Pathologie expérimentale et comparée.*

que, par suite de la diminution ou de l'augmentation de cette humeur, de la prédominance ou de l'insuffisance de tel ou tel de ses principes constituants, le trouble de la digestion stomacale s'exerce tantôt sur l'ensemble de l'alimentation, tantôt sur un ou plusieurs des actes physiologiques qui concourent à l'élaboration des aliments. C'est ainsi que dans certains cas, l'un des deux repas, soit celui du matin, soit celui du soir, est mal digéré, tandis que l'autre l'est parfaitement; qu'il y a des personnes qui ont la dyspepsie féculente, tandis que d'autres digèrent bien les féculents et non la viande. J'ai connu un ecclésiastique chez lequel la chair de toute espèce de volaille, en si petite quantité qu'elle fût, déterminait infailliblement une indigestion. Il n'est pas rare de rencontrer des dyspeptiques dont l'estomac s'accommode d'aliments lourds et indigestes, le homard, par exemple, tandis qu'il élabore difficilement les plus digestibles. Chomel a décrit une dyspepsie des liquides, caractérisée par la difficulté exclusive de les digérer. Je n'en finirais pas, si je voulais énumérer toutes les anomalies, toutes les bizarreries auxquelles donne lieu la perturbation des fonctions digestives par suite de l'altération du suc gastrique.

Dans tous les cas, le bol alimentaire mal élaboré devient en quelque sorte un corps étranger, et augmente ainsi l'état turgide de la muqueuse stomacale. C'est pourquoi l'érythème et les symptômes auxquels il donne lieu accompagnent souvent les herpétides glandulaires de l'estomac, quelles que soient les altérations du suc gastrique. C'est pourquoi aussi il est difficile, dans la pratique, de séparer ces deux termes, congestion de la muqueuse, lésion du système glandulaire, et de décider lequel des deux l'emporte sur l'autre. Néanmoins il arrive parfois, et peut-être plus souvent qu'on ne pense, que le travail de la digestion est très-imparfait sans qu'on observe en même temps les phénomènes qui caractérisent l'érythème gastrique. On peut dire que, dans ce cas, les malades digèrent mal sans presque s'en apercevoir. Le diagnostic est alors difficile et ne peut guère s'établir que par les symptômes généraux, les troubles qui surviennent du côté de l'intestin et l'examen des fèces.

La dyspepsie acescente, caractérisée par un excès de sécrétions acides (acide lactique), peut exister sans les symptômes ordinaires de l'érythème : pesanteur, bâillements, fatigue générale, etc. En effet, le symptôme unique est assez souvent l'apparition d'aigreurs après les repas, avec sensation de chaleur ou de brûlure à l'épigastre *(pyrosis* ou *soda)*. Cette sensation, qui tend à remonter dans la région sternale, est accrue par les aliments, les boissons chaudes, et même par l'élévation de la température ambiante. D'autres fois, les aigreurs sont remplacées par des gaz acides, ou une simple sensation d'acidité qui se répand jusque dans la cavité buccale en suivant le trajet de l'œsophage.

Tympanisme (Dyspepsie flatulente). — « L'acidité et la flatulence dans certaines dyspepsies, dit Graves, sont de véritables sécrétions morbides. L'estomac sain a la propriété de produire des acides et des gaz qui sont également nécessaires pour la dissolution de la matière alimentaire, et dans la dyspepsie cette sécrétion présente une activité anormale » (1).

On ignore si les gaz, qui ont pour effet de faciliter les différents temps de la digestion, proviennent de l'estomac, des aliments, des boissons ou du travail même de la digestion. Rien ne prouve qu'ils ne soient pas fournis, comme les liquides, par les glandes de la muqueuse gastrique. Je suis disposé à accepter cette dernière opinion, jusqu'à preuves contraires; c'est pourquoi je classe le tympanisme parmi les herpétides acnéiformes par hypercrinie.

Dans cette espèce de dyspepsie, les gaz n'offrent le plus souvent ni saveur, ni odeur; quelquefois ils sont acides ou hydrosulfurés. Leur quantité varie beaucoup, et ils produisent soit une simple incommodité, soit une tension épigastrique considérable accompagnée d'anxiété, de gêne dans la respiration, de vertiges, etc.

Tantôt le tympanisme existe seul, tantôt il s'accompagne d'une congestion de la muqueuse de l'estomac, d'une altération du suc gastrique ou d'une névrose.

Gastrorrhée — L'herpétisme peut produire la gastrorrhée, ou catarrhe de l'estomac, comme il produit la sialorrhée, la pharyngorrhée et la bronchorrée. Son caractère essentiel consiste dans le rejet, par une contraction insensible de l'estomac, de mucosités, tantôt glaireuses, filantes, tantôt séreuses, ou représentées par une mousse blanchâtre que l'on détache avec peine et plus ou moins abondante. Ces mucosités sont le plus souvent salées, rarement insipides. Leur expulsion a lieu surtout le matin, quelquefois après le repas. Si elles sont considérables, elles provoquent le

(1) Graves *Leçons de Clinique médicale*, traduction de M. Jaccoud, 1863, tome 2, page 319.

vomissement, et il est remarquable que, dans ce cas, elles n'entraînent presque jamais les matières alimentaires.

La gastrorrhée peut exister seule et ne pas enrayer le travail de la digestion. Mais quelquefois elle coïncide avec l'érythème ou quelque herpétide acnéiforme de la muqueuse stomacale. On observe alors les symptômes que j'ai décrits précédemment. Il peut arriver aussi qu'elle coïncide avec quelque névrose, principalement la gastralgie.

Névroses *(Gastralgie, vomissement, rumination, vertige stomacal, asthme stomacal).* — L'estomac reçoit des filets nerveux du pneumo-gastrique et du grand sympathique, de même que les bronches et le pharynx. Or ces deux espèces de nerfs peuvent être intéressés dans les manifestations de l'herpétisme.

Gastralgie. — C'est la névralgie ou névrose douloureuse de l'estomac. Suivant Romberg, il y a une hyperesthésie *pneumo-gastrique* et une névralgie *cœliaque.* Cette distinction est plus théorique que pratique, ainsi que M. Axenfeld le fait observer en ces termes : « Les deux ordres de nerfs, cérébro-spinaux (pneumo-gastrique) et ganglionnaires (plexus cœliaque), auxquels l'estomac doit sa sensibilité, sont-ils egalement intéressés dans tous les cas de gastralgie? C'est là une question insoluble par voie d'expérimentation, et à laquelle il semble bien difficile aussi de trouver une réponse dans les faits pathologiques. Cependant on a prétendu distinguer l'hyperesthésie *pneumo-gastrique* de la névralgie *cœliaque*, et Romberg consacre une description particulière à chacune d'elles. Cet auteur attache surtout une grande importance, pour caractériser l'hyperesthésie ganglionnaire, à la nature de la douleur, à cette sensation à la fois vague et intense, syncopale, analogue à celle du testicule comprimé. Nous ne pouvons qu'indiquer ces distinctions, où l'analyse physiologique semble poussée jusqu'à la subtilité. Il y a dans l'estomac, comme en général dans les organes splanchniques, un mélange si intime de filets sensitifs et moteurs; il se produit, en santé, des effets réflexes si rapides des uns aux autres, et, à l'état morbide, les phénomènes douloureux et convulsifs sont souvent tellement confondus, qu'il paraît fort difficile de séparer l'étude de la gastralgie de celle du spasme de l'estomac; de là le nom de *crampe d'estomac* donné comme synonyme de gastralgie. Pourtant il est digne de remarque que de ces deux éléments, douleur et spasme, l'un n'implique pas forcément l'autre, et qu'ils sont loin d'être réciproquement proportionnels. Qui ne sait qu'il y a des gastralgies violentes sans vomissements, comme il existe des vomissements nerveux incoercibles sans douleurs bien intenses » (1).

La douleur constitue l'élément essentiel, caractéristique de la gastralgie, et elle peut être intermittente, fixe et continue, passagère, dépendante ou indépendante de l'introduction des aliments dans l'estomac.

Ces diverses formes de la gastralgie, très-bien décrites par tous les auteurs, sont également fréquentes dans l'herpétisme.

La gastralgie de nature dartreuse peut exister seule ou coïncider soit avec l'érythème, soit avec une herpétide acnéiforme ou spasmodique (vomissement, rumination, vertige stomacal).

Vomissement, Rumination. — On observe du côté de l'estomac, sous l'influence de l'herpétisme, des phénomènes d'ordre réflexe analogues à ceux que j'ai signalés du côté du pharynx et des bronches.

On sait que l'évacuation des matières contenues dans l'estomac est déterminée par les muscles abdominaux, le diaphragme, l'estomac et les fibres longitudinales de l'œsophage. Or la contraction spasmodique de ces différents muscles peut être provoquée par une excitation des fibres terminales des nerfs sensitifs de la muqueuse gastrique. Dans ce cas, l'excitation gagne la moelle allongée, puis se réfléchit sur les nerfs phréniques et les filets qui président à la contraction des plans musculeux de l'estomac.

Le vomissement peut être indépendant de toute autre herpétide gastrique; mais le plus ordinairement il se lie soit à la gastralgio, soit à l'érythème ou a quelque herpétide acnéiforme.

Dans la *régurgitation* (rumination, mérycisme), qui est un diminutif du vomissement, ou plutôt un vomissement presque sans efforts, les aliments sont ramenés vers l'arrière-gorge par un simple mouvement antipéristaltique. Je ne l'ai rencontrée que deux fois chez des individus dartreux, et encore dans l'un de ces deux cas elle alternait avec de véritables vomissements alimentaires.

Vertige stomacal (Dyspepsie vertigineuse). — C'est encore une affection d'ordre réflexe qui a son point de départ à la muqueuse de l'estomac. Le caractère essentiel de cette affection con-

(1) Axenfeld, *Névroses*, dans *Éléments de pathologie médicale* par Requin, t. 4, p. 249.

siste dans une sensation de vertige que beaucoup de malades comparent à l'angoisse du mal de mer. Tantôt le vertige a lieu aussitôt après le repas, ou bien au bout de plusieurs heures, tantôt il se montre d'abord à jeun, ou ne correspond pas dans ses apparitions avec l'heure des digestions. Il peut s'accompagner de phénomènes particuliers, tels que des troubles de la vue et de l'intelligence, des hallucinations spéciales de vide, de gouffre, de balancement, des bourdonnements d'oreilles, quelquefois de l'embarras dans la parole, de la difficulté à prononcer certains mots, etc.

Trousseau, auquel on doit d'excellentes leçons sur le vertige *à stomacho læso*, considère cette affection comme essentiellement nerveuse. Je crois que l'élément congestif y joue un rôle plus important qu'on ne le suppose généralement, et dans ce cas, l'excitation des fibres terminales sensitives de la muqueuse se réfléchit sur les nerfs vaso-moteurs qui produisent la dilatation active des vaisseaux, et jouent ainsi le rôle de nerfs d'arrêt, comme Virchow et Schiff l'ont établi.

J'ai rencontré plusieurs fois, dans ma pratique, la dyspepsie vertigineuse comme manifestation de l'herpétisme. J'ai sous les yeux le récit détaillé qu'un magistrat très-intelligent a fait de toutes les misères qu'il a éprouvées sous l'influence de la diathèse dartreuse; j'en extrais ce qui a rapport au vertige stomacal.

Obs. — De 1860 à 1868, j'éprouve dans l'oreille droite, à plusieurs reprises, des bourdonnements, que je fais disparaître facilement au moyen d'un petit vésicatoire appliqué derrière l'oreille.

Je ne me rappelle pas avoir ressenti d'autre indisposition pendant ces huit années, si ce n'est, au mois de mai ou de juin 1867, quelques démangeaisons au scrotum et sur la verge, que j'ai pu combattre par des lotions mercurielles, mais qui n'ont jamais complètement disparu.

L'an dernier (juillet 1868), à la suite d'un voyage pénible et fatigant, les bourdonnements d'oreilles reparurent plus intenses et accompagnés d'un sentiment de pesanteur du côté de la tête, ainsi que d'une fatigue générale. Cet état a persisté jusqu'à l'entrée de l'hiver, malgré tous les moyens employés.

Au mois de mars de cette année (1869), nouvelle apparition des bourdonnements d'oreilles avec plus d'intensité encore et autant de tenacité. A ce malaise se joignent une constipation opiniâtre et une grande sécheresse de la muqueuse nasale.

Le 10 avril, vers 6 heures du matin, j'éprouve un vertige pénible, mes yeux sont injectés, ma tête est lourde et congestionnée, l'estomac embarrassé et le pouls fréquent. Le médecin prescrit une application de douze sangsues. Au bout d'une heure, l'écoulement de sept piqûres est arrêté; les cinq autres saignent légèrement pendant toute la journée.

Depuis ce moment, j'ai éprouvé une succession de misères qui m'ont empêché de me livrer au travail et mis souvent dans la nécessité de me coucher : vertiges, pesanteur de tête, douleurs au front, sur le crâne, ou à la partie postérieure de la tête, nausées, défaillances, affaiblissement extrême. Le matin, à mon réveil, je me trouve assez bien; mais, au bout d'une demi-heure ou d'une heure, les mêmes phénomènes se reproduisent avec plus ou moins d'intensité. Quand les souffrances me le permettent, je sors, et parfois la marche dissipe le mal; d'autres fois la lutte devient impossible, et je suis obligé de me coucher pendant la plus grande partie de la journée.

Asthme stomacal. — Les affections gastro-intestinales tourmentent si fréquemment les asthmatiques, qu'Ettmüller fait dériver l'asthme d'un vice de l'estomac. Suivant M. G. Sée, cet organe et les intestins peuvent être le point de départ d'accès d'asthme d'origine réflexe. Dans ce cas, l'excitation partirait des nerfs du plexus cœliaque ou mésentérique, gagnerait le nerf vague, puis le centre vital, et viendrait se réfléchir sur les nerfs moteurs respiratoires qui émergent de la moelle épinière. Il me semble, d'après cette théorie, qu'il ne devrait pas y avoir d'asthme gastrique sans vomissement, et réciproquement. En effet, nous savons que la contraction du diaphragme et des muscles abdominaux est la principale cause du vomissement; or ces muscles, et surtout le diaphragme se contractent nécessairement dans l'accès d'asthme gastrique, d'après l'explication de M. Sée.

Je ne prétends pas qu'une irritation de la muqueuse stomacale ne puisse pas réagir sur le pneumo-gastrique et provoquer des accès d'asthme ; mais alors l'excitation se propage aux filets moteurs des muscles bronchiques et les fait contracter. Il est difficile, d'ailleurs, de décider jusqu'à quel point les troubles de l'estomac sont effets ou causes des accès chez les asthmatiques.

ARTICLE IX.

HERPÉTIDES INTESTINALES.

Elles sont aussi fréquentes que les herpétides gastriques, avec lesquelles elles coïncident souvent. On trouve dans les écrits de plusieurs médecins, parmi lesquels je citerai Frank, Tissot, Gintrac, etc., des faits de troubles intestinaux d'intensité variée coïncidant et surtout alternant avec des manifestations herpétiques. M. Guéneau de Mussy a cité le fait suivant dans une de ses leçons cliniques de l'hôpital de la Pitié :

« Une dame de ma clientèle portait, depuis longues années, un eczéma chronique de l'oreille. Tant que cette affection resta stationnaire et facile à dissimuler, la malade la toléra; mais la dartre gagna successivement la joue, puis les paupières. Alors commencèrent les supplications. Elle voulait guérir à tout prix; je luttai contre ce désir; la malade avait plus de 60 ans. Enfin, vaincu par ses instances, je fis usage d'une pommade mercurielle et de quelques doses d'huile de ricin. A la deuxième purgation, l'eczéma disparut, en même temps qu'une diarrhée s'établissait pour durer quatre mois et disparaître à son tour, lorsque la dartre reprit possession de son premier domicile » (1).

J'ai rencontré plusieurs cas de ce genre; mais le fait le plus intéressant de tous ceux que j'ai observés se rapporte à un confrère auquel j'ai donné mes soins, et qui a bien voulu me communiquer sa propre observation. Je cite textuellement.

OBS. — M. L...., âgé de 52 ans; tempérament lymphatico-nerveux.

Père : — Tempérament sanguin, bonne constitution, mort à 78 ans d'hémorrhagie cérébrale.

Mère : — Constitution faible, délicate; affectée de bronchite chronique qui présentait les caractères de l'asthme; très-névropathe; morte à 53 ans. Je crois pouvoir affirmer qu'il y avait chez elle de fréquentes démangeaisons à la région dorsale.

Deux frères : — L'aîné, affecté, dès son bas-âge, de blépharite

(1) *Gazette des Hôpitaux*, 1861, p. 257.

granuleuse qui détermina la chute des cils, et plus tard de névralgies fréquentes. Le dernier paraît doué d'une forte constitution.

Quatre sœurs : — Chez toutes, apparition, à diverses époques, de plaques d'eczéma à la face dorsale des mains et aux clavicules. Chez deux d'entre elles, surdité qui suivit une marche lente et devint très-prononcée. L'aînée perdit les cils à la suite d'une affection granuleuse des paupières.

En ce qui me concerne, voici ce que je recueille dans mes souvenirs :

Dès le bas âge, coryzas fréquents accompagnés d'une sécrétion muqueuse abondante, principalement pendant l'hiver, sans picotements ni douleurs.

De 8 à 12 ans, tempérament faible, délicat. Chaque hiver, engelures ulcérées aux talons. Éruptions successives et presque continuelles de furoncles aux membres inférieurs, au dos et au ventre. Ces furoncles devenaient le siége d'une suppuration peu louable.

A 16 ans, eczéma sécrétant de la face et des oreilles qui a duré trois mois environ.

A 23 ans, étant à Paris, j'eus un épanchement pleurétique dans les deux côtés de la poitrine successivement.

A 26 ans, varioloïde confluente.

1840. — Gale traitée par les bains de vapeur.

1845. — Mentagre rebelle, qui dura trois mois environ.

1856. — Début des douleurs gastro-intestinales, accompagnées de vomissements bilieux, de flatuosités, et très-vives quatre à cinq heures après le repas principal. Troubles notables dans la nutrition, amaigrissement prononcé.

L'usage des eaux de Cambo me soulagea un peu ; mais j'obtins surtout de bons effets des eaux de Pouillon, qui sont à base sodique. Je dois dire que ces eaux provoquèrent une éruption prurigineuse à la partie antérieure des jambes, à la face interne et externe des cuisses et dans la région des clavicules. Cette éruption s'est montrée, tous les ans, sur un point ou sur un autre, et *avec elle coïncidait la cessation des douleurs intestinales.*

Une plaque de la largeur d'une pièce de cinq francs, qui présentait tous les caractères d'une dartre squameuse, est restée, pendant cinq à six ans, à la partie interne de la jambe, vers le tiers inférieur.

En 1863, eczéma aigu et très-douloureux du périnée, qui a duré deux mois.

Depuis l'apparition des premières éruptions, la santé s'est maintenue assez bonne, quoique l'affection gastro-intestinale n'ait jamais disparu complètement. La langue est toujours restée couverte, surtout à sa base, d'un enduit épais, et les troubles fonctionnels, accompagnés de douleurs plus ou moins vives, se sont montrés de temps à autre.

En novembre dernier (1869), les douleurs gastro-intestinales *redoublèrent d'intensité après la disparition d'une éruption eczémateuse* située dans la région des clavicules. Voici ce que j'ai éprouvé, à partir de cette époque :

Douleurs vers l'ombilic, quatre ou six heures après le repas principal ; cardialgie intense ; flatuosités ; selles irrégulières, diarrhéiques parfois ; matières toujours mal digérées ; courbature ; faiblesse générale ; station verticale très-pénible et même impossible ; refroidissement de la peau ; découragement ; dégoût du travail ; affaiblissement des facultés intellectuelles et surtout de la mémoire ; langue couverte d'une couche épaisse de mucosités adhérentes, blanchâtre, fendillée à sa base, papilles très-développées ; appétit passable ; sommeil toujours bon ; aucun trouble dans la circulation.

En dépit des soins médicaux ordinaires, cet état est resté à peu près le même jusqu'à la fin de juillet 1869. A cette époque, il s'aggrava encore et devint intolérable. *Aucune éruption n'est apparue cette année.*

Il y a deux points principaux à signaler dans cette observation très-détaillée : 1° l'hérédité de la diathèse dartreuse, qui se manifesta de différentes façons chez les enfants ; 2° les rapports intimes des troubles intestinaux avec les déterminations cutanées, c'est-à-dire la diminution et l'aggravation de l'affection intestinale coïncidant avec l'apparition ou la disparition des manifestations de l'herpétisme à la peau.

Je suivrai, dans la description des herpétides intestinales, la méthode que j'ai adoptée pour les herpétides gastriques et celles de tout le système muqueux en général.

Entérite. — « On voit quelquefois des diarrhées chroniques s'établir sous l'influence apparente de diverses diathèses, dit

M. Durand-Fardel. Dans la goutte et le rhumatisme, ce sont plutôt de simples catarrhes que de véritables inflammations; au moins l'anatomie pathologique n'a point fait connaître de lésions déterminées dans la plupart des cas de ce genre. On peut en dire autant des diarrhées qui surviennent chez les herpétiques. C'est un sujet à étudier, et sur lequel nous ne possédons point de données suffisantes » (1).

La pathologie expérimentale et comparée me paraît devoir jeter un certain jour sur cette question. On trouvera, à la fin de cet ouvrage, la relation de plusieurs autopsies de chiens auxquels j'ai fait prendre de l'acide urique et de l'acide oxalique pendant un temps plus ou moins long, et l'on verra que les lésions principales ont consisté dans la congestion vasculaire et l'hypertrophie des glandes de la muqueuse, surtout du gros intestin et de la partie inférieure de l'intestin grêle, sans ramollissement. Qu'il y ait eu constipation ou diarrhée pendant la vie de l'animal, j'ai toujours rencontré ces altérations, mais à des degrés différents. La muqueuse n'a jamais présenté ni ulcérations, ni érosions à sa surface, même dans un cas où l'animal rendait beaucoup de sang par les selles, au point de paraître atteint d'une véritable dyssenterie. Les glandes en tube étaient seules ulcérées; les plaques de Peyer et les follicules solitaires n'ont jamais présenté d'autres altérations qu'une augmentation de volume.

En comparant ces résultats de l'expérimentation avec les faits cliniques, je suis porté à croire que, dans la viciation du sang par les déchets de la désassimilation, l'entérite est aussi rare que la gastrite, tandis que la congestion simple et les altérations glandulaires dominent. Au reste, il serait aussi difficile de différencier, par les symptômes, l'inflammation de la congestion intestinale, que la gastrite de l'érythème stomacal.

Cependant M. Devergie a rapporté, dans ses leçons cliniques de l'hôpital Saint-Louis, un fait qui paraît contredire mes assertions. Je vais le reproduire *in extenso*.

OBS. — *Eczéma chronique, entéro-colite chronique, disparition de l'eczéma, mort, auptosie.*

Le 10 juin 1846, était entrée à l'hôpital Saint-Louis, salle Saint-Jean, N° 83, la nommée Paulet (Louise), âgée de 47 ans. Cette

(1) *Traité des maladies chroniques*, t. II, p. 127.

femme présentait un eczéma disséminé sur toutes les parties du corps, tête, tronc et membres. On employa contre cette affection divers traitements. Vers la fin de 1846, pendant son séjour à l'hôpital, cette malade fût prise de douleurs abdominales peu vives et de selles fréquentes, liquides, jaunâtres et très-fétides. Au mois de janvier 1847, cette diarrhée, rebelle à toute médication, ne fit qu'augmenter. La nutrition fut altérée, et l'on vit survenir de l'amaigrissement et un appareil fébrile irrégulier. Enfin la malade, qui gardait le lit depuis plusieurs semaines, succomba dans le marasme le 21 janvier 1847. Pendant le cours de la maladie, M. Bouley, malgré l'examen le plus minutieux, ne pût découvrir aucune affection tuberculeuse pour expliquer cette diarrhée, et diagnostiqua une entéro-colite chronique. Notons que, dans les derniers temps, on vit l'eczéma diminuer peu à peu et disparaître presque complètement; en même temps les membres inférieurs présentèrent un œdème considérable dont la cause devint évidente à l'autopsie.

Autopsie faite le 23 janvier 1847. — Il ne reste de l'affection générale de la peau que quelques plaques d'eczéma à la partie inférieure de la jambe gauche, au bras gauche et au cuir chevelu. Dans les autres parties on n'en voit aucune trace. Un œdème très-prononcé se remarque aux deux membres inférieurs et aux parois de l'abdomen.

Le cerveau et tous les organes thoraciques, poumons, plèvres, cœur, péricarde, ne présentent aucune lésion. Il en est de même des reins, de la rate et du foie, qui est seulement un peu volumineux. Le péritoine est à l'état normal; on n'y voit ni épanchement ni adhérences.

Il en est autrement pour les intestins: la muqueuse du rectum est rouge; celle du colon présente non-seulement des plaques rouges disséminées dans toute son étendue, mais encore de petites ulcérations dont la grandeur varie depuis celle d'une lentille jusqu'à celle d'une pièce de cinquante centimes. L'étendue et la rougeur des plaques diminuent en remontant vers l'intestin grêle, qui ne présente plus que quelques points rouges.

L'estomac renferme un peu de matière analogue à de l'albumine. La membrane muqueuse ne paraît point ramollie; les autres tuniques n'offrent aucune altération. Il en est de même des orifices cardiaque et pylorique.

La veine fémorale droite, à partir de l'embouchure de la saphène interne, est remplie au-dessous par du sang noirâtre, assez mou, mais en caillots non adhérents à la tunique interne, etc., etc. (1).

Ainsi, les seules lésions constatées à l'autopsie étaient une teinte rouge du rectum, des plaques rouges disséminées dans toute l'étendue du colon. Il n'est question ni de ramollissement, ni d'épaississement, ni d'atrophie de la muqueuse. Cependant, dans l'entérite chronique, la muqueuse est le plus souvent ramollie; elle s'enlève facilement par un frottement un peu rude, comme dans l'entérite aiguë. La couleur de la muqueuse est plutôt ardoisée, noirâtre même, que rouge. Quant aux ulcérations, il est regrettable qu'elles n'aient pas été mieux décrites. Ces ulcérations n'occupaient-elles qu'une partie de l'épaisseur de la muqueuse, ou bien leur fond était-il constitué par le tissu conjonctif sous-muqueux, ou par la couche musculaire mise à nu, ou même par le tissu conjonctif sous-séreux; ou bien encore provenaient-elles de la destruction interstitielle des follicules muqueux? Autant de *désidérata* qui m'autorisent à admettre, dans le cas signalé par M. Devergie, l'existence d'une simple hypérémie de la muqueuse, avec altération du système glandulaire, plutôt que d'une véritable entero-colite chronique.

Erythème *(dyspepsie intestinale simple)*. — Puisque l'intestin est un organe de digestion comme l'estomac, il peut devenir le siége de troubles fonctionnels directement inhérents à ses fonctions digestives spéciales. Ce sont ces troubles fonctionnels, supposés indépendants de toute altération organique appréciable, que les pathologistes désignent du nom de *dyspepsie intestinale.*

M. Bachelet leur assigne même le gros intestin pour siége exclusif. D'après ce médecin, le gros intestin est surtout chargé de la digestion des légumes et des féculents; l'estomac ne joue qu'un rôle fort secondaire, à peu près nul, sous le rapport pathologique, et tous les phénomènes séméiologiques constatés à l'épigastre, douleur, gonflement, tympanite, doivent être rapportés exclusivement, ou à peu près, au colon transverse (1). Notre savant confrère s'appuie particulièrement, pour soutenir ses assertions, sur

(1) *Gazette des Hôpitaux*, 1847.

(1) Bachelet, *Recherches sur la dyspepsie iléo-cæcale*, dans *Union médicale*, 1864.

les symptômes dyspeptiques qui se montrent plusieurs heures après l'introduction des aliments, et sur les troubles du sommeil qui correspondent avec la digestion intestinale.

On voit de suite que le système de M. Bachelet repose sur une hypothèse fausse, puisque la digestion des féculents est essentiellement duodénale et n'a pas lieu exclusivement dans le gros intestin, comme il le prétend. Il en est de même de la digestion des légumes.

Je crois que la dyspepsie intestinale n'est pas plus que la dyspepsie gastrique une névrose, c'est-à-dire une affection indépendante de toute altération organique. L'une et l'autre, au contraire, me paraissent tenir à des modifications survenues soit dans le système vasculaire, soit dans les glandes, soit dans le liquide sécrété par ces dernières.

La symptomatologie classique de la dyspepsie intestinale présente quelques phénomènes si opposés, qu'il est impossible de ne pas en placer le siége dans des éléments anatomiques différents. Graves dit : « Nous voyons des personnes qui n'ont pas d'éructations, qui ne ressentent ni douleur, ni flatulence, ni pesanteur, ni distension à l'estomac, et qui sont fréquemment incommodées par des sensations pénibles dans l'abdomen ; elles ont *de la constipation*, ou bien les fonctions intestinales sont très-irrégulières ; il survient *de la diarrhée*, des coliques, de la tympanite ; les évacuations sont fétides et anomales ; l'urine est rare et haute en couleur. Ces malades se sentent indisposés, non pas aussitôt après le repas, mais trois ou quatre heures plus tard ; ils perdent leurs forces ; ils s'amaigrissent ; ils portent sur leur visage pâle et blême une expression maladive. Ici la dyspepsie est *intestinale* ; l'estomac fonctionne bien et s'acquitte parfaitement de sa tâche ; mais, lorsque la masse alimentaire entre dans l'intestin grêle, un malaise très-marqué survient, parce que la digestion supplémentaire (il est plus exact de dire *complémentaire*) pervertie ne peut plus se faire qu'avec peine et difficulté » (1).

D'un autre côté, M. Durand-Fardel s'exprime ainsi : « La digestion paraît s'opérer régulièrement dans l'estomac, et les premiers temps qui suivent l'introduction des aliments se passent sans aucune sensation anomale. Mais, quelques heures après, sur-

(1) Graves, *Leçons de clinique médicale*, traduites par M. Jaccoud, 1863, t. 1, p. 169.

viennent des malaises vagues dans le ventre, de la gêne, de l'embarras, de la pesanteur, sans douleur proprement dite. Des borborygmes bruyants et pénibles se produisent. Cela dure plusieurs heures, quelquefois une ou deux seulement, et se dissipe. Ces malaises peuvent se montrer à tous les degrés. A peine prononcés dans les cas les plus légers, ils peuvent devenir extrêmement pénibles et même douloureux. Cependant les douleurs abdominales sont plutôt obtuses que vives ou aigres........................

» Les garde-robes sont en général très-irrégulières. La *constipation est le fait le plus ordinaire*. Les selles sont rares. Le besoin de la défécation se fait sentir, quelquefois même assez répété, mais avec peu de résultats. Les matières ne sortent qu'en fragments menus et durs, souvent accompagnées ou enveloppées d'un peu de mucus glaireux. Lorsqu'il n'y a pas de constipation, les matières sont, comme on le dit, mal formées, mollasses, sans compacité. La diarrhée habituelle *ne résulte jamais* d'une dyspepsie intestinale simple. Elle annonce ou une irritation de l'intestin, atteignant ou non le caractère d'entérite, ou un catarrhe intestinal, et elle offre alors les caractères particuliers que nous avons vus appartenir à l'un ou à l'autre de ces états pathologiques» (1).

Ainsi, tandis que, d'après Graves, la constipation et la diarrhée se montrent indistinctement dans la dyspepsie intestinale, suivant M. Durand-Fardel, la constipation est la règle et la diarrhée l'exception, celle-ci annonçant ou une irritation ou un catarrhe de l'intestin.

Je me range à l'opinion de Graves, tout en faisant des réserves sur le point de départ de ces deux phénomènes si contraires, la constipation et la diarrhée.

Pour moi, la muqueuse de l'intestin peut être, comme celle de l'estomac, surtout sous l'influence de l'herpétisme, le siége d'une hypérémie anormale (il y a une hypérémie physiologique), d'un véritable érythème, et les troubles fonctionnels qui résultent de cet état pathologique constituent la dyspepsie intestinale simple, ainsi caractérisée : quelques heures après le repas, sentiment plus ou moins prononcé de gêne, de plénitude, de pesanteur, de chaleur dans le ventre, sans douleurs proprement dites, borborygmes pénibles, malaise général, agitation, anxiété, fatigue musculaire, bâillements, oppression, séche-

(1) *Traité pratique des maladies chroniques*, t. II, p. 133 et 134.

resse de la bouche, quelquefois éructations importunes, constipation ordinaire.

Voici comment j'explique que la constipation et non la diarrhée se rattache à la congestion simple de la muqueuse intestinale : la physiologie et la pathologie démontrent que la constipation peut être la conséquence : 1° d'un trouble apporté dans la contractilité intestinale, ou dans la contractilité des muscles abdominaux; 2° d'une altération des sécrétions intestinales proprement dites, ou des sécrétions des glandes annexées à l'intestin; 3° enfin d'un obstacle mécanique matériel au libre cours des matières fécales. Or, dans l'érythème de l'intestin, je crois que la congestion s'étend à la membrane musculaire, et même à tout le système veineux abdominal, d'où résulte une sorte de pléthore, ou mieux d'engouement qui détermine le ralentissement de la contractilité intestinale. Peut-être aussi faut-il faire intervenir une diminution des sécrétions de la muqueuse de l'intestin. Telle est l'opinion de M. Bachelet.

Herpétides acnéiformes *(dyspepsie par altération du suc intestinal, entérorrhée, tympanisme.* — L'appareil glandulaire joue un rôle important dans les fonctions intestinales.

Les glandes de l'intestin grêle sont : 1° les glandes de *Lieberkühn*, glandes en tubes simples, existant dans toute l'étendue de l'intestin grêle, disposées parallèlement les unes à côté des autres, et tellement rapprochées qu'il ne reste guère que la place des vaisseaux. Elles sécrètent le suc intestinal; 2° les glandes de *Brunner*, ou glandes en grappe, ayant la même structure que les glandes de la cavité buccale, et qui n'existent que dans le duodénum. Très-nombreuses dans la première portion, elles diminuent peu à peu pour cesser tout à fait à la fin de la troisième. Ces glandes sécrètent un liquide alcalin; 3° les *follicules clos*, qui, isolés, constituent les follicules solitaires, et agminés, les plaques de Peyer.

Les glandes du gros intestin sont des glandes en tube et des follicules clos. Les premières sont aussi nombreuses et beaucoup plus volumineuses que dans l'intestin grêle. Les follicules clos y sont plus nombreux, surtout dans le cœcum et l'appendice iléo-cœcal; mais ils n'y présentent pas la forme des plaques de Peyer.

Nul doute que ces diverses espèces de glandes ne soient susceptibles d'être atteintes dans les localisations de l'herpétisme sur la muqueuse intestinale. Je les ai toujours trouvées hypertrophiées et même ulcérées dans mes recherches expérimentales (1).

Il en est des sécrétions intestinales comme des sécrétions gastriques : si elles viennent à se ralentir, à diminuer ou à augmenter, par le fait d'une lésion des glandes, le fluide versé péchera par ses qualités ou par sa quantité, et donnera lieu à des troubles fonctionnels que nous allons étudier.

Dyspepsie par altération du suc intestinal. — Parmi les altérations que les sécrétions intestinales sont susceptibles d'éprouver, nous ne connaissons jusqu'à présent que leur diminution ou leur augmentation. Est-il besoin d'ajouter que, comme résultats, on observe, d'une part, la constipation, et de l'autre, la diarrhée? Je partage complètement l'opinion de M. L. Martineau, quand il dit :

« De même que l'augmentation de la sécrétion des follicules muqueux intestinaux donne lieu à la diarrhée, de même la diminution de cette sécrétion produit la constipation. Le mucus intestinal est, pour ainsi dire, tout aussi essentiel à cette période de la digestion que les autres produits ; non-seulement par sa présence il favorise la progression des matières fécales, son action est dans ce cas toute mécanique, mais encore, suivant certains auteurs, il agit comme un ferment sur le contenu intestinal, il en active la décomposition. A ces deux actions, il faut en ajouter une troisième. La sécrétion intestinale devenant insuffisante, la muqueuse manque du stimulant qui lui était nécessaire pour réagir sur le plan contractile. On voit donc que la constipation due à la sécrétion insuffisante du mucus intestinal est complexe, et s'il est vrai que chacune des actions que je viens d'invoquer peut à elle seule donner lieu à ce phénomène morbide, il n'en est pas moins vrai que le plus souvent il est sous la dépendance de ces actions réunies. Aussi, en clinique, est-il impossible le plus ordinairement d'établir une distinction (2).

La diminution de la sécrétion intestinale peut coïncider avec l'érythème de la muqueuse et augmenter ainsi la constipation, qui constitue le caractère essentiel de cette affection, ainsi que je l'ai dit précédemment. Mais chez beaucoup d'herpétiques on observe

(1) Voir, à la fin de l'ouvrage, *Pathologie expérimentale et comparée.*

(2) *Nouveau Dictionnaire de médecine et de chirurgie pratiques*, t. IX, p. 145 et 146.

une constipation opiniâtre, sans qu'elle s'accompagne des symptômes que produit l'hypérémie intestinale.

Plusieurs médecins croient que la diarrhée catarrhale est la conséquence de la congestion de l'intestin. C'est une erreur. Le follicule muqueux est à la diarrhée ce que le vaisseau capillaire est à la congestion ; c'est-à-dire qu'il n'y a pas, qu'il ne peut pas y avoir de diarrhée sans une modification survenue soit dans la structure, soit dans les fonctions seulement de l'appareil glandulaire. La preuve, c'est qu'il y a des cas où, après des diarrhées longtemps prolongées, on ne trouve que des altérations des follicules qui ne sont point de nature inflammatoire (Billard). Dans les cas où l'on rencontre seulement la muqueuse hypérémiée, sans altération des follicules, l'hypersécrétion de ces glandes pendant la vie était un effet réflexe de l'irritation siégeant sur un ou plusieurs points de l'intestin. Cela résulte des expériences de M. C. Bernard relatives aux actions réflexes.

Bien que la constipation soit un phénomène caractéristique de l'érythème ou congestion simple de la muqueuse intestinale, cette dernière affection peut néanmoins coïncider avec une hypersécrétion de l'appareil glandulaire. Voilà pourquoi j'admets avec Graves et d'autres pathologistes, que la dyspepsie intestinale s'accompagne tantôt de constipation, tantôt de diarrhée, ou de l'une et de l'autre alternativement.

Entérorrhée. — Dans les localisations de l'herpétisme sur la muqueuse intestinale, la sécrétion des glandes est quelquefois tellement exagérée, qu'il en résulte un véritable catarrhe de l'intestin analogue au catarrhe des bronches et de l'estomac.

Ce qui caractérise cette affection, c'est non-seulement l'abondance de la diarrhée, mais encore l'aspect des matières évacuées, qui sont séreuses, en général peu colorées, légèrement jaunâtres, d'une odeur stercorale peu prononcée, et plus ou moins mêlées de matières fécales. Quelquefois les selles entraînent des matières alimentaires non digérées, ce qui tient à l'abondance de la sécrétion séreuse et à l'activité contractile de l'intestin. Il peut y avoir des alternatives de selles naturelles et de selles séreuses.

Il est rare que l'entérorrhée s'accompagne de météorisme et de coliques. Le plus ordinairement cette affection est peu douloureuse et ne donne lieu qu'à des borborygmes, à des gargouillements.

Tympanisme (dyspepsie intestinale flatulente). — J'ai dit, en parlant des herpétides gastriques, qu'il n'était point prouvé que la sécrétion gazeuse de l'estomac ne provint pas, comme les liquides, des glandes de la muqueuse; et me plaçant à ce point de vue, j'ai classé le tympanisme ou dyspepsie flatulente parmi les herpétides acnéiformes par hypercrinie. Je fais de même pour le tympanisme intestinal.

Chez les herpétiques, cette affection peut exister seule, ou compliquer soit l'érythème, soit la dyspepsie par altération des sécrétions liquides de l'intestin, soit encore quelque névrose, dont il sera question tout à l'heure. Mais la constipation accompagne le plus souvent le météorisme. Alors l'inertie intestinale est consécutive à la sécrétion gazeuse exagérée, la tunique musculeuse distendue outre mesure ayant perdu son élasticité. Les muscles intestinaux, ainsi que l'a fait remarquer Trousseau, perdent leur ressort au même titre que la vessie, au même titre que tous les muscles de la vie animale, au même titre que certains plans musculeux de la vie organique, comme ceux du poumon, qui se laissent distendre pour constituer l'emphysème pulmonaire (*Clinique méd.*).

Le tympanisme prend quelquefois des proportions énormes et inquiétantes. M. le docteur Jousset a rapporté, dans l'*Art médical*, un cas extrêmement curieux dans lequel une ponction intestinale devint nécessaire pour débarrasser la patiente. A la suite d'expériences faites sur des lapins, ce médecin distingué attribue le tympanisme à la compression que les portions de l'intestin dilatées par les gaz exerce sur celles qui ne le sont pas.

Herpétide exfoliatrice. — Il y a une singulière affection intestinale, très-incomplètement décrite par les pathologistes, que j'ai rencontrée, plusieurs fois comme manifestation de la diathèse dartreuse : il s'agit de la formation, à la surface de l'intestin, de concrétions membraniformes auxquelles on serait disposé à accorder de prime à bord un caractère diphthéritique. L'expulsion de ces concrétions n'est pas aussi rare que plusieurs médecins semblent le croire. On en trouve de nombreux exemples dans les auteurs anciens et modernes: Fernel (1), Van Swiéten (2), Morga-

(1) *Patholog.* lib. VI, c. 9, p. 157.
(2) T. II, p. 374. *Diarrhœa febrilis.*

gni (1), Gendrin (2), Barrier (3), Cruveilhier (4), Grisolle (5), Graves (6), Broca (7), Potain (8), Worms (9) Laboulbène (10), Siredey (11), etc. Mais aucun de ces auteurs ne signale la diathèse dartreuse parmi les causes qui produisent les concrétions membraniformes de l'intestin. C'est à tort aussi, selon moi, qu'ils les considèrent généralement comme formées par du mucus très-dense. En effet, elles ne se laissent pas délayer dans l'eau. Je crois qu'elles sont dues à la multiplication et à la desquamation anormales des éléments épithéliaux. C'est pourquoi je rapproche cette curieuse affection de certaines herpétides exfoliatrices de la peau. Voici, d'ailleurs, sur quelles données je base mon opinion.

En étudiant la structure des concrétions à l'aide du microscope, on reconnaît qu'elles sont formées principalement de cellules épidermiques, qu'elles sont de vrais bourgeonnements de la couche épithéliale. Dans ce cas, les cellules s'aplatissent et se tassent les unes au-dessous des autres, de manière à former une couche continue et plus ou moins épaisse. Un médecin de l'Hôtel-Dieu de Lyon, M. le docteur Perraud, auteur d'un excellent travail sur les concrétions membraniformes de l'intestin, a constaté aussi avec le microscope, qu'elles sont constituées par du mucus, des cellules épithéliales entières ou fragmentées, des noyaux épithéliaux, des leucocytes, des cristaux plus ou moins volumineux de phosphate ammoniaco-magnésien, et accessoirement de quelques globules purulents, d'hématosine et de fragments d'aliments incomplètement digérés. Notre savant confrère arrive à cette conclusion, que ces matières membraneuses sont rendues avec une petite quantité d'albumine, et qu'elles sont formées de la même substance que celle qui entre dans la composition de l'épiderme.

L'épaississement épithélial envahissant une portion plus ou

(1) *De sedibus et causis morborum*, 31e lettre.
(2) *Traité philosophique de médecine pratique. Des fièvres dyspeptiques*, t. III.
(3) *Traité pratique des maladies de l'enfance*, t. II.
(4) *Anat. pathol.* t. IV, p. 151.
(5) *Pathol. int.*, 8e éd., t. II, p. 728.
(6) *Clinique méd.*, 2e éd., t. II, p. 320.
(7) *Bull. de la Soc. anat.*, 1854.
(8) *Soc. anat., juin* 1857.
(9) *Bull. de la Soc. anat.*, 1863.
(10) *Rech. clin. et anat. sur les affections pseudo-membraneuses.*
(11) *Union méd.*, 1866, p. 75.

moins étendue de la muqueuse de l'intestin, on conçoit que les concrétions expulsées aient des dimensions et des formes très-variables. « Elles se présentent, dit M. Siraudey, tantôt sous l'apparence de débris informes, aplatis, rubanés, ou arrondis et cylindriques, tantôt sous l'aspect d'une membrane réticulée, offrant çà et là des ramifications plus fermes, plus résistantes, servant de charpente à une substance beaucoup moins épaisse, criblée de petits orifices, comme une dentelle, se déchirant très-facilement, surtout au moment de l'expulsion, avant la macération dans un liquide alcoolique. Plus rarement on a vu ces productions former des tubes complets, rappelant exactement la forme de l'intestin, et présentant une étendue qui varie de quelques centimètres à plusieurs mètres (Axenfeld). La face externe de ces concrétions, celle qui est adhérente à la muqueuse, est ordinairement blanche, légèrement jaunâtre, et présente de petites dépressions correspondant à la saillie des cryptes mucipares de l'intestin (Gendrin). La face interne est le plus souvent colorée en brun ou en jaune par la bile ou par les matières fécales.

« On conçoit, du reste, que ces produits puissent revêtir les formes les plus bizarres dont les détails ne peuvent trouver place dans une description générale. Leur quantité varie beaucoup : tantôt elle est, pour ainsi dire, insignifiante, d'autres fois elle est si abondante qu'elle remplirait un verre » (1).

Névrose *(Entéralgie)*. — On a basé sur la physiologie expérimentale une division de la colique en deux classes : elle est dite *symptomatique* toutes les fois qu'il existe dans la cavité intestinale, dans les parois des intestins, une lésion capable de réveiller outre mesure la contractilité musculaire ; elle est *sympathique* ou réflexe, si l'on veut, lorsqu'elle se produit sous l'influence d'une excitation nerveuse locale ou éloignée. Mais il me semble que ces deux classes n'en font qu'une, c'est-à-dire que toutes les coliques sont sympathiques, puisqu'elles sont toutes des phénomènes d'ordre réflexe, que l'excitation parte d'un point plus ou moins éloigné et même des centres nerveux, ou directement de la surface de la muqueuse, pour se transmettre des expensions terminales des filets sensitifs du grand sympathique aux filets qui font contracter le plan musculeux de l'intestin. Nous savons, en effet, que les intes-

(1) *Union méd.*, 1869, p. 90.

tins sont presque uniquement innervés par le sympathique, c'est-à-dire qu'ils reçoivent par l'intermédiaire de ce nerf leur sensibilité et leur motricité.

Il n'est donc pas étonnant que la colique accompagne le plus ordinairement les herpétides intestinales dont il a été question plus haut.

Mais la muqueuse de l'intestin est souvent le siége d'une névrose, c'est-à-dire d'une affection indépendante de toute lésion du système vasculaire et de l'appareil glandulaire, dont la douleur constitue l'élément essentiel, et qui se présente sous des formes tout à fait comparables à celles de la gastralgie : c'est l'*entéralgie* ou *crampes d'intestin*. Romberg en a donné une description très-exacte : « douleur s'irradiant de l'ombilic au reste de l'abdomen, revenant par accès et s'appaisant par intervalles, déchirante, contusive, pressive, plus souvent tormineuse, précédée et accompagnée d'une sensation toute particulière de malaise, d'anéantissement ; le malade s'agite, cherche à se soulager en changeant de position, en comprimant l'abdomen ; la température des mains, des pieds, des fesses est abaissée ; la figure est contractée, les sourcils se froncent, les lèvres pincées trahissent la douleur ; petitesse et dureté du pouls, tension des parois abdominales qui sont ballonnées ou rétractées ; souvent nausées, vomissements, ischurie et strangurie ; quelquefois ténesme rectal. La constipation augmente ordinairement cet état ; plus rarement les évacuations sont naturelles ou augmentées. Un accès de ce genre dure depuis quelques minutes jusqu'à plusieurs heures, avec des répits passagers. Il cesse tout à coup, et un sentiment d'extrême bien-être lui succède. Le retour des accès a lieu souvent sous l'influence de causes inappréciables, d'autres fois ce sont des émotions morales, la fatigue qui les occasionnent. L'ingestion des aliments ne les provoque pas immédiatement ; mais, dans le cours de la digestion, c'est-à-dire lorsque les matières commencent à pénétrer dans l'intestin, l'exacerbation a lieu et la souffrance devient parfois atroce » (1).

Il s'en faut que l'entéralgie se montre toujours sous cette forme violente. Quelquefois même, au lieu d'une douleur plus ou moins vive s'irradiant dans la région de l'abdomen, les malades n'éprouvent qu'un sentiment de gêne, de malaise qu'ils ne peuvent

(1) *Éléments de path. médic.* de Requin, t. IV, p. 253 (Axenfeld).

définir, comme dans le fait suivant, que j'ai déjà publié dans mon *Précis descriptif, théorique et pratique des Eaux de Cauterets* (p. 107).

Obs. — Le 13 juillet 1865, M. X...... me remit, de la part d'un praticien distingué de Paris, une longue lettre de laquelle j'extrais le passage suivant :

« Ce malade est atteint d'une affection nerveuse bizarre que je ne puis vous décrire entièrement. Dès qu'il veille un peu tard, il éprouve une perturbation intestinale singulière. Il lui est impossible de résister au sommeil quand elle se fait sentir ; il ne doit ni discuter ni parler fort, ni travailler, ni appliquer sérieusement son attention, sans éprouver le même genre de malaise intestinal et beaucoup d'autres symptômes nerveux. Il ne fait rien, il fuit la société parce qu'elle le fatigue ; mais il n'est pas hypocondriaque. Il est intelligent ; mais il sent qu'il ne peut faire usage de son intelligence. Appelez cela comme il vous plaira ; quant à moi, je m'abstiens de donner un nom à ces symptômes si singuliers. Interrogez et écoutez le malade. »

J'acquis bientôt la conviction que j'avais affaire à une entéralgie de nature herpétique. En effet, M. X.... a été exposé, pendant sa jeunesse, à des éruptions d'acné sébacée, à des démangeaisons sur la partie antérieure de la poitrine et à une diathèse catarrhale assez prononcée. Le crâne est dénudé depuis longtemps, la muqueuse pharyngienne granulée, et les amygdales sont hypertrophiées. Sa mère, elle-même très-névropathe, était exposée aussi à de fréquentes démangeaisons dans le dos. M. X..... se rappelle avoir eu de petites dartres aux tempes et dans la barbe.

Un traitement thermal de trente jours, qui consista principalement dans l'usage de l'eau de *Mauhourat* et des bains du *Petit-Saint-Sauveur*, amena un soulagement complet. Je n'ai pas eu l'occasion de revoir le malade depuis sa saison thermale.

ARTICLE X.

HERPÉTIDES DES ORGANES URINAIRES.

§ 1er.

Herpétides rénales.

La glande rénale résulte de l'agglomération d'un certain nombre d'éléments qui offrent une grande analogie avec les lobules pulmonaires, sous le rapport de la structure. Les corpuscules de Malpighi, ampoules en cul-de-sac contourné, représentent les lobules pulmonaires, et les canalicules urinifères les tubes sécréteurs et excréteurs de ces lobules. Ce qui complète l'analogie, c'est que les corpuscules de Malpighi et les canalicules urinifères sont composés, comme les lobules pulmonaires et leurs tubes sécréteurs, d'une membrane propre, d'un épithélium simple et de vaisseaux. Seulement, l'épithélium des canaux urinifères change de caractères dans les différents points de leur trajet. Il est trouble, granuleux, dans les canaux contournés et la branche ascendante des canaux en anse; il est clair et transparent, au contraire, dans la branche descendante de l'anse, les canaux d'union et les canaux droits et papillaires. La portion qui communique avec la capsule de Malpighi, et qui se trouve par conséquent vers la périphérie de l'organe, représente la partie sécrétante des tubes, comme dans le poumon; tandis que la branche descendante de l'anse, les canaux d'union, les canaux droits et les papillaires, qui aboutissent aux calices, se rapprochent par leur épithélium des conduits excréteurs.

Enfin un autre point de ressemblance entre le lobule pulmonaire et la capsule de Malpighi, c'est que, dans l'un et dans l'autre, le réseau vasculaire est à l'intérieur, au lieu de revêtir extérieurement la paroi propre. Il est vrai que les vaisseaux du corpuscule de Malpighi forment, en se pelotonnant sur eux-mêmes, une petite granulation appelée *glomérule rénal*. Même plusieurs anatomistes prétendent que le glomérule n'est pas à nu dans la capsule, et qu'il est recouvert d'un épithélium distinct de l'épithélium pavimenteux qui tapisse la paroi interne du renflement. On sait que, dans le lobule pulmonaire, le réseau capillaire est situé au-dessous de l'épithélium.

Ces rapports remarquables de structure entre le poumon et le rein, et le rôle de l'épithélium des canalicules urinifères dans l'accomplissement des fonctions de ce dernier organe, m'ont déterminé à ranger parmi les herpétides muqueuses les altérations rénales qui peuvent se produire sous l'influence de l'herpétisme. Malheureusement ces altérations n'ont pas été étudiées jusqu'à présent. On ne trouve même dans les auteurs anciens et modernes que fort peu de chose sur une question aussi importante.

Lorry a dit : « nec novum est et inobservatum in nephritide

quod, quoties calculus pungit renes, aut ureterum substantiam, pustulæ prurientes ad cutem oriantur » (1).

Morgagni rapporte une observation très-succincte dont voici la substance : guérison de la gale à l'aide d'un onguent chez un jeune agriculteur ; suppression d'urine peu de temps après, puis vomissements, douleur lombaire du côté gauche, hydropisie générale et mort. La vessie et les reins étaient sains ; mais ces derniers avaient augmenté de volume, « vesica et renes sani erant, nisi quod hi aliquanto majores » (2).

Rayer, l'auteur par excellence lorsqu'il s'agit des maladies du rein, s'exprime ainsi, au sujet de la part que la diathèse dartreuse prend à la production de ces maladies : « Quant aux maladies de la peau considérées elles-mêmes comme causes ou comme symptômes de néphrite, je n'ai rien à dire de positif à cet égard. Lorry assure qu'on voit quelquefois survenir des éruptions prurigineuses chez les individus atteints de néphrite ; mais, quoique mon attention se soit spécialement dirigée, depuis plusieurs années, sur les maladies de la peau et sur les maladies des reins, je n'ai rencontré que quelques cas d'urticaire qui fortifiassent cette assertion. J'ai vu aussi chez un individu affecté d'eczéma chronique et de pemphigus survenir une cystite et une néphrite ; et j'ai vu plusieurs fois des lichens et des eczémas des parties génitales chez la femme se propager à la vessie et être suivies de douleurs rénales » (3).

M. le professeur Courty, de Montpellier, a constaté aussi que des maladies dartreuses peuvent envahir successivement et alternativement le scrotum, le prépuce, le gland, le col de la vessie, la vessie, un urétère, un rein (4).

Certains principes excrémentitiels que le rein est chargé d'éliminer, l'acide urique, par exemple, peuvent altérer cet organe, lorsqu'ils existent en excès dans le sang. Ainsi l'anatomie pathologique a prouvé qu'il y a une *néphrite uratique*, occasionnée par des dépôts d'urate de soude dans le rein, et que les goutteux présentent assez souvent les lésions de la maladie de Bright. Peut-être, fait observer M. Durand-Fardel, la présence fréquente de

(1) Lorry, *de morbis cutaneis*, p. 65.

(2) Morgagni, *de sedibus et causis morborum*, Epist. XLI.

(3) Rayer, *Traité des maladies des reins*, t. I, p. 614.

(4) Courty, *Traité pratique des maladies de l'utérus*, p. 604.

sable urique dans les reins des goutteux tend-elle à favoriser le développement de cette maladie. Il faut remarquer, en effet, que la néphrite albumineuse se rencontre également chez des graveleux qui n'ont jamais offert aucun symptôme de goutte (1). J'ai démontré expérimentalement que les déchets de la désassimilation peuvent produire dans le rein des lésions plus ou moins graves, depuis la congestion jusqu'aux altérations caractéristiques de la maladie de Bright. On trouvera l'exposé de mes recherches à la fin de cet ouvrage, dans un appendice qui leur est consacré. Il n'est donc pas douteux que toutes les parties constitutives du rein, la muqueuse du bassinet et des calices, l'épithélium et le réseau capillaire des canalicules urinifères et des corpuscules de Malpighi, ne soient susceptibles d'être le siége des manifestations de l'herpétisme. Je pense même que l'érythème de la muqueuse du bassinet et l'exfoliation épithéliale des canalicules sont plus fréquents chez les herpétiques qu'on ne le suppose généralement. Je base cette opinion sur l'examen microscopique de l'urine.

La néphrite suppurée m'a paru être beaucoup plus rare.

Quant à la maladie de Bright, je l'ai vue survenir plusieurs fois chez des sujets dartreux, à la suite de la disparition de certaines herpétides soit externes soit internes. Il est bien entendu que je ne parle pas de sujets goutteux, c'est-à-dire chez lesquels avaient eu lieu des manifestations articulaires de nature urique. Je trouve dans mes notes l'observation d'une dame qui mourut au bout de quelques semaines, à l'âge de cinquante-deux ans, d'une albuminurie brightique, après avoir fait guérir des dartres qu'elle portait presque depuis l'enfance. Les faits de ce genre ne sont pas tellement rares qu'on puisse objecter qu'il n'y a là qu'une simple coïncidence, et non pas une relation intime d'effets différents d'une même cause.

J'ai dit que l'examen microscopique des urines m'avait été d'un grand secours dans l'étude des lésions rénales de nature dartreuse. Je ne saurais trop recommander l'emploi de ce précieux moyen de diagnostic. Seulement, il faut apprendre à distinguer l'épithélium des tubuli de celui du bassinet, des urétères, de la vessie et de l'urètre.

L'épithélium de la muqueuse du bassinet présente les mêmes

(1) *Op. cit.*, t. 1, p. 31.

formes que celui de la muqueuse des urétères et de la vessie. C'est un épithélium pavimenteux stratifié; les cellules les plus superficielles présentent à leur face profonde des dépressions en godet, dans lesquelles s'enfoncent les bases des cellules coniques plus profondément situées. J'ai déjà indiqué les caractères de l'épithélium des canalicules urinifères et des corpuscules de Malpighi ; je ferai connaître plus loin ceux de l'épithélium de la muqueuse de l'urètre.

Parmi les éléments morphologiques que l'urine renferme, on peut trouver encore des cylindres épithéliaux, colloïdes, graisseux, granulo-graisseux (Jaccoud). Ces produits pathologiques, qui prennent tous naissance dans les tubuli, surtout dans les canalicules droits, ont une signification très-importante.

La présence, dans l'urine, de cellules isolées de l'épithélium rénal indique une simple desquamation de cet épithélium, tandis que les cylindres épithéliaux annoncent une altération plus profonde, une véritable prolifération des cellules épithéliales (herpétide exfoliatrice). La lésion sera plus grave encore si le microscope montre dans l'urine des cylindres colloïdes, accompagnés d'épithélium tubulaire normal plus ou moins abondant. Enfin les cylyndres granulo-graisseux et graisseux prouvent que les altérations brightiques ont envahi le rein.

§ 2.

Herpétides vésicales.

Hippocrate croyait à un état psorique de la vessie. Plusieurs médecins du siècle dernier partageaient cette opinion. Deidier a rapporté une observation que je vais reproduire textuellement, parce qu'elle me paraît curieuse à plus d'un titre.

Obs.— Les démangeaisons dont le malade se plaint depuis quelque temps aux environs du fondement jusqu'aux testicules, et la nécessité où il se trouve de rendre souvent son urine, dépendent, selon toute apparence, de la même cause que les attaques de goutte auxquelles il se trouve sujet, puisqu'on a constamment observé que ces démangeaisons ont augmenté ou diminué à proportion que la goutte a disparu ou reparu.

« Comme nous croyons que la goutte dépend originairement de petites concrétions pierreuses qui se ramassent peu à peu aux environs des articulations, nous jugeons de même que la démangeaison en question est entretenue par de pareilles concrétions qui s'arrêtent dans les petits vaisseaux cutanés des environs du fondement et des bourses, où ils gênent le cours des liqueurs, et y produisent une espèce de dartre farineuse, ou de petites gales qui démangent nécessairement à mesure qu'elles s'élèvent sur la peau.

» Il y a lieu de soupçonner que cette dartre ou ces gales, dont le propre est de ramper d'une partie à l'autre, auront passé des parties externes aux environs de l'urètre et du col de la vessie, dont le tissu doit être devenu plus sensible, puisque le malade ne saurait retenir longtemps une grande quantité d'urine, et qu'il est obligé d'uriner souvent. Ce soupçon nous paraît être confirmé en ce que le malade urine à plein tuyau, dans toutes sortes de positions, et qu'il rend des urines un peu blanches chargées d'une espèce de filasse ou de flocons qui ont beaucoup de rapport aux écailles ou élévations de la sur-peau qui se séparent de la dartre, et qui se séparaient autrefois des parties où la goutte s'était fait sentir » (1).

D'après Sauvages, les signes qui indiquent que la dysurie vient d'une dartre à la vessie sont : 1° la répercussion de dartres cutanées, de même que de celles qui affectent le vagin chez les femmes ; 2° le sédiment furfuracé que l'urine dépose. Cette espèce, ajoute-t-il, est très-opiniâtre et très-douloureuse ; on la guérit par l'usage des eaux acidules, du lait, des bains, après avoir employé préalablement les remèdes généraux (2).

Lorry a signalé les maladies de la vessie qui surviennent à la suite de la répercussion des dartres : « Certè non immunis est aliquandò herpetico formite vesica urinœ.... illo veneno parietes hujus visceris indurari notum est, adeò que fluxum urinarum intercipi » (3).

Poupart dit que les dartres occasionnent des ardeurs et des rétentions d'urine en se déposant sur la vessie (4).

Parmi les auteurs du XIXe siècle, je citerai Vigarous, qui a vu des éruptions dartreuses disparaître tout à coup, se jeter brusque-

(1) Deidier, *consult. et observ. méd.* Paris, 1754.

(2) Sauvages, *Nosologia méthodica,* Lyon, 1760.

(3) Lorry, *Op. cit.*, p. 332.

(4) Poupart, *Traité sur les dartres,* 1782, p. 99.

ment sur la vessie, et produire des ischuries tenaces qui ne diminuaient sensiblement que lorsque l'éruption dartreuse reparaissait à la peau, soit dans le lieu de son siége primitif, soit ailleurs (1).

La plupart des auteurs modernes placent l'herpétisme parmi les causes du catarrhe vésical. Boyer disait que cette affection survenait, dans beaucoup de cas, après la suppression d'un exanthème (2).

Telle n'est pourtant pas l'opinion de M. Valette, qui s'exprime ainsi dans le *Nouveau Dictionnaire de médecine et de chirurgie pratiques* (3) : « J'abrége à dessein, car la citation serait trop longue; elle comprendrait naturellement la nomenclature obligée des vices rhumatismal, goutteux, psorique, dartreux, etc.; il n'y a pas jusqu'à la gale, dont la disparition brusque était naguère invoquée pour expliquer le développement de la cystite chronique. Aujourd'hui la lumière est faite sur ce point comme sur beaucoup d'autres; néanmoins il ne faut pas se dissimuler que rien n'est tenace comme un préjugé, et que, pendant bien longtemps encore, il sera nécessaire de combattre ces idées fausses et surannées. Si la cystite chronique est si fréquente chez l'homme, c'est parce que d'autres lésions des voies urinaires, rétrécissements du canal de l'urètre, engorgement de la prostate, valvules prostatiques, etc., préparent et favorisent son développement. »

M. Valette s'est-il toujours assuré que les affections primitives auxquelles il attribue la fréquence de la cystite chronique chez l'homme n'avaient pas elles-mêmes pour cause la diathèse dartreuse ?

Quoiqu'il en soit, on ne peut nier la part considérable que prend l'herpétisme à la production des affections de la vessie. Rien ne serait plus faux ni plus contraire à une saine pratique médicale que de contester cette vérité.

Est-ce la cystite aiguë et le catarrhe que la diathèse dartreuse engendre, quand elle localise ses déterminations sur la muqueuse vésicale ? Ou bien cette muqueuse peut-elle être le siége des diverses herpétides que j'ai signalées du côté des paupières, du nez, du pharynx, des bronches, etc. ? Je crois que la congestion et

(1) Vigarous, *Œuvres de chirurgie pratique*, Montpellier, 1812, cité par M. Caisso, dans *Union méd. de la Gironde*, août 1867,

(2) T. VII, p. 117.

(3) T. X, p. 668.

même l'inflammation jouent le principal rôle dans les phénomènes pathologiques que présente la vessie sous l'influence de l'herpétisme, parce que sa muqueuse n'a pas de glandes, excepté quelques glandes tubuleuses situées à l'orifice uréthral. J'ai démontré, d'ailleurs, expérimentalement, que les déchets de la désassimilation en excès dans le sang peuvent congestionner la vessie (1).

Je crois aussi, d'après l'examen microscopique des urines, que la multiplication et la desquamation anormales de l'épithélium sont des effets assez fréquents de la localisation de l'herpétisme sur la muqueuse vésicale. Sauvages et Deidier, qui ne connaissaient point la microscopie, n'ont-ils pas exprimé la même opinion, quand ils parlent, le premier, d'un *sédiment furfuracé que l'urine dépose dans la dysurie dartreuse,* et le second, d'une espèce de *flocons qui ont beaucoup de rapport aux écailles ou élévations de la sur-peau qui se séparent de la dartre?*

La vessie peut être affectée aussi de contractions spasmodiques dans la diathèse dartreuse. Ce sont des phénomènes d'ordre réflexe semblables à ceux qui se passent du côté des bronches, de l'estomac, de l'intestin, et qui ont aussi pour point de départ une irritation transmise des expansions terminales des nerfs sensitifs aux filets moteurs du plan musculeux de la vessie.

ARTICLE XI.

HERPÉTIDES DES ORGANES GÉNITAUX.

§ 1er.

Chez l'homme.

Nous devons considérer dans les organes génitaux de l'homme, au point de vue des lésions herpétiques de leur système muqueux, la peau du gland, la muqueuse de l'urètre, les testicules et la prostate. Si je place les affections dartreuses des testicules et de la prostate dans la catégorie des herpétides muqueuses, c'est que, dans ces glandes, comme dans le poumon et le rein, l'épithélium joue un rôle important sous le rapport physiologique et pathologique, ainsi que la muqueuse du canal déférent, des vésicules séminales et des canaux éjaculateurs.

(1) Voir, à la fin de l'ouvrage : *Appendice.*

La peau du gland, très-mince, très-adhérente, et qui porte des papilles nombreuses disposées en séries longitudinales convergeant vers le méat urinaire, est la continuation de la lame interne du prépuce. Elle se rapproche des muqueuses par sa structure. Son épithélium est pavimenteux stratifié. La lame interne du prépuce, en se réfléchissant à la surface du gland, constitue en arrière de sa couronne, une rainure circulaire dans laquelle se trouvent des glandes en grappe appelées *glandes de Tyson*. Ce sont des glandes sébacées sans follicules pileux, selon beaucoup d'anatomistes; quelques-uns nient l'existence de ces glandes.

La muqueuse de l'urètre, très-mince, transparente et lisse, excepté dans sa partie antérieure, où elle porte des papilles, a un épithélium pavimenteux dans la portion recouverte de papilles, et cylindrique stratifié dans le reste. De petites glandes en grappe, *glandes de Littre*, sont disséminées dans la couche sous-muqueuse. De chaque côté de la ligne médiane, dans l'épaisseur du ligament de Carcassonne, entre le bulbe et la partie membraneuse, se trouvent deux autres glandes en grappe de la grosseur d'un pois : ce sont les *glandes de Cooper*. Ces glandes, comme celles de Littre et les glandes prostatiques, ont leurs orifices sur la muqueuse de l'urètre.

De même que le rein, le testicule résulte de l'agglomération d'un certain nombre de lobules constitués eux-mêmes par les *canalicules séminifères*. L'épithélium est polygonal dans les canaux séminifères et le réseau de Haller, vibratile dans les canaux afférents, et vibratile stratifié dans le canal de l'épididyme.

Le canal déférent, les vésicules séminales et les canaux éjaculateurs sont tapissés par une membrane muqueuse recouverte d'un épithélium cylindrique dans le canal déférent et les canaux éjaculateurs, polygonal dans les vésicules séminales. Il y a quelques glandes tubuleuses dans l'ampoule du canal déférent et au-dessous d'elle.

La prostate se compose d'une trentaine de glandes en grappe qui sécrètent un liquide visqueux, filant, analogue à celui des vésicules séminales.

Balanite simple. — Je l'ai rencontrée plusieurs fois comme manifestation bien évidente de l'herpétisme. A son dégré le plus simple, c'est un érythème caractérisé par une rougeur plus ou moins vive de la peau du gland, avec ou sans exfoliation épithéliale, un suintement tantôt lactescent, tantôt légèrement jaune, une sensation de chaleur locale ou de prurit. Cette forme se circonscrit souvent à la rainure glando-préputiale.

Dans le cas d'une inflammation réelle, le gland présente une sorte de turgescence et une teinte rouge uniforme. Il est le siége de douleurs plus ou moins vives et d'un écoulement abondant, jaune ou verdâtre, purulent et d'odeur nauséeuse. On remarque aussi, à la surface des parties enflammées, des ulcérations superficielles, des fissures ordinairement irrégulières, variables d'étendue, et qui sont constituées simplement par des abrasions épithéliales.

Herpétide boutonneuse ou **Papillaire du gland.** — Les papilles du gland peuvent s'hypertrophier sous l'influence de l'herpétisme, de même que les papilles de certaines muqueuses. Cette hypertrophie donne au gland, surtout vers sa couronne, un aspect granulé qui peut être comparé à celui de la blépharite papillaire, que j'ai appelée aussi *herpétide boutonneuse* des paupières (page 130).

Herpétides sécrétantes du gland. *(Herpès).* — L'herpès de la lame interne du prépuce gagne quelquefois le gland, et produit de petites ulcérations qu'on pourrait prendre pour des chancres dans certains cas. Je connais un monsieur qui a été soumis par son médecin à un traitement antisiphylitique, pendant plusieurs semaines, pour une ulcération herpétique qui avait envahi la rainure glando-préputiale. Il va sans dire que le traitement interne et externe suivi par le malade n'avait fait qu'aggraver l'ulcération.

Eczéma. — C'est une affection assez rare et qui se rapproche beaucoup de l'eczéma chronique des mains, par les caractères qu'elle présente. Ce qui la distingue, en effet, c'est l'épaississement de l'épithélium et la présence d'exulcérations, de gerçures qui circonscrivent des espaces irréguliers. M. Alfred Fournier, qui a donné une description très-exacte de cette affection, la considère comme une forme spéciale de la balanite. « En d'autres cas bien plus rares, dit-il, l'inflammation s'étend à toute la muqueuse balanique et constitue alors une lésion très-curieuse que je n'ai trouvée décrite par aucun auteur. D'après les quelques cas que j'ai observés, voici quel devient l'état des parties : la muqueuse s'injecte, s'arborise, se sème de points d'un rouge foncé; ses papilles se hérissent; puis, phénomène le plus important, elle *s'indure* en surface dans toute son étendue; le gland semble alors coiffé d'une sorte de *calotte de parchemin*, qui résiste sous le doigt ou se plie comme le ferait une feuille de parchemin ; sa surface est inégale, chagrinée, sèche, couverte de lambeaux furfuracés et assez semblable à l'icthyose; parfois aussi, notamment sur les points recouverts par le prépuce, elle est humide, crévassée, sillonnée de fissures ou d'exulcérations irrégulières, analogues à celles de la balanite superficielle. Cette induration si singulière de la muqueuse n'est due, suivant toute probabilité, qu'à des exsudats inflammatoires déposés au sein même des tissus malades.

» Cette forme de balanite, d'après Ricord *(commun. orale)*, s'observerait surtout chez les sujets dartreux » (1).

Je pense, contrairement à M. Fournier, que l'induration de la peau du gland provient de l'épaississement de l'épithélium, comme cela a lieu dans certains eczémas de la surface cutanée.

Herpétide exfoliatrice. — Le *smegma du prépuce* est tellement abondant chez certains herpétiques, qu'on ne peut s'empêcher d'attribuer cette quantité anormale à une lésion de la peau du gland. Mais en quoi consiste cette lésion ? Pour la plupart des médecins, le smegma n'étant autre chose que du sebum mêlé à des cellules épithéliales, l'augmentation de cette matière indique qu'il y a une suractivité dans les fonctions des glandes qui la sécrètent. M. Robin n'admet pas cette explication pour les raisons suivantes :

Le smegma se compose : 1° de cellules épithéliales pavimenteuses minces, finement granuleuses, plissées, un peu irrégulières, ordinairement pourvues de noyaux, mais sans granulations graisseuses et nullement vésiculiformes comme celles de la matière sébacée; 2° de beaucoup de fines granulations moléculaires grisâtres, libres ou adhérentes aux cellules, quelquefois réunies en masses amorphes; 3° quelquefois, surtout chez les enfants, de globes épidermiques; 4° presque constamment, de quelques rares cristaux offrant les caractères de ceux de l'acide stéarique, fait qui n'est point en opposition avec la réaction alcaline de ces régions, car l'action de cet acide sur le tournesol est trop faible pour masquer l'action alcaline des sels à base d'ammoniaque, de soude et de potasse, auxquels semble due l'odeur de cette

(1) Fournier, *Nouveau Dict. de méd. et de chirurg. prat.*, t. IV, p. 520.

matière. Le smegma préputial ne provient pas des glandes sébacées, car elles manquent dans les régions où il est produit; en outre, il ne renferme ni les gouttes, ni les granulations graisseuses, ni les cellules épithéliales de même caractère que celles de la matière sébacée. Il est le produit de l'accumulation de l'épithélium balano-préputial humecté par le liquide qui exsude à la surface de toutes les muqueuses (1).

Je partage l'opinion du savant professeur; c'est pourquoi je désigne sous le nom d'*herpétide exfoliatrice* du gland l'affection caractérisée par la surabondance du smegma. Elle résulte, en effet, d'une sécrétion vicieuse de l'épiderme.

Blennorrhée.— D'après Vigarous, l'humeur dartreuse peut se déposer sur le canal de l'urètre, et y déterminer un écoulement qui en impose aux plus habiles praticiens pour une véritable gonorrhée vénérienne.

Le même observateur cite un écoulement puriforme de la verge (non vénérien), compliquant une fistule uréthrale déjà ancienne, qui guérit, ainsi que la fistule, lors de la réapparition d'une dartre croûteuse habituelle (2).

Chrestien a vu un enfant, âgé de neuf ans, éprouver une gonorrhée à la suite de la répercussion de dartres sur le canal de l'urètre (3).

Bouchard cite une blennorrhagie survenue peu de jours après la disparition brusque d'une dartre, qui guérit par l'application d'un vésicatoire, en même temps qu'au siége de celui-ci se reproduisait la manifestation herpétique (4).

J'invoque surtout la grande autorité du professeur Lallemand, auquel j'emprunte les observations suivantes :

Obs. — M. N....., d'une constitution sèche et irritable, sujet à des éruptions cutanées fréquentes et variées, eût, dans sa jeunesse, quelques écoulements passagers qui disparurent toujours promptement. Plus tard, il se maria et resta fidèle à sa femme.

Cependant ces écoulements reparurent plusieurs fois avec une

(1) Robin, *Leçons sur les humeurs*, p. 687.

(2) Vigarous, *Op. cit.*, p. 176.

(3) *Histoire de la Société de médecine pratique*, t. III, p. 102, 1806.

(4) *Thèse*, p. 58.

intensité et une durée variables, alternant tantôt avec des dartres plus ou moins vives, tantôt avec des furoncles abondants, succédant une autre fois à une éruption de boutons à la tête, qui avait duré très-longtemps et laissé des cicatrices semblables à celles de la variole. A d'autres époques, des ophthalmies opiniâtres, ou de violentes douleurs rhumatismales survinrent pendant l'absence de ces affections cutanées.

Plusieurs fois des écorchures légères s'irritèrent d'une manière fâcheuse, et une simple plaie de jambe le retint plusieurs mois au lit.

En 1820, à la suite de furoncles énormes et multiples, il survint une urétrite plus intense et plus douloureuse que de coutume; je trouvai M. N..... dans un accablement extrême, accompagné d'une vive agitation, provoqué par des soupçons affligeants sur la nature de cet écoulement abondant, verdâtre, en tout semblable à celui d'une *blennorrhagie intense.*

Connaissant la constitution du malade, je pensai que cette inflammation dépendait de la cause générale qui en avait provoqué tant d'autres. En effet, elle céda promptement à un traitement antiphlogistique et dérivatif.

Je prescrivis ensuite les tisanes de bardane, de douce-amère, etc.; plus tard, l'usage des eaux thermales hydro-sulfureuses. M. N..... se rendit successivement à Cauterets, à Luchon, à Arles (près de Perpignan).

Au bout de trois ans, sa santé générale était améliorée; mais les urétrites reparaissaient toujours de temps en temps, surtout en hiver, dès qu'il n'existait plus d'irritation à la peau ou dans quelque autre organe. Alors il devenait triste, inquiet, inégal, mélancolique et peu capable d'occupations sérieuses.

Il désirait vivement se débarrasser de ces écoulements périodiques qui empoisonnaient son existence. J'avais déjà employé avec succès la cautérisation dans quelques cas de blennorrhagie invétérée; je lui proposai d'en faire usage, dans l'espoir de modifier profondément la membrane muqueuse de l'urètre; il s'y soumit avec empressement, et les résultats ont dépassé mes espérances.

Depuis douze ans, M. N..... n'a plus aperçu la moindre trace de ces écoulements désespérants, quoiqu'il ait beaucoup voyagé et ne se soit astreint à aucun régime, à aucune privation. Mais il s'est bientôt aperçu de changements bien plus importants.

Ses désirs vénériens sont devenus plus vifs, plus impérieux; les érections ont pris une énergie nouvelle ; l'éjaculation ne s'est plus opérée avec précipitation, comme autrefois. Il se trouve, à cinquante ans, plus vigoureux qu'il ne l'était à vingt, et capable de faire *habituellement* ce qu'il eût alors regardé comme un excès. Ce régime nouveau, loin de diminuer ses forces, semble les augmenter. C'est aussi depuis cette époque qu'il eut des enfants.

Cette seule cautérisation a donc produit dans les organes génitaux une véritable révolution, dont les effets persistent encore au bout de douze ans.

Pour avoir une idée complète du changement qui a dû s'opérer dans la membrane cautérisée, il est bon de remarquer que M. N.... *est resté exposé aux mêmes éruptions cutanées, et qu'elles alternent, comme autrefois, avec des ophthalmies, des accès de goutte, des douleurs vagues dans la poitrine, l'abdomen, etc.; mais que, depuis lors, l'urètre n'a plus été une seule fois le siége de ces inflammations ambulantes qui continuent à se porter sur tous les autres organes* (1).

Ainsi, quoique la cause première agisse toujours sur le reste de l'économie, l'organe cautérisé s'est trouvé, depuis douze ans, soustrait à son influence.

D'un autre côté, si nous en jugeons par les observations précédentes, et surtout par les symptômes généraux qui accompagnaient ces urétrites répétées, elles devaient provoquer des pollutions diurnes, dont le malade lui-même ne se doutait pas.

C'est ce qui explique l'énergie nouvelle des organes génitaux, malgré le progrès de l'âge; l'augmentation de la vigueur de toute l'économie, malgré la répétition plus fréquente de l'acte vénérien.

En effet, la cautérisation n'a pas seulement fait changer la disposition aux urétrites, elle a encore détruit une cause puissante et continuelle d'affaiblissement qui minait sourdement la constitution du malade, sans qu'il s'en doutât.

Obs. — L'observation suivante est d'un étudiant en médecine.

Au commencement de 1824, il me survint une dartre au scro-

(1) Il est bien évident que, dans ce cas, la cautérisation de la muqueuse uréthrale n'a fait que déplacer les manifestations de la maladie, et que le malade n'a dû son amélioration qu'à l'apparition de nouvelles manifestations du côté de la peau, de la muqueuse oculaire, des articulations, etc. (Gigot-Suard).

tum ; elle s'étendit rapidement et forma, autour des parties génitales, une zone d'environ quatre travers de doigt de largeur. Au moindre écart de régime, elle prenait un aspect rougeâtre, sécrétait une humeur d'une odeur très-forte, et me causait une vive démangeaison. Les bains, le petit-lait, les sucs d'herbes, le cérat soufré ne m'ont procuré qu'un soulagement momentané.

Au mois de juin 1824, quatre mois après l'apparition de la dartre, je contractai un écoulement. L'inflammation fut très-légère ; je la combattis par des bains et des bouillons adoucissants ; je voulus ensuite prendre le baume de copahu, mais je fus obligé d'y renoncer le troisième jour, à cause de la grande agitation qu'il me causait dans les organes digestifs. Quelques jours après, l'écoulement diminua beaucoup, mais ne tarit pas tout à fait ; il me resta un suintement d'une matière incolore, gluante, formant à l'ouverture du gland une croûte que j'étais obligé d'enlever pour donner passage aux urines.

Ne connaissant pas alors l'importance de cet écoulement chronique, j'ai négligé d'en observer les caractères ; mais je me souviens fort bien que, pendant la défécation, le sperme sortait souvent en abondance.

Au mois de janvier 1825, je contractai une *seconde chaudepisse* plus intense que la première. Des douleurs très-vives se firent sentir dans la fosse naviculaire, ensuite elles se concentrèrent dans la région prostatique. Au bout de quelques jours, l'inflammation fut accompagnée de réaction générale.

Je me soumis alors à une diète absolue. Au bout de huit jours, les symptômes locaux et généraux se calmèrent, et bientôt l'écoulement s'arrêta complètement. J'étais presque content d'avoir eu cette seconde maladie, en voyant ainsi disparaître l'écoulement chronique qui me tourmentait depuis sept mois, lorsque, dans le mois de février, je fis des frictions mercurielles sur les parties génitales, dans le but de prévenir une affection syphilitique.

Ces onctions firent entièrement disparaître la dartre que j'avais depuis un an ; mais bientôt l'*ancien écoulement reparut*, accompagné des symptômes suivants :

Démangeaison à l'anus ; contraction des sphincters ; battements artériels dans la partie inférieure du rectum, surtout pendant la station assise, après le repas ou la défécation ; constipation très-opiniâtre ; urine déposant, par le refroidissement, une infinité de petits flocons blanchâtres, formant, par leur réunion, un nuage abondant, suspendu au milieu du liquide; suintement continuel d'une matière semblable à du sperme, formant une croûte qui ferme l'orifice de l'urètre; perte séminale pendant la défécation, tellement abondante que je pouvais parfois en ramasser plein une coquille de noix; pollutions nocturnes, accompagnées de douleurs courtes, mais assez vives pour m'éveiller subitement; sensibilité extrême du canal pendant le catéthérisme, douleur très-vive lorsque la sonde arrive à la prostate; rétine extrêmement sensible à l'impression de la lumière; contraction spasmodique de la paupière inférieure; même état du muscle adducteur du pouce de la main gauche; tintements dans l'oreille droite, plus considérables le soir que le matin; digestions laborieuses, flatuosités abondantes (1).

Au bas de cette observation, je trouve la note suivante de ma main : un bain sulfureux avec une once, une once et demie, puis deux onces de sulfure de potasse; au bout de deux mois, guérison complète.

Il est possible que les deux écoulements aient été contractés, comme à l'ordinaire, par l'imprégnation du virus contagieux; mais cela n'est pas probable', puisque la suppression de la dartre périnéale a été suivie du retour de l'écoulement.

D'un autre côté, les membranes muqueuses devaient être bien susceptibles, puisque le copahu, donné à la dose ordinaire, a déterminé, au bout de trois jours, une grande irritation dans les organes digestifs. Il est remarquable aussi que la cessation de ce médicament fut suivie d'une diminution notable dans l'écoulement.

Cette susceptibilité des membranes muqueuses est très-commune dans les affections dartreuses; *elle explique la fréquence des urétrites non contagieuses chez ces malades.*

La disparition de la dartre périnéale fut aussi suivie du retour des pollutions nocturnes et diurnes; mais cette fois l'irritation, plus intense que jamais, ne se borna pas à la membrane muqueuse des organes génito-urinaires, elle s'étendit à celle du rectum; car

(1) Il faut remarquer que tous ces symptômes, ainsi que l'écoulement uréthral, se sont montrés après la disparition de la dartre du scrotum, guérie par des onctions mercurielles (Gigot-Suard).

le malade éprouvait des démangeaisons à l'anus, des contractions dans les sphincters, et des battements dans la partie inférieure de l'intestin. Cette coïncidence me confirme encore dans mes doutes sur le caractère contagieux des écoulements antérieurs.

Quoiqu'il en soit, c'est elle qui m'a engagé à recourir de prime abord aux bains sulfureux. En effet, la cautérisation de l'urètre n'aurait eu aucune influence sur l'irritation du rectum, et la persistance de cet état de l'intestin aurait probablement suffi pour entretenir les pollutions. Au reste, la guérison prompte et complète du malade prouve que l'indication avait été bien saisie.

Il est remarquable que ce soit la crainte d'une affection vénérienne qui ait encore été la cause première des plus graves accidents. C'est un fait de plus à ajouter à tous ceux que j'ai signalés.

Obs. — Voici quelques passages d'une très-longue consultation dont je n'ai pu retrouver la fin.

L'âcreté de mon sang se manifesta de bonne heure par des boutons nombreux et suppurants à la figure.

A 18 ans, ils disparurent à la suite d'un voyage, et furent remplacés par une forte dartre à l'anus.

A 21 ans, à la suite de plusieurs bals, il me survint un écoulement de quelques gouttes de matière peu colorée. M. Cullerier m'a dit que ce n'était qu'un échauffement; il se dissipa, en effet, au bout d'une vingtaine de jours. C'est cependant ce fatal écoulement qui a été la source de tous mes maux. Lorsqu'il eût disparu, je ressentis de vifs élancements dans le canal et la vessie ; ils redoublaient lorsque j'avais uriné, et duraient une heure ou deux.

Plusieurs médecins les attribuèrent à une *humeur dartreuse* fixée sur le col de la vessie et le canal.........................
M. Dubois me prescrivit des bains, des sucs d'herbes, des préparations soufrées, un régime sévère, qui améliorèrent ma position. Quelques mois plus tard, je vis une femme. Huit jours après, j'eus un autre écoulement plus fort que le premier, accompagné de vives douleurs, d'inflammation des testicules, et du retour des écoulements.... Pendant un an, j'ai pris successivement *une livre environ d'onguent mercuriel double*, *neuf bouteilles du Rob de Laffecteur*, *une énorme quantité de salsepareille*, *puis deux bouteilles de liqueur de Van Swiéten*, sans pouvoir guérir mon écoulement, sans voir diminuer ma dartre à l'anus. Un an après, je mis un vésicatoire au bras qui me fit le plus grand bien.

A 31 ans, après avoir eu des relations pendant tout l'hiver avec la même femme, il me survint, au printemps, un troisième écoulement semblable aux précédents. Pour celui-là, je fus certain qu'il n'était pas dû à une nouvelle infection......................

....

J'ai cru devoir rapporter ce fragment d'observation, comme un nouvel exemple de l'influence des affections dartreuses sur la membrane muqueuse de l'urètre, de la vessie et du rectum.

On retrouve encore ici la disposition à combattre ces écoulements avec obstination par tous les anti-vénériens connus.

Ces erreurs sont si graves et si fréquentes que je ne veux négliger aucune occasion de les signaler.

L'illustre professeur fait suivre ces observations de réflexions que je ne saurais trop recommander à l'attention des praticiens.

« Il n'y a certainement pas de raison pour qu'un individu tourmenté d'affections cutanées ne s'expose pas à l'action du virus blennorrhagique, et il y en a beaucoup, au contraire, pour qu'il soit plus facilement infecté. Mais on confond trop généralement les écoulements auxquels ils sont disposés avec la blennorrhagie ordinaire, ou, pour parler plus exactement, on ne pense pas même à faire aux malades des questions dans ce sens, et s'ils parlent d'anciennes affections cutanées qui ont disparu en même temps, on leur rit au nez sans s'y arrêter; on leur prescrit l'anti-blennorrhagique qu'on a inventé ou adopté pour tous les cas. Ce ne sont pas seulement les charlatans qui agissent ainsi, mais des praticiens de bonne foi et très-éclairés, qui n'ont pas réfléchi sur ces cas particuliers, assez communs cependant pour mériter une sérieuse attention.

» Un de mes amis, tourmenté depuis longtemps par une affection prurigineuse, qu'il prenait pour des boutons de gale, eût recours, pour s'en débarrasser, à un empirique qui lui fit faire des onctions sur tout le corps. A peine fut-il guéri, qu'il mit fin à une aventure galante dont il était préoccupé depuis longtemps. Quelques jours après, il avait un écoulement abondant et verdâtre, accompagné de douleurs et de tous les symptômes d'une violente blennorrhagie. Je ne me hâtai pas de partager ses soupçons; je le fis couvrir de laine depuis les pieds jusqu'à la tête. Au bout de quelques jours les boutons reparurent, et l'écoulement se dissipa de lui-même.

» Voici ce que je lis dans une consultation que j'ai reçue depuis peu :

» Ayant eu la gale à 10 ans, et plus tard des dartres au visage, au cou, etc., je suis arrivé jusqu'à présent sans avoir vu de femmes. Cependant à 18 ans, après avoir lu un livre obscène qui m'échauffa l'imagination, je fus pris le lendemain d'un gonflement des testicules d'un caractère tel qu'on fut obligé d'avoir recours à la saignée, aux bains, aux cataplasmes émollients pour combattre l'inflammation.

» Deux ans après, ayant cherché à obtenir les faveurs d'une jeune personne, *sans avoir pu y réussir*, j'éprouvai, le lendemain, *un écoulement abondant de matière verdâtre*, qui dura près de *neuf mois*, sans vives douleurs, mais *d'une âcreté telle qu'elle brûlait mes chemises*.

» Après de pareils faits, il est permis d'y regarder à deux fois avant de prononcer sur la nature d'un écoulement qui survient à un individu tourmenté par des affections cutanées; surtout lorsque leur suppression a déjà été suivie de l'inflammation de quelque autre membrane muqueuse.

» Il faut se rappeler toutefois que ces malades sont exposés comme les autres à l'infection blennorrhagique, et qu'elle doit même avoir chez eux un caractère particulier de violence et de ténacité. Elle doit donc favoriser beaucoup la disposition qu'ont ces affections cutanées à se concentrer sur les organes génito-urinaires, et à provoquer des pertes séminales » (1).

Je vois, tous les ans, à la station thermale de Cauterets, des individus atteints d'écoulements uréthraux intarissables manifestement dus à la diathèse dartreuse. Je me rappelle, entre autres faits, avoir donné des soins à un ecclésiastique atteint, depuis plusieurs années, d'une gonorrhée qui avait résisté à tous les traitements. Ce qui tourmentait surtout le vénérable prêtre, c'était la pensée qu'on put mettre sa chasteté en doute. Comme il avait eu des dartres avant son affection uréthrale, je supposai que l'herpétisme pouvait bien en être la cause première. Or les résultats du traitement thermal vinrent me confirmer dans cette opinion.

(1) Lallemand, *Des pertes séminales involontaires*, T. 1, pages 201, 206, 216, 222, 223, 224.

En effet, un eczéma humide se développa au scrotum, et la blennorrhée disparut complètement. Je dois ajouter que les traitements spécifiques n'avaient fait que l'aggraver.

Je désigne les écoulements uréthraux de nature dartreuse sous le nom de *blennorrhée*, pour les distinguer de ceux occasionnés par la blennorrhagie ordinaire. Cependant les symptômes sont absolument les mêmes. Toutefois il arrive assez souvent que, dans la blennorrhée herpétique, les malades éprouvent plutôt une sensation de chaleur locale, de prurit, pendant et après la miction, que des douleurs analogues à celles qui caractérisent la blennorrhagie ordinaire. Souvent aussi l'écoulement se rapproche des sécrétions catarrhales : il est visqueux, filant, plutôt pyo-muqueux que purulent, que verdâtre et épais; quelquefois même il offre une liquidité remarquable, et laisse sur le linge des taches grises ou jaunâtres plutôt que jaunes. J'ai rencontré des individus chez lesquels il avait la transparence et la viscosité du liquide prostatique. Mais il n'est pas rare non plus que les globules purulents l'emportent sur la proportion du mucus; dans ce cas, l'écoulement a la couleur et la consistance de la blennorrhagie virulente.

Quant aux lésions de la muqueuse uréthrale qui accompagnent la blennorrhagie herpétique, on ne peut que les soupçonner, par analogie avec les lésions de la blennorrhagie ordinaire. Or ces lésions consistent en: 1° une hypérémie que caractérisent la rougeur et l'injection de la muqueuse; 2° des granulations d'un rouge plus ou moins foncé, quelquefois grisâtres, et d'un volume qui varie depuis un grain de moutarde jusqu'à la grosseur d'un grain de chènevis au plus; 3° des exulcérations constituées par des abrasions épithéliales; 4° des épaississements plus ou moins étendus de la muqueuse, des coarctations, des rétrécissements de l'urètre. Sur un sujet mort au trente-troisième jour d'une blennorrhagie, Cullerier a observé, outre la rougeur et le gonflement de la muqueuse, une vingtaine de petites granulations réunies en groupe et placées à la paroi inférieure dans la région prostatique; elles étaient semblables aux granulations de la conjonctive; autour d'elles on voyait se ramifier des capillaires injectés (1).

Pourquoi l'herpétisme ne produirait-il pas ces diverses lésions

(1) Cullerier, *Des affections blennorrhagiques*. Paris, 1861. — *Précis iconographique des maladies vénériennes*. Paris, 1861.

sur la muqueuse uréthrale, comme sur celle des paupières, de la bouche, du pharynx, etc.?

Les granulations me paraissent résulter de l'hypertrophie des papilles de la muqueuse, de même que dans l'herpétide boutonneuse des paupières et de la muqueuse buccale. (*Voir* pages 130 et 142). D'après M. Thiry, de Bruxelles, la blennorrhagie serait due à un virus tout spécial, le *virus granuleux*, lequel serait à la fois le produit et la cause d'une lésion sans analogue dans l'économie, la *granulation*. Cette granulation constituerait la lésion caractéristique, spécifique de la blennorrhagie ; sans elle pas de blennorrhagie vraie, et réciproquement, sans blennorrhagie pas de granulation. De plus, toute affection où se produit cette lésion, quelqu'en soit d'ailleurs le siége (muqueuse oculaire, vagin, etc.), reconnaît nécessairement une origine blennorrhagique et récèle un principe contagieux (1).

Pour M. Desormeaux, qui paraît s'être rallié aux idées de M. Thiry, blennorrhée et urétrite granuleuse ne sont qu'une maladie. La granulation est la *lésion caractéristique* de l'affection. Bien plus, c'est un critérium de l'origine blennorrhagique pour tous les états morbides où elle se rencontre. La métrite granuleuse, par exemple, a nécessairement une origine blennorrhagique. « Si une femme, dit ce médecin, a réellement des granulations, je reste convaincu qu'elle les a contractées par contagion » (2). Alors, d'après ce système, les granulations qu'on observe si souvent sur les paupières, la voûte palatine, la face antérieure du voile du palais et les gencives des personnes dartreuses, sans excepter les enfants, auraient forcément une origine blennorrhagique, et auraient été contractées par contagion? Une pareille doctrine ne supporte pas un examen sérieux.

Spermatorrhée. — Très-fréquente dans la diathèse dartreuse. Le professeur Lallemand a publié un certain nombre d'observations qui prouvent, de la façon la plus évidente, que l'herpétisme peut provoquer les pertes séminales involontaires. Je n'en reproduirai que deux (3).

(1) Thiry, *Presse médicale de Bruxelles.* 1864. — *Recherches sur les affections blennorrhagiques.*

(2) Desormeaux, *De l'endoscope et de ses applications au diagnostic et au traitement des affections de l'urètre et de la vessie.* Paris, 1865.

(3) *Op. cit.*, p. 211 et 219.

Obs. — M. D...., d'un tempérament lymphatique très-prononcé, fut sujet, dans son enfance, à des engelures, à des croûtes à la tête; il eût au cou de nombreux abcès scrofuleux. Depuis la puberté, sa santé s'est raffermie; cependant il a été sujet à des ophthalmies, à des maux d'oreilles, à des éruptions cutanées fréquentes, rebelles, variables, qui alternaient avec des maux de gorge, ou des affections chroniques de différentes membranes muqueuses.

Marié à vingt-un ans, il n'a connu que sa femme; il ne s'est pas livré à la masturbation; il n'a jamais fait d'excès d'aucune espèce, si ce n'est peut-être dans les premiers mois qui ont suivi son mariage. Il a eu plusieurs enfants, dont trois sont encore vivants, mais cacochymes.

Depuis l'âge de trente ans, il lui survint des dartres à la figure, au cou, aux bras, aux jambes, au scrotum, au périnée, tantôt vives et humides, tantôt sèches et squameuses, changeant de place avec une extrême facilité; elles ont été souvent remplacées par des petits boutons qui parcouraient différentes parties du corps, en provoquant de vives démangeaisons; d'autres fois, des furoncles leur succédaient pendant des mois entiers. M. D..... a pris vingt traitements pour se débarrasser de ces éruptions incommodes: jus d'herbes, dépuratifs, purgatifs, sirops, teintures de toute espèce; le tout sans succès et même avec beaucoup d'inconvénients pour ses organes digestifs.

Peu à peu sa santé s'est dérangée d'une manière plus sérieuse: il a éprouvé successivement des symptômes de catarrhe pulmonaire, de gastro-entérite et de cystite chronique; il était sujet à de fréquentes douleurs rhumatismales.

Il était aussi tourmenté par une constipation opiniâtre, qui alternait avec de la diarrhée. Ses digestions s'altérèrent peu à peu; il devint sujet à des coliques venteuses très-fréquentes. Son ventre était toujours distendu par des vents; il était obligé de les rendre dès qu'ils se présentaient, sans quoi il était sûr d'être malade. Quand ces coliques le prenaient, il semblait sur le point d'étouffer; le sang se portait à la tête; la face devenait violette; puis tout se dissipait par une explosion de fluatuosités qui durait plusieurs heures. Il affirmait souvent qu'il sentait ces vents courir *entre cuir et chair*, quand il n'avait pu s'en délivrer à temps.

Dès lors il cessa d'aller dans le monde, et ne vit plus que des amis très-intimes; peu à peu il devint hypocondriaque et fantasque. Excellent homme au fond, il était souvent caustique, acariâtre par boutades; du reste, d'une grande faiblesse de caractère et d'une sensibilité très-exaltée. La moindre histoire un peu intéressante, le récit d'un trait de courage ou de dévouement le faisaient pleurer d'attendrissement; puis, l'instant d'après, il se montrait d'une excessive susceptibilité, surtout pour ce qui lui semblait une injustice, un défaut de procédé.

Il avait souvent la figure très-injectée; il se plaignait de fréquents étourdissements, contre lesquels on avait employé des sangues à l'anus, des bains de pied, etc., le tout sans succès.

Enfin ses jambes s'affaiblirent; il fut forcé de renoncer à ses courses fréquentes, dont il se trouvait autrefois très-bien.

Ces symptômes furent regardés comme des *menaces imminentes d'apoplexie*. On voulut appliquer encore des sangsues à l'anus; mais le malade s'y refusa, parce qu'il ne s'en était jamais bien trouvé.

C'est dans ces circonstances que je fus appelé; le malade avait alors 56 ans.

Je fus pendant quelques jours sans pouvoir découvrir la véritable cause de ces symptômes variés, tant l'histoire de toutes ces maladies était longue, tant les récits du malade étaient compliqués. Enfin il me parla d'une dartre qui avait couvert tout le scrotum et s'était étendue au périnée et à la marge de l'anus. Je lui demandai alors s'il n'avait jamais éprouvé de pertes séminales en allant à la selle.

J'appris bientôt, par les détails dans lesquels il entra, qu'il y était sujet depuis environ vingt-cinq ans, sans s'en douter. Il avait toujours cru que c'étaient des mucosités ou des *glaires*, et n'y avait jamais attaché la moindre importance. Au reste, ces pertes n'étaient pas habituelles, ni également copieuses; il en était souvent exempt pendant plusieurs mois. Autant qu'il put s'en souvenir, c'était surtout quand il était tourmenté par des éruptions cutanées qu'il en était exempt; il croyait même que c'étaient ses *humeurs* qui s'en allaient par les urines, quand il voyait reparaître ces évacuations spermatiques; il éprouvait alors, dans le rectum et la vessie, de la chaleur, de l'irritation, qu'il ne calmait qu'à force de lavements.

Depuis l'apparition de ces pertes, ses érections et ses désirs vénériens avaient toujours été en diminuant; il n'en avait plus depuis plusieurs années, ce qu'il attribuait aux seuls progrès de l'âge.

Ses urines étaient quelquefois troubles et floconneuses pendant douze ou quinze jours ; puis elles redevenaient limpides pendant un temps variable.

Toutes ces circonstances étaient trop claires pour me laisser le moindre doute sur la nature de la maladie. J'engageai le malade à prendre des eaux hydro-sulfureuses naturelles. Il se rendit à celles du Vernet, près de Perpignan.

Après sept ou huit bains, il lui survint une vive démangeaison à la peau, surtout aux jambes ; il s'y développa une multitude de petits boutons qui laissèrent suinter pendant un mois une telle quantité de sérosité roussâtre, que le malade était obligé de s'envelopper les membres, deux fois par jour, de plusieurs épaisseurs de linge. Enfin cette évacuation diminua peu à peu ; l'épiderme se détacha par plaques sur toute la surface du corps.

Pendant ce temps, il s'opéra une métamorphose complète dans toute l'économie : les selles devinrent faciles et régulières ; l'appétit augmenta rapidement ; les pertes séminales disparurent ; l'estomac digéra indistinctement tous les aliments, supporta les vins les plus forts ; les érections reparurent ; en un mot, M. D... éprouva à 56 ans un véritable *retour de jeunesse*.

Voilà donc des pertes séminales qui ont été méconnues pendant vingt-cinq ans ; et le malheureux qui en a été tourmenté a passé pendant tout ce temps pour un malade imaginaire, un hypocondriaque ! On s'est moqué de sa manie des lavements, des drogues, etc., sans prendre la peine d'en rechercher la cause. J'espère qu'on s'occupera sérieusement de ces longues souffrances. Si elles ne se terminent pas toujours par la mort, elles empoisonnent du moins l'existence.

Comment ce malade a-t-il supporté si longtemps une pareille maladie ? c'est qu'elle n'était pas continue. Les pertes séminales n'avaient probablement lieu, dans le principe, que quand l'irritation se déplaçait sur les organes génito-urinaires ou sur le rectum.

Dans les derniers temps, cependant, elles avaient fini par compromettre sérieusement l'existence, et l'on commençait à croire à une *affection cérébrale*, ou tout au moins à des *menaces d'apoplexie*.

Obs. — M. P..., adonné à la masturbation à l'époque de la puberté, éprouva, deux ans après, une affection dartreuse, *héréditaire dans sa famille*. Elle fut combattue, pendant six semaines, par des purgatifs administrés de deux jours l'un. Les dartres disparurent, mais furent remplacées par une *inflammation gastro-intestinale*, qui diminua dès que les dartres revinrent.

L'année suivante, l'emploi des mêmes purgatifs amena le retour des mêmes accidents. L'usage des eaux de Bourbonne fut suivi de *pollutions nocturnes*, qui diminuèrent quand l'éruption s'étendit à la face et aux bras. Après l'emploi du *cresson et des dépuratifs, pertes séminales en allant à la selle*, démangeaison à l'anus, urines troublées, sédimenteuses, maigreur excessive.

J'ai conseillé à ce malade l'usage des eaux thermales hydrosulfureuses sous toutes les formes, et particulièrement les douches ascendantes, à cause de la démangeaison qu'il éprouvait à l'anus. Je n'ai plus eu de ses nouvelles; mais le fait m'a paru assez curieux pour être conservé.

On voit ici, à deux reprises différentes, les purgatifs faire disparaître la dartre, mais produire une gastro-entérite ; le retour de l'affection dartreuse amener le rétablissement. Plus tard des pollutions sont provoquées par les eaux de Bourbonne; elles diminuent sous l'influence d'une nouvelle éruption dartreuse, et sont enfin exaspérées d'une manière remarquable par l'administration du cresson et des dépuratifs.

Quand tiendra-t-on compte de la constitution propre de chaque malade, de la susceptibilité de ses divers organes, de l'action des médicaments sur chacun d'eux?

J'ai moi-même recueilli une douzaine d'observations de spermatorrhée herpétique aussi convaincantes que celles de Lallemand; exemple :

Obs. — M. R... a 27 ans ; il est lymphatique et d'une bonne constitution en apparence. Sa mère est morte de phthisie pulmonaire, et son père d'un ramollissement du cerveau. Il a une sœur très-dartreuse et atteinte d'une affection grave de la matrice.

Jusqu'à l'âge de 15 ans, M. R... a été exposé à des éruptions cutanées, notamment au cuir chevelu et aux oreilles. Il a remarqué que, lorsque ces éruptions diminuaient, il contractait facilement des rhumes de cerveau et des angines.

A partir de 15 ans, les dartres disparurent, ainsi que les affections de la muqueuse respiratoire ; mais M. R... devint dyspeptique et névropathe au plus haut degré. Les souffrances variées et presque continuelles qu'il éprouvait le rendaient sédentaire, hypocondriaque, misanthrope. Il avait contracté aussi des habitudes de masturbation qui l'épuisaient et contribuaient à exagérer encore son état nerveux ; il avait remarqué que, quoique n'ayant jamais vu de femme, il éprouvait souvent une sensation de chaleur et des chatouillements dans le canal de l'urètre accompagnés d'un écoulement blanc laiteux assez abondant.

Ce fut à 19 ans seulement que M. R... vit une femme pour la première fois. « Triste début, me dit ce jeune homme, car je pris une chaudepisse dont je ne suis pas encore débarrassé. »

Vers l'âge de 25 ans, il lui vint, à la région cervicale postérieure, une dartre prurigineuse qui le délivra momentanément de toutes ses misères. M. R.... ne se porta jamais si bien que pendant tout le temps que dura cette éruption. Lorsqu'elle eut disparu, à la suite de bains sulfureux conseillés par un médecin, la dyspepsie revint, ainsi que la névropathie, et avec elles un écoulement muqueux qui tachait à peine le linge. Cet écoulement n'a point disparu, malgré tous les traitements employés. Les médecins que M. R... a consultés, — et ils sont nombreux, — pensaient qu'il avait des pertes séminales ; ce dont il s'assura, du reste, ces pertes se produisant pendant la défécation.

L'hydrothérapie, les ferrugineux sous toutes les formes, le quinquina, la cautérisation même n'ont produit aucun soulagement. Alors M. R... vint à Cauterets ; c'était, prétendait-il, sa dernière ressource. Voici quel était son état :

Maigreur, décoloration de la peau et des muqueuses, commencement de calvitie, œil brillant, pupilles dilatées, un peu d'amaurose, larmoiement au contact de l'air, peau sèche et rude au toucher, granulations à la gorge, impressionnabilité nerveuse excessive, palpitations sans bruits anormaux au cœur et sans augmentation du volume de l'organe, résultats négatifs à l'auscultation des poumons, digestion assez facile, constipation, quelquefois tympanisme intestinal fatiguant, tremblement nerveux dans les membres supérieurs, prostate engorgée et douloureuse au toucher, pertes séminales, — l'écoulement du sperme a lieu sans érection pendant la défécation et au simple contact d'une femme. M. R... a des idées suicide.

Le traitement consista dans l'usage interne de l'eau de La Raillère à petites doses, de l'eau de Mauhourat à doses beaucoup plus élevées, des bains très-tempérés et très-courts au Rocher suivis de frictions sèches et énergiques sur toute la peau, des injections uréthrales avec l'eau de la baignoire, quelques douches ascendantes rectales tièdes.

Au bout de quinze jours, une éruption prurigineuse se montra aux jambes et ne tarda pas à envahir le tronc et les bras.

A partir de ce moment, M. R... se considéra comme guéri. Il quitta Cauterets au bout de vingt-huit jours, ayant toujours de vives démangeaisons et une éruption de prurigo. Depuis lors, je n'ai eu aucune nouvelle de ce jeune homme.

De quelle manière la diathèse dartreuse provoque-t-elle la spermathorrée? Il est certain que la muqueuse des canaux éjaculateurs, du canal déférent, des vésicules séminales, et les canalicules séminifères peuvent être d'emblée le siége de ses manifestations, au même titre que les autres muqueuses et les canalicules urinifères du rein ; mais souvent aussi les affections herpétiques dont ces diverses parties deviennent le siége résultent du déplacement d'une autre herpétide interne ou externe, ou de l'extension d'une lésion dartreuse de quelque muqueuse voisine, comme celles du canal de l'urètre et de la vessie.

Lallemand a émis la même opinion: « Il suffit, dit-il, de jeter les yeux sur les observations que je viens de rapporter, pour voir que les affections cutanées ont agi en se déplaçant sur la membrane muqueuse des organes génito-urinaires. Ainsi, ces malades ont éprouvé des urétrites plus ou moins répétées, des cystites aiguës ou chroniques, de vives irritations de la vessie, des inflammations des testicules, de la prostate, des douleurs dans les cordons spermatiques. On retrouve donc, chez ces malades, les mêmes symptômes que chez ceux dont les pollutions étaient dues aux urétrites contagieuses. Le déplacement de ces affections cutanées sur la membrane muqueuse uréthrale a produit le même effet que le virus blennorrhagique. L'irritation a dû se propager de la même manière le long des canaux spermatiques » (1).

Il est incontestable aussi que les affections dartreuses de la prostate et de la muqueuse du rectum peuvent provoquer l'écoulement du sperme.

(1) Lallemand, *op. cit.*, p. 225.

Congestion prostatique et **prostatorrhée.** — L'une et l'autre sont des manifestations de la diathèse dartreuse, qu'elles existent isolément, ou, — ce qui est le plus ordinaire, — qu'elles résultent de l'extension d'une herpétide muqueuse voisine par continuité de tissu.

La congestion de la prostate, que l'on constate facilement par le toucher rectal, m'a fait arriver plusieurs fois au diagnostic de l'herpétisme, qui s'était manifesté, pendant un certain nombre d'années, par une série d'affections complexes et bizarres dont la nature avait été méconnue.

La *prostatorrhée,* appelée aussi *prostatite muqueuse, prostatite catarrhale, folliculeuse*, est souvent une complication des autres herpétides des organes génito-urinaires. Elle peut cependant en être indépendante. Le plus ordinairement elle se lie à la congestion de la prostate.

On sait qu'elle est caractérisée par l'écoulement d'un liquide d'aspect spermatique, mais moins visqueux et moins consistant que le sperme, peu abondant, jaunâtre ou jaune grisâtre, parfois même blanc ou gris.

C'est une affection peu grave, et qui cependant tourmente beaucoup les malades.

§ 2.

Chez la femme.

La face interne des grandes lèvres présente les orifices de nombreux follicules et plusieurs rangées de glandes sébacées.

La muqueuse des petites lèvres, pourvue de papilles et riche en capillaires sanguins, est recouverte d'un épithélium pavimenteux stratifié. Ses glandes, très-nombreuses, sont des glandes en grappe analogues aux glandes de Tyson.

Autour de l'orifice uréthral et sur les parties latérales de la muqueuse du vestibule, sont les follicules mucipares de Huguier, qui s'ouvrent par de larges orifices ou lacunes. Indépendamment de ces glandes, se trouvent encore celles de Bertholin, glandes en grappe représentant deux petits organes ovoïdes, du volume d'une amande, situés en arrière et au-dessous de l'extrémité inférieure du bulbe du vagin. Elles sont analogues aux glandes de Cooper chez l'homme. Peu volumineuses avant la puberté, elles prennent beaucoup de développement chez les femmes voluptueuses ou débauchées.

Les follicules mucipares de Huguier et les glandes vulvo-vaginales de Bertholin constituent l'appareil glandulaire du vestibule. L'épithélium de la muqueuse est pavimenteux stratifié, comme celui des petites lèvres. Le canal commun des glandes de Bertholin a un épithélium cylindrique.

De même que le gland de la verge chez l'homme, le gland du clitoris est pourvu de papilles et recouvert d'un épithélium pavimenteux.

Dans le vagin, la muqueuse présente un grand nombre de papilles et est revêtue d'un épithélium pavimenteux stratifié; mais elle n'a pas de glandes. Toutefois les opinions sont partagées sur l'existence d'organes sécréteurs dans le vagin. D'après Huschke, Paul Dubois, Jarjavay, Jamain, Richer, Becquerel, Fano, Cruveilhier, Guérin, etc., la muqueuse vaginale est pourvue de glandes; tandis que Robin, Tyler Smith, Mandl, Kœlliker, Scanzoni, Sappey, Courty, disent qu'elle n'en renferme pas. C'est à cette dernière opinion que je me range.

La muqueuse du col de l'utérus, très-adhérente, est pourvue de papilles et tapissée d'un épithélium vibratile simple, qui devient pavimenteux stratifié au niveau des lèvres du museau de tanche. Son appareil glandulaire est très-remarquable : il se compose d'un grand nombre de glandes dont les unes sont des glandes en tube simples, et les autres des glandes composées; d'après M. Cornil, elles se rapprochent des glandes en grappe dans les intervalles des plis palmés. Ces glandes sécrètent un mucus alcalin, épais et très-visqueux. Elles deviennent souvent, par suite de l'oblitération de leur canal excréteur, le siége d'une dilatation qui les transforme en des espèces de kystes connus sous le nom *d'œufs de Naboth.*

C'est des glandes du col surtout que provient la leucorrhée utérine.

Dans la cavité de l'utérus, la muqueuse est très-adhérente à la couche musculaire sous-jacente. Elle ne présente ni rides, ni papilles, ni villosités; mais elle est criblée d'une multitude d'orifices qui sont les embouchures de glandes en tube très-nombreuses, simples, quelquefois bifurquées. Son épithélium est vibratile. Les glandes ont un épithélium cylindrique.

La muqueuse de la trompe présente des plis longitudinaux qui donnent à sa coupe l'aspect étoilé. Elle a un épithélium vibratile ; les cils se meuvent de l'ovaire vers l'utérus.

Hennig a trouvé, dans la muqueuse tubaire, des glandes dont quelques-unes offrent un renflement en forme de grappe, tandis que d'autres montrent des circonvolutions analogues à celles des glandes sudoripares, et sont rangées parallèlement à la muqueuse.

Herpétides vulvaires. — *Vulvite.* — La muqueuse vulvaire peut s'enflammer, dans la diathèse dartreuse, au même titre que les muqueuses du nez, du pharynx, du larynx, des bronches, etc. Cependant peu d'auteurs ont mentionné ce fait, car c'est seulement dans le traité des *maladies de l'utérus* de M. Courty, que j'ai trouvé l'herpétisme indiqué comme cause de la leucorrhée infantile, véritable vulvite sur la nature de laquelle on a émis les opinions les plus diverses et les plus contradictoires.

Une constitution chétive, le froid, de mauvais traitements, l'application de substances irritantes sur les parties, la malpropreté, l'irritation du gros intestin et du rectum sont considérés comme les causes principales de la leucorrhée infantile. On l'a vue se produire aussi à l'état d'épidémie. Enfin elle a été attribuée à des tentatives criminelles.

D'après M. Tardieu, le signe capital de l'inflammation vulvaire résultant d'un attentat à la pudeur consiste dans un écoulement purulent, d'un jaune verdâtre, assez abondant pour baigner toutes les parties extérieures et souiller la chemise de taches nombreuses, assez épais pour agglutiner, en se desséchant, les lèvres de la vulve. Il ajoute que la marche de cette inflammation est remarquable par la rapidité du début (1).

Voici, d'ailleurs, les symptômes que lui attribue le savant professeur : les grandes et les petites lèvres sont gonflées et contuses ; leur face interne, ainsi que la membrane hymen et l'entrée du vagin, sont le siége d'une rougeur très-vive, et d'une douleur qui rend tout examen difficile et pénible, parfois même absolument impossible. Sur le bord et en dedans des lèvres grandes et petites, il n'est par rare de rencontrer des excoriations, des érosions superficielles, parfois de véritables ulcérations. On a voulu donner aussi, comme un caractère de cette inflammation vulvaire, la formation

(1) Tardieu, *Études sur les attentats aux mœurs.* 4ᵉ éd., Paris 1862.

d'ecchymoses sur les grandes lèvres (Briand et Chaudé); mais, suivant la juste remarque de M. Tardieu, l'extravasation sanguine qui constitue essentiellement l'ecchymose n'est pas le propre de l'inflammation, et, lorsqu'on rencontre de semblables lésions sur les parties qu'on a lieu de supposer avoir été atteintes par les actes attentatoires, on devra les rapporter à des violences directes, et non aux progrès de l'inflammation (1).

Je crois qu'on ne saurait être trop réservé lorsqu'il s'agit de décider, d'après les lésions des parties malades et la nature de l'écoulement, si l'inflammation vulvaire est le résultat d'une violence criminelle.

Obs. — J'ai été consulté pour une petite fille de huit ans, appartenant à une famille très-honorable, et atteinte, depuis plusieurs semaines, de leucorrhée et de vulvite dont on ignorait la cause. Les organes génitaux externes présentaient la plupart des lésions qui caractérisent la vulvite résultat d'un attentat à la pudeur, d'après M. Tardieu.

La plus grande inquiétude régnait dans la famille. On avait écarté toute idée de violence criminelle, mais on soupçonnait des mauvaises habitudes chez la petite fille.

La constitution de cette enfant, la présence de granulations sur les paupières, de fréquents coryzas, quelques éruptions furfuracées derrière les oreilles, accompagnées de démangeaisons, enfin l'existence du vice dartreux dans la famille, du côté du père, me portèrent à penser que la vulvite pouvait bien être de nature herpétique. Dans cette prévision, je prescrivis des lotions calmantes, quelques bains tièdes et l'application d'un vésicatoire au bras gauche.

Au bout de huit jours, un eczéma humide, qui avait commencé par se montrer autour du vésicatoire, couvrait presque tout le bras. Quant à la leucorrhée et à l'inflammation vulvaire, elles avaient disparu complètement. Un traitement interne consolida la guérison, pour quelques mois au moins, car ensuite je n'ai plus entendu parler de la petite malade.

La vulvite dartreuse existe chez les adultes comme chez les enfants; seulement l'inflammation donne lieu à un écoulement moins épais et plus transparent.

(1) *Manuel de méd. lég.* 7e édit. Paris, 1863.

Erythème. — Il consiste, comme celui des autres muqueuses, en une rougeur plus ou moins foncée, tantôt uniforme, tantôt disposée en plaques, produite par la congestion du réseau capillaire plus ou moins dilaté, quelquefois turgide, variqueux, et accompagnée de démangeaison, d'un sentiment de cuisson et même de douleur.

Herpétides sécrétantes à produits liquides concrescibles. — *L'herpès, l'eczéma*, soit simple, soit impétigineux, et le *pemphigus* peuvent se développer sur la muqueuse vulvaire, où ils présentent les caractères qu'ils nous ont offerts sur la muqueuse buccale (page 146), et que nous retrouverons sur le col de l'utérus.

Herpétide boutonneuse. — Je désigne ainsi l'hypertrophie des papilles de la muqueuse des petites lèvres. On pourrait l'appeler aussi *vulvite granuleuse*, par analogie avec la *blépharite granuleuse.*

Je l'ai rencontrée plusieurs fois avec l'érythème ou quelque herpétide acnéiforme de la vulve.

Herpétides acnéiformes. — Les glandes si nombreuses qui existent dans les lèvres grandes et petites, ainsi que dans le vestibule du vagin, peuvent être le siége de lésions semblables à celles que présentent les organes sécréteurs des autres muqueuses et de la peau. Ainsi, tantôt il y a hypersécrétion de la matière sébacée ou du mucus, tantôt distension chronique ou inflammation des glandes.

Je classe les lésions des organes sécréteurs de la vulve comme celles de l'appareil glandulaire de la peau (page 105), c'est-à-dire que j'appelle *acnés par hypercrinie* la sécrétion exagérée de la matière sébacée et du mucus, et *acnés inflammatoires*, l'inflammation des follicules sébacés et celle des glandes mucipares.

Dans la *stéarrhée vulvaire*, la matière sébacée forme, en se combinant avec le mucus et les cellules épithéliales, une sorte de lame membraneuse à la face interne des grandes lèvres, sur les petites lèvres et autour du clitoris.

L'hypersécrétion des glandes mucipares constitue le catarrhe vulvaire simple, caractérisé par un écoulement peu consistant, filant et presque incolore.

La distension des glandes résulte de la rétention du produit qu'elles sécrètent, par suite du rétrécissement de l'orifice du canal excréteur. M. Alph. Guérin a donné le nom d'*acné granuleuse des petites lèvres* à la distension des follicules sébacés.

L'inflammation de ces follicules engendre de petites tumeurs tout à fait semblables à celles qui caractérisent les acnés inflammatoires de la peau.

Dans les glandes mucipares, l'inflammation produit quelquefois de véritables abcès qui peuvent acquérir le volume d'une noix. Je compare ces tumeurs suppuratives à celles de l'*hidrosadénite*, qui ont leur siége dans les glandes sudoripares. D'autres fois, au lieu d'abcès, ce sont des aphthes qui se forment. Cette affection est toujours facile à distinguer de l'herpès, en ce que les ulcérations, qui proviennent de l'inflammation des follicules muqueux, ne sont point précédées de soulèvements épithéliaux, et ne se recouvrent pas de ces lamelles blanchâtres qui résultent de la combinaison des produits exsudés avec les débris d'épithélium (voyez *aphthes*, p. 143).

Toutes les fois que les glandes mucipares et les follicules sébacés sont enflammés, il y a du pus mélangé aux produits de sécrétion.

M. Huguier a signalé une hypertrophie des follicules muqueux qui donne lieu à des excroissances verruqueuses souvent à tort supposées syphilitiques, et qui peuvent être facilement guéries par l'excision (1). C'est une forme d'acné que l'on pourrait comparer à l'*acné cornée* de la peau.

Les diverses espèces d'acné vulvaire peuvent exister isolément, ou se trouver réunies sur la même personne.

Névrose. — L'hyperesthésie vulvaire indépendante de toute lésion de la muqueuse se rencontre quelquefois dans l'herpétisme.

Les symptômes varient beaucoup d'intensité : parfois ils consistent en une simple démangeaison, ou une sensation de brûlure, de pincements insupportables ; d'autres fois, l'exaltation de la sensibilité est poussée au plus haut degré, la souffrance est extrême et va presque jusqu'au délire.

Le docteur Burns de Glascow regarde l'hyperesthésie de la vulve comme un mode particulier de névralgie du nerf honteux interne.

Elle peut coïncider avec quelque autre herpétide vulvaire.

Herpétides vaginales. — *Vaginite.* — Une coloration anormale de la muqueuse variant depuis le rose pâle jusqu'au rouge foncé, presque pourpre, et au violet, une sensibilité très-grande rendant l'introduction du spéculum difficile et même impossible, de la roideur, de la tension et de la pesanteur dans les parties, une sensation de chaleur et de boursoufflement de la muqueuse au toucher, une diminution notable du calibre du vagin, quelquefois

(1) *Mém. de l'Acad. de méd.*, t. XV.

de violentes démangeaisons dans les parties extérieures, enfin un écoulement plus ou moins abondant, d'abord clair, incolore, acide, puis d'une consistance plus épaisse, blanc, verdâtre ou jaunâtre, tels sont les principaux caractères de la vaginite, quelle soit dartreuse ou produite par toute autre cause.

Le docteur Tyler Smith a démontré que, dans la vaginite simple, l'écoulement est formé par des cellules épithéliales au milieu d'un plasma acide. La couleur blanchâtre ou crémeuse peut être due soit à la présence d'une grande quantité d'écailles épithéliales, soit à la sécrétion alcaline qui se fait par le col utérin réagissant sur la sécrétion vaginale acide. Quand l'inflammation a duré quelque temps avec une certaine intensité, on trouve un mélange de globules de pus avec des débris d'épithélium. La douleur locale devient beaucoup moins vive quand l'écoulement est franchement établi (1).

Nous verrons plus loin que M. le professeur Courty explique de la même manière la formation de la leucorrhée vaginale.

D'après Beale, dans la leucorrhée vaginale, il se forme, à la surface de la membrane muqueuse, un grand nombre de cellules imparfaites d'épithélium, ainsi que des globules de pus. Ceux-ci peuvent prendre naissance dans des cellules d'épithélium vaginal ayant de leur forme distinctive; mais ce sont surtout les cellules plus jeunes d'épithélium vaginal et les cellules de l'épithélium des follicules de la membrane muqueuse qui, se divisant et se subdivisant, donnent enfin naissance à une multitude de cellules granuleuses, sphériques, que nous connaissons sous le nom de *globules de pus*, lesquels eux-mêmes se divisent et se subdivisent rapidement, s'ils ont une quantité suffisante de matière nutritive (2).

Érythème. — C'est une des herpétides vaginales les plus fréquentes.

La muqueuse est fortement congestionnée, soit dans une étendue plus ou moins considérable, soit uniquement par places. Il en résulte une coloration très-prononcée, pourpre ou violette, dans les parties atteintes. Il n'est pas rare de trouver aussi la muqueuse épaissie, hypertrophiée sur plusieurs points, et recouverte d'un réseau vasculaire dilaté, variqueux.

(1) F. Churchill, *Traité pratique des maladies des femmes*. p. 132. Paris 1866.

(2) *De l'urine, des dépôts urinaires*, traduit par Ollivier et Bergeron, p. 354. Paris, 1865.

Il y a peu d'augmentation de chaleur. La douleur et même la sensibilité sont rares ; mais on observe un écoulement plus ou moins abondant, d'une réaction acide, comme dans la vaginite, et formé aussi de débris d'épithélium mêlés aux produits de sécrétion de la muqueuse, lesquels l'emportent sur les produits solides.

L'érythème coïncide souvent avec quelque autre herpétide vaginale.

Herpétides sécrétantes à produits liquides concrescibles. — L'*herpès* est la seule affection vésiculeuse que j'ai observée sur la muqueuse du vagin, et encore comme complication de la vaginite simple et de l'érythème. Je n'en conclus pas que l'*eczéma* et le *pemphigus* n'envahissent pas le vagin, de même que la vulve. Je crois, au contraire, qu'il n'en peut être autrement ; mais je ne les ai jamais rencontrés.

Herpétide boutonneuse. — C'est la *vaginite granuleuse* des auteurs, indiquée par M. Ricord sous le nom de *psorélytrie.*

Elle dépend d'une disposition hypertrophique des papilles, comme la *conjonctivite* et la *vulvite granuleuses*, et, comme ces dernières, elle est caractérisée par la présence à la surface de la muqueuse de petites aspérités rouges, hémisphériques, du volume d'une tête d'épingle à un grain de millet, confluentes et répandues habituellement sur toute la muqueuse vaginale.

Herpétides sécrétantes à produits solides. — L'épithélium de la muqueuse du vagin présente une disposition remarquable à végéter. Il en résulte une série de productions auxquelles M. le professeur Courty a consacré quelques pages dans son excellent traité des *Maladies de l'utérus.* C'est un sujet si peu connu, que je crois devoir reproduire *in extenso* les intéressantes considérations du savant professeur de Montpellier.

« Il est curieux d'étudier les diverses altérations que subit le revêtement épithélial de la muqueuse vaginale, et les modifications qui se produisent dans l'exhalation du plasma propre à son organisation, dans le développement de ses cellules, dans leur multiplication, dans leur persistance ou leur accumulation, dans leur exfoliation et leur chute, etc. Probablement sous l'influence d'affections générales diverses, localisées sur cette muqueuse, de la persistance de ces états morbides et de la tendance particulière de l'épithélium vaginal à subir, suivant le cas, des accroissements, des hypertrophies ou des desquamations considérables, on observe le même phénomène, la multiplication anormale des éléments épithéliaux, donnant naissance, suivant sa direction, aux résultats les plus différents.

» Ainsi, sous l'influence d'un état diathésique, de la syphilis notamment, il arrive de voir se former sur le vagin, et plus particulièrement sur le col de l'utérus, des épaississements épithéliaux très-circonscrits, circulaires, nummulaires, offrant l'aspect d'une gouttelette de cire tombée d'une bougie et figée sur place, et tranchant, par leur couleur blanc mat, avec la couleur rose ou rouge des parties voisines. Ce sont des espèces de plaques de psoriasis, qui s'entourent quelquefois d'un cercle rouge et s'ulcèrent, qui cèdent à l'action des topiques spécifiques, mais qui peuvent rester longtemps sous la même forme, sans présenter aucun changement.

» D'autres fois, ces plaques épidermiques augmentent d'épaisseur et de consistance, et produisent soit des plaques muqueuses, soit de petits corps assez durs, analogues à des verrues, dont on peut aisément faire l'excision.

» Au lieu d'être limité à un point ou à quelques points, l'épaississement épithélial peut envahir toute l'étendue de la muqueuse vaginale, paraissant plus considérable, ou du moins étant plus saillant au niveau des papilles et des rides du vagin, empêchant tout suintement liquide de se produire à la surface de la membrane, et déterminant sur celle-ci une sécheresse telle que, lorsqu'elle n'est humectée par aucune sécrétion utérine ni vulvaire, il est difficile de la parcourir avec l'indicateur dans toute son étendue ; on dirait que toutes les papilles sont hérissées ou enfermées dans un étui de corne, et l'on croirait passer le doigt sur la langue d'un chat ou sur une peau de chagrin. Les lotions avec une faible solution de sublimé, employées en même temps qu'un traitement général antisyphilitique, parviennent habituellement, en quelques semaines, à modifier cet état anatomique, qui m'a paru être le plus souvent un des accidents secondaires de la syphilis.

» Cette multiplication épithéliale se concentre-t-elle sur un point, se produit-elle avec rapidité, en conservant des relations directes avec les éléments anatomiques sous-jacents, et en restant douée, dans ses propres éléments, ou dans les cellules qui la constituent, de mollesse, de tendreté, de perméabilité, de faculté de bourgeonnement, il en résulte ces excroissances, quelquefois considérables, molles, vasculaires, à base plus ou moins large, connues sous le nom de végétations. En étudiant leur structure à l'aide de divers grossissements, on reconnaît que ces productions sont formées exclusivement de cellules, et sont de vrais bourgeonnements de la couche épithéliale. Seulement ici les cellules épidermiques, au lieu de s'aplatir, de se tasser, de se dessécher successivement les unes au-dessous des autres, et de former des excroissances dures, restent arrondies, humides, imbibées de sucs, douées d'une grande activité de végétation, et forment un tissu pathologique nouveau, ayant une grande tendance à augmenter toujours de volume, s'il n'est arrêté dans son évolution par un traitement particulier. Cette tendance à l'accroissement est quelquefois telle qu'on voit le vagin, comme la vulve, envahi, encombré par la masse de ces végétations. J'ai vu des femmes chez lesquelles il était presque impossible d'introduire un spéculum du plus petit diamètre.

» Ces productions épithéliales sont toujours vasculaires, plus ou moins suivant leur activité de végétation. On distingue bien, au centre de chaque groupe, une artériole presque capillaire, prolongement d'une artériole du derme, se divisant comme les branches d'un arbre ou les ramifications d'une grappe. Ces divisions sont entourées de petits amas de cellules, qui n'y sont pas seulement appendues comme des feuilles aux branches de l'arbre, ou des grains de raisin aux ramifications de la grappe, mais qui leur forment une sorte d'étui de plusieurs rangs de cellules, dont la nutrition, pour n'être pas en contact immédiat avec les vaisseaux, ne se fait pas avec moins d'activité, puisque les cellules de la surface bourgeonnent toujours. En même temps que les cellules se multiplient, les divisions vasculaires se prolongent d'elles-mêmes au centre de ces masses celluleuses, de sorte que ce tissu pathologique s'accroît peu à peu avec assez de rapidité, à peu près de la même manière que s'accroissent, au moment du développement, les premiers organes de l'embryon. Je n'ai pas besoin de dire comment des cautérisations répétées, coïncidant avec un traitement général antidiathésique, amènent graduellement la destruction de ces végétations, même des plus considérables.

» Le caractère commun de toutes ces productions épithéliales, c'est de persister, de faire corps avec la membrane muqueuse elle-même, et d'en constituer de véritables excroissances, depuis la plus petite, la plus dure, la plus sèche, jusqu'à la plus grande, la plus molle, la plus vasculaire, la plus végétante.

» D'autres fois, les éléments épithéliaux, au lieu de persister, de tenir les uns aux autres et d'adhérer ensemble à la muqueuse, se détachent de celle-ci à mesure qu'ils se produisent, et leur multiplication anormale est suivie d'une desquamation anormale.

» Cette multiplication et cette desquamation anormales peuvent s'opérer l'une et l'autre à un faible degré, par suite d'une irritation légère de la muqueuse. Il en résulte une humidité vaginale plus grande que d'habitude, et l'apparition à la vulve d'un liquide blanc laiteux. L'examen au spéculum permet de constater, dans tout le vagin, la présence de ce liquide, ressemblant à du lait ou à une émulsion, refoulé par l'introduction de l'instrument entre les rides de la muqueuse vaginale, dans les sillons qui séparent ces rides, ou circulairement au bout du spéculum, et peu à peu, de proche en proche, vers les culs-de-sac vagino-utérins. En essuyant la muqueuse avec un tampon de coton, on reconnaît quelquefois qu'elle est un peu plus rouge que d'habitude, mais ce n'est pas constant, et ce faible degré de leucorrhée peut exister sans une rougeur ni une irritation sensible de la membrane.

» Si l'iritation est plus forte, si la multiplication et la desquamation anormales de l'épiderme vaginal sont plus considérables, il peut arriver que, dans cette sorte d'excrétion, l'élément solide ou l'élément liquide prédomine.

» La prédominance de l'élément solide est généralement l'indice d'un moindre degré d'irritation de la muqueuse. La multiplication des cellules épithéliales est très-considérable ; mais ces cellules s'organisent, s'aplatissent, se dessèchent en partie, et quoiqu'elles se détachent en aussi grand nombre et avec autant de rapidité qu'elles se produisent, il n'y a que la couche superficielle qui tombe ; la couche profonde reste en place, et le derme de la muqueuse n'est jamais mis à nu ; s'il l'est, c'est rarement, sur quelques points seulement, ou d'une manière exceptionnelle. Déjà, pourtant, l'irritation de la muqueuse paraît généralement plus forte que dans le cas précédent, et l'on voit, par-ci par-là, surtout après l'avoir essuyée superficiellement, quelques points rouges correspondants aux papilles hypertrophiées dominer le reste de la surface, blanchi par la couche des débris épithéliaux qui le tapisse, ou trancher, par la vivacité de leur couleur, sur le rouge moins foncé de la muqueuse qui les environne, et former un degré inférieur, ou, en quelque sorte, une ébauche de la forme morbide connue sous le nom de vaginite granuleuse. Le spéculum refoule encore, entre les rides du vagin, une matière blanche ; mais cette matière, au lieu d'être liquide, comme du lait ou une émulsion, est mêlée de liquide et de solide, caillebotée, plus ou moins épaisse, comme du fromage, se détachant par petites lames légèrement adhérentes à la surface sous-jacente, ou par petites masses qui s'accumulent dans les anfractuosités du canal.

» La prédominance de l'élément liquide est la preuve d'un degré plus grand d'irritation, et quelquefois d'une véritable inflammation de la muqueuse. Il y a alors non-seulement surabondance, exagération de la production épithéliale, mais altération de la sécrétion ou de l'exhalation du plasma qui doit servir à cette production ; de sorte que, soit par excès, soit par altération du liquide plastique, une grande partie de celui-ci reste sous la forme fluide, au lieu de s'organiser en cellules. Il y a, par suite, suintement d'un liquide par toute la surface de la muqueuse, écoulement vaginal plus ou moins opaque, en un mot *leucorrhée vaginale* proprement dite.

» Ce liquide peut être plus ou moins abondant. Il peut être mêlé à une quantité considérable de débris épithéliaux ou de cellules qui continuent à se multiplier avec excès, et qui lui donnent un aspect laiteux ou caillebоté. Il peut être plus clair par la prédominance plus considérable encore de l'élément liquide sur l'élément solide. Mais il est rare qu'alors l'irritation de la muqueuse n'ait pas pris un autre caractère, ou que l'inflammation ne se soit pas emparée de cette membrane, et que la suppuration ne mêle pas ses produits à ceux de l'hyperexhalation, de l'hypersécrétion, ou de la desquamation épithéliale. Le liquide est alors composé de sérum, de cellules, de débris d'épithélium et de pus. Il est moins homogène; sa couleur blanche est mélangée d'une teinte jaune, purulente, ou verdâtre plus ou moins foncée (1).

La syphilis n'est pas le seul état diathésique sous l'influence duquel s'opèrent la multiplication et la desquamation anormales de l'épithélium de la muqueuse du vagin. L'herpétisme produit aussi cette espèce de *psoriasis guttata* formé par des épaississements épithéliaux très-circonscrits, semblables à des gouttelettes de cire tombées d'une bougie et figées sur place ; ces petits corps *verruqueux* ; ces *excroissances* molles, vasculaires, quelquefois considérables et nombreuses; cet état *parcheminé* de toute la muqueuse du vagin ; — autant de lésions qu'on est trop disposé à attribuer à la syphilis ; — cette *desquamation* épithéliale incessante, que j'appelle *herpétide exfoliatrice* du vagin , et qui est caractérisée par la

(1) Courty, *op. cit.*, p. 291 et suivantes.

présence, dans les anfractuosités et les rides du conduit, de petites masses blanchâtres qui présentent la consistance du fromage, et qui sont formées de liquide et de débris épithéliaux.

L'analogie de ces diverses herpétides muqueuses avec les herpétides cutanées caractérisées par une sécrétion vicieuse de l'épiderme est tellement évidente, que je désigne les premières, comme les secondes, sous la dénomination d'*herpétides sécrétantes à produits solides* (voir *page 86*).

Névrose. — Les affections dartreuses des muqueuses vulvaire et vaginale occasionnent quelquefois la contraction spasmodique du vagin et en même temps des sphincters de la vulve. On a donné à cette contraction le nom de *vaginisme.* Mais peut-elle se produire en dehors de toute éruption, c'est-à-dire par suite d'une sensibilité exagérée de la vulve et du vagin? Cela n'est pas douteux, d'après les observations qui existent dans la science. Le *vaginisme* est alors une véritable névrose analogue à celle des autres muqueuses. Je dois dire toutefois qu'on l'observe bien plus rarement dans l'herpétisme.

Herpétides utérines. — La diathèse dartreuse produit, du côté de l'utérus, à peu près tous les états morbides que cet organe est susceptible de présenter, tous les changements de situation et certaines altérations organiques. Nous ne devons nous occuper maintenant que des lésions de sa membrane muqueuse. Il sera question des autres dans le chapitre des *herpétides vasculaires* et dans la partie consacrée aux *manifestations ultimes de l'herpétisme.*

Erythème du col. — La couleur de la muqueuse, la consistance et le volume du col utérin varient beaucoup dans l'érytème.

La rougeur est tantôt vive, superficielle, diffuse ou circonscrite, régulière ou irrégulière, tantôt violacée, plus ou moins foncée, étendue à toute la surface de l'organe, ou limitée à des espèces de plaques plus ou moins circonscrites. Les vaisseaux superficiels sont plus rarement dilatés et variqueux que sur la peau et la muqueuse du pharynx.

Lorsque la rougeur est très-superficielle, l'épithélium se détache par cellules dissociées qui forment avec le liquide sécrété une matière caséiforme, ou bien par cellules adhérentes toutes entre elles, d'où résultent des lamelles, des plaques sèches et quelquefois très-étendues. La muqueuse congestionnée n'est pas toujours le siége d'une desquamation épithéliale, surtout lorsque l'hypérémie est profonde et a déterminé un gonflement du col.

La muqueuse peut conserver sa consistance normale, devenir même plus résistante; mais souvent aussi elle est ramollie, de sorte que le plus léger frottement détache l'épithélium et produit des érosions. Je parlerai plus loin de l'état fongueux du col.

Herpétides sécrétantes du col. — On rencontre l'*herpès*, l'*eczéma* et le *pemphigus* sur le col utérin; mais il n'est pas toujours facile de distinguer ces affections les unes des autres, surtout quand on ne les voit pas à leur première période. L'*herpès* est très-fréquent. Aux petites vésicules qui le constituent à son début et dont quelques-unes sont discrètes, succèdent parfois des ulcérations qui ressemblent beaucoup à celles du prépuce et du gland.

Ce qui caractérise surtout l'*eczéma*, soit simple, soit impétigineux, c'est l'espèce de magma que l'épithélium forme avec le liquide qui s'écoule des surfaces malades, et qui est tantôt clair, comme la sérosité d'un vésicatoire, tantôt purulent et jaunâtre. L'épaisseur des croûtes est évidemment en rapport avec la nature du liquide. En tous cas, après avoir abstergé le col avec un tampon de coton, on voit la surface du derme trés-unie, luisante ou très-finement granulée, et de laquelle suinte le liquide concrescible.

Le *pemphigus* du col utérin est beaucoup plus rare que l'*herpès* et l'*eczéma*. Il est le plus ordinairement solitaire et constitué par une vésicule large, transparente, assez résistante, parfois entourée à sa base d'un liseré rouge très-étroit, et qui donne issue, après sa rupture, à un liquide semblable à de la sérosité ordinaire.

Suivant M. Courty, l'*ecthyma* pourrait se montrer aussi sur le col de l'utérus. D'ailleurs, dit-il, il est probable que, indépendamment des éruptions qui tiennent à une simple altération de la vie locale, il se développe, sur le col utérin, sous l'influence d'une même affection diathésique, des formes éruptives très-diverses. Il en est presque de la muqueuse du col utérin comme de la peau pour les dartres et les scrofules (1).

Herpétide boutonneuse du col (granulations). — J'ai déjà parlé, à propos de la blennorrhée, de la théorie d'après laquelle la granulation serait une lésion spéciale, caractéristique, spécifique de

(1) *Op. cit.*, p. 690.

certaines maladies contagieuses, et j'ai dit que cette doctrine ne résistait pas à un examen sérieux.

On appelle *granulations*, dans l'état actuel de la science, trois altérations bien différentes : l'hypertrophie papillaire, l'hypertrophie folliculaire et les néoplasmes. Les deux premières se développent souvent sur le col de la matrice, et c'est aux papilles hypertrophiées de la muqueuse que convient, selon moi, le nom de *granulations*. En effet, l'hypertrophie folliculaire résulte de la distension des glandes mucipares par le produit qu'elles sécrètent. Cette lésion rappelle celle qui caractérise les *acnés hypercriniques*. Chomel, qui regardait les granulations comme une maladie spéciale du col de la matrice (1), a établi à tort un certain rapprochement entre ces granulations et celles qui caractérisent la pharyngite granulée. On a vu, en effet, que cette dernière affection résulte de l'hypertrophie des follicules muqueux, d'où la dénomination d'*herpétide acnéiforme* que je lui ai donnée.

Quant aux granulations néoplastiques, si elles existent réellement sur le col de l'utérus, elles y sont rares et difficiles à distinguer pendant la vie, comme, d'ailleurs, sur toutes les autres muqueuses. C'est pourquoi je ne comprends pas que M. Thiry et quelques anatomo-pathologistes avec lui aient soutenu que ces granulations sont les seules qui constituent, à proprement parler, les granulations vraies.

Le volume, la couleur et la structure des granulations utérines prouvent qu'elles proviennent réellement de l'hypertrophie des papilles de la muqueuse. Ainsi, il est rare qu'elles dépassent le volume d'un grain de millet, — celles qui ont des dimensions plus considérables résultent de l'agglomération d'un certain nombre de ces aspérités; — elles sont ordinairement rouges ou violacées, jamais grises, comme les follicules muqueux engorgés et les saillies néoplastiques; selon que l'élément vasculaire ou l'élément fibreux entre pour une plus ou moins grande part dans leur composition, elles sont tantôt molles, fongueuses et très-facilement saignantes, tantôt assez dures pour résister au frottement et même au grattage.

Les granulations utérines offrent donc une identité complète avec celles des muqueuses palpébrale, buccale, uréthrale et vulvaire. C'est pourquoi je les désigne aussi, quand elles sont pro-

(1) *Dict. de méd. en* 30 *vol*, Art. *Métrite granulée.*

duites par l'herpétisme, sous la donomination d'*herpétide boutonneuse* du col de l'utérus.

D'après Chomel, MM. A. Robert, Huguier, Scanzoni, Guéneau de Mussy, Durand-Fardel, Fontan, etc., la diathèse dartreuse serait celle qui exercerait le plus d'influence sur le développement des granulations. M. Courty a rencontré aussi plusieurs cas de coïncidence entre ces deux affections (dartres et granulations), notamment chez quelques femmes qui étaient atteintes de dartres farineuses, de pytiriasis, d'eczéma, d'herpès, de blépharite ciliaire, etc.

Ce qui fait que la diathèse dartreuse doit engendrer l'hypertrophie des papilles sur le col utérin plus souvent peut-être que sur toute autre muqueuse, ce sont les tendances fluxionnaires, plastiques et hypertrophiques de l'utérus. M. le professeur Courty a émis la même opinion en ces termes : « Localisée sur la muqueuse, limitée à une faible étendue, portant sur la partie la plus superficielle des papilles du derme, sur ses vaisseaux, sur l'épiderme qui le recouvre, cette hypertrophie donne naissance aux granulations si fréquentes du col de l'utérus........................

» Plus on y réfléchit, plus il paraît impossible de ne pas attribuer à ces conditions anatomiques une large part d'influence dans la tendance hypertrophique qui caractérise toutes les maladies de l'utérus, particulièrement celles de sa muqueuse ; plus il est difficile de ne pas attribuer à l'existence du tissu *fibro-plastique* la part qu'il prend dans la formation des papilles du derme, à son interposition entre les follicules muqueux, la tendance spéciale à l'hypertrophie granuleuse. Aussi, les fongosités utérines, c'est-à-dire les granulations plus ou moins fongueuses de la cavité du col de la matrice, sont-elles fréquentes ; aussi les granulations du col surtout, partie plus exposée aux agents extérieurs et à tous les accidents morbides capables de les réveiller, sont-elles plus fréquentes encore ; aussi n'est-il pas de diathèse sous l'influence de laquelle elles ne puissent se développer ou se perpétuer ; d'après mes observations, sur près de 3,000 maladies utérines, on compte environ 450 cas de granulations du col » (1).

Herpétides acnéiformes du col. — La sécrétion exagérée des nombreuses glandes du col de l'utérus, sans inflammation de leurs éléments histologiques (*acné par hypercrinie*), donne lieu à une

(1) *Op. cit.*, p. 288 et 669.

sorte de catarrhe analogue à la stéarrhée, à la sialorrhée, à la bronchorrhée, à l'entérorrhée, etc.

Je rappelle que la muqueuse du col et celle du corps de l'utérus diffèrent sous le rapport de leur composition histologique, et que les liquides qu'elles sécrètent sont également différents. Il y a, en effet, deux mucus : celui du col et celui du corps de la matrice. Tous les deux sont transparents, limpides, ont une odeur fade, spéciale, et font tourner au bleu le papier de tournesol rougi par l'acidité du liquide vaginal ; mais celui du col est gluant, albumineux, semblable à du blanc d'œuf, demi-solide plutôt que liquide, tandis que celui du corps est visqueux et filant.

Dans l'hypersécrétion pure et simple des glandes du col, le liquide sécrété devient plus abondant, mais il conserve toujours ses principaux caractères, c'est-à-dire qu'il ne perd ni sa transparence, ni sa limpidité, ni sa cohésion. Quelquefois il est retenu par sa viscosité, et ne se détache qu'avec peine de la muqueuse à laquelle il adhère. Souvent il forme dans le vagin une sorte de cordon glaireux et pendant que l'on voit très-bien avec le spéculum.

Suivant M. Tyler Smith, tandis que la leucorrhée vaginale ou épithéliale est constituée par de la lymphe ou du plasma acide et de l'épithélium pavimenteux, la leucorrhée cervico-utérine ou muqueuse est constituée par du mucus alcalin, des corpuscules muqueux et de l'épithélium cylindrique altéré. Lorsque le microscope montre, dans la matière de l'écoulement, des corpuscules de pus, des globules de sang et des particules grasses, c'est qu'il y a inflammation des éléments histologiques (1).

Il n'est pas rare que l'hypersécrétion des follicules muqueux du col utérin s'accompagne d'un léger gonflement de ces glandes, qui forment alors des saillies discrètes ou confluentes, dont la coloration ne diffère pas sensiblement de celle de la muqueuse, et desquelles on voit sourdre des gouttes d'un liquide épais, visqueux et transparent.

La rétention du mucus dans les glandes (*acné hypercrinique*) les distend et produit de petites tumeurs, ou kystes folliculaires superficiels, globuleuses, transparentes, de la grosseur d'une tête d'épingle ou d'un pois au plus. La ponction en fait sortir une goutte d'un liquide gluant et albumineux.

Les follicules enflammés (*acné inflammatoire*) ont une couleur

(1) *The pathology and the Treatment of leucorrhœa.* London, 1855.

rouge qui contraste avec celle de la muqueuse environnante. Ils ressemblent à des papilles hypertrophiées. On en voit sortir, surtout par la pression, des gouttelettes jaunes de mucus purulent.

Ulcérations du col. — Les pathologistes admettent que le col utérin peut être le siége de plusieurs espèces d'ulcères qui dépendent d'altérations diathésiques, et que l'on peut distinguer les uns des autres à certains caractères : ce sont les ulcères herpétiques, scorbutiques, scrofuleux, syphilitiques, cancéreux.

Selon la judicieuse remarque de M. Courty, les ulcères dartreux se reconnaissent, au début, par l'apparition de quelqu'une des formes éruptives dont j'ai parlé plus haut, et qui leur donnent naissance. Plus tard on saisit encore sur quelques points environnants l'ulcère, sur ses bords ou dans son voisinage, la formation de vésicules, de phlyctènes, de pustules analogues à celles qui en ont été le point de départ. La surface de la solution de continuité peut ne pas différer beaucoup de celle qui caractérise quelqu'une des autres formes ; mais on devra s'aider, pour le diagnostic, des antécédents, des symptômes généraux, de l'existence d'autres manifestations herpétiques sur d'autres points du corps, enfin de tous les signes de la diathèse dartreuse proprement dite.

État fongueux du col. — J'ai observé plusieurs fois, chez des femmes herpétiques, un état pathologique du col ainsi caractérisé : hypertrophie, ramollissement de l'épithélium, qui s'enlevait avec une extrême facilité et se reproduisait de même, excoriations, abrasions épithéliales, papilles augmentées de volume, d'un rouge vineux, très-saignantes, pas d'ulcération proprement dite. Cette affection du col représente jusqu'à un certain point l'état fongueux des gencives, qu'on rencontre aussi très-souvent dans la diathèse dartreuse.

Herpétides de la muqueuse de la cavité utérine. — Il est impossible de dire si la muqueuse du corps de l'utérus peut être le siége des mêmes manifestations dartreuses que celle du col. Il y a une foule de raisons pour qu'il n'en soit pas autrement; mais, encore une fois, les preuves directes manquent.

La membrane interne de la cavité utérine peut s'enflammer; cela est prouvé par l'anatomie pathologique, et, bien qu'il soit difficile de séparer d'une manière absolue cette forme de métrite de la métrite parenchymateuse, il est certain cependant qu'il y a des cas dans lesquels l'activité morbide s'exerce principalement du côté de la muqueuse.

Beaucoup de pathologistes ont donné le nom de *métrite catarrhale* à l'inflammation de la muqueuse de la cavité utérine, parce que la leucorrhée en est le caractère essentiel; mais je crois qu'aucun d'eux n'a signalé la diathèse dartreuse comme une de ses causes les plus fréquentes. Toutefois M. le professeur Courty a dit que les *leucorrhées herpétiques* sont assez communes, et qu'elles ont de la tendance à envahir alternativement plusieurs parties, ou à porter successivement leur intensité sur les divers points de la muqueuse utéro-vulvaire et même des organes voisins. Tantôt la leucorrhée utérine diminue, la vaginale augmente; tantôt celle-ci s'améliore, la vulve se prend, les grandes lèvres, la face interne des cuisses, l'anus se couvrent de vésicules d'eczéma ou d'herpès, de pustules d'impétigo, tout au moins sont envahies par un érythème ou un intertrigo sécrétant; et réciproquement, lorsque ces dernières parties commencent à se dépouiller, les muqueuses vaginale ou utérine se prennent de nouveau (1).

Je crois que l'herpétisme n'épargne pas plus les éléments constitutifs de la muqueuse utérine, et en particulier son système glandulaire, que ceux de la vulve et du col, et que beaucoup de leucorrhées, dites idiopathiques, ont leur point de départ dans les glandes dont la constitution ou du moins les fonctions sont modifiées sous l'influence de la diathèse dartreuse. Du reste, l'anatomie pathologique ne fournit pas que des résultats purement négatifs au sujet de la leucorrhée prétendue idiopathique : ainsi, MM. Blatin et Nivet disent qu'on a constaté, dans quelques circonstances, une hypertrophie des follicules utérins (2).

J'ai indiqué précédemment les caractères de la leucorrhée vaginale et de celle du col de l'utérus; il me reste donc à parler de l'écoulement qui provient de la cavité utérine. Alcalin, comme le liquide fourni par les glandes du col, il présente à peu près les mêmes caractères que ce dernier, si ce n'est qu'il est, en général, moins glutineux et moins tenace. Dans certains cas, il a une transparence et une limpidité parfaites; d'autres fois il paraît opaque, blanchâtre, laiteux; souvent enfin il est jaunâtre, verdâtre, en un mot purulent.

Considérées isolément, la leucorrhée vaginale et la leucorrhée

(1) *Op. cit.*, p. 604.

(2) *Traité des maladies des femmes qui déterminent des flueurs blanches*, p. 251, 252.

utérine peuvent donc être distinguées l'une de l'autre avec une certaine facilité; mais comme elles se trouvent le plus ordinairement réunies, la matière de l'écoulement est un liquide mixte qui participe à la fois du liquide vaginal et du produit de sécrétion des glandes utérines (corps et col).

MM. Becquerel et Rodier admettent trois variétés de sécrétions utéro-vaginales :

1° *Mucus pur :* visqueux, filant, presque complètement transparent, alcalin, contenant un petit nombre de cellules épithéliales. Il peut être produit par un utérus parfaitement sain ;

2° *Mucus opalin :* moins visqueux que le précédent, blanchâtre, laiteux, doué cependant d'une certaine transparence, neutre ou alcalin, contenant un nombre considérable de cellules épithéliales qui lui donnent son opalinité et sa lactescence. C'est lui qui constitue l'écoulement leucorrhéique proprement dit, lequel paraît indépendant de toute inflammation dans la muqueuse utérine et vaginale ;

3° *Muco-pus :* épais, visqueux, filant, jaune ou jaune-verdâtre, légèrement alcalin. Il contient non-seulement de nombreux globules de pus, mais encore une certaine quantité de matières grasses. Aussi ce mucus, porté au bout d'un fil de platine, desséché à la lampe à alcool et mis en contact avec la flamme, brûle en produisant une belle lumière, tandis que le mucus transparent et le mucus opalin, soumis à la même expérience, se carbonisent simplement (1).

Le muco-pus se rencontre habituellement dans la métrite catarrhale et dans la vaginite.

Quelquefois l'hypersécrétion des glandes de la muqueuse utérine donne lieu à l'écoulement d'un liquide séreux plus ou moins abondant, et qui se distingue du mucus pur par sa grande fluidité (hydrorrhée).

J'ai eu l'occasion d'observer deux fois une affection utérine de nature dartreuse caractérisée par l'expulsion de concrétions membraniformes semblables, d'après l'examen microscopique, à celles qui caractérisent l'*herpétide exfoliatrice* de l'intestin (voir page 226). Dans l'un de ces deux cas, quelques-unes des concrétions avaient la forme des trompes.

Il n'est pas rare que les localisations de l'herpétisme sur l'utérus

(1) Becquerel et Rodier, *Traité de chimie pathologique*, 1854, p. 505.

se traduisent par des tranchées, des douleurs souvent très-vives et une dysménorrhée indépendante de toute lésion appréciable dans l'organe. Ce sont peut-être des phénomènes d'ordre réflexe du genre de ceux que j'ai dit se produire dans plusieurs autres organes, et qui m'ont paru avoir pour point de départ les expansions terminales des filets sensitifs du système muqueux.

CHAPITRE III.

HERPÉTIDES DU SYSTÈME CIRCULATOIRE.

Je n'ai trouvé mentionnées nulle part, pas même dans le travail de M. Caisso, de Montpellier, le plus complet que je connaisse sur l'herpétisme, les lésions que cette maladie générale produit dans le système circulatoire. Cependant ce système n'échappe pas plus à l'influence de la diathèse dartreuse que les membranes muqueuses et la peau. Il est vrai que M. Bazin a noté, parmi les lésions accidentelles de l'arthritis, les concrétions athéromateuses des vaisseaux, si souvent causes de thrombose et d'embolie, et les hémorrhagies. D'après ce médecin, rien n'est plus fréquent que les hémorrhagies chez les arthritiques; elles peuvent avoir lieu du côté des muqueuses : telles sont les épistaxis, les hématémèses; du côté de la peau ou du côté des viscères : tels sont le purpura, l'apoplexie cérébrale ou l'apoplexie pulmonaire. Le savant médecin de Saint-Louis rattache encore à cet ordre de complications les hémorrhoïdes et les varices (1).

On voit que notre éminent confrère se borne, dans son ouvrage, à une simple énumération des lésions que l'arthritis occasionne dans les artères et les veines, et qu'il ne dit pas un mot des affections du cœur de nature dartreuse, question négligée aussi par les autres médecins dermatologistes.

Je ne prétends pas combler cette lacune, mais j'ai l'espoir que mes recherches jetteront quelque jour sur un des sujets les moins connus et les plus intéressants de la pathologie.

ARTICLE Ier.

HERPÉTIDES CARDIAQUES.

Les pathologistes mentionnent à peine l'herpétisme parmi les causes, si nombreuses, des maladies du cœur. Par exemple, dans

(1) *Affections cutanées de nature arthritique et dartreuse*, 2e édit., p. 102.

un travail très-complet sur ces maladies, M. le docteur Maurice Raynaud s'exprime ainsi : « Comparées au rhumatisme et à ses dérivés, au point de vue de la pathologie des maladies du cœur, la *diathèse dartreuse* et la *scrofule* nous paraissent devoir être reléguées sur un plan tout à fait secondaire. La première a certainement, sous ce rapport, une influence que l'on pourrait dire détournée. Elle produit, du côté des voies respiratoires, la bronchite chronique, la bronchorrhée, l'asthme, et consécutivement l'emphysème pulmonaire. Or on sait les conséquences fâcheuses de ces diverses affections sur le cœur » (1).

Je crois, avec M. Raynaud, que la diathèse dartreuse peut produire indirectement des affections du cœur, mais je n'hésite pas à dire aussi qu'elle agit sur cet organe d'une manière directe, immédiate. Je tirerai mes preuves de l'analogie, de l'anatomie pathologique et de la clinique.

Il est reconnu que certaines modifications du sang prédisposent aux affections cardiaques : telles sont celles qui se rattachent à l'albuminurie brightique, à la syphilis, à l'alcoolisme, à l'intoxication saturnine.

Je sais bien que, dans la première, on peut, à l'exemple de Traube (2), invoquer un obstacle circulatoire dans le parenchyme rénal, lequel obstacle aurait pour effet de solliciter l'activité du ventricule gauche, et, par suite, d'en déterminer l'hypertrophie; mais j'admets plutôt le rôle pathogénique du sang, dont la composition est rapidement modifiée dans la dyscrasie albumineuse. Ce mode d'action a déjà été signalé par Bright lui-même.

Je sais aussi que, dans la syphilis, dont il n'est pas permis aujourd'hui de nier les localisations sur le myocarde, les modifications du sang ne peuvent être comparées à celles qui résultent d'un empoisonnement par certaines substances parfaitement saisissables. C'est pourquoi je laisse de côté les altérations syphilitiques du cœur, pour ne m'occuper que de l'influence des intoxications alcoolique et saturnine sur cet organe, comparée à celle des principes excrémentitiels.

L'*alcoolisme* modifie les parois musculaires du cœur, et produit une sorte d'hypertrophie due à des dépôts abondants de tissu adipeux dans les interstices des fibres charnues, qui, à leur

(1) *Nouveau Dict. de méd. et de chir. prat.*, t. VIII, p. 370.

(2) *Ueber den Zusammenhang von Herz und Nieren-Kankheiten.* Berlin. 1856.

tour, éprouvent la dégénérescence graisseuse. L'endocarde présente des lésions beaucoup moins importantes : ce sont quelques épaississements ou opacités qui n'ont qu'une médiocre signification.

Les altérations cardiaques qui se rattachent à l'intoxication *saturnine* sont une augmentation du volume du cœur, avec hypertrophie du ventricule gauche, et des lésions plus ou moins profondes des sigmoïdes aortiques. « On ne peut nier, dit M. Maurice Raynaud, que le plomb n'exerce une action très-générale sur tous les tissus et tous les organes. La variété des accidents et des symptômes de l'empoisonnement saturnin en fait foi. Il n'est pas probable, *à priori*, que le système circulatoire échappe à cette influence. En fait, une observation attentive y démontre des troubles fort appréciables. Lorsqu'on ausculte le cœur des malades, on y trouve, au début, des bruits anormaux qu'il est rationnel de rapporter à l'anémie. Mais, dans un certain nombre de cas, les claquements se dédoublent, puis deviennent rudes et franchement soufflants. Parfois on trouve des frottements péricardiques. Quand la guérison a lieu, on repasse par la même série en sens inverse, et on revient aux bruits chlorotiques, qui disparaissent eux-mêmes. La transition se fait insensiblement.

» Toutes les valvules probablement peuvent être malades, mais ce sont les sigmoïdes de l'aorte, et l'aorte elle-même, qui donnent naissance aux signes stéthoscopiques le plus facilement appréciables. On entend souvent dans les vaisseaux, et surtout au niveau des artères crurales, un double souffle intermittent qui a pu parfois être rapporté à une insuffisance aortique, mais dont la cause est restée le plus souvent inconnue. Le pouls est fréquent et oscille entre 84 et 100 pulsations, quand on entend des bruits organiques du côté du cœur et de l'aorte » (1).

Je reviendrai sur ces symptômes, auxquels j'attache une grande signification. En attendant, je ferai remarquer que si l'intoxication alcoolique produit des lésions cardiaques parfaitement déterminées, et que s'il n'est pas douteux que le cœur soit atteint dans l'empoisonnement saturnin, ainsi que le prouvent les bruits organiques perçus à l'auscultation, il n'y a aucune raison pour que cet organe ne subisse pas aussi l'influence d'une intoxication spontanée par les déchets de la désassimilation, lesquels exercent une

(1) *Op. cit.*, p. 372.

action au moins aussi générale que le plomb sur les tissus et les organes de l'économie.

D'ailleurs, l'anatomie pathologique prouve qu'il en est ainsi. En effet, sans parler des lésions valvulaires qu'on a rencontrées quelquefois chez les goutteux, et tout en admettant, avec Garrod, que les concrétions uratiques ne se développent pas, ou du moins sont extrêmement rares sur les valvules (1), est-ce que la transformation graisseuse des parois musculaires du cœur avec dilatation des ventricules n'arrive pas à la longue dans l'uricémie? C'est un fait attesté par un grand nombre d'observateurs compétents (Stokes, Quain, Garrod, Gairdner, Berclay, Charcot, etc.).

Enfin la clinique vient ajouter de nouvelles preuves à celles que fournissent l'analogie et l'anatomie pathologique, concernant le mode d'action des principes excrémentitiels sur le cœur. Ainsi, dans l'uricémie, on observe souvent des troubles cardiaques très-remarquables, depuis les palpitations brusques, accompagnées de sensations plus ou moins pénibles dans la région précordiale, et d'irrégularités dans le rhythme des mouvements du cœur, jusqu'aux syncopes, aux accès de suffocation avec suppression momentanée du pouls. Ce qui démontre bien la nature de ces accidents, leur filiation avec les autres accidents de l'uricémie, c'est la rapidité avec laquelle ils disparaissent, quand le principe viciant se déplace.

J'ai observé souvent l'hypertrophie du cœur dans la diathèse dartreuse. Je ne veux pas dire par là que cette diathèse ne produise pas aussi des insuffisances et des rétrécissements; je pense, au contraire, que ces affections sont assez fréquentes sous l'influence de l'herpétisme, et que si elles passent souvent inaperçues dans la pratique, cela tient probablement à la mobilité des symptômes, ou plutôt des bruits anormaux, qu'on s'obstine à rattacher toujours et quand même à une lésion de structure permanente, fixe, immuable. Je m'explique par des exemples.

Obs. — J'ai été consulté par une dame de 27 ans, lymphatico-nerveuse, délicate, mère de deux enfants, pour des palpitations auxquelles elle était sujette depuis longtemps, mais qui ne présentaient pas toujours la même intensité.

(1) Sam. Edwards et Lobstein ont rapporté chacun un fait où des plaques ossiformes des valvules étaient composées de phosphates et d'urates de soude et de chaux.

Cette dame n'avait jamais eu de rhumatismes ; seulement elle avait été très-exposée à la migraine et aux flueurs blanches, et elle faisait remonter l'apparition des battements de cœur à l'époque de la disparition de ces indispositions, c'est-à-dire avant son mariage. J'appris aussi de la malade qu'elle avait été sujette, dans son enfance, à des dartres furfuracées et à des éruptions boutonneuses dont elle fut débarrassée par la menstruation, vers l'âge de quatorze ans. Ses deux enfants étaient eux-mêmes assez délicats et exposés aux gourmes. L'aîné, qui avait neuf ans, contractait facilement des rhumes de cerveau et des angines.

Le père de cette dame était mort jeune d'une maladie chronique sur la nature de laquelle elle ne put me donner aucun renseignement. Sa mère vivait encore et jouissait d'une bonne santé en apparence. Une sœur, plus jeune que la consultante, était mal réglée et hystérique.

La malade était pâle, décolorée, maigre, très-impressionnable, sujette à la constipation, à des vertiges et à des congestions brusques vers la tête. L'estomac fonctionnait bien, l'appétit était assez soutenu. La marche augmentait beaucoup les palpitations et l'essoufflement. Il n'y avait jamais eu d'œdême aux jambes.

La percussion et l'auscultation donnèrent les résultats suivants : le cœur ne paraissait pas avoir augmenté de volume et avait conservé sa position normale ; ses battements étaient brusques, précipités, mais réguliers. La main appliquée sur la région précordiale était soulevée légèrement par l'impulsion du cœur, et percevait un frémissement vibratoire qui indiquait déjà que l'organe était le siége d'une affection organique. Bruit de souffle légèrement râpeux au premier et au second temps, plus prononcé vers la base du cœur ; double souffle intermittent dans les grosses artères ; respiration pulmonaire faible partout, mais sans bruits anormaux. Pouls à 87, régulier, fort, large et vibrant, relativement à la constitution et à l'état de la malade.

Je reconnus, *classiquement parlant*, une insuffisance aortique.

Le traitement consista tout simplement dans l'usage d'un granule de digitaline, le soir au moment du coucher, et l'application d'un emplâtre de thapsia au-dessus du sein gauche, dans la région sous-claviculaire.

Je revis la malade au bout de huit jours. L'emplâtre avait provoqué non pas une éruption ordinaire et qui est en quelque sorte spéciale au médicament, mais un énorme eczéma humide qui couvrait presque tout le sein et s'étendait jusque sous l'aisselle. La malade souffrait beaucoup, mais elle disait ne plus éprouver de palpitations. Je fus extrêmement surpris de ne retrouver ni frémissement vibratoire, ni souffle râpeux ; je dois même dire que, malgré la plus grande attention, mon oreille ne percevait aucun bruit anormal. Les battements du cœur étaient bien moins forts et plus lents. Le pouls ne marquait que 70 à 75. La malade pouvait marcher vite et monter un escalier sans être essoufflée. Je l'auscultai pendant huit jours de suite, et jamais je n'ai constaté le retour des signes stéthoscopiques observés la première fois.

Au bout de deux mois, mêmes résultats négatifs à l'auscultation. L'eczéma persistait sous l'aisselle. J'ai cessé de voir la malade depuis.

Voici un second fait à peu près semblable au précédent :

Obs. — Madame X.... est âgée de 29 ans et a un tempérament très-lymphatique. Son père, dartreux par hérédité, est mort d'un cancer de l'estomac, à la suite de la disparition d'herpétides cutanées très-intenses. Madame X.... a été disposée aux épistaxis dans son enfance et jusqu'à la menstruation. A partir de cette époque, elle eut de fréquentes migraines et des règles très-abondantes. Plus tard, les migraines furent remplacées par des névralgies erratiques. Depuis quelque temps, une névralgie lombaire alterne avec une autre affection nerveuse qui présente les caractères d'une angine de poitrine.

La malade a toujours eu la peau très-impressionnable, c'est-à-dire que la moindre irritation détermine des démangeaisons et des éruptions d'urticaire.

Actuellement Madame X.... est anémique et très-pâle. Elle a des palpitations continuelles accompagnées de dyspnée. Elle a remarqué que ces palpitations diminuent quand la névralgie lombaire apparaît. Son médecin ordinaire les regarde comme nerveuses et symptomatiques de l'anémie. Cependant je perçois, à l'auscultation, un souffle râpeux, très-accentué, vers la base du cœur et au premier temps, qui se continue dans les grosses artères. Le cœur n'a pas augmenté de volume ; son impulsion est forte et précipitée. Le pouls, très-régulier et vif, marque 80.

Je conseillai à Madame X.... de ne pas rester à Cauterets, où elle était venue pour suivre un traitement thermal, et d'aller à

Saint-Sauveur prendre des bains à la température de 33° c. et de 15 à 20 minutes.

Cette dame revint me voir à Cauterets après dix-sept jours de traitement, et j'ai constaté que le souffle cardiaque râpeux, si nettement accusé au second temps, lors de mon premier examen, avait disparu et n'était remplacé par aucun autre bruit anormal. Seulement les palpitations persistaient, mais elles étaient bien moins fortes. La santé générale de la malade s'était aussi beaucoup améliorée. Il n'était survenu ni attaque de névralgie ni éruption cutanée. Quinze autres bains à Saint-Sauveur complétèrent la guérison de Madame X....., du moins momentanément. Je dis *momentanément*, car je n'ai pas eu de nouvelles de cette dame depuis son traitement thermal à Saint-Sauveur, et je présume que si l'affection cardiaque n'est pas revenue, elle aura été remplacée par quelque autre herpétide externe ou interne.

Voilà donc deux cas dans lesquels des bruits anormaux caractéristiques d'une lésion des orifices du cœur, d'après l'enseignement actuel, ont disparu au bout d'un temps très-court sans laisser de traces.

En rapprochant ces faits de quelques autres du même genre observés par moi, et des phénomènes que l'empoisonnement saturnin produit du côté du cœur, ne suis-je pas autorisé à dire, — puisqu'il est admis qu'il n'y a pas de bruits anormaux sans lésion de structure, et réciproquement, — que les orifices cardiaques peuvent être le siége d'altérations mobiles, fugaces, qui se développent et disparaissent avec une grande facilité?

Je ne chercherai point à expliquer, par des hypothèses stériles, en quoi ces altérations peuvent consister. Seulement, il n'est contraire ni aux données de la science, ni à la logique, de supposer que l'innervation joue un rôle important dans les troubles fonctionnels du centre circulatoire, et que la pathologie cardiaque a un champ beaucoup plus vaste que celui auquel les anatomo-pathologistes l'ont restreinte. C'est pourquoi j'approuve sans réserve les réflexions suivantes de M. Monneret.

« La pathologie cardiaque a subi, depuis quelque temps, de nombreuses vicissitudes. Sénac, Corvisart, Laennec avaient aperçu et retracé les formes principales de ces maladies. Les deux derniers, surtout, les ont décrites avec une grande précision, sans négliger les troubles fonctionnels et leurs rapports intimes avec les maladies générales. Leurs successeurs se sont engagés dans une voie en apparence plus positive. Ils ont fait consister les maladies du cœur en un nombre considérable de lésions locales auxquelles ils ont assigné un ou plusieurs symptômes pathognomoniques. Chacune a eu son diagnostic, voire même son traitement spécial. Les travaux anglais et allemands, entrepris presque tous dans cette direction étroite et stérile, n'ont fait que rendre plus difficile la pathologie cardiaque. On n'a, pour s'en convaincre, qu'à ouvrir les ouvrages français et étrangers qui ont paru depuis plusieurs années. Tous, à peu d'exceptions près, sont remplis de dissertations ténébreuses sur les bruits anormaux et sur leurs rapports diagnostiques avec les lésions. On voit un auteur faire des efforts surhumains pour dire si c'est un rétrécissement ou une insuffisance qu'il a sous les yeux; citer une foule de raisonnements ou de faits plus incertains encore, pour prouver que son diagnostic est le meilleur, au moment même où un autre vient, par des allégations contraires, renverser ce qu'il a si péniblement établi.

» En présence de cette anarchie, le clinicien ou le praticien s'étonne de voir qu'il faille tant de travail pour arriver souvent à ne pas reconnaître une maladie du cœur dont il était habitué à soupçonner l'existence, dès sa première apparition, souvent avec une facilité extrême. Il se servait, pour cela, de ces troubles fonctionnels qui ne trompent jamais personne, et qui se montrent à une époque où les signes locaux manquent ou ne sont pas très-appréciables. Les palpitations, les congestions sanguines capillaires ou viscérales, l'état du pouls, les flux, les hydropisies dans toutes leurs formes, à tous les degrés, sont pour lui des symptômes plus certains d'une affection du cœur, que ne peuvent l'être les bruits anormaux de cet organe. Cette manière d'envisager la pathologie cardiaque, fondée sur la clinique, est la seule qui soit conforme à l'observation.

» En effet, nous ferons remarquer bien souvent qu'il intervient sans cesse dans les maladies du cœur, peut-être plus encore que dans celles de tout autre organe, deux éléments morbides, la lésion de structure et la lésion vitale, qui s'associent de mille manières différentes. Tantôt elles s'unissent pour agir dans le même sens, tantôt, ce qui est le cas le plus ordinaire, pour se neutraliser ou se vaincre. On comprend donc combien il est contraire à la vraie physiologie de faire tout consister dans la lésion matérielle et dans les troubles hydrauliques, tandis que le dynamisme, la contractilité, la sensibilité et les forces générales sont là qui agissent souvent avec une énergie capable de surmonter bien des obstacles matériels, ou du moins de leur opposer des ressources imprévues. En un mot, la révolution qui ne tardera pas à se faire, et qui est dans tous les bons esprits, tend à placer l'étude des troubles fonctionnels, dynamiques et physiques de la circulation capillaire, bien au-dessus d'une localisation étroite dont on a évidemment exagéré l'importance et la valeur dans ces derniers temps » (1).

ARTICLE II.

HERPÉTIDES ARTÉRIELLES.

Puisque les déchets de la dénutrition peuvent produire dans le cœur certaines altérations organiques, ou du moins des troubles fonctionnels nettement caractérisés, pourquoi n'en serait-il pas de même dans les artères? Pourquoi le système artériel échapperait-il à l'action de ces principes toxiques, quand il subit, comme le cœur, celle de l'alcool et du plomb? Malheureusement, l'histoire des herpétides artérielles est plus obscure encore que celle des herpétides cardiaques; et je n'en eus point parlé, si je n'avais trouvé, dans un excellent article de M. Maurice Raynaud, sur les *maladies des artères,* des considérations qui viennent corroborer mes réflexions jusqu'à un certain point, et que je vais reproduire textuellement.

« En présence de tant d'obscurités réunies, ça été pour moi une bonne fortune de pouvoir profiter d'un travail encore inédit de M. Guéneau de Mussy. Grâce à son extrême obligeance, il m'est permis de faire connaître les principaux résultats auxquels l'ont conduit des recherches poursuivies avec persévérance pendant plusieurs années, dans le but de soumettre à une révision sévère des opinions qui, sans doute, avaient été émises à différentes reprises, mais trop souvent sans le cortége de preuves que la science est en droit d'exiger.

» Ainsi que le fait observer le savant médecin de l'Hôtel-Dieu, pour avoir rattaché à l'artérite l'athérome (ce mot est employé par

(1) Monneret, *Traité élém. de path. int.*, 1864, t. I, p. 199.

lui dans son sens le plus général), on n'en reste pas moins fort éloigné d'une solution complète ; l'inflammation n'est qu'un mode, et des états morbides très-divers peuvent s'en revêtir. Quelle est la cause du travail qui se manifeste sous le mode inflammatoire ? Telle est en réalité la question.

» Dans un très-grand nombre de cas, l'athérome se développe sous l'influence des diathèses rhumatismale et goutteuse. Il n'est pas rare, pendant le cours même du rhumatisme articulaire, de voir les artères subir la modification organique qui caractérise le premier degré de l'athérome.

» L'immense majorité des cas d'athérome observés chez des individus encore jeunes s'est rencontrée chez des individus qui avaient eu antérieurement des attaques de goutte ou de rhumatisme, ou dont les ascendants avaient été atteints par ces affections diathésiques. Dans quelques cas rares, M. Guéneau de Mussy a observé l'altération athéromateuse, avec des lésions cardiaques, chez des sujets qui n'avaient pas présenté d'affections arthritiques proprement dites, mais qui avaient vécu dans les conditions où ces affections se développent, c'est-à-dire qui avaient été exposés à l'action continue du froid et de l'humidité. L'ordre dans lequel les différentes parties du système artériel sont envahies est variable. Néanmoins la lésion est ordinairement plus avancée dans les artères fémorales que dans les radiales. C'est là par conséquent qu'il faut la chercher d'abord.

» Après le rhumatisme, la cause la plus commune de l'athérome artériel est l'abus des boissons alcooliques. C'est chez des sujets adonnés à l'ivrognerie que l'on trouve peut-être l'athérome à son plus haut degré de développement, avant l'âge moyen de la vie.

» La lésion athéromateuse a été plusieurs fois rencontrée chez des individus qui avaient subi les atteintes de l'intoxication saturnine. Mais comme ces malades font la plupart un usage immodéré du vin et des liqueurs, il est difficile de décider si l'empoisonnement par le plomb peut avoir une part dans l'altération des tuniques artérielles. La fréquence de la goutte chez les peintres et chez les ouvriers qui préparent la céruse, pourrait donner quelque vraisemblance à cette supposition.

» On en peut dire autant de la syphilis, qu'on a rangée parmi les causes de l'athérome. Les observations cliniques n'ont pas permis d'élucider cette question, encore plus obscure peut-être et plus hérissée de difficultés que celle de la syphilis viscérale. En effet, chez les individus atteints d'athérome, les antécédents syphilitiques se trouvent mêlés à d'autres conditions pathogéniques trop complexes pour qu'on puisse en toute sûreté leur assigner une part dans la production de la lésion artérielle.

» Je ne doute pas que ces conclusions, pleines à la fois de sagacité et de prudence, ne doivent rallier l'assentiment des médecins à qui l'anatomie pathologique ne suffit pas, et qui aiment à chercher derrière la lésion la diathèse. Maintenant est-il possible d'aller plus loin, de pénétrer pour ainsi dire le mécanisme de l'impression morbifique subie par la membrane interne, en l'attribuant *à la présence de principes anormalement contenus dans le sang?* Par exemple, si l'on doit admettre avec Lallemand, Perrin et Duroy, que l'alcool passe en nature dans la circulation, ne pourrait-on pas supposer que l'artérite chronique est provoquée par l'action directe de l'alcool sur la surface intérieure du vaisseau? On ne peut là-dessus émettre que des hypothèses. Un rôle semblable a été attribué par Ure à la rétention de l'acide urique dans le sang chez les goutteux. Landerer a même publié un cas dans lequel l'analyse aurait découvert 14 pour 100 d'acide urique dans une concrétion de l'aorte, ce qui semblerait indiquer que l'acide urique ou ses sels entrent directement dans la constitution des plaques ossiformes. Ajoutons que ce fait est unique jusqu'ici dans la science » (1).

Je crois que les déchets de la dénutrition en excès dans le sang peuvent agir sur les artères à la manière de l'alcool et du plomb, et que cette action est directe. Dans ce cas, l'intoxication spontanée produit-elle l'athérome ou d'autres lésions? Il n'est pas possible de répondre à cette question quant à présent.

ARTICLE III.

HERPÉTIDES VEINEUSES.

Autant les lésions dartreuses des artères sont peu connues et difficiles à constater, autant celles du système veineux sont bien définies et facilement appréciables. Elles consistent dans des dilatations appelées *varices.* On les observe particulièrement dans les veines superficielles des membres abdominaux, les veines hémor-

(1) Maurice Raynaud, *Nouv. dict. de méd. et de chir. prat.* t. III, p. 223, 224.

rhoïdales (hémorrhoïdes), les veines spermatiques (cirsocèle), les veines du scrotum (varicocèle), les veines de la vulve et du vagin.

Ce sont des affections trop connues pour que je m'en occupe ici plus longuement ; je me bornerai à rapporter une observation qui me paraît offrir quelque intérêt, eu égard aux rapports qui existent souvent entre les dilatations veineuses et d'autres manifestations de l'herpétisme.

Obs. — M. V..., âgé de 21 ans, d'un tempérament nerveux, issu d'un père herpétique, a eu beaucoup d'éruptions cutanées vers l'âge de quatre ans. Plus tard ces éruptions furent remplacées par de fréquents rhumes de cerveau et de poitrine. M. V... s'aperçut que cette disposition à contracter des rhumes diminuait à mesure qu'une cirsocèle se développait du côté gauche. Cette cirsocèle devint tellement douloureuse que le malade se fit opérer par la méthode dite du *Chevalet*. La guérison fut complète ; mais les herpétides muqueuses et cutanées reparurent. Il y avait quatre mois seulement que M. V... avait été opéré, lorsqu'il fut pris d'un rhume de poitrine auquel succéda un eczéma du scrotum. Le malade vint à Cauterets pour se débarrasser de cet eczéma, d'une éruption acnéique de la face et d'une congestion pulmonaire. Il avait aussi des sueurs très-abondantes et des granulations énormes à la gorge. Quand il marchait un peu vite, il éprouvait du côté des bronches une sensation de chatouillement qui le faisait tousser.

Je constatai que la cirsocèle était radicalement guérie, et qu'il n'y avait d'autres varices nulle part.

Un traitement thermal de vingt-cinq jours débarrassa M. V... de son eczéma et presqu'entièrement de sa congestion pulmonaire ; mais j'appris qu'il eut une violente attaque d'hémorrhoïdes peu de temps après son retour des eaux. Le malade remarquait aussi que les veines superficielles des jambes étaient plus développées qu'auparavant.

Je lis à l'article *Varices* du *Dictionnaire de médecine et de chirurgie* de MM. Ch. Robin et Littré :

« Le traitement des varices doit, en général, se borner aux palliatifs. On a beaucoup discuté de la *cure radicale* des varices sans songer : 1° que cette altération consiste en dilatation et allongement des veines avec épaississement plutôt qu'amincissement des parois ; 2° que les varices siégent sur les branches veineuses de petit

volume, comme les saphènes, par exemple, qui restent saines avec leur volume normal au milieu des masses variqueuses collatérales les plus grandes, ainsi que Verneuil l'a encore prouvé récemment; 3° que les varices reconnaissent pour cause un état général des tissus du système veineux démontré : a. par le fait précédent; b. par la récidive ou extension du mal aux veines voisines après l'opération, comme toutes les fois qu'il s'agit de perturbation de la nutrition, ou de modification de la texture dans tout un système anatomique, tel que l'artériel, l'épithélial, etc.; 4° qu'il est d'observation que la compression des troncs veineux n'est qu'une cause occasionnelle des varices, etc. »

Je serai plus explicite encore que les auteurs dont je viens d'invoquer l'autorité, en disant que la perturbation de la nutrition des tissus du système veineux qui produit les varices a elle-même souvent pour cause un trouble général des fonctions de nutrition amenant la surcharge du sang par les principes excrémentitiels, l'herpétisme, en un mot, et que, dans ce cas, la cure *radicale* des varices, sans traitement général, n'aurait d'autre effet que de reporter l'action morbide sur d'autres veines ou d'autres organes.

ARTICLE IV.

HERPÉTIDES CAPILLAIRES.

La pathologie des capillaires sanguins embrasse non-seulement les altérations spéciales dont ces vaisseaux peuvent être le siége, comme la dilatation, les ruptures, la dégénérescence graisseuse et la transformation amyloïde, mais aussi leur rôle dans certains états morbides, tels que la congestion, l'inflammation, etc. Je dois donc examiner l'influence que l'herpétisme exerce sur les modifications constatées jusqu'à présent dans les capillaires sanguins, et sur les phénomènes pathologiques auxquels ils président.

Dilatation. — Virchow admet cinq formes de dilatation des capillaires sanguins : ectasies simples, variqueuses, ampullaires, disséquantes et caverneuses. Ces divisions sont trop nombreuses, et je crois, avec M. Galliet, que les dilatations des capillaires peuvent toutes être ramenées à trois types : ectasie simple, consistant dans une dilatation uniforme; ectasie variqueuse, déterminée par une élongation et une dilatation telles, que le vaisseau devient serpentin ; ectasie ampullaire, comprenant les dilatations circonscrites unilatérales ou fusiformes.

Les ectasies caverneuses de Virchow sont des ectasies ampullaires parvenues à leur dernière limite. Quant à ses ectasies disséquantes, elles n'existent pas réellement, car elles sont dues à la rupture de la membrane vasculaire, ce qui détermine l'épanchement du sang dans la gaîne lymphatique, et non point à la dilatation du vaisseau.

Les ectasies capillaires de nature dartreuse sont bien plus fréquentes encore que les dilatations veineuses produites par la même cause. L'érythème cutané (couperose) et l'érythème de la muqueuse pharyngienne offrent à l'œil nu les différents types de ces ectasies.

J'ai rencontré plusieurs fois les vaisseaux superficiels de la muqueuse de l'intestin, de la muqueuse de la vessie, et du cerveau, dilatés, dans mes recherches de pathologie expérimentale et comparée (1).

Transformation graisseuse et **Dégénérescence amyloïde.** — Mes recherches ne me permettent pas d'affirmer si l'herpétisme peut produire ces deux espèces d'altérations dans les capillaires sanguins. Toutefois je suis porté à le croire, d'après la fréquence des hémorrhagies d'origine dartreuse.

Ruptures, hémorrhagies. — Les parois de tout vaisseau sanguin étant homogènes, sans fissures ni orifices, ne peuvent être traversées par les globules rouges si elles ne présentent pas quelque solution de continuité. Voilà pourquoi les hémorrhagies dites par *exhalation* ou *transsudation* n'existent pas.

La rupture des capillaires donne lieu à l'effusion d'une quantité plus ou moins considérable de sang, c'est-à-dire à une hémorrhagie. Cette rupture a lieu de deux manières : par une cause mécanique ou plutôt traumatique, et spontanément. La rupture spontanée est due elle-même à une distension des vaisseaux par le sang, ou à une altération de leurs parois qui les a rendues plus friables et moins résistantes, par exemple la dégénérescence graisseuse, c'est-à-dire le dépôt de granulations graisseuses dans les

(1) *Appendice*, à la fin de l'ouvrage.

parois capillaires. La transformation amyloïde produit le même effet. Il y a certainement d'autres lésions des parois capillaires qui amènent leur rupture et occasionnent une hémorrhagie, mais elles nous sont inconnues dans l'état actuel de la science.

Les hémorrhagies capillaires se produisent assez souvent sous l'influence de la diathèse dartreuse. D'après mes observations, elles doivent être ainsi classées par ordre de fréquence : *épistaxis, ménorrhagie* et *métrorrhagie, hémoptysie, hémorrhagie cérébrale interstitielle, hématurie.* C'est surtout à la suite de la disparition plus ou moins brusque de quelque herpétide externe ou interne que j'ai observé ces diverses espèces d'hémorrhagies.

Quant à leur mécanisme et aux altérations des parois capillaires qui les amènent, c'est une question qu'il ne m'est pas possible de traiter maintenant.

Congestion. — La clinique et la pathologie expérimentale démontrent que la congestion, c'est-à-dire l'accumulation du sang dans les capillaires, est un des effets les plus ordinaires de l'intoxication spontanée par les principes excrémentitiels.

Chez tous les animaux auxquels j'ai fait prendre de l'acide urique ou de l'acide oxalique pendant un certain temps, j'ai trouvé presque toutes les muqueuses et tous les viscères hypérémiés, si ce n'est le cœur; et encore m'a-t-il semblé, dans quelque cas, que les parois de cet organe avaient augmenté d'épaisseur et contenaient plus de sang qu'à l'état normal (1).

Ces résultats de l'expérimentation me paraissent expliquer certains états pathologiques dont les nosographes n'ont point parlé, et qui déroutent les praticiens les plus habiles, comme on pourra en juger par le fait suivant.

Obs. — Il y a deux ans, un médecin distingué de Paris m'adressa une malade avec une note ainsi conçue :

Madame X... a 52 ans; elle est lymphatique et forte en apparence. L'état pathologique pour lequel je lui conseille les eaux de Cauterets me paraît très-difficile à caractériser par un de ces mots nosologiques qui éclairent toute une situation.

Je ne connais pas la santé des parents de cette dame, mais j'ai tout lieu de la croire bonne.

(1) Voir à la fin de l'ouvrage, *Appendice.*

Madame X... a eu dans son enfance de nombreuses maladies qui ont influencé de bonne heure sa santé générale et en particulier les fonctions de son estomac. Depuis lors, la digestion se fait très-mal chez cette dame. Elle ne peut supporter une alimentation nutritive, ne boit que de l'eau; et, malgré cela, elle a un embonpoint notable et le visage toujours très-coloré.

Elle a éprouvé autrefois et à plusieurs reprises des crises nerveuses que je crois être des accès d'hystérie.

C'est surtout depuis six ans que Madame X... est atteinte de l'affection pour laquelle je l'ai soignée l'hiver dernier. En voici les symptômes : douleurs d'estomac sourdes ou aiguës, s'irradiant dans la région du foie et vers l'épaule droite, accompagnées de gonflement et de sensibilité de l'épigastre, puis dégoûts, nausées, vomissements, toux gastrique, prostration des forces, nécessité de rester couchée, céphalalgie gravative, coloration pourpre du visage, yeux encavés et entourés d'un cercle noirâtre, agitation, délire, langue à peine blanche, frissons, — la malade se plaint d'avoir toujours froid, — pouls plein et se maintenant entre 48 et 60, allant rarement au-delà, urines un peu sédimenteuses. Ces phénomènes ont toujours été attribués à une congestion cérébrale, à un engorgement du foie, et, comme conséquence de ce diagnostic, venaient les saignées et les sangsues. Je ne suis pas de cet avis.

Après un mois ou six semaines d'alternatives et de fluctuations, les douleurs et les souffrances générales diminuent, les fonctions digestives se font mieux, les forces reviennent peu à peu. Enfin, en avril, mai ou juin, grâce à la température, Madame X... achève de se remettre et passe l'été assez bien relativement. Néanmoins elle éprouve, à la moindre fatigue, des symptômes de congestion du côté de la tête, un sentiment de pesanteur et de gonflement vers la matrice et l'estomac, puis des vomissements. Il lui faut alors se reposer, garder le lit, et tout disparaît sans traitement (la matrice n'est-elle pas en cause?) J'ajoute que le mouvement, même celui du chemin de fer, fatigue beaucoup la malade et produit des défaillances. Elle ne peut les éviter qu'en restant couchée.

Il y a six ans consécutifs que cet état dure, s'aggravant tous les hivers, c'est-à-dire par le froid. Madame X... est persuadée qu'elle a une maladie du cerveau et du foie.

Vichy et beaucoup d'autres eaux lui ont été nuisibles; au reste, rien ne lui a réussi.

Après cet exposé, je conclue à l'existence, chez Madame X..., d'une anémie produite par de nombreuses émissions sanguines, une alimentation insuffisante et des conditions morales pénibles, d'un état nerveux consécutif et d'accidents névropathiques hystériformes se manifestant surtout sous l'influence du froid. J'ai conseillé l'usage des eaux de Cauterets dans le but de produire une perturbation qui modifia les dispositions maladives de l'économie, et de donner au système nerveux plus de tonicité et de résistance contre les influences atmosphériques.

J'ai déjà vu de semblables dispositions nerveuses, que j'appellerai *asthéniques*, heureusement influencées par l'usage des eaux de Cauterets.

Voilà les renseignements que mon savant confrère de Paris m'avait fournis. On voit qu'ils étaient très-complets. Mais l'observation de cas analogues m'empêcha de me ranger à son avis. J'acquis bientôt la conviction que les phénomènes morbides présentés par Madame X.... étaient dus à la congestion simultanée de plusieurs organes, et que la cause première de ce mouvement congestif résidait dans une altération du sang par les déchets de la désassimilation, notamment l'acide urique. Cette conviction fut basée sur les renseignements complémentaires que me fournit la malade, et sur l'observation directe des symptômes de son affection, attendu qu'elle eut une crise pendant son séjour à Cauterets.

En effet, j'appris de cette dame que son grand-père maternel, sa mère et son frère étaient goutteux ; qu'elle avait éprouvé elle-même quelques douleurs à la plante des pieds, qu'elle avait des varices assez prononcées, et qu'elle était sujette à des éruptions d'urticaire.

Huit jours après le commencement du traitement thermal, je fus mandé auprès de Madame X..., que je trouvai dans l'état suivant : face rouge pourpre, violacée au niveau des pommettes des joues, yeux cernés, injection de la muqueuse oculo-palpébrale, gonflement des veines du cou , boursoufflement et rougeur de la muqueuse nasale, qui obstrue entièrement les narines; lèvres violettes, sécheresse de la bouche, injection très-prononcée de toute la muqueuse buccale et surtout des gencives, ballonnement et sensibilité des régions épigastrique et hypogastrique , le foie ne paraît pas gonflé, augmentation du volume de l'utérus, dont l'arrière-fond dépasse la symphise pubienne ; envies fréquentes d'uriner, nausées, vertiges, syncopes au moindre mouvement, oppression, toux (impossible d'ausculter la malade), pouls plein, dur, régulier, marquant 54 ; membres inférieurs très-froids.

Je conseillai l'application de sénapismes aux membres et des boissons sudorifiques. Au bout de trois jours, Madame X... avait repris son état ordinaire. Les urines étaient chargées d'urates à la fin de la crise.

Le traitement thermo-minéral fut continué. Il consista dans un verre d'eau de Mauhourat en deux fois, des bains tièdes de dix minutes au Rocher suivis de frictions sèches et énergiques sur les jambes.

Ce qui rendit le traitement difficile chez cette dame, c'est qu'elle n'avait pu supporter les eaux, ni en boisson, ni en bains, dans toutes les stations qu'elle avait fréquentées. L'eau de Mauhourat en boisson et celle du Rocher en bains sont les seules qu'elle pût prendre.

Madame X... ne retira pas d'une première saison les avantages sur lesquels son médecin comptait. Je regrette qu'elle n'ait pas persévéré dans l'usage des eaux de Cauterets.

On a vu, dans le chapitre précédent, que la congestion jouait un rôle important dans les déterminations de l'herpétisme sur le système muqueux; il en est de même pour plusieurs organes dont la structure est bien différente.

Congestion cérébrale. — Depuis longtemps les médecins ont remarqué les relations qui existent entre les affections cutanées et certains accidents cérébraux.

Richard a rapporté ce fait :

Obs. — « Un enfant de huit à neuf ans avait une partie du visage et tout le col couverts d'une dartre croûteuse. On la fit disparaître par l'application d'une eau arsénicale, et la disparition produisit bientôt un gonflement excessif du col et du visage. Il survint un assoupissement léthargique qui fut suivit ds la mort de l'enfant » (1).

Poupart a cité un cas analogue dans son *Traité des dartres*, page 88 :

Obs. — « Un vieillard, pour avoir négligé le traitement convenable à une dartre, fut attaqué d'une fièvre continue comateuse

(1) Richard, *Observ. de méd.* p. 312.

qui ne céda à aucun des secours de l'art, et finit par le faire périr. Sa dartre, quoiqu'invétérée, s'était promptement répercutée et avait produit cette maladie mortelle. »

Franck (1) et Campet (2) citent chacun un cas d'apoplexie mortelle survenue à la suite de la disparition brusque d'une dartre.

Parmi les faits nombreux observés par les auteurs contemporains, j'emprunte les deux suivants aux leçons cliniques de M. Devergie, recueillies par M. Gogué (3).

Obs. — Une vieille femme de la Salpêtrière portait, depuis plusieurs années, une dartre à la face. On tenta de la guérir, et au bout d'un certain temps la dartre était complètement disparue. Mais à dater de la guérison, cette femme, qui auparavant jouissait d'une bonne santé, fut atteinte de troubles cérébraux qui revenaient très-fréquemment.

Le médecin ayant remarqué le rapport qui existait entre le début des accidents et la disparition de la dartre, appliqua un vésicatoire au lieu primitivement malade. Cette pratique fut suivie du plus heureux résultat. La dartre reparut, les symptômes morbides cessèrent, et la malade recouvra la santé.

Obs. — Un malade, âgé de 25 ans environ, était entré à l'hôpital Saint-Antoine pour s'y faire traiter d'une affection cérébrale. Pendant le cours de cette dernière, on vit apparaître un purpura général, et en même temps on observa une telle amélioration, que le malade se présentait quelques jours plus tard à l'hôpital Saint-Louis. Il fut reçu à la salle Saint-Jean pour son purpura, que l'on fit disparaître avec tous les ménagements qu'il réclamait.

Je pourrais citer plusieurs faits analogues que j'ai recueillis dans ma pratique particulière.

La pathologie expérimentale et comparée corrobore les résultats

(1) *Méd. prat.* Édit. Double, p. 13, note 40.
(2) *Sur l'apoplexie*, an. XIV, p. 15.
(3) *Gazette des Hôp.*, 1847.

fournis par la clinique. On peut voir, en effet, à la fin de cet ouvrage, dans la partie consacrée à la relation de mes recherches expérimentales, que le cerveau a été plusieurs fois congestionné sous l'influence de la surcharge du sang par les principes excrémentitiels.

Congestion pulmonaire. — Je l'ai placée dans la catégorie des congestions du système muqueux (voir *page* 186.)

Congestion du foie. — Dans mes recherches expérimentales, j'ai trouvé plusieurs fois le foie congestionné sur ses bords et à sa surface, mais jamais aussi profondément que le poumon, à beaucoup près.

Je ne crois pas que le foie soit aussi exposé aux atteintes de l'herpétisme que le cerveau et surtout le poumon et l'utérus. Toutefois je possède deux observations dans lesquelles le foie se congestionnait toutes les fois que des herpétides cutanées tendaient à disparaître. Dans l'un de ces deux cas, il y eut presque une hépatite à la suite de la disparition d'un pytiriasis rubra.

Congestion du pancréas.— Je l'ai rencontrée chez plusieurs chiens que j'ai soumis à l'action de l'acide urique. (Voir *Appendice*).

Congestion de la rate. — La pathologie expérimentale ne m'a fourni que des résultats insignifiants. Je n'ai aucune observation qui prouve que la rate peut se congestionner dans la diathèse dartreuse.

Congestion du rein. — Il en a été question à propos des herpétides muqueuses. (Voir *page* 230).

Congestion de l'utérus. — Très-fréquente dans l'herpétisme. Elle occupe le col ou le corps de l'organe, ou les deux à la fois.

Beaucoup de gynécologues, parmi lesquels je citerai M. le professeur Courty, de Montpellier, regardent la congestion chronique, l'engorgement et l'hypertrophie de l'utérus, comme trois états pathologiques distincts. Il serait trop long de reproduire ici les raisons desquelles ces médecins étayent leur opinion. Je me bornerai à dire qu'ils ont tort et raison : qu'ils ont tort, en ce sens que l'engorgement et l'hypertrophie résultent le plus ordinairement de la congestion ; qu'ils ont raison, parce que les altérations matérielles varient dans ces trois états pathologiques.

La congestion peut exister sans l'engorgement et l'hypertrophie, mais il ne peut pas y avoir d'engorgement ni d'hypertrophie sans congestion préalable. D'après M. Courty, si l'engorgement est surtout la suite de la congestion, il peut naître aussi spontanément.

Je ne m'explique pas comment le savant professeur envisage le mécanisme de cet engorgement spontané, c'est-à-dire comment il conçoit qu'une matière amorphe liquide ou semi-liquide puisse exsuder entre les éléments anatomiques normaux de l'utérus, qu'elle écarte (caractère qu'il attribue à l'engorgement, avec M. Ch. Robin), sans qu'il y ait augmentation de la quantité de sang dans le système capillaire. D'un autre côté, il me paraît impossible d'admettre que les éléments anatomiques de l'utérus soient écartés, par suite d'une infiltration interstitielle de matière amorphe, sans qu'il en résulte une gêne dans la circulation utérine, par conséquent une congestion. Voilà comment ces deux états pathologiques, congestion et engorgement, se lient l'un à l'autre de façon à ne pouvoir être séparés et considérés comme distincts.

Pour ce qui est de l'hypertrophie, M. Courty ne prétend pas qu'elle peut naître spontanément, comme l'engorgement; mais il lui attribue deux causes essentielles : le défaut d'évolution rétrograde après l'accouchement et la congestion. « Lorsque la congestion, dit-il, se répète ou se prolonge longtemps, elle entraîne dans les conditions matérielles de l'organe les changements inévitables que produit toujours l'hypérémie dans les organes qui en sont affectés, et en particulier l'hypertrophie. Il est dans la nature des hypérémies longtemps continuées d'activer le travail de nutrition dans les tissus qui en sont le siége (1). »

Je ferai remarquer aussi que, d'après M. Ch. Robin, dont M. Courty invoque l'autorité, l'engorgement joue vis-à-vis l'hypertrophie le rôle que la congestion joue vis-à-vis l'engorgement, puisque le célèbre histologiste dit que « selon les conditions qui ont amené l'engorgement, il naît, surtout dans la matière amorphe, ou il ne naît pas des éléments fibro-plastiques, lesquels, s'ajoutant à ceux qui existent normalement dans le tissu, font passer l'engorgement à l'état d'induration chronique ou d'hypertrophie » (2).

L'inflammation peut produire aussi l'engorgement et l'hypertrophie ; mais, suivant la judicieuse réflexion d'Aran, non-seulement l'utérus est dans des conditions beaucoup plus favorables qu'aucun autre organe pour être congestionné, mais encore, — et c'est là le fait capital, — les dépôts proprement dits de l'in-

(1) *Op. cit.*, p. 622.
(2) *Id.*, p. 464.

flammation, ceux qui caractérisent le mieux ce travail morbide, ne peuvent être rencontrés que très-rarement dans la trame de l'utérus, tandis que le fait anatomique de la congestion y est en quelque sorte vulgaire et s'y retrouve à chaque pas (1).

Il résulte de cette courte discussion, qu'au lieu d'admettre que la congestion, l'engorgement et l'hypertrophie de l'utérus constituent trois variétés pathologiques distinctes, séparées les unes des autres, je les regarde comme trois degrés d'un même état pathologique auxquels correspondent les trois dénominations suivantes : *congestion simple, congestion plastique interstitielle, congestion hypertrophique*. Peut-être serait-il mieux encore de dire : *engorgement simple, engorgement plastique interstitiel, engorgement hypertrophique.*

Quoiqu'il en soit, l'herpétisme peut produire ces trois degrés dans le corps et le col de l'utérus; mais le diagnostic différentiel me semble plutôt théorique que pratique. A cet égard, j'invoque l'autorité de M. Courty lui-même, avec lequel je me trouve en désaccord sur la question pathogénique, et qui s'exprime ainsi : « Cette confusion me paraît d'ailleurs d'autant moins surprenante que je suis aujourd'hui convaincu que, suivant les tempéraments ou les constitutions des malades, suivant les affections auxquelles ils sont exposés, les diathèses dont ils sont atteints, ou les conditions extérieures dans lesquelles ils se trouvent, il peut y avoir, sous l'influence de la même cause, fluxion, congestion, engorgement, inflammation, hypertrophie de l'utérus. Il peut même y avoir coexistence de l'un de ces états avec un autre, ce qui constitue une complication. En un mot, aucune de ces maladies n'a un *caractère spécial*, encore moins *spécifique*, qui l'empêche, suivant le cas, de se développer exclusivement à la place d'une autre, et même de la compliquer, de la précéder ou de la suivre (2). »

Cependant M. Courty consacre plusieurs pages de son excellent livre au diagnostic différentiel de la congestion, de l'engorgement et de l'hypertrophie. Dans la congestion, dit-il, il y a hypérémie, distension des vaisseaux par le sang, caractérisée à la vue par une coloration rouge plus ou moins foncée ; tandis que l'engorgement tient de l'œdème plus que de l'hypérémie, et coïncide plus souvent avec une diminution qu'avec une augmentation de la rougeur du tissu.

(1) Aran, *Maladies de l'utérus*, p. 339.
(2) *Op. cit.*, p. 468.

J'admets jusqu'à un certain point cette différence dans les signes objectifs du côté du col, qu'on peut explorer *de visu*; mais du côté du corps de l'utérus, par quels caractères pourra-t-on distinguer une congestion simple d'une congestion plastique interstitielle, et même hypertrophique ? Par les douleurs de voisinage, le développement et la consistance de l'organe ? Ce sont des symptômes très-variables, et qui n'accompagnent pas une lésion plutôt qu'une autre. Toutefois le toucher vaginal et rectal aidera beaucoup le diagnostic des altérations du col et d'une certaine portion des parois de la matrice : ainsi, une sensation de dureté coïncidant avec des douleurs plus ou moins vives à la pression, est plutôt un signe d'hypertrophie que d'une congestion simple ou plastique interstitielle.

Les déplacements de l'utérus (abaissements, flexions, versions) qui se produisent sous l'influence de la diathèse dartreuse, m'ont toujours paru avoir pour cause une augmentation de volume du corps ou du col de l'organe, ou des deux en même temps, que la congestion soit simple, plastique interstitielle ou hypertrophique.

Inflammation. — La diathèse dartreuse est une cause d'inflammation de la plupart des muqueuses ; on ne saurait le contester. En est-il de même pour les membranes séreuses et certains organes dans lesquels les capillaires sanguins se congestionnent avec une grande facilité sous l'influence de l'herpétisme, tels que le poumon et l'utérus ? Il y a, dans les annales de la science, quelques observations qu'on pourrait peut-être invoquer à l'appui d'une réponse affirmative ; mais de pareils exemples sont si peu nombreux, qu'il ne faut les considérer que comme des exceptions sans importance.

Quant à moi, mes expériences et ma pratique m'autorisent à dire que l'inflammation est une des manifestations les plus rares de l'herpétisme, et que, dans les tissus où on l'observe le plus souvent comme effet de cette maladie générale, elle est bien loin d'avoir la même fréquence que l'accumulation pure et simple du sang dans les capillaires, c'est-à-dire la congestion.

CHAPITRE IV.

HERPÉTIDES NERVEUSES.

« Qui pourrait aujourd'hui, dit M. Devergie, nier la relation qui existe entre les maladies cutanées et les maladies internes? Après avoir consulté les auteurs les plus dignes de foi, tant anciens que modernes, après avoir interrogé les malades, on reste convaincu que les maladies cutanées ont une liaison intime non-seulement avec les affections des diverses muqueuses, mais encore avec celles du *système nerveux*. Cela est si vrai, que cette remarque a été faite dès la plus haute antiquité, et qu'elle a même servi de base à une division toute pratique des maladies de la peau en deux classes : Celles de causes internes et celles de causes externes (1). »

J'ai cité cette opinion d'un des dermatologistes les plus éminents de notre époque, parce qu'il y a encore aujourd'hui des médecins qui, fermant les yeux pour ne pas voir et les oreilles pour ne pas entendre, refusent d'admettre toute corrélation, quelque évidente qu'elle soit, entre l'herpétisme et les affections du système nerveux. Ces praticiens diront-ils aussi que les névroses et les névralgies syphilitiques sont de pures hypothèses ?

ARTICLE Ier.

LÉSIONS APPRÉCIABLES DES CENTRES NERVEUX.

L'herpétisme peut produire la congestion et l'hémorrhagie cérébrales, comme on l'a vu dans le chapitre précédent. Pourquoi n'en serait-il pas de même du ramollissement, si cette affection remonte toujours, ainsi que le pensent la plupart des pathologistes, à une altération primitive des vaisseaux capillaires, telles que la conges-

(1) Devergie, *Leçons cliniques faites à l'hôpital Saint-Louis*, in *Gazette des hôpitaux*, 1847.

tion, les dilatations, le dépôt sur leur paroi interne d'éléments moléculaires amorphes et de globules transparents de nature adipeuse, leur dégénérescence athéromateuse, etc. ? Mais toutes les hypothèses, toutes les théories, quelque ingénieuses, quelque savantes qu'elles soient, n'ont ni l'importance ni la valeur des faits cliniques. Sous ce rapport, je crois que la diathèse dartreuse joue un rôle important dans la pathogénie du ramollissement cérébral.

J'en dirai autant de certaines affections de la moelle épinière qui présentent tous les caractères du ramollissement. En voici un exemple remarquable.

Obs. — Il s'agit d'une fille de 35 ans, bien constituée, et qui, il y a huit ans, éprouva, à la suite de la disparition de dartres dont elle était atteinte depuis son enfance, des douleurs lombaires augmentées par la pression des vertèbres, des fourmillements, des crampes et une exaltation de la sensibilité cutanée aux jambes. Ces symptômes, qui indiquaient l'existence d'une lésion de la moelle épinière, ne cédèrent ni aux émissions sanguines, ni aux révulsifs, ni aux exutoires de toute espèce. L'affection continua sa marche, toujours sans fièvre, et aujourd'hui la paraplégie et l'anesthésie sont presque complètes.

On trouve, dans les annales de la science, un certain nombre d'observations d'affection spinale liée à l'uricémie. Un intéressant travail de M. Begbi en renferme plusieurs (1). R. B. Todd cite un cas dans lequel une paralysie complète du mouvement et du sentiment des membres inférieurs disparut peu de temps après que la goutte eût été appelée aux extrémités (2). Graves a rapporté quelques faits de ramollissement de la moelle rencontrés à l'autopsie de sujets goutteux qui, pendant la vie, avaient présenté des symptômes de cette lésion. Enfin Garrod a observé trois cas d'affection spinale de nature urique. Dans un de ces cas, le malade éprouvait des douleurs spontanées et de la sensibilité à la pression au niveau de la partie supérieure de la colonne lombaire. Il y avait en même temps de l'hyperestésie, de vives

(1) *Contributions to pratical medicine*. Edinburgh, 1862, p. 24.
(2) *Cycloped. of anat. and. physiolog.*, t. IV, p. 721.

douleurs dans les jambes, et un affaiblissement général très-prononcé. Pendant les quelques semaines que durèrent ces symptômes, la goutte se manifesta à plusieurs reprises, mais toujours avec une intensité modérée, dans les deux gros orteils. L'issue de la maladie a été des plus favorables.

L'affection fut plus légère dans les deux autres cas (1).

ARTICLE II.

NÉVROPATHIES.

Si les *névroses* occupent encore aujourd'hui une place importante dans les nosologies, cela tient à ce que nos connaissances en anatomie, ou plutôt en histologie pathologique, sont très-restreintes. Parce que nos moyens actuels d'investigation ne nous permettent pas de saisir la modification particulière de laquelle relèvent certains troubles fonctionnels, s'ensuit-il qu'ils soient réellement indépendants de toute lésion organique, et que l'affection qu'ils caractérisent soit *essentielle*, pour employer le mot technique? Certainement non : comme Trousseau, je ne comprends pas un trouble fonctionnel sans une modalité particulière de l'organe qui préside à la fonction, modalité plus ou moins persistante, plus ou moins passagère, qui souvent n'altère pas plus la texture de cet organe qu'une surcharge électrique n'altère la texture du verre ou du métal d'une bouteille de Leyde, mais qui nous reste parfaitement inconnue (2).

C'est pourquoi je propose de remplacer le mot *névroses* par celui de *névropathies*, pour désigner tous les troubles fonctionnels du système nerveux sans altération déterminée de texture. On voit de suite la différence : *Névrose* veut dire maladie indépendante de toute lésion organique primitive ; *névropathie*, affection pouvant dépendre, — si elle ne dépend pas toujours, — d'une modification particulière du système nerveux, qui souvent passe inaperçue, dans l'état actuel de la science, mais qui n'en existe pas moins ; ainsi : la folie, l'épilepsie et même l'hystérie.

La névropathie est partielle ou générale : partielle, quand elle n'atteint qu'une ou plusieurs fonctions de l'organisme, par

(1) Garrod, *la goutte*, p. 587.

(2) Trousseau, *Nouveau Dict. de méd. et de chirurg. prat.*, t. III, p. 783.

exemple, l'aliénation mentale, que j'appelle *névropathie cérébrale délirante* ; générale, lorsque l'universalité des symptômes nerveux constitue le principal caractère de la maladie, c'est-à-dire quand toutes les grandes fonctions sont plus ou moins troublées à la fois, et principalement la digestion, la nutrition, la circulation et l'inervation.

La névropathie, qu'elle soit partielle ou générale, peut s'accompagner de désordres dans les organes du mouvement : telles sont l'épilepsie, *névropathie cérébrale convulsive*, l'hystérie, *névropathie générale spasmodique et convulsive*, et la chorée, *névropathie partielle ou générale convulsive*.

Il y a une autre espèce de névropathie que la diathèse dartreuse peut produire : c'est la fièvre intermittente, à laquelle je donne le nom de *névropathie ganglionnaire fébrile*; je dirai pourquoi dans le paragraphe consacré à cette herpétide.

§ 1er.

Névropathie cérébrale délirante

(Troubles des facultés intellectuelles.)

Lorry rapporte un cas de mélancolie qui alternait avec une dartre sécrétante de la figure (1). Il a observé aussi une manie incurable dont le principe était l'humeur de la teigne répercutée (2).

Ferriar découvrit que la suppression d'une dartre fixée sur le dos avait causé la manie mélancolique d'un jeune homme, et il le guérit en faisant appliquer un séton à la nuque (3).

Alibert a vu l'aliénation mentale survenir après la disparition d'affections dartreuses (4).

Frank rapporte l'observation d'un homme hypochondriaque et sujet à de violents accès de colère, chez lequel des vertiges et beaucoup d'autres incommodités disparurent par l'éruption d'une dartre simple à la plante des pieds (5).

(1) *De morbis cutaneis*, p. 457.

(2) *De morb. mut. et convers.*, p. 359.

(3) Cité par Dumas, de Montpellier, *Doctrine des maladies chroniques*, 1812, p. 207.

(4) *Traité des dermatoses*, t. 1, p. 324.

(5) *Méd. prat.*, t. 1, p. 356.

« Le vice dartreux, dit Guislain, est plus souvent qu'on ne le pense la cause d'une aliénation symptomatique. Il m'est arrivé plusieurs fois de voir l'aliénation disparaître, grâce à l'apparition d'une éruption dartreuse dont le malade avait été atteint antérieurement » (1).

Marcé ne croit que médiocrement à l'influence de l'herpétisme sur la production de la folie. Il pense qu'il faut encore en appeler à l'expérience et à une observation rigoureuse (2). Cependant Esquirol a publié des observations qui me paraissent lever tous les doutes sur l'existence de la folie dartreuse (3). Je les reproduirai textuellement.

« Les affections de la peau, dit le célèbre aliéniste, méritent une grande attention dans l'étude de la folie. Souvent les dartres répercutées ont causé cette maladie. Quelquefois elle paraît tellement dépendante du vice psorique, qu'elle se produit en même temps que les dartres se manifestent.

Obs. — Un jeune homme, âgé de 17 ans, étant au lycée en province, est pris tout à coup d'un accès de manie. Il m'est confié. Je prescris les bains tièdes et une boisson rafraîchissante. Il se manifeste sur le visage une dartre qui s'éteint peu à peu et en même temps que le délire se dissipe. Un mois après, son père l'emmène à Paris pour y passer le carnaval. Ce jeune homme se fatigue beaucoup ; le mardi-gras, il se grise, et son père le reconduit près de moi plus malade que la première fois. La dartre couvrait toute la joue.

Après deux mois de bains tièdes, de tisanes amères et sudorifiques, et de beaucoup d'exercice, la dartre disparaît avec le délire. L'automne suivant, après une orgie, délire avec apparition de la dartre. Il en a été de même pendant deux ans, à l'automne et au printemps.

Depuis quatre ans, ce jeune homme, soumis à un bon régime, ayant une vie très-active, jouit d'une bonne santé ; il fait la guerre depuis deux ans.

Obs. — Une jeune Anglaise, étant en pension à Rouen, devint

(1) *Leçons orales*, t. II, p. 82.
(2) *Traité pratique des maladies mentales*, p. 134.
(3) *Des maladies mentales*, t. I, p. 367 et suiv.

furieuse. On me l'amena couverte de boutons dartreux ; elle guérit après quatre mois de fureur. J'applique un vésicatoire, je conseille un régime doux et les bains ; tout est négligé. Au printemps de l'année suivante, nouvel accès ; le corps est couvert de dartres.

Après la guérison de ce nouvel accès, j'applique un vésicatoire ; on continue l'usage des bains ; le vésicatoire est remplacé par un cautère. Depuis que l'époque du retour de la maladie est passée, il paraît quelques rougeurs sur la figure sans accidents cérébraux ; mais des coliques violentes, des syncopes hystériques, des vertiges coïncident avec une plus grande éruption de boutons sur la peau. Des bains, des boissons dépuratives, une vie active dissipent tous ces symptômes. Cette demoiselle jouit d'une santé parfaite depuis cinq ans, et elle est retournée dans son pays natal, où elle a trouvé de grands sujets de chagrins, où elle a changé de régime et de manière de vivre sans être malade.

« Si les dartres causent la folie, si elles marchent quelquefois de compagnie avec cette maladie, nul doute qu'elles ne la jugent quelquefois. J'ai observé cette terminaison.

Obs. — Un jeune homme de vingt ans, très-fort, très-robuste, avait eu, à l'âge de dix-sept ans, une dartre qui occupait tout le côté droit de la poitrine. Après des remèdes appropriés, il guérit, se livra au travail du cabinet et surtout à ses plaisirs. Les inquiétudes de la conscription lui font perdre la tête ; il est très-agité et fait mille extravagances. Après un mois il m'est confié. Je laisse le malade livré à ses divagations ; il se baigne et boit une tisane laxative. Un mois est à peine écoulé, qu'il se manifeste une dartre sur le pied gauche. Aussitôt les idées sont plus justes ; la conversation est suivie. Quelques jours plus tard, ce jeune homme jouit de la plénitude de sa raison, et avant six semaines il est rendu à sa famille.

« Il en est de la gale comme des dartres.

Obs. — Pendant la dernière campagne de Prusse, on conduit dans un hôpital militaire un chasseur à cheval présentant tous les symptômes d'une fièvre ataxique. Après quelques jours d'observation, le docteur Roux, aujourd'hui médecin principal des armées, croit reconnaître une véritable manie; il prescrit les bains tièdes. Dès le premier bain, il observe des boutons de gale. Les bains sont continués; l'éruption de la gale s'étend sur tout le corps, et le délire diminue à mesure que la gale fait plus de progrès. Au bout de quinze jours le malade est rendu à la raison, mais le corps est couvert de gale. Cette affection est traitée par les moyens les plus doux; elle se dissipe, et, vers la fin du deuxième mois, ce militaire reprend son service.

M. le docteur Saurel a publié, dans la *Revue thérapeutique* du Midi (1), une observation d'aliénation mentale survenue à la suite de la guérison d'un pytiriasis rubra. Le sujet de cette observation eut des hallucinations : il se figurait entendre à chaque instant les hommes de l'équipage (c'était un marin) parler mal de lui et de sa famille, et dire qu'il avait mérité le bagne. Cette hallucination de l'ouïe le poursuivait sans cesse, et elle devenait plus forte dans certaines circonstances.

J'ai moi-même observé un cas de folie dartreuse qui me paraît offrir beaucoup d'intérêt, sous le rapport pathologique et médico-légal.

Obs. — Il y a quelques années, un drame s'accomplissait en plein jour sur la place du marché d'une petite ville du centre de la France. Une femme de trente-deux ans, appartenant à une des familles les plus recommandables de la localité, et jouissant elle-même d'une considération bien méritée, tombait frappée par une balle, et expirait quelques instants après.

L'auteur de ce meurtre était un jeune homme de vingt-huit ans, d'une famille non moins honorable que celle de la victime, et dont les antécédents ne pouvaient expliquer l'énormité du crime qu'il venait de commettre. Le malheureux passa en cour d'assises et fut condamné aux travaux forcés à perpétuité.

Tout en respectant la décision de la justice, je n'hésite pas à dire qu'elle a frappé un fou, et je vais le prouver. C'est un hommage que je dois à la vérité et un devoir que m'impose ma profession.

Ce jeune homme, dont le père était mort de phthisie pulmonaire, avait un tempérament lymphatique, une constitution délicate

(1) T. III, p. 369, 1852.

et une intelligence très-bornée. Son enfance fut assez maladive, et vers l'âge de dix-huit ans, il eut une hémoptysie violente pour laquelle je lui donnai des soins. Les antécédents héréditaires, l'intensité du crachement de sang, les symptômes généraux et les résultats fournis par l'auscultation me firent craindre le développement d'une phthisie floride ; j'en avertis la famille. Ce pronostic ne se réalisa pas, car la scène pathologique changea complètement : au bout de quelques semaines les poumons furent débarrassés, et lorsque le malade reprit le cours de ses études, il ne présentait aucun signe de congestion pulmonaire ; l'état général était même relativement bon.

A partir de ce moment, les hémoptysies ne se sont pas renouvelées ; mais le mal ne fit que se déplacer et prendre une physionomie nouvelle. En quelques années un pytiriasis capitis fit tomber les cheveux et dénuda une petite portion du crâne en avant. A l'affection dartreuse du cuir chevelu succédèrent des congestions fréquentes, je devrais même dire incessantes vers la tête. La face était toujours très-colorée, souvent rouge pourpre. Le malaise occasionné par ce mouvement congestif, que j'appellerai rémittent, c'est-à-dire continu avec des exacerbations, était tel que le malade éprouvait le besoin d'avoir la tête toujours découverte, le jour et la nuit, et de faire souvent des ablutions avec de l'eau froide. Au reste, son sommeil était agité, son imagination exaltée, son caractère irascible ; il joignait à cela une grande susceptibilité, un orgueil extrême et de précieuses qualités du cœur. Sobre, d'une conduite régulière, il ne faisait aucun excès.

Comme manifestations cutanées, il y eut, après le pytiriasis capitis, une éruption ortiée d'une intensité rare et un léger pytiriasis rubra des sourcils, lequel devint permanent.

Ce fut peu de temps après la guérison de l'urticaire que je m'aperçus d'un dérangement dans les facultés intellectuelles de ce jeune homme. Il devint amoureux de la femme qu'il devait tuer plus tard. Cette passion dénotait déjà une certaine aberration d'esprit ; car la malheureuse femme avait aussi peu d'avantages sous le rapport de la beauté, de l'esprit et de l'éducation, qu'elle réunissait de qualités comme épouse et mère de famille. Et puis, par un concours de circonstances en quelque sorte fatales, le jeune homme et la femme étaient voisins ; il y avait même des liens de parenté entre leurs familles.

Une première déclaration d'amour provoqua de la part de

Madame *** un refus énergique et un sentiment d'indignation bien légitime. Une seconde déclaration la détermina à avertir son père et son mari. Ces messieurs, avec de la modération et de la prudence, eussent probablement évité un grand malheur; mais le mari, dont je ne dois point apprécier ici la conduite dans cette circonstance, crut devoir divulguer ce qui s'était passé.

Il n'en fallut pas davantage pour augmenter le trouble des facultés intellectuelles du jeune homme. Alors se manifestèrent des hallucinations : il se figurait que tous les hommes qui parlaient à Madame *** étaient ses amants; qu'elle leur faisait des signes, leur donnait des rendez-vous, et même les attirait chez elle en l'absence de son mari. Il se figurait aussi qu'il était l'objet de la risée publique, et surtout des amants de la femme pour laquelle il avait éprouvé une violente passion; qu'il entendait leurs plaisanteries, leurs propos blessants, etc., etc. Plusieurs fois je l'ai surpris gesticulant et proférant des menaces que je ne comprenais pas. Son attention une fois détournée de l'idée qui le poursuivait, l'intelligence et la raison paraissaient intactes. En un mot, il présentait cette forme de folie appelée par les aliénistes *monomanie lucide*, et que caractérisent non-seulement de *longs intervalles lucides*, mais des situations mentales où il est difficile de prendre les malades en flagrant délit de déraisonnement.

Enfin, dans une période d'exacerbation de la maladie, qu'il y ait eu ou non préméditation, le pauvre fou prit son fusil, et, un jour de marché, sur la place publique, où étaient réunies plus de deux cents personnes, il tua la femme vertueuse qu'il croyait être une Messaline.

Des circonstances particulières m'ont empêché de me rendre à la cour d'assises pour élever la voix en faveur de ce malheureux. Pas un médecin ne vint éclairer le jury, et au lieu d'un asile d'aliénés, c'est le bagne qui a reçu le malade.

La monomanie n'était pas douteuse chez le sujet de cette observation; mais faut-il l'attribuer à l'herpétisme? On n'hésitera pas à répondre affirmativement, si l'on tient compte, d'une part, des rapports réciproques de l'herpétisme et de la tuberculose, — rapports dont il sera question plus loin, — d'autre part, de la marche et des symptômes de la maladie. En effet, après l'hypérémie pulmonaire, accompagnée d'hémorrhagie, se manifestèrent les éruptions cutanées, puis les congestions cérébrales, et enfin le dérangement des facultés intellectuelles. Il y avait, entre ces divers phénomènes morbides, une corrélation intime et évidente.

L'action des principes excrémentitiels sur la substance nerveuse n'est pas plus inadmissible que celle de l'alcool, et je suis persuadé qu'il viendra un temps où les modifications que ces matières toxiques produisent, seront assez nettement déterminées pour que la folie herpétique soit rayée du cadre des névroses. Je crois même qu'il n'y a pas de désordres psychiques, quelle que soit leur cause, qui ne se lient à une modification quelconque de la substance cérébrale. A cet égard, je partage l'opinion d'un aliéniste distingué, M. le docteur Moreau, de Tours, qui s'exprime ainsi dans l'avant-propos d'un ouvrage récent et très-remarquable sur la *folie névropathique* :

« Un médecin éminent a dit : « Nous sommes à une époque de transition sociale, et la médecine subit la loi commune : elle cherche sa voie de rénovation. » Pour ce qui regarde la médecine mentale, cette époque de transition touche à sa fin, si déjà elle n'a pas accompli son entière évolution. La matérialité du délire, si nous osons nous exprimer ainsi, c'est-à-dire l'absolue nécessité de lésions matérielles depuis assez longtemps déjà affirmée théoriquement, *à priori*, s'approche chaque jour d'avantage d'une démonstration positive. Nous avons la conviction que le temps n'est pas éloigné où il sera possible de relier tel ou tel désordre psychique à tel ou tel changement d'état de la substance cérébrale, ainsi que cela a lieu aujourd'hui pour bon nombre de ces affections nerveuses dites *essentielles*.

» Qui ne connaît les travaux accomplis, depuis plusieurs années, en Allemagne et en France, concernant les altérations ou modifications histologiques de la substance nerveuse dans un certain nombre de maladies? Il est un genre de folie (*folie paralytique*) qui embrasse dans ses développements, à la fois ou successivement, à peu près toutes les formes de l'aliénation mentale : incohérence avec ou sans agitation, hallucinations de tous les sens, idées fixes, impulsions irrésistibles, etc. La science contemporaine est en possession de faits nombreux d'histologie pathologique afférents à ce genre de délire. Il est permis d'en conclure qu'il en sera de même, tôt ou tard, de la lésion psycho-cérébrale qui les renferme tous, les contient tous en germe et que, pour ce motif, nous avons qualifiée de fait primordial. Je ne puis m'empêcher de transcrire ici, presque mot pour mot, ce que dit admirablement, à ce sujet, M. E. Dupouy, dans le numéro 6 du journal *Le Mouvement médical :* « Qui oserait affirmer que, chez les fous, les éléments anatomiques de la sensibilité nerveuse ne présentent aucune altération ? Qui peut se flatter de connaître le dernier mot de l'histologie des centres nerveux de l'homme sain et de l'homme aliéné, et certifier que les cellules nerveuses de l'un et de l'autre sont identiques de forme et de composition ; que les noyaux de ces cellules et leurs nucléoles ne présentent aucune modification dans aucun cas ? Je ne sache pas, dit M. Dupouy, qu'aucun anatomiste ait produit une pareille affirmation ; mais je suis convaincu que presque tous s'accordent à croire le contraire. J'ajouterais même, si je ne craignais d'être accusé de témérité, qu'il est impossible qu'il en soit autrement. Cela, du moins, ne saurait faire l'objet d'un doute pour quiconque a vu : soit des cellules nerveuses herpétiques, des myélocytes, syphilitiques ou de toute autre nature diathésique, soit, — ce qu'il est permis à tout le monde de voir maintenant, — *des capillaires sanguins à un degré d'activité extra-fonctionnel*, des extravasations plastiques, des collections de produits granuleux, tels que des globules pyoïdes, des granulations moléculaires, des cellules agminées, et quelquefois la réunion de tous ces états, de tous ces produits extra-normaux, caractéristiques des phlegmasies. Comment, quand on est à même de constater la coïncidence de ces divers états pathologiques avec divers troubles fonctionnels dépendant de l'intelligence, ne pas conclure à un rapport direct entre ces deux ordres de faits ? N'est-il pas évident qu'en appelant, comme on l'a fait jusqu'à présent, ces divers états de l'esprit par les mots *manie, démence, délire aigu ou chronique*, on a désigné à tort le phénomène prédominant d'une entité morbide ?...

§ 2.

Névropathie cérébrale convulsive

(Épilepsie.)

Tissot, dans son *Traité de l'épilepsie*, rapporte plusieurs observations qui démontrent la relation intime de cette affreuse maladie avec la diathèse dartreuse. Je cite textuellement :

Obs. — Un père et un fils qui avaient la gale, l'ayant fait passer en se frottant, sans préparation, avec un onguent composé de résine, de sel, de jaune d'œuf et de suc de limon, le père en fut quitte pour des mouvements convulsifs dans le bras droit, qui passèrent peu à peu sans rien faire ; mais l'enfant tomba dans une véritable épilepsie, qu'il conserva pendant plusieurs années, et dont Trincavelli le guérit.

J'ai été consulté par un malade âgé de 27 ans, qui, étant tourmenté depuis plusieurs mois par une gale qui avait extrêmement altéré sa santé, la fit passer, en se frottant le creux de la main avec un onguent ordinaire composé de soufre, d'huile et de jaune d'œuf. Trois semaines après, il eut de grands maux de tête qui détruisirent ses forces, et huit jours ensuite, un accès d'épilepsie, qui était revenu treize fois dans l'espace de cinq mois quand il me consulta. Le mauvais usage établi en Suède de répercuter la teigne, par l'application de l'eau froide, y rend l'épilepsie fréquente (1).

« Tulp rapporte l'exemple d'un orfèvre qui fut délivré de l'épilepsie par une éruption de croûtes écailleuses aux pieds, qui tombaient fréquemment, et il se faisait alors un suintement abondant d'une humeur âcre, ce qui le guérit radicalement (2).

« Trincavelli avait déjà rapporté l'observation d'un homme de cinquante ans qui, après avoir été malade d'épilepsie pendant vingt-cinq ans, en guérit en tombant dans une fièvre et une gale semblable à la lèpre, qu'il eut la plus grande peine à dissiper (3).

« J'ai vu une jeune fille de dix-sept ans qui se porte à merveille aussi longtemps qu'elle porte une gale qui parut la première fois après quinze jours d'usage de valériane. Elle dura six semaines, pendant lesquelles elle suspendit le remède et n'eut point d'accès, qui revenaient dix ou douze fois par mois. Dès que l'éruption et la démangeaison eurent fini, les accès reparurent. Elle reprit de la valériane, la gale revint, les accès cessèrent. J'observai cette alternative trois fois. Je lui conseillai un cautère à la jambe gauche, qui était celle où l'éruption et la démangeaison étaient les plus

(1) P. 143 et suiv.

Je ferai remarquer que Tissot et tous les médecins de son époque appelaient *gales* et *teignes* des affections purement dartreuses, différentes des affections parasitaires auxquelles on applique aujourd'hui les mêmes dénominations.

(2) P. 178.

(3) P. 179.

fortes, et des fortifiants internes. Je l'ai perdue de vue ; mais j'espère qu'elle est rétablie (1).

Beaucoup d'autres auteurs admettent que la répercussion des dartres peut occasionner l'épilepsie; par exemple : Raymond (2), Biett (3), Rayer (4), Dupré, de Montpellier (5), etc.

Il est prouvé que la surcharge du sang par l'acide urique est une cause d'épilepsie. Ainsi, on lit dans la *Gazette des Hôpitaux* (6) :

» Dans une note communiquée à l'*Abeille médicale*, M. le docteur Legrand du Saulle rapporte l'histoire d'un jeune homme auquel il a été appelé à donner des soins pour des attaques nerveuses épileptiques, qui avaient commencé à se manifester à la suite d'un violent accès de colique néphrétique, et qui, à partir de cette époque, avaient continué à se montrer tous les quarante ou cinquante jours environ. Ce jeune homme, d'une constitution très-vigoureuse d'ailleurs, était fils d'un père qui avait la gravelle, petit-fils d'un goutteux, neveu et frère de goutteux ; il se préoccupait principalement d'une douleur assez vive dans la région des reins, et il appréhendait l'invasion d'une nouvelle colique néphrétique, lorsqu'un jour il fut pris d'un nouvel accès d'épilepsie. Ce fut alors que M. Legrand du Saulle fut appelé.

» Remarquant quelques traces de congestion encéphalique, il prescrivit un pédiluve très-chaud, des sinapismes aux jambes et un lavement avec 30 grammes de sulfate de soude. Dans la nuit éclata un premier accès de goutte au gros orteil du pied gauche.

» Ce dernier accident fut pour M. Legrand du Saulle un trait de lumière. La pensée lui vint qu'il n'avait eu jusqu'alors affaire qu'à un cas de goutte larvée et à des crises dépendant de la diathèse urique. Il institua, en conséquence, une médication consistant dans l'usage d'une eau minérale alcaline et de quelques pilules de valérianate de quinine, puis il recommanda une grande sobriété et beaucoup d'exercice. Depuis cinq ans que ce fait s'est passé, ce

(1) *Id.*
(2) *Traité des maladies qu'il est dangereux de guérir*, 1816, p. 102.
(3) *Dict. en 60 vol.*, 1835, art. *eczéma*.
(4) *Traité théorique et pratique des mal. de la peau*, t. I, p. 44.
(5) *Thèse pour le professorat*, 1848, p. 31.
(6) Année 1868, p. 506.

malade n'a plus eu d'accès d'épilepsie ; mais il survient, à peu près trois ou quatre fois par an, un très-léger et très-court accès de goutte, dont toutes les manifestations sont scrupuleusement respectées.

» Le fait rapporté par M. Legrand du Saulle n'est pas sans précédents, et en cela il n'en est que plus intéressant.

» Van Swiéten a raconté l'histoire d'un individu qui, après avoir éprouvé de violentes douleurs abdominales accompagnées de délire et de tremblement universel, eût des accès d'épilepsie. Il fut pris, un jour, d'un violent accès de goutte au gros orteil; et, à partir de ce moment, les accès épileptiques cessèrent pour faire place à des attaques de goutte régulière.

» Sauvages dit avoir observé deux fois une épilepsie arthritique, laquelle reparaissait lorsque la douleur arthritique cessait, et réciproquement.

» Au dire de Portal, les faits de ce genre seraient assez fréquents, mais il n'en cite aucun exemple précis.

» C'est dans Garrod que l'on trouve les faits les plus explicites à cet égard. Dans son *Traité de la goutte*, il cite, entre plusieurs exemples, celui d'un vieillard qui avait éprouvé plusieurs accès épileptiformes dont la nature n'avait pas été soupçonnée. Un accès de goutte articulaire mit fin à l'épilepsie. Dans un autre cas, une série d'attaques d'épilepsie, intercalée entre deux séries d'attaques de goutte, semblent mieux montrer encore l'origine commune, ou tout au moins le lien qui rattachait l'une à l'autre ces deux manifestations morbides. Un autre cas est relatif à un homme de 68 ans qui, pendant vingt-huit ans, avait souffert de la goutte régulière. Il survint une attaque d'épilepsie d'assez longue durée, et, six semaines après, un nouvel accès du même genre. Pendant les dix-huit mois qui suivirent, il n'y eut pas de nouvelles crises nerveuses; mais la goutte articulaire régulière, qui avait disparu avant le début des accidents cérébraux, se manifesta de nouveau de temps en temps.

» Le même auteur rapporte aussi divers exemples d'aliénation mentale développée sous l'influence de la goutte. Et, à cette occasion, il fait remarquer que, chez plusieurs personnes actuellement sous le coup d'une attaque d'épilepsie, de paralysie ou d'apoplexie, et qui n'avaient jamais présenté d'ailleurs aucun des symptômes de la goutte, il a trouvé le sang *riche en acide urique*. Les accidents cérébraux dont il s'agit, se demande-t-il, doivent-ils être considérés comme des symptômes de goutte larvée? Faut-il croire, au contraire, que, dans ces cas, l'ébranlement violent subi par le cerveau ou par la moelle a eu pour effet de paralyser l'action des reins et d'entraver l'élimination de l'acide urique? Garrod déclare incliner pour le moment vers la seconde hypothèse. »

La première me paraît plus admissible, vu l'action de l'acide urique sur le cerveau comme sur les autres viscères, d'après mes recherches expérimentales.

Je rappellerai que, d'après ma doctrine, l'uricémie est un des modes, — probablement le principal, — de la diathèse dartreuse.

Je possède trois observations d'épilepsie herpétique bien caractérisée ; je me bornerai à en rapporter une :

Obs. — Un jeune homme de 19 ans, d'un tempérament sanguin, d'une constitution athlétique, fut pris d'épilepsie, à la suite de la guérison d'une dartre du scrotum, au moyen d'une pommade qu'un empirique lui avait vendue. Il y avait six mois que la maladie s'était déclarée lorsque je fus consulté par ce jeune homme. Plusieurs traitements, dont un par le bromure de potassium, étaient restés sans résultats.

Les accès se reproduisaient deux fois par mois, rarement trois fois, et le malade avait conscience de leur apparition. En effet, il ressentait d'abord une douleur au petit doigt de la main gauche, laquelle gagnait le bras, puis la tête ; alors la perte de connaissance et les convulsions arrivaient. L'intelligence était bien conservée.

J'ordonnai au malade l'usage du soufre sublimé, à la dose de cinq centigrammes par jour, et des frictions avec l'huile de croton à la région dorsale. Une éruption acnéique considérable ne tarda pas à envahir presque tout le dos. A partir de ce moment, les attaques d'épilepsie cessèrent.

J'ai revu le jeune homme au bout de six mois. La maladie n'avait pas reparu, mais l'éruption cutanée persistait.

§ 2.

Névropathie générale

(Nervosisme, hypochondrie).

Rien n'est plus facile que de multiplier les espèces en pathologie, surtout quand il s'agit des affections du système nerveux. Ce nombre exagéré d'espèces morbides, qui n'a d'autre résultat que de conduire à la confusion, aussi bien dans la pratique que dans la théorie, repose sur l'observation de symptômes dissemblables, il est vrai, mais qui sont tous de la même nature. Je prendrai pour exemple ces trois états pathologiques, *nervosisme*, *hypochondrie*, *névropathie générale*, distincts aux yeux de plusieurs médecins, et qui constituent pour moi une seule et même entité morbide.

D'après M. Bouchut, le *nervosisme* (mot proposé par cet éminent praticien, et qui correspond à celui d'*état nerveux* que Sandras employait pour désigner le même ordre de faits) « n'est souvent qu'un état maladif sans gravité ; mais ce peut être aussi une maladie sérieuse, générale dans sa cause et multiple dans ses effets. On pourrait presque soutenir que *c'est une diathèse*, tant les désordres fonctionnels sont nombreux, mobiles et variés dans leur expression, quoique identiques par leur nature. Organes de sécrétion, organes de l'intelligence et des sens, organes de la vie animale et du mouvement, tous peuvent être troublés dans leur exercice et à divers degrés, sans altération primitive de leur texture! C'est une névrose protéiforme (*névropathie protéiforme* de M. Cerise), à laquelle il faut appliquer la proposition de Mend sur l'hypochondrie : *non unam sedem habet, sed morbus totius corporis est.* C'est la maladie nerveuse la plus complexe qui puisse se produire, et il n'est pas surprenant que, dans ses nombreuses formes, elle ait échappé à la synthèse des pathologistes (1). »

Pour M. Bouchut, le *nervosisme*, qui peut atteindre toutes les parties du système nerveux, troubler tous les organes, et auquel il faut appliquer la proposition de Mend sur l'hypochondrie, diffère pourtant de cette dernière maladie.

Qu'est-ce donc que l'hypochondrie ? Je vais en donner une définition classique : « Une maladie caractérisée par un trouble dans la digestion, sans fièvre ni lésion locale, des flatuosités, des borborygmes, une exaltation extrême de la sensibilité, des spasmes, des palpitations, des illusions des sens, une succession de phénomènes morbifiques qui simulent la plupart des maladies, des terreurs paniques, une grande versatilité des sentiments moraux, des inquiétudes exagérées, principalement dans ce qui a rapport à la santé, etc. » (2).

(1) Bouchut, *Du nervosisme*, 1860, p. 4.

(2) Ch. Robin et Littré, *Dict. de méd. et de chirurg.*

Est-ce que le *nervosisme* ne présente pas absolument les mêmes caractères, selon M. Bouchut lui-même? Est-ce qu'il n'y a pas un nervosisme gastrique, un nervosisme cérébral, un nervosisme vasculaire, etc.?

En définitive, puisque le *nervosisme* et l'*hypochondrie* sont des maladies *totius corporis*, à siége multiple, et qui mettent en jeu de la même façon les organes de la vie animale, de l'intelligence et des sens, pourquoi donc vouloir les séparer par une ligne de démarcation purement fictive?

Voyons maintenant en quoi consiste la *névropathie générale.* M. Fleury, dans son *Traité pratique et raisonné d'hydrothérapie*, en a fait un tableau complet et saisissant, duquel je ne dois rien retrancher (1).

« Les malades, qui presque tous appartiennent au sexe féminin (2), éprouvent du côté des organes de la digestion des troubles sérieux : l'appétit se perd complètement; la vue seule des aliments, et principalement des viandes, inspire un dégoût insurmontable; les crudités, les acides, sont seuls recherchés; les digestions sont capricieuses, souvent accompagnées de douleurs gastralgiques très-aiguës, la constipation est opiniâtre; les malades maigrissent de plus en plus, et finissent par arriver au plus haut degré de l'émaciation.

« Souvent il existe des palpitations si violentes, qu'on serait tenté de les rattacher à une affection organique du cœur, si l'on ne tenait compte de leur intermittence irrégulière, et des signes négatifs fournis par l'auscultation et la percussion. Le pouls est petit, serré, fréquent, irrégulier, parfois intermittent; un mouvement fébrile plus ou moins intense a lieu souvent vers le soir ou pendant la nuit.

» Les forces se perdent graduellement, et les malades finissent par rester presque constamment couchées ou étendues sur une chaise longue; elles ne peuvent supporter la voiture. La marche est impossible, et c'est à peine si elles ont la force de se tenir debout.

» La peau, sèche, rugueuse, écailleuse, n'est jamais humectée

(1) 1852. p. 299 et suiv.

(2) Cette assertion de M. Fleury ne me paraît pas exacte, parce que l'observation m'a prouvé que la névropathie générale est aussi fréquente chez les hommes que chez les femmes.

par la plus légère moiteur ; les urines sont tantôt rares, épaisses, sédimenteuses, tantôt abondantes, claires et aqueuses.

« C'est du côté du système nerveux que se montrent les phénomènes les plus graves.

» Des douleurs névralgiques irrégulières se font sentir tantôt dans un point, tantôt dans un autre. La cinquième paire est leur siége le plus ordinaire ; mais souvent aussi elles occupent les nerfs intercostaux, mammaires, sciatiques. Très-fréquemment des douleurs de même nature se font sentir dans l'estomac, le foie, l'utérus, la vessie (*viscéralgies*).

« Les malades sont d'une irritabilité nerveuse excessive, d'une impressionnabilité extrême ; le plus léger bruit les fait tressaillir et les incommode ; la lumière, la musique, le monde, la conversation, la lecture, toute espèce d'occupation, de travail intellectuel, de contention d'esprit, ne peuvent plus être supportés ; elles perdent le sommeil et sont en proie pendant la nuit à des terreurs, à des hallucinations, à une agitation fébrile que termine, vers le matin, une sueur plus ou moins abondante. Leur caractère est presque toujours modifié : elles deviennent irascibles, capricieuses, tristes ; la moindre émotion, la plus légère contrariété, les jette dans un désespoir qui n'est nullement en rapport avec la cause qui l'a produit. Quelques-unes tombent dans une véritable lypémanie qui leur fait désirer la mort. Quelques malades éprouvent incessamment le besoin de changer de place, et plusieurs d'entre elles voyagent sans rencontrer jamais qu'un soulagement momentané acquis au prix de grands efforts, suivis bientôt d'une prostration extrême de l'esprit et du corps. Des alternatives d'activité et d'accablement physique et moral, de force convulsive, pour ainsi dire, et de faiblesse, de gaieté et de tristesse, d'espérance et de découragement profond, forment encore l'un des principaux caractères de la maladie. . . . .

» Ici il n'est question que des névropathies générales dégagées de toute complication, de toute maladie de la matrice, de tout accident hystériforme ; de ces névropathies dont la cause organique échappe complètement à nos investigations, qui se développent et se perpétuent souvent sous l'influence de perturbations morales, et que beaucoup de médecins, à bout de ressources, décorent du nom d'*hypochondrie* ou de *nosomanie*, pour justifier leur insuccès passé, et légitimer leur inaction future. »

Ainsi, d'après le célèbre hydropathe, la *névropathie générale* n'est autre chose que l'hypochondrie, et réciproquement. J'ajoute qu'elle est aussi le *nervosisme* de M. Bouchut.

Les mots jouent un si grand rôle en médecine, qu'il est indispensable de n'employer que ceux qui expriment le plus exactement possible ce que l'on veut dire. Sous ce rapport, l'expression de *névropathie générale* me paraît préférable à celle de *nervosisme* et surtout d'*hypochondrie*.

La névropathie, soit partielle, soit générale, se rencontre très-souvent dans la diathèse dartreuse, et elle m'a paru être aussi fréquente chez les hommes que chez les femmes. Je dirai même que c'est surtout dans le sexe masculin que j'ai observé la névropathie générale à sa plus haute puissance, que j'appellerai volontiers *cachexie névropathique*.

Il n'est pas très-rare, dans les établissements thermaux, de voir des malades tourmentés depuis nombre d'années par des souffrances aussi bizarres que variées, et qui traînaient une triste existence, être débarrassés comme par enchantement de leurs misères, à la suite de l'apparition de quelque herpétide externe.

W. Gairdner, Holland, Garrod, ont constaté que l'hypochondrie peut se produire sous l'influence de l'uricémie, et que, dans ce cas, les manifestations articulaires amènent un soulagement marqué.

§ 4.

Névropathies générales spasmodiques et convulsives

(Hystérie, Chorée)

D'après la définition que M. Bouchut a donnée du *nervosisme*, et que j'ai reproduite dans le paragraphe précédent, l'hystérie ne serait qu'une forme de cette maladie complexe, au même titre que l'hypochondrie.

Cependant notre savant confrère établit une distinction entre l'une et l'autre, distinction que Beau a combattue en ces termes :

« Les symptômes réunis sous le nom de nervosisme sont-ils effectivement différents de l'hystérie ? Cela dépend, comme on doit bien le penser, de l'idée que l'on se fait de l'hystérie, ou plutôt des caractères essentiels que l'on prête à cette maladie.

» Voici quels seraient les principaux caractères de l'hystérie : névrose à symptômes bien définis et toujours les mêmes, accompagnés de la sensation d'une boule qui remonte à la gorge, se montrant sous forme d'attaques convulsives et apyrétiques, separées par des intervalles notables, sans altération de la nutrition.

« Ces symptômes diffèrent notablement du nervosisme, qui est ainsi caractérisé par M. Bouchut dans son expression générale : névrose à symptômes tellement mobiles et variables qu'on trouve à peine deux malades qui se ressemblent ; dans laquelle il n'y a ni convulsions, ni ascension de boule ; qui est marquée ou par une marche continue ou par des accès rapprochés, souvent fébriles, et qui produit une altération profonde de l'organisme.

» On voit par ce qui précède que le nom d'*hystérie* n'est donné qu'à la forme convulsive de cette maladie, et que la réunion des symptômes non convulsifs, appelée jusqu'à présent *hystéricisme*, *hystérie vaporeuse* ou *sensitive*, *névropathie protéiforme* (Cerise), qui dépend de l'hystérie, se trouve distraite de l'affection hystérique comme une névrose particulière, sous le nom de *nervosisme*.

» Cette séparation dans les formes vaporeuses et convulsives de l'hystérie peut certainement être proposée ; il est même fort possible qu'elle soit acceptée ; mais il me semble qu'une pareille scission aura toujours contre elle de grandes difficultés.

» En effet, la forme vaporeuse ou protéiforme de l'hystérie existe certainement seule ; elle est même la plus fréquente des deux à l'état d'isolement ; mais la forme convulsive se rencontre rarement sans être précédée ou accompagnée de la forme vaporeuse, c'est-à-dire que les phénomènes protéiformes ou vaporeux servent de prodrômes éloignés aux attaques convulsives, ou se montrent dans leurs intervalles. On voit par là que les deux manifestations, convulsive et vaporeuse, dénotent le même fond morbide, produisant les vapeurs ou le nervosisme quand la susceptibilité nerveuse est médiocre, et produisant le mouvement réflexe de l'attaque convulsive quand la susceptibilité nerveuse est intense, ou que les causes occasionnelles sont violentes.

« Quant aux symptômes différentiels du nervosisme et de l'hystérie convulsive, je trouve que leur opposition a été exagérée. Ainsi, on doit accorder certainement que la forme convulsive est plus tranchée, plus définie que la forme vaporeuse ; mais cependant cette dernière n'est pas tellement protéiforme qu'on la trouve à peine semblable chez deux personnes. On observe assez souvent chez les femmes vaporeuses la réunion des symptômes suivants : gonflement de la région épigastrique et des hypochondres, névralgie intercostale, palpitations, sentiment de dyspnée, quelquefois de boule, qui, partant de l'estomac, remonte jusqu'au milieu de la région sternale, et même jusqu'à la gorge, sans être suivi de mouvements convulsifs. On voit par là que la sensation de boule ascendante qui donnerait un cachet caractéristique à l'hystérie, c'est-à-dire à la forme convulsive, se trouve aussi, mais moins souvent, dans le nervosisme, c'est-à-dire dans la forme vaporeuse. Lorsque celle-ci vient à augmenter d'intensité, par suite d'un surcroît dans l'intensité de la cause, la sensation de la boule s'exagérant finit par donner lieu aux mouvements réflexes de l'attaque convulsive.

» La nutrition serait conservée dans l'hystérie convulsive et très-détériorée dans le nervosisme. Je regrette fort de ne pouvoir adopter cette opinion, car voici ce que j'ai remarqué : toutes les femmes affectées d'hystérie convulsive sont maigres absolument ou relativement. Et, quand on a occasion d'observer de ces femmes qui passent de la forme vaporeuse à la forme convulsive, on constate facilement un surcroît de maigreur et de détérioration.

» Toutes ces raisons me semblent démontrer qu'on ne peut pas opérer une séparation radicale entre les formes convulsive et vaporeuse de l'affection hystérique, c'est-à-dire entre l'hystérie et le nervosisme. Cette séparation est aussi arbitraire et aussi illégitime que celle que l'on voudrait établir entre le vertige et l'attaque de la maladie épileptique : malgré leurs dissemblances, on les regarde comme deux manifestations différentes du mal épileptique, parce qu'elles se rencontrent habituellement chez les mêmes individus, et que souvent l'une sert de prodrôme à l'autre, comme cela se fait dans la forme vaporeuse de l'hystérie et la forme convulsive » (1).

A ces judicieuses objections j'en ajouterai une autre : Il n'y a pas d'état pathologique dans lequel l'universalité des désordres nerveux soit plus accentuée que dans l'hystérie ; or, d'après M. Bouchut, c'est précisément cette universalité qui constitue le caractère essentiel du nervosisme. Et puis, comment notre éminent confrère peut-il invoquer les symptômes convulsifs comme signes distinctifs de l'hystérie et du nervosisme, lorsqu'il dit que, dans cette dernière maladie, les organes du mouvement peuvent être troublés aussi bien que ceux de l'intelligence et de la vie animale.

Il n'y a donc aucune raison pour séparer l'hystérie du nervosisme, tandis qu'il en existe beaucoup pour la considérer comme

(1) Beau, *Bullet. de l'Acad. de méd.*, 1869.

une forme de cette maladie. Ce sera, si l'on veut, une variété du nervosisme spasmodique et convulsif, que j'ai déjà appelée *névropathie générale spasmodique et convulsive.*

Une autre variété est la *chorée.* Dans cette affection les mouvements convulsifs sont continus, sauf pendant le sommeil, et généraux, bien qu'avec prédominances partielles. Ce qui distingue surtout la chorée de l'hystérie, c'est que les troubles de la motilité l'emportent sur les spasmes, c'est-à-dire sur les mouvements convulsifs des muscles qui n'obéissent pas à la volonté. Voilà pourquoi je lui donne le nom de *névropathie générale convulsive.*

On s'étonnera peut-être que je place la chorée à côté de l'hystérie, dans les névropathies générales; mais je ferai observer que, dans l'une comme dans l'autre, les phénomènes morbides ne se rapportent pas seulement à la motilité, mais aussi à la sensibilité, à la vie organique et aux facultés psychiques.

Ainsi, les malades atteints de chorée éprouvent des fourmillements, des picotements, des anesthésies et des hyperesthésies, absolument comme dans l'hystérie. D'autres fois, c'est la myosalgie qui domine, phénomène presque constant chez les hystériques, d'après M. Briquet (1). On observe encore l'anesthésie musculaire dans l'hystérie et la chorée.

La paralysie choréique est aussi fréquente, pour ne pas dire plus fréquente que la paralysie hytérique. L'une et l'autre ont pour caractère principal d'être passagères. La paralysie hystérique la plus complète en apparence peut céder soudainement à une violente émotion affective (Durand-Fardel). La paralysie choréique disparaît presque toujours en même temps que cesse et guérit l'agitation convulsive (Trousseau). Elle est la conséquence d'une déchéance de l'innervation cérébrale, comme M. Jaccoud l'admet pour la paralysie hystérique (2).

Les désordres viscéraux sont à très-peu près les mêmes dans la chorée et l'hystérie : dyspepsie simple ou flatulente, gastralgie, épigastralgie, oppression, palpitations, battements du cœur irréguliers, inégaux, intermittents. Le principal caractère distinctif des deux affections, après les mouvements convulsifs, c'est l'absence, dans la chorée, de l'œsophagisme et du pharyngisme, qui constituent le clou hystérique.

(1) *Traité clin. et thérap. de l'hystérie,* p. 208.

(2) *Les paraplégies et l'atonie du mouvement,* p. 444.

Enfin on observe dans la chorée, de même que dans l'hystérie, des désordres psychiques, que Marcé a exposés ainsi :

« Les troubles des facultés morales et intellectuelles sont très-communs chez les choréiques ; sur un nombre donné de malades, les deux tiers au moins en présentent des traces plus ou moins profondes; quant à l'innocuité dont jouit l'autre tiers, elle ne peut s'expliquer ni par l'âge ou le sexe des sujets, ni par l'acuité ou la chronicité de la maladie, ni par l'étendue ou l'intensité des mouvements convulsifs.

» Quatre éléments morbides, quelquefois isolés, le plus souvent associés les uns aux autres, doivent être étudiés dans l'état mental des choréiques :

» 1° Des troubles de la sensibilité morale, consistant en un changement notable du caractère, lequel devient bizarre et irritable, et offre une tendance inaccoutumée à la gaîté et surtout à la tristesse ;

» 2° Des troubles de l'intelligence caractérisés par la diminution de la mémoire, une grande mobilité dans les idées, et l'impossibilité de fixer l'attention;

» 3° Des hallucinations qui surviennent le jour dans l'état intermédiaire à la veille et au sommeil, plus rarement le matin au réveil, quelquefois pendant le rêve; souvent limitées au sens de la vue, elles s'étendent, dans des cas plus rares, à la sensibilité générale et même au sens de l'ouïe; on peut les rencontrer dans la chorée pure, dégagée de toute complication, mais leur existence est infiniment plus fréquente toutes les fois que la chorée est associée à des symptômes hystériques. Si, dans la grande majorité des cas, ces hallucinations constituent un symptôme sans gravité, elles peuvent, dans certains faits exceptionnels, amener de l'excitation et du délire ;

» 4° Enfin la chorée peut, dès son début ou dans son cours, se compliquer de délire maniaque » (1).

Ce court parallèle suffira, je pense, pour justifier la réunion de l'hystérie et de la chorée dans un même groupe, sous la dénomination de *névropathies générales spasmodiques et convulsives.*

L'hystérie est une manifestation très-fréquente de l'herpétisme ; et l'on ne devra pas s'en étonner, si l'on considère qu'elle se

(1) Marcé, *De l'état mental dans la chorée,* in *Mémoires de l'Acad. de méd.* 1860.

rattache souvent à quelque herpétide des organes génitaux, même chez les jeunes filles.

Il est certain aussi que la diathèse dartreuse peut produire la chorée (1).

D'après Gairdner et Garrod, des symptômes plus ou moins accusés d'hystéricisme se développent quelquefois par le fait de l'uricémie ; on les voit alors s'amender dès qu'il survient une manifestation articulaire. « Les exemples de ce genre, dit Garrod, ne sont pas très-rares chez les femmes que l'hérédité prédispose à la goutte, surtout quand les règles sont irrégulières, ou encore peu de temps après la ménopause. Ici l'*altération du sang suffit pour déterminer l'état névropathique* ; mais les causes qui provoquent habituellement l'apparition de la goutte articulaire font le plus souvent défaut » (2).

§ 5.

Névropathie ganglionnaire fébrile

(Fièvre intermittente).

Pour la plupart des pathologistes, les symptômes qui caractérisent la fièvre d'accès ont leur siége immédiat dans le système cérébro-spinal. Ainsi, d'après MM. Ch. Robin et Littré : « Les médecins ont souvent recherché infructueusement la cause qui fait que les accès de fièvre se manifestent avec des intervalles de temps à peu près les mêmes chez chaque malade, pendant lesquels les fonctions reprennent complètement ou presque complètement leur état normal. Pour la saisir, il faut tenir compte d'abord de ce que, à l'état normal, tous les phénomènes de la vie animale sont intermittents, et se reproduisent généralement avec des alternatives d'action et de repos d'une durée qui est à peu près la même pour chacun d'eux : l'activité est suivie du sentiment d'abattement ou de fatigue, le repos l'est du retour spontané à l'action. Or, dans les fièvres d'accès, l'altération du sang est de telle nature, que le tissu cérébro-spinal est le premier dont la nutrition se trouve modifiée. Le résultat de cette perturbation est l'apparition de troubles nerveux portant principalement sur les nerfs qui président aux contractions du cœur et des vaisseaux capillaires ou autres (fréquence

(1) Dupré, de Montpellier, *Observ. sur l'action des eaux de La Malou*, 1842, p. 106.

(2) Garrod, *op. cit.*, p. 583. — Gairdner, *on Gout*, 1860, p. 70.

du pouls, troubles circulatoires profonds), et aux contractions des muscles de la vie animale (tremblement de la fièvre, etc.), portant aussi sur les parties de l'encéphale qui président à la perception des sensations (sensation de froid, pendant que la température moyenne du corps s'élève). Ces troubles cessent après une certaine durée, comme tout acte nerveux, et sont suivis d'un affaissement général, comme tous les actes de ce genre ; ils sont modifiés en bien ou en mal par la plupart des agents qui ont une action sur le système nerveux central (1).

Il me paraît plus rationnel de considérer la fièvre d'accès comme le résultat d'une modification immédiate du système nerveux ganglionnaire, sous la dépendance duquel se trouve la contractilité des capillaires sanguins. Dans ce cas, les troubles qui ont leur point de départ dans le tissu cérébro-spinal, tels que le tremblement, les douleurs musculaires, etc., devraient être considérés comme des phénomènes d'ordre réflexe.

Quoiqu'il en soit, l'herpétisme peut occasionner la fièvre intermittente; cela est suffisamment prouvé par l'observation clinique.

Je trouve le fait suivant dans les *Observations de médecine* de Richard (2).

Obs. — Un soldat du régiment de Touraine, en apparence bien portant, vint, pour la quatrième fois, à l'hôpital de Calais pour une fièvre tierce que rien ne pouvait déraciner. Les accès en étaient très-courts, mais ils n'en avaient que plus de violence. Las de les voir revenir si souvent, et étonné de la facilité avec laquelle cette fièvre cédait aux remèdes généraux pour reparaître de nouveau aussi facilement, je le questionnai et je l'examinai avec beaucoup d'attention. En promenant une main sur l'abdomen, vers l'hypochondre gauche, j'aperçus une dureté à peu près de la grosseur d'une noisette. Cet indice, avec l'aveu que me fit alors le malade qu'il avait eu autrefois des dartres, me détermina à lui prescrire une décoction des racines de patience et de bardane avec la fumeterre, etc.

Depuis l'usage de ces remèdes, le malade n'eut plus que deux accès de fièvre, après lesquels il parut sur les poignets une éruption dartreuse qui gagna tous les deux bras. On continua les mêmes remèdes et l'on purgea le malade tous les huit jours avec les

(1) *Dict. de méd., de chirurg., de pharm.*

(2) Page 303.

pilules mercurielles, ce qui fit disparaître totalement les dartres; et la fièvre à laquelle elles avaient succédé ne revint plus.

Poupart rapporte qu'il a connu une personne attaquée depuis longtemps de dartres qui, en disparaissant, lui occasionnaient une fièvre intermittente. Après quelques accès, les dartres reparaissaient, et la fièvre ne revenait plus que lorsque les dartres avaient de nouveau disparu (1).

Baumès (2), Jaumes (3) citent des exemples de fièvre intermittente de nature dartreuse.

M. E. Gintrac dit avoir été consulté par un ancien officier habitant la Rochelle, chez qui l'eczéma alternait avec la fièvre intermittente (4).

J'ai moi-même recueilli plusieurs observations, parmi lesquelles je choisis la suivante :

Obs. — Madame V... a 70 ans; son tempérament est sanguin, et sa constitution forte.

Père dartreux, mort paralytique à soixante-douze ans.

Madame V... n'avait que dix ans lorsque sa mère est morte.

Quatre frères : l'aîné mort d'accident; le second d'apoplexie; le troisième goutteux et dartreux; le quatrième atteint d'un léger tremblement musculaire.

Madame V... n'a jamais été bien portante. Dans l'enfance elle fut très-exposée aux rhumes de cerveau, qui firent place plus tard à de violentes migraines. La menstruation s'établit vers l'âge de treize ans. Mariée à vingt-deux ans, elle eut deux enfants.

Il y a très-longtemps (la malade ne peut préciser), des dartres sèches se développèrent sur les deux cuisses. Ces éruptions disparaissaient et reparaissaient tous les ans.

A l'âge critique, Madame V... eut des hémorrhagies utérines très-abondantes contre lesquelles les bains de mer ont été employés avec succès. Les migraines disparurent et furent remplacées par des rhumatismes articulaires et musculaires. A la suite d'une

(1) *Op. cit.*, p. 88.

(2) *Précis sur les diathèses*, p. 84.

(3) *Des maladies réputées incurables*, Montpellier, 1848.

(4) *Cours théor. et clin. de pathol. int.* t. v, p. 482.

forte attaque, il y eut une rétraction considérable du muscle sterno-cléido-mastoïdien du côté gauche. Ces manifestations rhumatismales ont cédé à l'usage des eaux de Cauterets fréquentées pendant six ans consécutifs.

Après la disparition des rhumatismes, une fièvre intermittente double quotidienne se déclara. Cette fièvre débutait par des douleurs dans les membres, du froid aux pieds, des bâillements, de la courbature, et se terminait par des sueurs très-abondantes. Le sulfate de quinine et le quinquina, administrés sous toutes les formes, ont échoué complètement. La fièvre dura cinq mois, au bout desquels, Madame V... s'appliqua aux deux avant-bras, d'après le conseil d'une commère, une plante pilée dont elle ignore le nom. Cette application provoqua, au bout de peu de temps, une éruption dartreuse considérable à chaque avant-bras, et la fièvre disparut. La malade vint de nouveau à Cauterets pour guérir ses dartres, qui étaient des eczémas. Une saison de trente jours l'en débarrassa, en effet, et elle passa très-bien l'hiver suivant. Mais un an après (1869), la fièvre revint avec le même type double quotidien et les mêmes symptômes. Le sulfate de quinine et le quinquina ont encore été employés inutilement.

Actuellement (juin 1869) la fièvre persiste toujours. Elle apparaît ordinairement vers midi et décline peu à peu après une ou deux heures ; mais l'accès le plus fort a lieu vers une heure du matin et se prolonge jusqu'à quatre heures ; alors les sueurs arrivent, et la malade dort d'un profond sommeil. Aucune douleur rhumatismale, pas de céphalalgie, pouls plein, sécheresse de la bouche, soif, langue blanche, épaisse, selles assez régulières, appétit assez bon, digestion facile.

5 juin. Supprimer tout traitement pharmaceutique ; un verre d'eau de Mauhourat le matin à jeun.

8 juin. L'accès du jour a disparu ; un verre et demi d'eau de Mauhourat en deux fois.

10 juin. Pas de fièvre la nuit dernière, mais elle a été très-forte les deux nuits précédentes.

12 juin. La fièvre a continué avec la même intensité ; application d'un large emplâtre de thapsia à la région épigastrique.

15 juin. Apparition, à la région sternale et à la région stomacale, d'une forte éruption vésiculeuse et boutonneuse accompagnée d'un suintement abondant et de vives démangeaisons. Ni fièvre ni sueur la nuit dernière, sommeil excellent. Aujourd'hui le pouls est moins plein, la peau est fraîche, la langue normale et l'appétit excellent.

16 juin. Aucune fièvre, état général très-satisfaisant.

18 juin. Un peu de malaise la nuit dernière, mais sans fièvre. L'éruption a beaucoup diminué ; il n'y a plus de suintement et presque plus de démangeaisons.

22 juin. Bronchite, qui a ramené la fièvre et la transpiratiou la nuit dernière. Supprimer l'usage de l'eau de Mauhourat ; potion avec alcoolature d'aconit. L'éruption a disparu.

25 juin. Dans la nuit du 23 et celle du 24, fièvre forte avec sueur. Vésicatoire au bras gauche.

26 juin. Pas de fièvre la nuit dernière.

27 juin. Id.

1er juillet. Aucun accès.

7 juillet. Eczéma autour du vésicatoire. La fièvre a complètement disparu. Madame V... quitte Cauterets le 15 juillet dans un état de santé parfaite ; l'eczèma persistait au bras.

ARTICLE III.

NÉVRALGIES.

M. Le professeur Axenfeld a rangé les névralgies en trois groupes : 1° hyperesthésie des nerfs sensitifs cérébro-rachidiens ; 2° hyperesthésie des nerfs sensoriaux ; 3° hyperesthésie des nerfs sensitifs de la vie organique ou viscéralgies.

Ces trois espèces de nerfs peuvent être atteints dans la diathèse dartreuse ; toutefois les névralgies des nerfs céphalo-rachidiens m'ont paru être les plus fréquentes.

Suivant M. Durand-Fardel, la part qui revient à l'herpétisme dans la production des névralgies est difficile à déterminer. « J'ai mentionné, dit-il, les idées originales de M. Pidoux sur ce sujet. Bien que je ne puisse partager toutes les opinions qu'a émises à ce propos cet éminent observateur, et auxquelles il a négligé de fournir une sanction clinique suffisante, je ne saurais prétendre qu'il ne faille en tenir compte. L'alternance de manifestations dermatosiques et de névralgies très-violentes avait été déjà signalée par Chomel, et il n'est guère de praticien qui n'ait rencontré des cas de ce genre. M. Bazin assigne à ces sortes de névralgies un caractère particulièrement intermittent. Mais il y a loin de là à la généralisation qu'a prétendu faire M. Pidoux de la corrélation de l'herpétisme avec la névralgie. Quoiqu'il en soit, c'est là un sujet d'observation fort intéressant, et qui attend encore une solution » (1).

Rien n'est plus évident, quoi qu'en dise M. Durand-Fardel, que la corrélation de l'herpétisme avec les névralgies. La sanction clinique réclamée par notre éminent confrère repose sur un très-grand nombre de faits, qu'on peut grouper dans les trois catégories suivantes :

1° Les sujets atteints de névralgie étaient nés de parents herpétiques et avaient eu des dartres dans leur enfance ;

2° Des névralgies opiniâtres ont alterné avec des dermatoses ;

3° Dans une même famile composée de plusieurs membres, les uns avaient des dartres, et les autres des névralgies jusqu'au jour où la diathèse qu'ils tenaient de leurs parents se traduisait par une herpétide cutanée.

D'après ma pratique particulière, les névralgies d'origine dartreuse doivent être ainsi classées par ordre de fréquence :

Névralgie trifaciale, ou de la cinquième paire, à laquelle je rattache la migraine, que l'hyperesthésie soit directe ou due à un trouble viscéral ;

Névralgie intercostale, très-fréquente dans la névropathie générale ;

Névralgie lombo-abdominale, compliquée souvent de névralgie viscérale ;

Névralgie sciatique ou *fémoro-poplitée ;*

Névralgie cervico-brachiale ;

Névralgie cervico-occipitale.

La gastralgie, l'entéralgie et l'hystéralgie sont les névralgies viscérales plus fréquentes dans la diathèse dartreuse. On observe rarement les névralgies sensorielles.

Il y a une autre névralgie heureusement peu commune comme manifestation de l'herpétisme, et dont je dois dire cependant quelques mots : c'est l'*angine de poitrine.*

Après avoir attribué cette redoutable affection alternativement à une lésion du cœur, de l'aorte ou des artères coronaires (théorie anglaise), au principe goutteux (théorie allemande), à la tuméfaction anormale de quelque viscère de l'abdomen, le foie entre

(1) Durand-Fardel, *op. cit.*, t. II, p. 600.

autres (théorie italienne), les observateurs de tous les pays ont fini par adopter la doctrine française, d'après laquelle l'angine de poitrine consiste essentiellement dans l'hyperesthésie de la portion cardiaque du pneumo-gastrique.

Ce nerf et ses rameaux cardiaques étant reliés par de nombreuses anastomoses au plexus brachial, aux nerfs phréniques et au grand sympathique, l'excitation anormale doit se propager tantô du nerf vague aux nerfs des plexus spinaux, et tantôt des plexus aux nerfs cardiaques. Voilà pourquoi des irradiations douloureuses cervicales, brachiales, intercostales et diaphragmatiques, apparaissant consécutivement à la douleur précordiale, accompagnent ordinairement l'angine de poitrine ; l'ordre inverse, c'est-à-dire l'apparition des douleurs de voisinage avant l'angoisse précordiale, s'observe bien plus rarement.

Je donne des soins à une jeune dame herpétique chez laquelle la disparition brusque d'un pytiriasis capitis et d'un érythème léger de la figure a été suivie d'un accès d'*angor pectoris* bien caractérisé. De temps en temps l'angoisse précordiale reparaît accompagnée de douleurs de voisinage très-intenses. Ces phénomènes se montrent surtout quand la malade, se croyant beaucoup mieux, néglige son traitement. Chez cette dame, la névralgie cervico-brachiale a toujours été plus intense que la névralgie du pneumo-gastrique. Il lui est impossible de dire quelle est celle des deux qui précède l'autre.

CHAPITRE V.

HERPÉTIDES SÉREUSES.

Suivant M. Bazin, les affections qui dépendent de la dartre peuvent être partagées en quatre périodes. Vers la fin de la seconde période, apparaissent les affections du tissu cellulaire ou des membranes séreuses, et l'on peut voir l'anasarque, l'ascite, l'hydrothorax ou d'autres hydropisies. Ces collections de sérosité ont pour caractère de se résorber facilement, et souvent d'alterner avec les affections de la peau ou des muqueuses...... On a vu maintes fois survenir, à la suite de la guérison des dartres étendues, l'ascite, l'hydrothorax, l'œdème pulmonaire, l'apoplexie séreuse ou l'aliénation mentale (1).

Malgré la fréquence des herpétides séreuses, au dire de M. Bazin, le savant médecin de Saint-Louis n'en a cité qu'un cas parmi les observations rapportées dans son ouvrage. Je reproduirai cette observation textuellement.

Obs. — Arthur G...., âgé de 53 ans, courtier de marchandises, entre le 20 octobre 1864 au pavillon Saint-Mathieu, n° 63.

Pas de renseignements sur la santé du père, qui est mort du choléra en 1832. La mère est morte d'un rhume négligé à l'âge de cinquante-neuf ans ; sa santé aurait toujours été assez satisfaisante ; pas de douleurs rhumatismales, ni de migraines ni de bronchites. Le malade a deux sœurs qui sont bien portantes.

Pour lui, il est d'une constitution sèche et un peu amaigrie, d'un tempérament nerveux très-accentué. Dans son enfance il n'a jamais eu de gourmes dans les cheveux, ni d'ophthalmies, mais beaucoup de *boutons* à la face, pour lesquels on le purgeait tous les ans par la médecine Leroy. Plus tard, il aurait eu une inflammation du bas-ventre, qui l'a retenu trois mois sur le lit. Blennorrhagie à l'âge

(1) *Leçons théoriques et cliniques sur les affections cutanées de nature arthritique et dartreuse*, 2e édit., p. 110.

de vingt ans; pas de chancre ni d'éruption à la peau. Depuis il aurait eu une santé toujours très-satisfaisante ; pas de douleurs articulaires ; pas d'hémorrhoïdes ni de maux de tête ; selles régulières ; pas d'oppression ni de toux.

L'éruption pour laquelle G... est à l'hôpital a débuté il y a deux ans. Il raconte qu'à cette époque, après avoir cohabité avec une femme pendant une quinzaine de jours, il a été pris de démangeaisons sur tout le corps, et s'est aperçu de l'apparition de petites saillies rougeâtres, qui se sont peu à peu répandues sur tout le corps. Au bout d'un mois, il prit successivement des bains sulfureux, des bains alcalins et des bains ordinaires, ce qui l'a notablement soulagé. Mais l'éruption et les démangeaisons persistaient toujours en différents points ; aussi, depuis deux ans, il a l'habitude de se baigner très-fréquemment, afin de calmer ces démangeaisons.

Quelques jours avant son entrée à l'hôpital, il est pris d'oppression et de toux, ce qui l'empêche de prendre les bains ordinaires ; il ajoute qu'il a remarqué qu'à ce moment les démangeaisons habituelles étaient beaucoup moins vives. Cependant le 18 décembre, il prend, dit-il, un bain de propreté, et le lendemain il se sent un malaise général, et il s'aperçoit qu'il est gonflé de tout le corps ; il se décide alors à entrer à l'hôpital.

A son entrée, le 20 décembre, on constate de l'œdème aux extrémités inférieures, au bas-ventre, et l'existence d'un peu d'ascite. Il existe en même temps de l'oppression, de la toux et des râles muqueux assez abondants dans la poitrine. L'examen de la région cardiaque permet de constater l'absence d'une affection du cœur, et celui des urines l'absence d'albuminurie.

Du 10 décembre au 1er janvier, les accidents thoraciques se calment sous l'influence de quelques potions calmantes et l'application d'un large vésicatoire ; l'anasarque diminue sensiblement.

1er janvier. On retrouve à peine un peu d'œdème aux membres inférieurs. Le malade se trouve notablement soulagé ; mais son éruption ancienne et les démangeaisons qui l'accompagnent ont repris toute leur intensité ordinaire.

On observe, à ce moment, sur la face externe des cuisses et sur les régions fessières, un mélange de taches jaunâtres arrondies et très-abondantes, offrant une petite dépression blanchâtre au centre et de petites saillies papuleuses recouvertes d'une croûtelle rougeâtre, sanguinolente à leur sommet. Çà et là, se voient des excoriations superficielles et des pustules survenues sous l'influence de grattages répétés.

Sur la face externe des jambes et sur les mollets on trouve une éruption analogue, mais beaucoup moins abondante. Il en est de même sur le ventre et sur la poitrine; rien à la région dorsale. Les membres supérieurs ne présentent que quelques maculatures jaunâtres; aucune trace de vésicules ni de sillons acariens en aucun point.

Les démangeaisons sont très-vives, portent le malade à se livrer à des grattages très-fréquents, et l'empêchent de prendre le moindre repos la nuit. L'état général est assez satisfaisant, bien que le teint soit un peu jaunâtre et les forces encore affaiblies.

Le malade est d'abord soumis aux bains sulfureux, aux bains hydrofères, et ne retire aucune amélioration de ce traitement. A partir du 10 janvier, il prend la solution arsénicale, dont on augmente la dose chaque jour.

Le 20 janvier, l'amélioration est très-sensible ; le malade déclare spontanément qu'il n'éprouve que des démangeaisons très-faibles et localisées aux points excoriés par les grattages antérieurs.

14 février. Il sort complètement débarrassé des démangeaisons, et ne présentant plus que des maculatures brunâtres sur les membres inférieurs.

Le *Journal de médecine* (1) contient une observation intéressante de M. Marteau, sur les différents effets d'une humeur dartreuse qui finit par faire périr le malade d'une hydropisie de poitrine.

M. Binard a communiqué aux conférences des hôpitaux militaires de Belgique le fait d'une péritonite suraiguë, spontanée, survenue à la suite de la disparition d'un eczéma chronique de la jambe (2).

Pour moi, je n'ai rencontré jusqu'à présent aucun cas d'herpétide séreuse bien positif; ce qui me fait croire, vu le nombre considérable de mes observations, que cette herpétide est bien moins fréquente que M. Bazin le prétend. Toutefois je dois dire que j'ai vu, chez plusieurs herpétiques, de petites tumeurs assez résistantes formées par la synoviale tendineuse des extenseurs de l'avant-bras.

(1) Mars 1770, t. XXXII, p. 225.

(2) *Gazette hebdomadaire*, 1858, t. V, p. 463.

CHAPITRE VI.

HERPÉTIDES OSSEUSES.

La périostose est la seule lésion dartreuse que j'ai rencontrée du côté du système osseux, et encore je n'en poosède que trois observations. D'ailleurs, cette affection n'est pas très-rare dans l'uricémie. M. Bricheteau en a cité un exemple remarquable recueilli dans le service de M. Bucquoy à l'hôpital de la Charité. Le sujet de cette observation est un peintre en bâtiment chez lequel l'imprégnation saturnine avait produit l'uricémie, qui se manifesta par des accès de goutte aiguë, généralisée, et une périostose. M. Bricheteau s'exprime ainsi, à propos de cette dernière manifestation : « On découvre, en auscultant le malade, au niveau du sternum, à l'union du tiers supérieur avec le tiers moyen, une tumeur de la grosseur environ d'un œuf de poule. La peau qui la recouvre est rouge, tendue. Par la palpation on sent une tumeur dure, comme osseuse, à grand diamètre transversal, douloureuse à la pression. Cette tumeur est adhérente au sternum, et nous n'hésitons pas à diagnostiquer une périostose de nature goutteuse. Le malade raconte alors que c'est la seconde fois qu'il éprouve ce phénomène morbide. Il y a un an, il a eu la même tumeur, qui a disparu peu de temps après la cessation des douleurs (1). »

Les trois cas de périostose herpétique que j'ai observés étaient indépendants de la goutte, c'est-à-dire qu'ils ne coïncidaient ni n'alternaient avec aucune manifestation articulaire de nature urique. Je suis loin de conclure de là que l'acide urique ne prédominait pas sur les autres principes excrémentitiels dans le sang : cela est possible, mais rien ne le prouve.

Voici l'analyse de ces trois observations :

Premier cas. — Homme de 53 ans, d'un tempérament sanguin, d'une forte constitution, atteint d'herpétisme héréditaire à manifestations multiples : eczéma, acné, pytiriasis rubra, angine et bronchite glanduleuses, hémoptysie, dilatation bron-

(1) *Gazette des hôpitaux*, 3 mars 1870.

chique accompagnée d'une expectoration visqueuse et jaunâtre, douleurs musculaires.

Les herpétides cutanées ont presque toujours existé, avec plus ou moins d'intensité. Les herpétides muqueuses se sont produites à la suite d'une répercussion momentanée des dermatoses. C'est à cinquante-trois ans seulement que le malade s'aperçut qu'il avait une tumeur à la partie antérieure et supérieure du pied droit. Cette tumeur, un peu moins grosse qu'un œuf de poule, était dure, douloureuse à la pression et adhérente aux os du tarse. Je reconnus une périostose, qui disparut par l'usage des eaux de Cauterets.

Personne, dans la famille du malade, n'avait été sujet à la goutte. La périostose coïncidait avec un eczéma du scrotum, un pytiriasis versicolor de la face et des mains, et une bronchite glanduleuse. J'avais sous les yeux un véritabie type de la cachexie herpétique.

DEUXIÈME CAS. — M. H... a 34 ans ; il est robuste et bien constitué ; son père a eu des dartres ; il ne connaît pas de goutteux dans sa famille.

M. H... a remarqué que, depuis la disparition d'une éruption acnéique du dos et de la figure, dont il était atteint presque dès son enfance, il avait éprouvé de vives douleurs à la partie inférieure et postérieure de la jambe gauche, dans la région du tendon d'Achille. Son médecin avait traité cette affection pour un rhumatisme. Lorsqu'il me consulta, je constatai l'existence d'une périostose du volume d'une grosse noix au niveau de l'insertion du tendon d'Achille.

TROISIÈME CAS. — Il est relatif à un jeune homme de 28 ans envoyé par son médecin aux eaux de Cauterets pour une prétendue exostose syphilitique du frontal, qui s'accompagnait de douleurs névralgiques atroces. Ce jeune homme affirmait n'avoir jamais eu qu'une simple gonorrhée dont il était guéri depuis longtemps. Au reste, tous les traitements spécifiques employés contre son affection l'avaient aggravée.

Au bout de douze jours d'un traitement thermal assez énergique, le malade fut pris d'un prurigo généralisé qui n'avait aucun caractère vénérien. Mais ce qui me fixa sur la nature de l'affection, ce fut la diminution rapide de la tumeur de l'os frontal et des douleurs, à partir du moment où l'éruption cutanée eut lieu. Le malade se rappela qu'il avait eu des dartres dans son enfance. Sa mère était elle-même dartreuse et très-névropathe.

CHAPITRE VII.

HERPÉTIDES ARTICULAIRES.

La corrélation de certaines affections articulaires avec les dermatoses a été signalée depuis longtemps, je dois même dire de tout temps. Ainsi, Galien écrivait : « Cutem totius que corporis partes exagitant lepra, psora etc. Quædam horum ex podagra et articulari morbo, quædam ex sese oriuntur. » Hemsterhuys, au dix-septième siècle (1); Musgrave (2), Ludwig (3), Lorry (4), au dix-huitième; plus tard Willan (5), Scudamore (6), Alibert (7). Garrod (8), Graves (9), etc., se sont occupés des rapports de la goutte avec les affections cutanées, et Vogel (10), Schœnbein (11), Rayer (12), Bouillaud (13), Begbie (14), Wickham (15), G. Sée (16), Cornil (17), etc., de ceux du rhumatisme avec les mêmes affections.

L'élément douleur ne suffit pas pour caractériser le rhumatisme,

(1) *Historia arthritidis vagæ*, in-12, 1666.

(2) *De arthritide anom.*, Amsterdam, 1716.

(3) *Observ. de materiæ arthriticæ evolutione*, in *Adversaria medico-practica*, t. II, Leipsic, 1771.

(4) *De morbis cutaneis*, Paris, 1777.

(5) *On cutaneous diseases*, London, 1808.

(6) *Traité de la goutte et du rhumatisme*, Paris, 1815.

(7) *Maladies de la peau*, t. I, Paris, 1822,

(8) *La goutte*, Paris, 1867.

(9) *Clinique méd.*, t. I, Paris, 1862.

(10) *Academicæ prælectiones de cognoscendis et curandis morbis*, Gœttingæ, 1772.

(11) *Bulletin des sciences médicales de Férussac*, t. XXVIII, 1829.

(12) *Maladies de la peau*, Paris, 1835.

(13) *Traité du rhumatisme*, Paris, 1840.

(14) *Erythema nodosum in connexion With rhumatism*, 1849.

(15) *Thèses de Paris*, 1850, n° 1410.

(16) *Bulletin de la soc. méd. des hôpitaux de Paris*, t. IV, juin 1860.

(17) *Arch. de méd.*, t. XIX, 1862, et *Thèse de Bergeon*, Paris, 1861.

autrement l'arthropathie simple ou *arthralgie* serait elle-même une affection rhumatismale. Aussi je n'hésite pas à dire que c'est parce que les faits ont reçu une fausse interprétation, et qu'on a attribué aux douleurs articulaires, dans la diathèse dartreuse, une signification qu'elles n'avaient pas en réalité, qu'on a exagéré et mal défini la relation qui existe entre les affections des articulations et les lésions de la peau.

La pratique de M. Bazin lui-même, qu'on pourrait appeler le grand-prêtre de la doctrine de l'*arthritis* et des *arthritides*, fournit des preuves à l'appui de cette assertion.

En effet, sur vingt-quatre observations d'arthritide rapportées par cet éminent praticien à la fin de ses *Leçons sur les affections cutanées de nature arthritique et dartreuse* (1), il y en a douze dans lesquelles les malades n'ont éprouvé aucune espèce de douleurs, ni articulaires, ni musculaires; dans huit autres, il est question de douleurs erratiques occupant tantôt les épaules, tantôt les genoux ou les doigts de pied, ou bien encore les masses musculaires, douleurs que M. Bazin n'était point autorisé à appeler rhumatismales, car elles ne diffèrent nullement de celles de l'arthralgie; enfin quatre observations seulement peuvent être considérées comme des exemples de rhumatisme lié à des herpétides cutanées. Encore est-il permis d'avoir des doutes sur la nature de l'affection dite rhumatismale. Ainsi, dans le numéro 3 *(urticaire hémorrhagique)*, extrait d'une thèse sur le *purpura rhumatismal*, par le docteur Léger, le rhumatisme est ainsi caractérisé: torticolis.... douleurs dans les mollets..... douleurs dans les genoux et dans la main droite..... le genou gauche est le siége d'un épanchement très-appréciable..... la main droite est gonflée; le dos de la main est tuméfié et rosé..... à part un peu de faiblesse, l'état général est peu grave. La fièvre est modérée; le pouls bat 96 et a une force moyenne; l'examen du cœur ne révèle qu'un souffle léger à la base, se prolongeant dans les vaisseaux.

Dans le numéro 7 *(acné rosée)*, le malade raconte qu'il a eu trois attaques de rhumatisme articulaire aigu, mais M. Bazin n'en a vu aucune. Notre confrère constate seulement que la troisième attaque a laissé des douleurs dans les articulations.

Le sujet de l'observation 10 *(sycosis)* dit avoir eu une première attaque de rhumatisme six ans avant d'entrer à l'hôpital. Lorsqu'il fut

(1) 2e édition, Paris, 1868.

traité par M. Bazin, il se plaignait de douleurs très-vives au niveau des cous-de-pied, des poignets et des genoux, qui présentaient un gonflement assez notable. Le malade offrait en même temps un état fébrile assez intense.

Dans le numéro 20 *(urticaire-chronique)*, une première éruption ortiée fut accompagnée de douleurs articulaires occupant la plupart des jointures. Deux ou trois mois après, le malade eut une éruption de miliaire à la suite de sueurs abondantes, puis un eczéma, sans douleurs. Plus tard les plaques d'urticaire revinrent par poussées successives. Au moment où se manifestait chaque éruption, des douleurs sourdes se faisaient sentir dans les articulations du genou et du poignet, ne disparaissaient que dans la nuit suivante, et quelquefois persistaient plus longtemps ; souvent elles revenaient le soir pendant quelques jours.

Nier que les articulations puissent être le siége de lésions dartreuses différentes de celles qu'engendre l'uricémie, ce serait nier la lumière; mais on m'accordera que des douleurs articulaires accompagnées d'une tuméfaction plus ou moins considérable des parties environnantes ne prouvent point l'existence du rhumatisme vrai. Tout au plus pourrait-on dire que les articulations sont le siége d'un travail inflammatoire, ou plutôt congestif, produit par la même cause qui engendre l'herpétide cutanée. C'est pourquoi je préfère la dénomination d'*arthrite* et de *congestion herpétique* à celle de rhumatisme; et je suis convaincu que l'inflammation des articulations est beaucoup plus rare que la congestion simple sous l'influence de la diathèse dartreuse.

Il y a une espèce de rhumatisme dont l'étiologie est très-obscure, et que l'on ne peut s'empêcher d'attribuer à une altération particulière de la constitution, à une diathèse qui nous est inconnue : je veux parler de l'*arthrite noueuse* appelée aussi *goutte asthénique primitive* (Landré-Beauvais), *arthrite sèche* (Deville), *arthrite rhumatoïde* (Garrod), *arthrite déformante* (Niemeyer), *goutte rhumatismale* et *rhumatisme goutteux* (Fuller), etc. Voici comment Garrod s'exprime au sujet de cette variété de rhumatisme :

« Nous ne connaissons rien de bien positif concernant la nature de cette forme d'arthrite. Il n'est nullement démontré, quant à présent, qu'elle soit subordonnée à la présence d'un principe morbide dans le sang, ou qu'elle s'accompagne d'une altération quelconque de ce liquide.

» Dans plusieurs cas, j'ai examiné le sérum du sang pour y

rechercher l'acide urique ; mais toujours ces recherches ont eu un résultat complètement négatif ; de plus, jamais les urines ne m'ont paru présenter d'altération particulière. Les lésions qu'on rencontre dans les parties affectées diffèrent absolument de celles que l'on observe dans le rhumatisme et dans la goutte ; les cartilages ne sont jamais encroûtés d'urate de soude, comme cela a lieu dans la goutte ; mais ils sont érodés ou ulcérés, et en même temps il se produit des altérations du tissu osseux qui ne sont certainement pas un résultat de l'inflammation rhumatismale.

» Dans l'arthrite rhumatoïde, l'affection articulaire est peut-être toute locale et nullement sous la dépendance d'une altération du sang. On concevrait que les tissus peu vasculaires qui constituent une articulation pussent subir une sorte de fonte et s'ulcérer par suite d'un vice de la nutrition. Mais toutes ces questions réclament de nouvelles recherches » (1).

Fuller, cité par Garrod, pense que l'acide lactique, auquel les lésions articulaires, dans le rhumatisme vrai, paraissent dues, est étranger à la production des lésions correspondantes dans l'arthrite noueuse.

J'ignore quels sont les principes excrémentitiels qui, en excès dans le sang, peuvent produire cette affection ; mais ce que j'affirme, c'est qu'on la rencontre comme manifestation de la diathèse dartreuse. M. Bazin a cité un cas de psoriasis accompagné de rhumatisme noueux (2). J'ai moi-même recueilli deux observations très-concluantes. L'une est relative à une femme de 36 ans qui n'a jamais eu d'enfants, et chez laquelle les douleurs articulaires alternaient avec des éruptions de prurigo. Depuis que l'affection de la peau a complètement disparu, les douleurs ont persisté aux articulations métacarpo-phalangiennes, qui se sont déformées. Une éruption cutanée provoquée par l'application d'un vésicatoire au bras a calmé de nouveau les douleurs, et rendu les articulations plus libres.

La seconde observation concerne un jeune homme de 17 ans, dont le père est hémorrhoïdaire. Ce jeune homme eut d'abord une dartre à l'épaule gauche pendant plusieurs années, puis des épistaxis assez fréquentes, de fortes migraines, et enfin une arthrite noueuse à l'articulation métatarso-phalangienne du pouce

(1) Garrod, *op. cit.*, p. 627.
(2) *Op. cit.*, p. 497.

droit. Toutes les autres manifestations disparurent dès que l'articulation commença à être douloureuse; elle était tout à fait déformée lorsque je fus consulté par le malade.

On pourrait peut-être invoquer la relation de la migraine avec l'arthrite noueuse comme une preuve de l'origine dartreuse de cette dernière affection. Ainsi, d'après M. Charcot, sur trente femmes atteintes de rhumatisme noueux, douze avaient éprouvé autrefois des migraines intenses. Presque toujours celles-ci disparaissent au moment où se déclarent les manifestations articulaires. La relation dont il s'agit avait été signalée déjà par Trousseau, dans sa clinique médicale (1).

Beaucoup d'herpétiques qui n'ont jamais eu de rhumatismes remarquent eux-mêmes qu'une ou plusieurs de leurs jointures sont le siége de craquements particuliers et non douloureux. Ces craquements dénotent quelque altération du côté des surfaces articulaires.

A mon sens, le mot *Goutte*, employé pour désigner la maladie dont le caractère essentiel est la surcharge du sang par l'acide urique, devrait être rayé du langage médical, parce qu'il consacre une erreur : il s'agit de la croyance généralement répandue que les lésions articulaires constituent les symptômes dominants de la maladie, d'où les subdivisions proposées par différents auteurs. Garrod lui-même, auquel nous devons de remarquables travaux sur la goutte, et qui en a si bien démontré la nature, a ramené tous les phénomènes que cette maladie peut présenter aux deux chefs suivants : *goutte régulière* (aiguë et chronique), consistant en une inflammation d'une nature particulière qui occupe les parties tant extérieures qu'intérieures d'une ou de plusieurs articulations; *goutte irrégulière*, se manifestant soit par des troubles fonctionnels graves d'un organe quelconque, soit par le développement d'inflammations dans des parties ou des tissus autres que ceux qui concourent à former les jointures. Je ne dois pas omettre de faire remarquer que notre savant confrère dit ensuite : « On pourra critiquer l'emploi que nous faisons des termes *goutte régulière*, *goutte irrégulière;* on pourra soutenir, par exemple, et peut-être non sans raison, que les manifestations de la goutte dites irrégulières comportent, de fait, autant de régularité que les affections articulaires elles-mêmes. » J'ajoute qu'elles sont plus fréquentes.

(1) Garrod, *op. cit.*, p. 630, note.

Aussi, je propose lemot *uricémie* pour désigner la maladie générale, et celui d'*arthrique urique* (aiguë ou chronique) pour désigner ses manifestations articulaires.

J'ai déjà parlé de la prédominance des autres manifestations de l'uricémie sur les déterminations articulaires ; par conséquent je renvoie le lecteur, afin d'éviter les répétitions, au chapitre dans lequel cette question a été traitée (p. 69).

J'ai la conviction que plus d'une fois on a pris des accès d'arthrite urique aiguë pour des attaques de rhumatisme articulaire. C'est une réflexion que j'ai déjà faite à propos de l'examen critique des doctrines de l'arthritis et de l'herpétisme (pages 65 et 66). Je me rappelle avoir été appelé en consultation auprès d'une femme de trente-deux ans qui était atteinte, depuis trois semaines, d'une arthrite fébrile des deux genoux accompagnée d'érythema nodosum, et que l'on prenait pour un rhumatisme articulaire, auquel se rattachait l'éruption cutanée. Ayant fait une saignée de 150 à 200 grammes environ, je trouvai un excès d'acide urique dans le sérum du sang par le *procédé du fil*. C'était la troisième fois que la malade était prise de cette affection.

En résumé, les manifestations articulaires de l'herpétisme sont, par ordre de fréquence :

L'*arthralgie* (avec ou sans craquements articulaires) ;

La *congestion* (douleurs articulaires avec tuméfaction plus ou moins considérable des parties environnantes, sans fièvre bien prononcée) ;

L'*arthrite urique* (aiguë et chronique) ;

L'*arthrite noueuse* (aiguë et chronique) ;

L'*arthrite simple* (aiguë et chronique).

CHAPITRE VIII.

HERPÉTIDES MUSCULAIRES.

On est convenu de donner le nom de *rhumatisme musculaire* à toute affection qui a pour caractère unique la douleur, douleur spontanée, et surtout mise en jeu par la contraction des muscles. Mais la dénomination de rhumatisme me paraît aussi peu applicable aux douleurs que l'herpétisme fait naître dans les muscles, qu'aux douleurs articulaires qui ont la même origine. Je préfère le nom de *myalgie*.

Il n'y a guère de muscle qui ne soit susceptible de devenir le siége de douleurs plus ou moins vives sous l'influence de la diathèse dartreuse ; néanmoins c'est aux régions intercostale, scapulo-humérale, cervico-brachiale, lombaire et épi-crânienne qu'on observe le plus souvent la *myalgie* herpétique. Il est bien entendu que les membres n'en sont point exempts. Voici un exemple de myalgie dartreuse de la cuisse extrait des leçons cliniques de M. Devergie à l'hôpital Saint-Louis.

Obs. — Une dame, âgée de 50 ans environ, souffrait depuis six mois de douleurs dans la cuisse droite. (Je supprime à dessein le mot *rhumatismales* employé par M. Devergie). Vers le mois de mars 1847, elle eut recours à l'homœopathie ; et, comme si cette médication eut réussi, les douleurs ne tardèrent pas à disparaître ; mais en même temps la malade vit apparaître une éruption cutanée à la partie supérieure de la cuisse. N'ayant pas observé nous-même cette maladie, nous ne pouvons préciser le diagnostic. Toutefois nous pensons qu'il s'agissait d'un herpès, à en juger par les renseignements qui nous ont été donnés. Toujours est-il qu'il y avait des vésicules, de la démangeaison, peu de rougeur à la peau, peu de sécrétion. Chaque plaque vésiculeuse ne tarda pas à prendre de l'accroissement, et en même temps la peau devint rugueuse et plissée. Le centre de la plaque se dégagea un peu plus tard, le pourtour s'étendit considérablement et occupa bientôt toutes les faces antérieure, interne et externe de la cuisse. Enfin il arriva un moment où le centre était complètement dégagé; la peau y était lisse et fine comme ailleurs, mais à la circonférence elle était rugueuse et chagrinée. Tout revint enfin à l'état normal. Chose remarquable, aussitôt après la disparition complète de la maladie de la peau, les douleurs rhumatismales reparurent dans la cuisse (1).

Les crampes sont des herpétides musculaires assez fréquentes, surtout dans l'uricémie. Garrod rapproche des crampes une affection spéciale que le docteur Graves a rencontrée chez quelques goutteux, et qui consiste en une envie irrésistible de grincer des dents. Cette envie paraît provenir d'une sensation désagréable que l'on éprouve dans les dents elles-mêmes, et que l'on diminue momentanément en les faisant grincer les unes sur les autres; mais, dès que l'on discontinue ce mouvement, la sensation revient, et c'est pourquoi, lorsque la maladie se confirme, le malade ne cesse de grincer des dents pendant toute la journée (2).

J'ai déjà dit (page 47, *note*) que M. Charcot, s'appuyant sur les expériences de Zalesky, n'était pas éloigné de croire que les douleurs nerveuses et musculaires qu'on observe souvent dans la diathèse urique résultent d'une action directe de cet acide sur les tissus. Le même observateur ajoute que les muscles et les tendons paraissent subir assez souvent, dans la goutte, des modifications de texture qui les rendent plus friables, et que c'est avec raison qu'en traitant du *coup de fouet*, W.-J. Johnson a signalé la remarquable fréquence de cet accident chez les goutteux (3).

Pour ce qui est des crampes, j'admets, avec M. le docteur Jules Simon, que leur production résulte souvent d'une altération du sang. Notre savant confrère cite l'abus du café, du thé, des liqueurs alcooliques, de hautes doses d'ergot de seigle, de noix vomique, de strychnine, de cantharides. Il rapproche l'urémie de ces divers empoisonnements (4). Pourquoi donc n'en serait-il pas de même pour l'intoxication spontanée par les déchets de la dénutrition ?

(1) *Gazette des Hôpitaux*, 1847.

(2) Garrod, *op. cit.*, p. 579.

(3) *Id.* p. 579, note 2.

(4) *Nouveau dict. de méd. et de chirurg. prat.*, t. X, p. 143.

CHAPITRE IX.

HERPÉTIDES DU TISSU CELLULAIRE.

En histologie, ce tissu est rangé dans un groupe de tissus très-différents à l'état de développement complet (tissu connectif ou conjonctif), mais qui présentent néanmoins entre eux de nombreuses analogies, et qui sont susceptibles de se transformer les uns dans les autres. J'ai conservé à ce tissu son ancienne dénomination, pour éviter toute confusion.

Margagni, Thomson, Schœnbein, Ure, Carmichaël, Prout (1), et surtout M. Marchal (de Calvi), ont signalé la connexion du furoncle, de l'anthrax et du phlegmon avec l'uricémie; mais on se tromperait étrangement si l'on supposait que ces affections sont spéciales à ce mode particulier de l'herpétisme. Je les ai rencontrées plusieurs fois dans des cas où il eut été difficile de dire si l'acide urique prédominait ou ne prédominait pas sur les autres principes excrémentitiels qui viciaient le sang.

J'ai classé le furoncle parmi les herpétides cutanées, parce que la tumeur inflammatoire qui le constitue appartient plutôt au derme qu'au tissu cellulaire sous-cutané proprement dit. En effet, quoique dans l'anthrax et le furoncle, le tissu cellulaire dermique soit le point de départ de la maladie, dans le furoncle, l'inflammation se borne à une loge cellulaire, tandis que dans l'anthrax, elle s'étend à la base du tissu conjonctif sur laquelle reposent les masses cellulaires qui s'insèrent au-dessus (Alph. Guérin).

L'anasarque peut succéder à la répercussion de certaines dartres étendues, mais cela est rare. Je ne l'ai rencontrée que dans quelques cas de cachexie dartreuse, et lorsque la diathèse s'était localisée sur un ou plusieurs organes importants.

(1) Charcot, *Leçons cliniques*, p. 94.

CHAPITRE X.

CONCRÉTIONS URINAIRES ET BILIAIRES.

Je désigne sous ce nom les productions solides que constituent les principes salins et organiques contenus dans l'urine et la bile, en se déposant sous forme pulvérulente ou en s'agrégeant sous un volume plus ou moins considérable.

On voit de suite que les concrétions urinaires doivent être des manifestations fréquentes de l'herpétisme, d'après ma doctrine de cette maladie constitutionnelle.

Civiale a divisé les concrétions urinaires, selon leurs dimensions, en :

Sable, poudre fine et granuleuse ;

Gravelle, petit corps granuleux, n'excédant pas le diamètre d'une tête d'épingle ;

Graviers, dont le volume ne s'oppose pas à leur expulsion spontanée par le canal de l'urètre ;

Calculs, dont les dimensions dépassent celles du canal uréthral ;

Pierres, constituées par les calculs les plus volumineux (1).

Magendie a proposé la classification suivante des diverses sortes de gravelle (non compris les calculs) :

1° Gravelle rouge (urique) ;
2° — blanche (phosphatique) ;
3° — pileuse ;
4° — grise (de phosphate ammoniaco-magnésien) ;
5° — jaune (d'oxalate de chaux) ;
6° — transparente (d'oxyde cystique) ;
7° — multiple (2).

On peut faire plusieurs objections à cette classification ; je me

(1) *Traité de l'affection calculeuse*, 1838.
(2) *Dict. de méd. et de chirurg. prat.*, t. IX, p. 241.

bornerai à une seule : les graviers uriques ne sont pas toujours rouges, et les graviers oxaliques sont souvent noirs.

M. R. Leroy d'Etiolles n'admet que trois types importants :

Urique,

Oxalique,

Phosphatique,

qu'il se propose même de réduire à deux, au point de vue des considérations pratiques :

1° Gravelles accompagnant une urine à réaction *acide*, gravelle *urique* et *oxalique*, la gravelle *cystique* rattachée à la première ;

2° Gravelles existant dans une urine à réaction alcaline, gravelle phosphatique, près de laquelle on peut ranger les concrétions de carbonate de chaux (1).

M. Durand-Fardel divise la gravelle en :

1° *Diathésique ;*

2° *Catarrhale* (phénomène symptomatique) ;

la première comprenant les gravelles avec urine acide, gravelle urique ou oxalique ; la seconde, les gravelles avec urine alcaline, gravelle phosphatique (2).

M. Bouchardat reconnaît, dans la gravelle, quatre maladies primordiales : la *polyurie*, l'*oxalurie*, la *cystinurie* et *phosphypostase* (3).

La *polyurie* et l'*oxalurie* correspondent aux dyscrasies particulières que j'appelle *uricémie* et *oxalémie*. M. Bouchardat rapporte la *cystinurie*, d'après la composition de la cystine, très-voisine de celle de l'acide choléique (Baudrimont et Malaguti), à une combustion incomplète ou à une transformation des principes de la bile.

Je ne pense pas qu'on puisse rattacher la *cystinurie* à une dyscrasie particulière, parce que la cystine n'existe pas normalement dans le sang. Au reste, les sédiments qu'elle forme dans l'urine sont très-rares, sinon les plus rares (Robin).

Quant à la *phosphypostase*, j'ignore si elle doit être considérée comme une maladie primordiale, ou, pour parler plus exactement d'après ma doctrine, comme un mode particulier de l'herpétisme, analogue à l'uricémie et à l'oxalémie.

(1) *Traité pratique de la gravelle et des calculs urinaires*, 1863, p. 22.

(2) *Op. cit.*, t. I, p. 112.

(3) *Annuaire de thérapeutique* pour 1867.

D'après M. Bouchardat lui-même, les dépôts d'urine, les gravelles, graviers et calculs, qui contiennent du phosphate de chaux, du phosphate ammoniaco-magnésien, du carbonate de chaux, ne dérivent point d'une élimination spéciale ou d'une élimination accrue d'un résidu normal, mais de la décomposition spontanée de l'urine avant son émission. La véritable maladie est donc ici dans les voies urinaires et surtout dans la vessie.

Toutefois le savant professeur pense que les phosphates de chaux et de magnésie, qui font partie intégrante de la plupart des tissus et des humeurs de l'économie, peuvent donner naissance à des phosphates ammoniaco-magnésiens, qui deviennent eux-mêmes le point de départ d'accidents pathologiques particuliers. Ainsi, une cause fréquente de production ammoniacale et d'absorption de carbonate d'ammoniaque, qui doit former dans le sang du phosphate ammoniaco-magnésien, c'est l'alimentation animale excessive avec une habituelle constipation. Alors l'intoxication spontanée par le phosphate ammoniaco-magnésien serait très-commune. Reste à préciser en quoi consistent les phénomènes pathologiques auxquels cette intoxication donne lieu. C'est une question que j'étudie en ce moment par l'expérimentation, et sur laquelle je reviendrai dans la partie de cet ouvrage consacrée à la pathologie expérimentale et comparée.

Pour le moment, je n'admets que deux espèces de concrétions urinaires diathésiques, c'est-à-dire liées à une dyscrasie particulière du sang à laquelle j'attribue un rôle capital, essentiel dans l'herpétisme : la gravelle *urique* et la gravelle *oxalyque*. J'ai examiné l'urine d'un nombre considérable d'herpétiques, et je n'ai jamais rencontré la réaction alcaline qui coïncide avec la gravelle phosphatique ; ce qui me fait supposer encore que si la *phosphypostase* est une maladie primordiale, comme le suppose M. Bouchardat, elle est beaucoup plus rare qu'on serait tenté de le croire d'après la théorie du savant professeur sur la formation du phosphate ammoniaco-magnésien dans le sang.

Les différentes formes de concrétions urinaires indiquées par Civiale, et que j'ai signalées plus haut, peuvent se rencontrer dans l'herpétisme ; mais les plus communes sont le sable, la gravelle et les graviers.

Les concrétions qui constituent la gravelle et les calculs biliaires ont une composition moins complexe que celle des concrétions urinaires : elles sont formées à peu près exclusivement de deux des éléments de la bile, la matière colorante et la cholestérine, auxquels il faut ajouter du mucus.

Je rappelle que la cholestérine est un principe excrémentiel qui a le foie pour organe éliminateur. Son accumulation dans le sang, par suite d'insuffisance hépatique ou de toute autre cause, pourrait donc être considérée comme un mode particulier de l'herpétisme, au même titre que l'uricémie et l'oxalémie. Malheureusement des expériences directes ne m'ont pas permis de déterminer l'action de la cholestérine en excès dans le sang sur la peau, les muqueuses, le système nerveux, etc. (Voyez *pages* 39 et suiv.); mais j'ai vu plusieurs fois des coliques hépatiques calculeuses coïncider et alterner avec des herpétides si nettement caractérisées, qu'il était difficile de ne pas admettre une corrélation entre les unes et les autres. M. Bazin a cité un cas d'acné rosée accompagné de rhumatisme articulaire, puis de coliques hépatiques (1). M. Durand-Fardel a observé l'affection calculeuse du foie chez plusieurs personnes des deux sexes atteintes d'eczéma et de psoriasis (2). Enfin on sait qu'il n'est pas rare de rencontrer l'affection calculeuse du foie dans l'uricémie, et de voir la colique hépatique accompagner ou suivre la colique néphrétique, ou encore alterner avec elle (3).

En tout cas, les concrétions urinaires, surtout le sable, la gravelle et les graviers sont infiniment plus fréquentes dans l'herpétisme que les concrétions biliaires.

(1) *Op. cit.* p. 452.

(2) *Op. cit.* t. II, p. 275.

(3) Stœckhardt et Faber, Marchand, Frerichs, ont vu des calculs biliaires formés presque exclusivement d'acide urique ; mais MM. Robin et Verdeil considèrent ces faits comme peu certains ; Frérichs lui-même élève des doutes sur celui qu'il a rapporté (*Traité prat. des malad. du foie*, 2e édit, 1866, p. 803.)

CHAPITRE XI.

DIABÈTE SUCRÉ.

Dès l'année 1782, Poupart avait signalé un rapport de causalité entre la dartre et le diabète (1). Cependant je ne crois pas que, depuis cette époque, aucun auteur ait assigné une place à l'herpétisme dans l'étiologie de cette grave affection. Pour moi, je n'ai recueilli jusqu'à ce jour aucun fait que je puisse invoquer à l'appui de l'assertion de Poupart, ce qui tient certainement à ce qu'on a l'habitude de détourner les diabétiques des stations sulfureuses, sans que cette pratique repose sur des raisons valables. Néanmoins je ne dois pas hésiter à placer le diabète au nombre des manifestations de l'herpétisme, à cause de son affinité avec l'uricémie.

Signalée déjà par Stosch (de Berlin), Hermann, Prout, Rayer, etc., cette connexion intime a été établie surtout par les recherches de MM. Marchal (de Calvi) et Charcot. Mais prouve-t-elle que l'uricémie soit réellement la cause de certains diabètes ? En aucune façon, d'après plusieurs pathologistes parmi lesquels je citerai particulièrement M. Durand-Fardel, qui s'exprime ainsi : « On n'a pas encore démontré la présence de l'acide urique en excès ni dans le sang ni dans l'urine des diabétiques. L'observation clinique ne permet pas davantage de soutenir que le diabète offre aucune relation commune avec la gravelle urique ni avec la goutte. Je déclare que, pour mon compte, j'opposerais une dénégation formelle à une telle assertion. Que la diathèse urique et le diabète ne s'excluent pas, voilà tout ce qu'on peut conclure de l'observation. Les premiers exemples d'un semblable rapprochement avaient étonné les observateurs. Ces exemples se sont multipliés naturellement, puisque l'observation du diabète s'est elle-même multipliée à un haut point ; mais ces combinaisons de la diathèse urique et de la diathèse glycosurique ne peuvent en rien porter à admettre l'identification du diabète avec la gravelle urique, la goutte, et le

(1) *Traité des dartres*, p. 99.

rhumatisme, qui vient compliquer encore ce mélange disparate. En réalité, le seul argument de fait que l'on saisisse en faveur de cette théorie, c'est la ressemblance de constitution qui existerait entre les diabétiques et les goutteux. Mais cela ne suffit pas. Et il faut considérer encore que si la théorie de M. Marchal (de Calvi) était exacte, les faits qu'il invoque devraient offrir la rigueur de faits d'ordre purement cliniques, et que si le diabète pouvait encore exister en dehors de la diathèse urique, celle-ci ne saurait exister isolée du diabète ; en un mot, que tous les goutteux et tous les graveleux seraient nécessairement ou presque nécessairement glycosuriques (1). »

De pareilles objections me surprennent de la part d'un praticien aussi éclairé et aussi logique que M. Durand-Fardel. Notre éminent confrère, qui affirme que le diabète n'a aucune relation commune avec la gravelle urique ni avec la goutte, n'ignore pas cependant que ces affections alternent quelquefois, à ce point que M. Cl. Bernard a admis une forme de diabète qu'il appelle *alternant* et qui, comme son nom l'indique, peut alterner avec des accès de goutte. S'il était vrai que, par suite d'une relation intime du diabète avec la diathèse urique, tous les goutteux seraient nécessairement ou presque nécessairement glycosuriques, par la même raison ils doivent être tous dartreux, asthmatiques, dyspeptiques, etc., attendu que les affections cutanées, l'asthme, la dyspepsie, etc., sont rangés par M. Durand-Fardel lui-même, sous le nom de *formes anomales* de la goutte, parmi les manifestations effectives de cette maladie.

M. Fernet, dans une thèse très-remarquable sur la diathèse urique, est moins affirmatif que M. Durand-Fardel : il ne conteste pas la connexion évidente de l'uricémie avec le diabète, mais il fait des réserves pour ce qui concerne les rapports de causalité. « Il paraît probable, dit-il, que le diabète peut être une conséquence de l'uricémie. La succession fréquente du premier état au second, chez le même individu ou dans les transmissions héréditaires, conduit à le penser. Mais je ne crois pas possible actuellement de démontrer que l'uricémie soit la cause de certains diabètes ; et voilà pourquoi je n'ai pas rangé cette dernière maladie parmi les effets de la diathèse urique (1). »

(1) Durand-Fardel, *op. cit.*, t. I, p. 165.

(1) Ch. Fernet, *De la diathèse urique*, thèse pour l'agrégation, 1869, p. 55.

J'ai entrepris de résoudre cet important problème par l'expérimentation, et j'avoue que je n'ai pas encore obtenu des résultats aussi probants que pour les autres manifestations de l'uricémie. Toutefois, parmi les expériences que je rapporterai à la fin de cet ouvrage *(Appendice)*, on en trouvera une dans laquelle l'animal soumis à l'action de l'acide urique a présenté presque tous les symptômes du diabète sucré : polydipsie, polyphagie, autophagie. Malheureusement, la vessie étant vide lors de l'autopsie, il n'a pas été possible de s'assurer si l'urine contenait du sucre.

SECTION II.

MANIFESTATIONS ULTIMES DE L'HERPÉTISME.

Depuis le commencement de ce siècle, trois doctrines principales se sont succédé sur le mode de production des néoplasmes : la doctrine de la *spécificité anatomique*, la doctrine de l'*unité de formation* ou du *développement continu*, et la doctrine du *blastème* ou de l'*hétérologie* ; la première et la troisième n'en formant qu'une à proprement parler.

La première a pour représentants Laennec d'abord, puis Dupuytren, Cruveilhier, Lobstein, Lebert, etc. D'après l'immortel inventeur de l'auscultation (1804), les tissus accidentels se divisent en deux sections naturelles : dans la première se rangent les tissus accidentels qui ont des analogues parmi les tissus naturels de l'économie animale ; dans la deuxième, ceux qui n'en ont point. Ces deux groupes correspondent à ce qu'on a appelé depuis *tissus homologues* et *tissus hétérologues* (homœoplasie et hétéroplasie de Lobstein).

L'origine des organisations nouvelles est attribuée à l'existence préalable d'une dyscrasie particulière du sang, dyscrasie toute hypothétique à laquelle se rattachent les dénominations de diathèse tuberculeuse, diathèse cancéreuse. C'est la lymphe plastique, douée de qualités toutes spéciales, qui concourt directement à la formations des néoplasmes. Quant au principe de la diathèse, ni la chimie, ni le microscope n'en ont révélé la nature. Toutefois ce dernier, appliqué à l'etude des tissus normaux et des tissus pathologiques, a fait découvrir, dans les éléments histologiques du cancer et du tubercule, des caractères propres à légitimer jusqu'à un certain point la spécificité qu'on leur avait attribuée.

Virchow plaça la question sur un tout autre terrain : il opposa à la doctrine de la spécificité anatomique sa fameuse *théorie cellulaire*, ou doctrine de l'*unité* de *formation*, du *développement continu*.

Suivant l'illustre histologiste de Berlin, « la *cellule* est le dernier élément morphologique de tout phénomène vital, et l'action vitale ne peut pas être, en dernière analyse, rejetée au-delà de la cellule.

» La cellule animale, qui peut être rapprochée de la cellule végétale, mais non identifiée avec elle, puisque celle-ci, entre autres caractères particuliers, est revêtue d'une enveloppe non azotée, présente : une enveloppe azotée, un noyau et un nucléole, lequel ne se rencontre pas dans les cellules jeunes, mais ne manque jamais dans les cellules parvenues à leur développement complet. — Le noyau ne paraît pas avoir de corrélation directe avec l'action spécifique de l'élément cellulaire ; mais il paraît nécessaire au maintien et à la multiplication des éléments vivants. — Outre le noyau, la cellule renferme des matières auxquelles il paraît étranger, telles que du pigment, de la matière contractile, etc. Les propriétés spéciales des cellules ne sont dues ni à leur enveloppe, ni à leur noyau, mais à leur contenu (substances intercellulaires).

» *Chaque animal représente une somme d'unités vitales* (c'est-à-dire de *cellules*) qui portent partout en elles-mêmes les caractères complets de la vie. Ce n'est pas dans un point limité d'une organisation supérieure, dans le cerveau de l'homme, par exemple, que l'on peut trouver le caractère de l'unité de la vie ; on le trouve bien plutôt dans l'arrangement régulier, constant, de l'élément distinct. On voit donc que l'organisme élevé, que l'individu, résulte toujours d'une espèce d'organisation sociale, de plusieurs éléments mis en commun : c'est une masse d'existences individuelles dépendantes les unes des autres ; mais cette dépendance est d'une nature telle que chaque élément a son activité propre ; et même lorsque d'autres parties impriment à l'élément une impulsion, une excitation quelconque, la fonction n'en émane pas moins de l'élément lui-même et ne lui est pas moins personnelle » (1).

Cet élément unique, toujours semblable à lui-même, d'une organisation complexe, et cependant indivisible, qui répond à l'universalité des fonctions physiologiques, la *cellule*, en un mot, se retrouve dans toutes les organisations dites nouvelles, les néoplasies, soit par une simple exagération de la prolifération active qui est la condition de sa multiplication, soit par une erreur de lieu qui la dévie de son aboutissant normal. Ainsi, il n'y a pas de tissus nouveaux ou, à proprement parler, hétéromorphes, par conséquent

(1) Virchow, *Pathologie cellulaire*, traduction de Paul Picard, 1866, p. 4. et suiv.

pas de dégénérescences, pas de diathèse protopathique, de dyscrasie préalable, dans la classe des tumeurs ; ce sont toujours des éléments normaux des tissus physiologiques qui constituent les néoplasmes, sous l'influence d'une irritation locale, empruntant leur caractère homologue ou hétérologue, et, en général, leur bénignité ou leur malignité, à ce qu'ils se trouvent implantés sur des tissus de nature identique ou de nature différente. Telle est la pathologie cellulaire de Virchow réduite à sa plus simple expression.

M. Broca a exposé avec beaucoup de talent, dans son remarquable *Traité des tumeurs*, la doctrine du *blastème*, ou de l'hétérologie, de la *spécificité des éléments*, doctrine complètement différente de celle de Virchow.

Le *blastème* provient du sang, dont il se sépare en traversant par exsudation les parois des dernières ramifications vasculaires. C'est un suc amorphe, non organisé, mais organisable, et qui donne lieu à des productions très-diverses, les unes présentant les caractères des formations physiologiques (*homœomorphie*), les autres ne ressemblant à aucun élément normal en particulier, et pouvant être considérées comme des déviations primitives des types normaux (*hétéromorphie*).

On voit qu'il n'y a pas de différence essentielle entre cette doctrine et celle de Laennec, dans laquelle la lymphe plastique joue le rôle de blastème.

Que d'objections on pourrait faire à la théorie cellulaire de Virchow. Mais cette doctrine, beaucoup plus métaphysique que positive, se trouve fortement ébranlée par les recherches de MM. Cohnheim, Waller, etc., et celles plus récentes de M. Vulpian : il s'agit du rôle que jouent les leucocytes du sang dans la formation des globules du pus.

Virchow s'est attaché à prouver que le pus provient des tissus eux-mêmes, de la formation épithéliale ou du tissu conjonctif, que ce n'est pas un liquide dissolvant, mais une substance dissoute, c'est-à-dire un tissu transformé. Au contraire, MM. Cohnheim, Waller, etc., ont constaté que les globules du pus proviennent du sang. D'un autre côté, M. Vulpian a lu, à l'Académie de médecine, au mois de février dernier (séance du 15), un travail dans lequel il apporte de nouveaux faits à l'appui de ceux qu'avaient signalés MM. Cohnheim, Waller, Koster, Volkmann, Stendner et Hayem, relativement au mécanisme de la suppuration, et desquels il résulte que les globules du pus ne sont autre chose que les leucocytes du sang extravasés (1).

Ce fait me paraît considérable en ce que le système des proliférations cellulaires de Virchow étant reconnu faux sur un point, on est autorisé à supposer qu'il l'est sur beaucoup d'autres, sinon sur tous les autres.

Suivant Virchow, presque toutes les productions pathologiques, hétéroplasiques ou autres, passent à leur début par un stade de granulation ou d'indifférence, pendant lequel elles sont composées de petites cellules et de noyaux. La granulation tuberculeuse, qui ne dépasse guère cette période, se rapproche beaucoup, d'après son développement, du pus, dont elle possède, les petits noyaux et les petites cellules.

M. Villemin professe la même doctrine. Pour cet observateur, en effet, la granulation tuberculeuse se forme par le moyen de la prolifération des éléments cellulaires conjonctifs, dont la multiplication aboutit à la création d'un nombre variable de petits éléments, accumulés au centre du nodule et emprisonnés dans une susbstance intercellulaire granuleuse, solide et rare. C'est un processus qui s'opère par le même mécanisme qu'un foyer de suppuration ; seulement, dans ce dernier cas, la multiplication cellulaire donne des globules un peu plus volumineux que ceux du tubercule (2).

Le docteur Ludwig Meyer admet que les cellules épithéliales sont quelquefois le point de départ des petits éléments du tubercule par une génération endogène ; par exemple : les granulations

(1) Espèces d'éléments anatomiques qui se présentent soit à l'état de cellules, soit à l'etat de noyaux libres (globulins); ces derniers, peu nombreux, sphériques, sans nucléoles, légèrement contractés et recourbés par l'action de l'acide acétique, tandis que les leucocytes de la variété cellule se distinguent par la production, à l'état frais, d'expensions sarcodiques qui les déforment, mais surtout par les actions coagulantes et dissolvantes spéciales de l'eau, de l'acide acétique, etc., qui les pâlissent et y font apparaitre généralement de un à quatre petits amas ou noyaux, lorsque leur état finement granuleux n'a pas été remplacé par le dépôt de granulations graisseuses dont ils sont souvent le siége, On trouve à l'état normal ces globules dans toutes les parties où existent les globules rouges du sang, ainsi que dans la lymphe. Dans les capillaires, dans ceux de deuxième et de troisième ordre surtout, ainsi que dans les petites artères et les petites veines, ils sont appliqués contre la face interne du conduit, plutôt qu'en suspension dans le sérum du sang. (Ch. Robin, *Dict. de méd. et de chirurg.*)

(2) Villemin, *Études sur la tuberculose* p. 102.

tuberculeuses de la surface du péritoine pourraient se former en partie aux dépens du revêtement épithélial de cette séreuse (1).

MM. Hérard et Cornil, auxquels la science est redevable de précieux travaux sur la phthisie pulmonaire, s'expriment ainsi sur le développement de la granulation tuberculeuse en général : « Pour nous, qui tenons à ne donner que ce qui paraît certain, d'après nos recherches personnelles, et à faire la part de ce qui est démontré et de ce qui est douteux, voici ce qui nous a paru constant dans le début des granulations miliaires : Quelle que soit leur petitesse, alors qu'elles sont à peine visibles à la loupe, elles consistent en un groupe de noyaux ou de cellules de très-petite dimension, répondant, par leurs caractères physiques et micro-chimiques, aux éléments appelés cytoblastions par M. Robin. Presque toujours le siége précis de ces éléments de nouvelle formation est le pourtour d'un petit vaisseau, le tissu cellulaire qui représente la membrane adventice. C'est dans l'angle que forme une branche collatérale avec le vaisseau d'où elle émane, ou bien dans un réseau anastomotique de capillaires, plus rarement sur la continuité d'une petite artère, que la granulation se montre tout d'abord. Alors ces vaisseaux sont distendus et remplis de sang. Autour du groupe de petits noyaux qui est la granulation naissante, de nombreux noyaux naissent, restent d'abord un peu espacés, ou réunis en groupe de deux à cinq, puis s'unissent aux premiers formés, de telle sorte que la granulation s'agrandit peu à peu par leur adjonction. Cette formation de noyaux et l'hypertrophie des corpuscules préexistants du tissu conjonctif se continuent autour de la granulation, même alors qu'elle a acquis le volume d'un grain de millet et plus. Il en résulte que le processus qui aboutit à former des granulations tuberculeuses s'accompagne aussi d'un épaississement du tissu conjonctif voisin, dû à une hypergenèse de ses éléments. La nature des éléments qui composent la granulation dès son début, leur développement dans le tissu cellulaire ou lamineux, et spécialement dans la membrane adventice des vaisseaux, ne sauraient donc être mis en doute.

» Mais si l'on veut pénétrer plus avant dans le secret des phénomènes, et savoir si les corpuscules du tissu conjonctif et de la membrane adventice sont le lieu de formation des noyaux nou-

(1) *Ueber Entwickelung der Tuberkel*, in *Archiv. für path. Anat.*, t. XXX, p. 14. 1864.

veaux, on se trouve en face d'un problème insoluble avec les données que nous possédons actuellement.

» Il est rare, en effet, de voir un corpuscule de tissu conjonctif (noyau embryoplastique de Robin) en train de se diviser ; et il est difficile de rapporter à ce processus unique la quantité considérable de noyaux qui sont agglomérés dans la granulation, ou disposés par petits groupes à son pourtour. Aussi, la théorie de la prolifération ne peut pas remplacer complètement celle d'une genèse aux dépens d'un blastème préexistant, et dans ces questions encore douteuses on doit attendre de nouveaux travaux pour se prononcer » (1).

Peut-être les recherches de MM. Cohnheim, Waller, Vulpian, etc., sur la suppuration, recherches dont j'ai indiqué les résultats plus haut, feront-elles faire un pas immense à la solution de cette question de génèse pathologique.

Un fait important à signaler en histologie pathologique, c'est l'extrême ressemblance que plusieurs néoplasies présentent entre elles, non-seulement par leur apparence extérieure, mais aussi par leur structure : telles sont les granulations du tubercule, du cancer, de la morve, etc.

Il est si difficile de distinguer les granulations tuberculeuses des granulations cancéreuses à l'état miliaire, que M. le professeur Cruveilhier a dit que « pour faire un traité *ex professo* sur les tubercules en général, on devrait les diviser en deux grandes classes : 1° les tubercules strumeux ; 2° les tubercules cancéreux » (2).

MM Hérard et Cornil reconnaissent la même difficulté dans leur beau *Traité de la phthisie pulmonaire*. Ces deux éminents observateurs prétendent qu'un anatomo-pathologiste très-exercé se trompera, dans la moitié des cas, en examinant à l'œil nu le péritoine farci de granulations d'un individu mort de phthisie aiguë, d'une part, et d'une femme morte de la généralisation d'un squirrhe du sein, d'autre part. Supposons encore, d'après les mêmes auteurs, qu'on ait affaire à l'un de ces cas, qui ne sont pas très-rares, où il existe une généralisation d'emblée du cancer, une multitude de granulations cancéreuses, sans qu'il y ait eu de foyer primitif, ainsi que Demme, Erichsen, MM. Charcot et Vulpian en ont publié des

(1) Hérard et Cornil, *De la phthisie pulmonaire*, p. 52, 1867.

(2) *Anat. pathol.*, t. IV, p. 533, 1862.

observations ; qu'arrivera-t-il? C'est qu'à un examen superficiel fait sans microscope, en ne tenant compte que de la *forme*, et négligeant la *nature* de la production morbide, on sera exposé à appeler tuberculose aiguë ou miliaire, une carcinose généralisée. Bien plus, la tuberculisation et le cancer sont fréquemment unis chez le même sujet, ainsi que le prouvent les observations de MM. Broca, Rokitansky, Fuhrer, Concato, etc. A laquelle de ces deux affections rapportera-t-on les granulations qu'on observe dans ces cas? MM. Hérard et Cornil indiquent le moyen suivant pour distinguer les granulations cancéreuses des granulations tuberculeuses : le plus souvent d'abord, certaines des granulations cancéreuses auront atteint le volume d'un grain de chènevis ou même d'un petit pois, et donneront alors sur une coupe, au raclage, du suc laiteux. — En outre, par l'examen microscopique des granulations cancéreuses, même de celles qui n'ont pas dépassé le volume d'un grain de millet, on verra, à leur centre, des noyaux volumineux atteignant 0^{mm}, 009 de diamètre, tandis que, dans les granulations tuberculeuses, les noyaux n'ont jamais plus de 0^{mm}, 006, et sont toujours, à leur centre, atrophiés, pâles et granuleux : cet état répond à une apparence opaque, quelquefois même jaunâtre de la partie centrale, tandis que les granulations cancéreuses de même volume sont toujours homogènes et semi-transparentes (1).

La seule différence consiste donc dans le volume et l'aspect des noyaux ; mais les deux espèces de granulations n'en ont pas moins une structure identique.

Selon Dupuy (2), Virchow (3), Foerster (4), il est impossible de différencier les granulations du tubercule et de la morve au point de vue purement microscopique.

Ainsi, *Premier point :* les globules du pus sont formés par les leucocytes du sang extravasés ;

Deuxième point : la granulation tuberculeuse et la granulation cancéreuse ont la même structure que les globules purulents ; la seule différence porte sur le volume des noyaux.

Ne pourrait-on pas tirer la conséquence suivante de ces deux propositions : la granulation tuberculeuse et la granulation can-

(1) Hérard et Cornil. *Op. cit.*, p. 56 et 57.

(2) *De l'affection tuberculeuse vulgairement appelée morve.*

(3) *Handbuch der speciellen Pat. und Thérapie,* t. II, 1855.

(4) *Handbuch der path. anat.* 1re livraison, p. 237. 1863.

céreuse ont la même origine que les globules du pus, c'est-à-dire qu'elles sont constituées par les leucocytes du sang, qu'elles sont, en un mot, comme le pus, des *néoplasies leucocytiques*, si l'on veut bien me permettre ce mot.

Il me semhle qu'il y a plusieurs considérations à faire valoir à l'appui de cette théorie toute nouvelle. Je citerai d'abord le siége des granulations tuberculeuses, qui se développent, comme l'ont établi MM. Hérard et Cornil, autour des dernières ramifications artérielles et dans le tissu cellulaire représentant la membrane adventice ; ensuite l'hypérémie considérable des vaisseaux qui accompagne toujours la formation des noyaux tuberculeux. Une autre considération non moins importante, c'est que les noyaux, ou petites cellules qui constituent les granulations tuberculeuses, ne possèdent pas habituellement de nucléoles, de même que la variété de leucocytes appelés *globulins*, et que l'acide acétique agit d'une façon à peu près identique sur les uns et les autres. En effet, les noyaux tuberculeux et les globulins sont peu modifiés par l'acide acétique, tandis que le même acide dissout les leucocytes de la variété cellule. Notons, en outre, que ces derniers ont un diamètre un peu plus considérable que les autres. Je n'ai pu examiner qu'une seule fois, au microscope, des granulations cancéreuses, et il m'a semblé que l'acide acétique se comportait vis-à-vis d'elles tout différemment que pour les granulations tuberculeuses. Ce phénomène, s'il était bien constaté par des recherches ultérieures, joint à la différence de diamètre et d'aspect de la partie centrale des granulations tuberculeuses et des granulations cancéreuses, indiquerait peut-être que les premières sont formées par les globulins, et les secondes par les leucocytes de la variété cellule.

Quoiqu'il en soit, il me paraît rationnel d'admettre que ces deux espèces de granulations proviennent du sang, de même que les globules du pus ; et peut-être l'époque n'est-elle pas éloignée où de nouvelles recherches histologiques prouveront qu'il en est réellement ainsi. Alors le développement de la tuberculose et du cancer s'expliquerait tout naturellement par la dyscrasie qui caractérise l'herpétisme, et par les congestions que les principes excrémentitiels produisent dans presque tous les organes et presque tous les tissus, comme je l'ai prouvé expérimentalement et cliniquement. Voici, d'ailleurs, comment je conçois le développement du cancer et de la tuberculose.

Les leucocytes forment les granulations tuberculeuses et cancéreuses, après leur extravasation, dans les points où ils se déposent, ou bien directement dans les vaisseaux mêmes qui les contiennent, par suite du trouble des actes de la nutrition et du défaut d'épuration du sang. Dans le premier cas, c'est de deux choses l'une : ou les collections granuleuses restent isolées, circonscrites dans les parties où elles se sont produites, ou elles forment des foyers d'infection semblables aux collections purulentes d'où les globules envahissent le système circulatoire. Dans le second cas, la généralisation des granulations, c'est-à-dire l'infection est d'emblée, et ce n'est que consécutivement qu'un ou plusieurs foyers se produisent. Voilà pourquoi il y a des affections tuberculeuses et cancéreuses dans lesquelles les lésions locales n'expliquent nullement la gravité des sympômes généraux.

Demander comment il se fait que les leucocytes forment tantôt des globules purulents, tantôt des granulations tuberculeuses ou cancéreuses, ce serait poser un problème insoluble, quant à présent du moins.

Je limiterai là cette esquisse à grands traits d'une théorie qui a toutes les allures d'une pure hypothèse, et qui néanmoins concorde parfaitement avec les données de l'histologie et l'observation clinique.

Quelle que soit, d'ailleurs, l'explication, il est suffisamment prouvé que les néoplasies tuberculeuses et cancéreuses se produisent fréquemment dans la diathèse dartreuse. Je les appelle *manifestations ultimes* de l'herpétisme, parce qu'elles représentent la plus haute puissance des effets de l'intoxication spontanée par les déchets de la dénutrition.

Jusqu'à présent, je n'ai produit qu'une seule fois des tubercules pulmonaires dans mes recherches expérimentales. On trouvera ce cas relaté avec les autres à la fin de l'ouvrage.

CHAPITRE PREMIER.

PHTHISIE PULMONAIRE.

Lorry a mentionné la fréquence des phthisies engendrées par la répercussion des dartres (1).

Raulin a rapporté des cas de phthisie due à la même cause (2).

D'après Poupart, la phthisie pulmonaire est la maladie interne que le vice dartreux produit le plus souvent (3).

Carrère (4), Michel Bertrand (5), ont signalé aussi la grande fréquence des phthisies pulmonaires, par suite de la métastase de l'humeur dartreuse.

« Tous les jours, dit Baumès, nous voyons des pulmonies commençantes ou confirmées devoir leur origine à des dartres qu'on a fait disparaître » (6).

Plus récemment, les docteurs Guéneau de Mussy (7), Chrestien (8), Camus (9), etc., ont rapporté des observations de phthisie survenue après la suppression des dartres.

Moi-même je me suis occupé des rapports réciproques de l'herpétisme avec la tuberculisation, dans un mémoire que j'ai lu au Congrès médical de Bordeaux le 2 octobre 1865. J'ai divisé en deux séries les observations qui ont servi de base à ce mémoire. La première série comprend les cas dans lesquels l'herpétisme a manifestement produit la tuberculose par voie d'hérédité ; dans la seconde série ont été placés les faits relatifs à la transformation de

(1) *Op. cit.*, p. 27.
(2) *Traité de la phthisie pulmonaire*, p. 182. 1784.
(3) *Op. cit.*, p. 89.
(4) *Traité de la douce-amère*, p. 80 et 84.
(5) *Traité des Eaux du Mont-D'or*, p. 208.
(6) *Traité de la phthisie pulmonaire*, t. 1, p. 507.
(7) *Traité de l'angine*, etc., p. 198.
(8) *Parallèle des maladies aiguës et des maladies chroniques.*
(9) *Thèse de Paris*, 1856.

la diathèse tuberculeuse en diathèse dartreuse, toujours par l'hérédité.

Je crois devoir rapporter ces observations.

(12 Observations prises parmi 120.)

PREMIÈRE SÉRIE.

Obs. I.— M. C..., âgé de 58 ans, d'un tempérament lymphatico-nerveux, a toujours été très-délicat dans son enfance. Vers l'âge de puberté, il eût au visage des dartres farineuses qui disparurent sans traitement ; mais il fut pris bientôt de douleurs rhumatoïdes à la nuque et à la région dorsale, puis d'une angine glanduleuse qui a toujours persisté avec plus ou moins d'intensité, et qui s'accompagne d'une grande susceptibilité catarrhale des voies respiratoires. Souvent même le larynx est pris à ce point que la voix s'éteint complètement. Il y a quinze ans, un engorgement des poumons nécessita l'application d'exutoires dans le dos.

Lorsque M. C... vint à Cauterets, je constatai, à l'aide du laryngoscope, une angine glanduleuse très-développée, avec boursoufflement de l'épiglotte, des replis aryténo-épiglottiques et des cordes vocales supérieures. Il y avait aussi un peu d'aphonie et un besoin incessant de toussser et de cracher. Tout le poumon droit était le siége d'une congestion caractérisée par la matité, la diminution et l'absence dans certains points du murmure respiratoire, du retentissement de la voix, et çà et là des râles à grosses bulles. L'état général était du reste assez bon, et les fonctions digestives se faisaient bien. Il n'y avait rien à la peau.

Le père de M. C..., qui mourut à soixante ans, fut atteint, presque toute sa vie, d'une affection herpétique siégeant au nez, et pour laquelle on lui avait fait appliquer un cautère. Sa mère, très-bien portante et issue d'une famille dans laquelle il n'existait aucune maladie chronique, est morte d'une fluxion de poitrine à l'âge de soixante-deux ans.

Un frère de M. C... *a succombé à la phthisie pulmonaire*, et deux sœurs *à une affection tuberculeuse de la tête.*

M. C... a lui-même perdu deux filles, l'une *poitrinaire* à dix-sept ans, et l'autre à neuf ans d'une maladie intestinale chronique. L'autopsie a révélé des *ulcérations tuberculeuses* dans les intestins, une perforation intestinale, et des *tubercules* crus dans les poumons. Il reste deux enfants à M. C..., un fils de vingt ans, lymphatique, très-souvent malade, exposé à des éruptions cutanées, toussant fréquemment, et une fille de quatre ans, qui jusqu'à présent est assez bien portante.

Obs. II. — J'ai donné mes soins à un jeune homme qui est mort de *phthisie pulmonaire* à l'âge de vingt-trois ans. Ce jeune homme, de haute taille et bien constitué en apparence, eût de fréquentes éruptions cutanées jusqu'à l'apparition de l'affection pulmonaire, qui se déclara par une hémoptysie intense. Des excès de toute nature n'ont pas peu contribué à hâter le développement de la phthisie. Sa sœur, à qui j'ai donné également mes soins, est morte à l'âge de quinze ans d'une *méningite tuberculeuse*. Elle était beaucoup plus délicate que son frère, et pendant son enfanee elle avait été atteinte d'une affection dartreuse du nez.

Le père, qui est doué d'une constitution robuste, vit encore et se porte bien, mais la mère a toujours été atteinte d'herpétisme caractérisé par de l'acné rosacea au visage, du pytiriasis au cuir chevelu, et un catarrhe utérin. Le frère de cette dame est lui-même herpétique, ainsi qu'un de ses enfants. Leur père était goutteux, et leur mère, qui a toujours été bien portante, est morte très-âgée d'une attaque d'apoplexie.

Obs. III. — Dans la famille X..., l'herpétisme remonte à la troisième génération, et paraît devoir être attribué à une gale négligée.

Mme X..., âgée de 60 ans, quoique douée d'une forte constitution en apparence, a toujours été exposée aux maux de tête et à des démangeaisons de la peau, jusqu'à ce qu'elle eût une affection du cuir chevelu, accompagnée d'une suppuration abondante. Aujourd'hui cette dame est atteinte de susceptibilité catarrhale des voies respiratoires, et exposée à des vertiges et à des dérangements d'estomac. Le vice dartreux existe aussi du côté de la famille de son mari.

Mme X... a eu plusieurs enfants, tous d'une santé délicate. Une de ses filles est morte *phthisique* à l'âge de quarante-deux ans. Celle-ci a laissé quatre enfants, deux garçons irès-mal portants, névropathes au suprême degré, et deux filles qui vinrent à Cauterets. La plus jeune, Mlle E..., est scrofuleuse, mais à un degré moindre que sa sœur. Elle était encore en nourrice lorsqu'elle fut prise d'une paralysie de la jambe gauche et du bras droit. Ce ne fut qu'au bout de plusieurs mois que le mouvement et la sensibilité revinrent. Aujourd'hui le membre inférieur gauche est plus court et plus faible que le droit, ce qui détermine la claudication ; il est aussi moins développé. Le bras droit est également plus faible et plus maigre que le bras gauche. Mlle E... tousse de temps en temps ; mais l'auscultation n'indique rien du côté des poumons.

La sœur aînée, Mlle J..., âgée de 23 ans, présente tous les caractères de la constitution scrofuleuse ; elle a eu de fréquentes éruptions cutanées pendant son enfance. Aujourd'hui elle ne présente rien à la peau ; mais elle a une toux sèche et fréquente. La percussion et l'auscultation révèlent l'existence d'une congestion au sommet des deux poumons. A gauche, quelques craquements produits pendant l'inspiration font craindre l'existence de tubercules. Il y a eu d'ailleurs des hémoptysies fréquentes et abondantes.

Obs. IV. — M. de X..., âgé de 29 ans, d'un tempérament lymphatique et d'une constitution délicate, vint à Cauterets pour une diathèse herpétique évoluée et caractérisée par du pytiriasis très-prononcé au cuir chevelu, de l'acné rosacea, une grande susceptibilité catarrhale des muqueuses aérienne et gastro-intestinale, une surdité complète des deux côtés, mais surtout à droite, enfin par une angine glanduleuse. Il a eu de fréquents accès de somnambulisme dans son enfance. L'auscultation ne révéle rien dans la poitrine. Les eaux d'Ems, d'Aix en Savoie et de Pougues n'ont produit aucun résultat satisfaisant.

La grand'mère maternelle de M. X... est morte d'une affection cancéreuse de la matrice. Sa mère, âgée de 65 ans, a été atteinte presque toute sa vie d'acné rosacea. Elle est sourde depuis vingt-cinq ans. Cette dame a eu six enfants, quatre d'un premier mari et deux d'un second. Le premier mari, très-fort et issu d'un sang pur, est mort de la fièvre typhoïde. Le second mari, également très-fort et bien constitué, est mort à soixante-quatre ans d'une fluxion de poitrine.

Des quatre enfants du premier mari, deux sont morts très-jeunes d'*affection tuberculeuse* du cerveau ; les deux autres, deux filles, sont mortes l'une *poitrinaire* et l'autre d'un cancer de la matrice.

Des deux enfants du second mari, une demoiselle est atteinte de la même affection que M. de X...

Obs. V. — Mme X..., qui eût presque toute sa vie des éruptions cutanées périodiques, est morte à un âge très-avancé, laissant deux filles douées d'une santé florissante.

L'une d'elles a perdu trois enfants *phthisiques* de dix-huit à trente ans. Un quatrième, âgé de 25 ans, est aussi atteint de *phthisie pulmonaire*. Un cinquième, qui est l'aîné, présente tous les attributs de la cachexie névropathique. Tous sont nés avec une forte constitution en apparence ; mais vers l'âge de dix-huit ans, le mal a commencé ses ravages.

L'autre fille a eu trois enfants. L'aînée est morte à l'âge de vingt-cinq ans environ d'une *affection tuberculeuse* des intestins, précédée de manifestations scrofuleuses, principalement aux yeux. Un fils, âgé de 30 ans, éprouve souvent des accidents du côté de l'estomac et du foie. Enfin une autre fille, plus jeune, est exposée à des éruptions dartreuses et atteinte de catarrhe utérin avec érosions au col. Dans cette famille, la diathèse a sauté une génération.

Obs. VI. — Une dame, qui portait un eczéma à la face depuis très-longtemps, étant parvenue à faire disparaître cette affection par un traitement local, malgré ma défense, fut prise peu de temps après d'accidents dyspeptiques. Une tumeur, qui présenta plus tard les caractères du cancer, se développa rapidement dans l'estomac, et emporta la malade en quelques mois.

Cette dame laissa une fille extrêmement lymphatique, qui avait souvent des dartres furfuracées au visage. Vers l'âge de sept ans, la colonne vertébrale s'est déviée, et l'enfant a succombé plus tard à une *phthisie pulmonaire*.

DEUXIÈME SÉRIE.

Obs. I. — M. B..., âgé de 43 ans, d'un tempérament lymphatico-nerveux, est atteint d'herpétisme caractérisé par du pytiriasis et de l'eczéma impétigineux au cuir chevelu, quelques plaques d'eczéma à la poitrine, une angine glanduleuse, et des accidents dyspeptiques. Son père est mort *phthisique* très-jeune. Deux oncles du côté de son père sont morts de tumeur cancéreuse. Son grand-père paternel était goutteux.

Obs. II. — M. le Dr X..., âgé de 20 ans, d'un tempérament

nerveux, a toujours eu une santé délicate. Sa mère et un frère plus jeune que lui sont morts de *phthisie pulmonaire*.

Jusqu'à présent M. X... n'a éprouvé aucun accident du côté de la poitrine ; même l'auscultation démontre que la respiration est très-pure ; mais il est atteint depuis longtemps de pytiriasis au cuir chevelu, d'eczéma au scrotum, de granulations très-développées sur la muqueuse pharyngienne et de dyspepsie. Sa grand'mère maternelle était elle-même herpétique.

Obs. III. — M. M..., âgé de 20 ans, doué d'une constitution robuste en apparence, a joui d'une excellente santé jusqu'en 1860, époque à laquelle il fut pris de démangeaisons vives et fréquentes à la peau, accompagnées d'éruptions passagères. Déjà il était atteint de pytiriasis au cuir chevelu depuis fort longtemps.

Ayant contracté deux gonorrhées presque coup sur coup, M. M... se crut syphilisé pour le reste de ses jours, et dans cette triste perspective il consulta à peu près tous les médecins de son département. Les remèdes ne lui furent pas épargnés. Mais s'il poursuivait un mal qui n'existait pas, d'un autre côté il favorisait par une médication intempestive et des préoccupations incessantes le développement du vice dont il était atteint. En effet, le pytiriasis du cuir chevelu augmenta, et il survint une éruption de pustules d'acné dans le dos.

En 1864, l'état général s'était amélioré sous l'influence d'un traitement approprié, et les manifestations cutanées avaient presque complètement disparu, lorsque M. M... fut pris d'un crachement de sang assez abondant. L'auscultation révéla l'existence d'une congestion au sommet du poumon droit.

La grand'mère maternelle de M. M... est morte *phthisique* à l'âge de quarant-deux ans. Sa mère est atteinte depuis longtemps d'un rhumatisme pour lequel elle a été trois fois au Mont-Dore. Enfin deux cousins germains de cette dernière sont morts également *phthisiques*.

Obs. IV. — M. X..., artiste dramatique, est atteint de dyspepsie de nature herpétique et d'angine glanduleuse. L'affection de l'estomac a été précédée d'un prurigo genéral, qui reparaît de temps en temps et amène du soulagement du côté des organes digestifs. La maigreur est extrême et la peau sèche. Inappétence et constipation opiniâtre. Murmure respiratoire un peu faible au sommet du poumon droit. Il n'y a jamais de toux ni d'oppression.

La mère de M. X... est morte *phthisique*. Il a une sœur qui jouit jusqu'à présent d'une bonne santé, et deux frères dont l'un, doué de beaucoup d'embonpoint, est exposé au flux hémorrhoïdal, et l'autre hypochondriaque. Le père de la mère de M. X... était dartreux.

Obs. V. — M. P..., âgé de 30 ans, présente tous les attributs d'une santé excellente ; cependant il a eu presque toujours du pytiriasis au cuir chevelu et une grande disposition à la sueur.

Vers l'âge de neuf ans il devint très-maigre ; une maladie de poitrine se déclara, et le médecin qui le soignait crut à une phthisie pulmonaire commençante. Mais il se rétablit, et aujourd'hui M. P... a un embonpoint considérable pour son âge. Il est atteint seulement de pharyngo-laryngite granulée. Le pytiriasis du cuir chevelu persiste, ainsi que la disposition à la sueur.

La mère de M. P... est morte *phthisique*, et sa sœur a succombé à la même maladie à l'âge de vingt-un ans. Son grand-père et sa grand'mère maternelle étaient catarrheux et sont morts à un âge très-avancé. Il a un oncle maternel qui est également catarrheux.

Obs. VI. — M. B..., âgé de 28 ans, d'une forte constitution en apparence, a toujours été bien portant dans son enfance. Vers l'âge de quinze ans il fut atteint de pytiriasis au cuir chevelu et de plaques eczémateuses aux jambes. Depuis sa sortie de pension, il a toujours été exposé à une série de phènomènes morbides qui ont fortement ébranlé sa santé. Disposition très-prononcée à la sueur, pertes séminales se renouvelant tous les quatre ou cinq jours, anémie, palpitations, digestion pénible, envies fréquentes d'uriner, émission de liquide prostatique à la moindre érection, maux de tête presque continuels, tendance au refroidissement des pieds, disposition aux amygdalites, granulations au pharynx : tels sont les symptômes que M. B... présentait lorsqu'il vint à Cauterets chercher un soulagement à ses misères. Son grand-père maternel est mort *tuberculeux*, et un oncle, frère de sa mère, a succombé très-jeune à la même maladie. Sa mère est atteinte d'eczéma et de névropathie portée au plus haut degré.

....

Ces observations me paraissent démontrer de la façon la plus évidente la connexion intime de l'herpétisme et de la tuberculisation. Telle n'est pourtant pas l'opinion de MM. Hérard et Cornil, qui ont combattu en ces termes les conclusions de mon mémoire :

« Nous ne pouvons passer sous silence une autre question soulevée récemment par M. Gigot-Suard, et relative à l'origine herpétique de la tuberculose. Dans un travail lu au Congrès de Bordeaux, l'honorable et savant médecin des eaux de Cauterets s'est efforcé de prouver que l'herpétisme peut engendrer la tuberculose par voie d'hérédité, et que réciproquement la tuberculose produit l'herpétisme avec ses formes multiples et variées. Cette double proposition lui paraît solidement établie par un certain nombre de faits qu'il a observés (MM. Hérard et Cornil eussent pu dire *un grand nombre* de faits), dans lesquels il a vu des parents dartreux engendrer des enfants phthisiques, et des phthisiques engendrer des dartreux.

» La conclusion que M. Gigot-Suard tire de ces faits ne nous paraît, nous devons le dire, nullement justifiée. Nous constatons bien dans une première série de faits l'existence des dartres chez les parents et la tuberculisation chez les enfants ; dans la seconde série, au contraire, la tuberculisation chez les parents et des dartres chez les enfants ; mais nous cherchons vainement la preuve du rapport existant entre la maladie des parents et celle des enfants. M. Gigot-Suard suppose ce rapport, mais il ne le démontre pas, et c'est ce qu'il eût fallu faire. Il serait aussi fondé à assigner nne origine cancéreuse à la tuberculose, puisque plusieurs fois le cancer est signalé dans les ascendants directs de ses tuberculeux. Ce qui fait que si souvent il a rencontré les maladies de la peau et la phthisie alternativement dans les différentes générations d'une famille et dans les divers membres d'une même génération, c'est que ce sont des affections très-communes, mais rien n'autorise à les faire dériver l'une de l'autre. Toutes ces mutations morbides nous inpirent, nous l'avouons, une grande défiance. Nous acceptons comme un fait réel d'observation qu'une même maladie constitutionnelle, la dartre, par exemple, peut affecter différents tissus, divers appareils organiques, en prenant la forme d'une éruption cutanée, d'une dyspepsie, d'une névrose (asthme), etc., mais nous croyons peu à la dégénérescence ou substitution régressive des maladies chroniques de nature différente. Pour ce qui est de la phthisie pulmonaire en particulier, nous la croyons aussi indépendante des autres affections, aussi initiale que le rhumatisme, le cancer, l'hystérie, etc., et quand nous la voyons se manifester si fréquemment après une cause bien déterminée (hérédité, refroidissement, affaiblissement de l'organisme, etc.), nous n'éprouvons nul besoin d'invoquer pour son développement l'hypothèse de transformations morbides dont rien ne nous démontre la réalité » (1).

Je réponds à MM. Hérard et Cornil que si les faits précédemment cités n'indiquent pas un rapport direct entre la maladie des parents et celle des enfants, l'observation est impuissante à démontrer la filiation de certains phénomènes pathologiques ; et que, par la raison même qu'ils invoquent contre les conclusions de mes recherches cliniques, ils doivent nier que la scrofule puisse dériver de la syphilis, et la tuberculose de la scrofule, par voie d'hérédité.

Je serais également fondé, disent mes deux savants contradicteurs, à assigner une origine cancéreuse à la tuberculose, puisque plusieurs fois le cancer est signalé dans les ascendants directs de mes tuberculeux. Mais cette origine n'a jamais été douteuse pour moi : rien n'est plus commun que de rencontrer un phthisique issu d'un cancéreux et réciproquement. Je rappellerai, d'ailleurs, que le professeur Concato, cité par MM. Hérard et Cornil, admet, comme moi, la transformation héréditaire de la phthisie tuberculeuse et du cancer (p. 56), et que mes deux honorables contradicteurs ont dit eux-mêmes que ces deux maladies sont fréquemment réunies chez le même individu.

Enfin MM. Hérard et Cornil croient peu à la substitution régressive des maladies chroniques de nature différente, aux métamorphoses pathologiques, même par l'hérédité ; alors un dartreux ne pourrait engendrer qu'un dartreux, un phthisique qu'un phthisique, un cancéreux qu'un cancéreux, etc. Or l'observation prouve tous les jours le contraire.

(1) Hérard et Cornil, *Op. cit.*, p. 633.

CHAPITRE II.

CANCER.

La relation du cancer avec l'herpétisme a été étudiée déjà par moi dans un mémoire adressé à la Société médico-chirurgicale des hôpitaux et hospices de Bordeaux. Je vais reproduire presque textuellement les principaux passages et les observations de ce travail.

Comme les tubercules, le cancer est une manifestation ultime assez fréquente de l'herpétisme. Cette vérité n'a point échappé aux dermatologistes les plus éminents. D'après M. Bazin, par exemple, souvent les organes internes ont subi une atteinte profonde à la quatrième période de la diathèse herpétique : « Tantôt on reconnaît les signes évidents d'un cancer de l'estomac, du foie, des ovaires ou de l'utérus... » (1). Le même praticien dit encore que « la cirrhose, le cancer du foie, celui de l'estomac, la gastrite chronique, le cancer de l'utérus, des ovaires, surviennent souvent comme affections ultimes de l'arthritis » (2).

J'ai déjà cité (p. 76) un passage du livre de M. Hardy sur *Les affections cutanées dartreuses*, qui prouve que le savant professeur regarde le cancer comme une dernière manifestation de l'herpétisme.

« Ce sont les faits, ajoute-t-il, qui ont fait naître en nous cette opinion, et ce n'est nullement à l'appui d'une idée préconçue que nous avons collectionné des exemples. Notre pratique personnelle est riche en observations de ce genre, et la forme de ces leçons cliniques ne nous permettant pas de les énumérer, nous nous bornerons à citer l'histoire de quatre malades de notre clientèle que

(1) *Leçons théoriques et cliniques sur les affections cutanées de nature arthritique et dartreuse*, p. 48.

(2) *Op. cit.*, p. 41.

nous avons eu l'occasion d'observer depuis un an. Nous ferons en même temps remarquer que chez ces sujets, il n'y a point eu répercussion de la dartre, mais coïncidence de la manifestation cutanée et de la manifestation viscérale » (1). Suivent les quatre observations de l'éminent clinicien de l'hôpital Saint-Louis, dont trois seront reproduites plus loin.

J'ai recueilli moi-même beaucoup de faits semblables, que les limites restreintes de ce travail m'empêchent de rapporter. Il me paraît inutile, d'ailleurs, d'insister sur les rapports de cause à effet entre l'herpétisme et le cancer : c'est une loi pathologique suffisamment établie maintenant. Mais il est un point important, essentiel, que je signale à l'attention des praticiens comme corollaire de la proposition précédente : je veux parler des dangers, au point de vue du développement du cancer, des médications trop actives, exclusivement ou presque exclusivement locales, employées contre les manifestations cutanées de l'herpétisme.

M. Hardy l'a fait observer avec une haute raison : les dartreux sont éminemment sujets au cancer. J'ajoute que presque toujours, pour ne pas dire toujours, l'apparition de cette redoutable affection coïncide avec la disparition plus ou moins complète d'une dartre externe, c'est-à-dire cutanée. Dans le Mémoire que j'ai lu au Congrès médical de Bordeaux sur *les rapports réciproques de l'herpétisme et de la tuberculisation*, j'ai rapporté l'observation suivante :

Obs. — Une dame qui portait un eczéma à la face depuis très-longtemps, étant parvenue à faire disparaître cette affection par un traitement local, malgré ma défense, fut prise peu de temps après d'accidents dyspeptiques. Une tumeur, qui présenta plus tard les caractères du cancer, se développa rapidement dans l'estomac et emporta la malade en quelques mois.

Voici deux autres faits non moins concluants :

Obs. — Un homme de 48 ans, d'une constitution assez forte, atteint d'herpétisme héréditaire caractérisé par des éruptions eczémateuses sur différentes parties du corps, vint à Cauterets pour obtenir la guérison de cette maladie. Il résulta des ren-

(1) P. 23 et suivantes.

seignements qui me furent fournis par le malade, que son père avait été dartreux toute sa vie, que sa sœur était morte de phthisie pulmonaire, et que lui-même avait été valétudinaire jusqu'à l'âge de quatorze ans, époque à laquelle des dartres apparurent derrière les oreilles. A partir de ce moment, sa santé devint excellente; mais les dartres tendirent à se généraliser : elles envahirent d'abord le scrotum, la partie supérieure des cuisses, puis les jambes. J'appris encore du malade que, vers l'âge de trente ans, sa maladie de peau ayant considérablement diminué par suite d'un traitement local qui lui avait été prescrit et qu'il ne put m'indiquer, il fut pris d'une constipation opiniâtre avec douleurs vives dans les entrailles et dans l'estomac; la digestion était devenue très-difficile, et ce ne fut qu'au bout d'un an qu'il retrouva la santé sous l'influence de nouvelles éruptions cutanées.

Ce dernier renseignement suffit pour me fixer sur les indications thérapeutiques. J'essayai, en effet, de faire comprendre au malade qu'il fallait bien se garder de guérir ses dartres trop vite, et que sous ce rapport, un traitement exclusivement externe ne serait pas sans danger. C'est pourquoi je prescrivis l'usage interne et externe des sources les moins sulfureuses et les plus alcalines de Cauterets, attachant, d'ailleurs, beaucoup plus d'importance à l'usage des eaux en boisson qu'aux bains.

Au bout de quinze jours, les démangeaisons avaient considérablement diminué, et l'aspect de l'éruption paraissait se modifier. Mais le malade, trouvant que la guérison n'arrivait pas assez vite, alla la chercher dans une autre station thermale sulfureuse que je ne nommerai pas. Là, son eczéma disparut presque entièrement au bout d'un mois par l'action de bains très-sulfureux et prolongés. C'était pour le malade un admirable résultat, qu'il proclamait avec enthousiasme, et... qu'il paya de sa vie. En effet, il revint à Cauterets deux ans après, ne portant presque plus de traces d'affection cutanée, mais dans un état de maigreur squelettique, et ne pouvant digérer qu'un peu de lait et de bouillon froid. Mon malheureux malade était atteint manifestement d'un cancer de l'estomac; il espérait que la source de Mauhourat apporterait un soulagement à son mal. Est-il besoin de dire que je lui laissai cette dernière espérance? Après vingt jours, il retourna dans sa famille, où il mourut au bout de deux mois.

Obs. — Mme X..., âgée de 40 ans, d'une belle constitution,

voulut à tout prix se débarrasser d'une acné rosacée dont elle était atteinte depuis l'époque de la puberté. Dans ce but elle se livra aux soins d'un empirique, qui, à force d'applications locales, parvint à lui rendre la peau plus blanche et moins rugueuse. Peu de temps après, tous les symptômes rationnels d'une affection de l'utérus se manifestèrent. Appelé à plusieurs reprises, avec un confrère, auprès de cette dame, nous insistâmes sur la nécessité d'un examen complet; mais elle refusa toujours. Enfin, vaincue par la douleur, épuisée par les hémorrhagies, la malade consentit. Nous constatâmes alors l'existence d'un cancer de la matrice. Jobert de Lamballe confirma ce diagnostic, et la malade mourut au bout de quelques mois.

Parmi les observations de M. Hardy, dont il a été question précédemment, il y en a trois dans lesquelles le développement du cancer suivit la disparition plus ou moins complète de l'affection cutanée ; je les cite textuellement :

Obs. — Le premier fait se rapporte à une dame de 48 ans, à laquelle nous avons donné des soins en 1858 pour un eczéma *rebelle* de l'oreille droite. Cette affection *guérit*, et en février 1860, cette dame revint nous consulter pour une nouvelle éruption d'eczéma survenue, *à un degré léger*, à l'oreille et à la paupière gauches, en même temps que pour une tumeur au sein droit, dont elle avait reconnu l'existence depuis quelque temps. Cette tumeur, que nous n'avons pas besoin de décrire ici, nous présenta tous les caractères d'un cancer, diagnostic confirmé d'ailleurs par M. Nélaton. En effet, la maladie se développa rapidement, des ulcérations survinrent, des phénomènes généraux apparurent peu à peu, et la malade succomba aux progrès de l'affection cancéreuse le 8 octobre 1860.

Obs. — La seconde observation se rapporte à un homme âgé de 64 ans, que nous soignâmes en 1854 pour un eczéma *très-grave*, *très-ancien*, *très-étendu*, des extrémités inférieures. A la suite d'un traitement par les purgatifs, les préparations arsenicales, les bains, les topiques émollients, l'eczéma *guérit*. En juillet 1860, le malade nous fit appeler de nouveau pour une affection de l'estomac, que nous dûmes rapporter à un cancer. Plus tard, les symptômes se dessinèrent complètement, et le malade succomba le 14 mars 1861.

Pendant cette dernière maladie, outre les symptômes propres à l'affection cancéreuse, il présenta encore une affection eczémateuse *légère* aux bourses et à *quelques points limités* des extrémités inférieures.

A ces faits positifs, nous pourrions encore en joindre un autre. Il s'agit d'un malade traité par nous en 1856, pour un eczéma presque généralisé, et qui fut *guéri* à la suite d'une saison aux eaux de Saint-Gervais. Il est revenu nous voir il y a peu de jours, se plaignant de dyspepsie, de vomissements continuels des aliments solides, et présentant depuis un mois, avec ces symptômes, un amaigrissement et un affaiblissement considérables. Quoiqu'il n'existe pas encore de vomissements noirs caractéristiques, ni de tumeurs épigastriques, la dyspepsie, les vomissements de matières alimentaires, l'amaigrissement aussi sensible, ne sont-ils pas autant de raisons de penser à l'existence d'un cancer chez un homme de soixante-quatre ans, n'ayant d'ailleurs jamais eu de troubles gastriques ?

TROISIÈME PARTIE.

TRAITEMENT DE L'HERPÉTISME.

Une question se présente comme corollaire de ma doctrine sur l'herpétisme :

Est-il possible

1° De débarrasser le sang des principes excrémentitiels qui le vicient ;

2° De prévenir cette dyscrasie, c'est-à-dire d'empêcher l'intoxication spontanée de l'organisme par les déchets de la désassimilation ?

Des trois grandes fonctions excrétrices de l'économie, l'urination, la sudoration et la respiration, la première est de beaucoup la plus importante, — je l'ai déjà dit dans mes considérations théoriques, — parce qu'elle débarrasse le sang de la plus grande partie des matériaux solides impropres à la nutrition, et dont l'accumulation dans l'organisme devient la cause directe, immédiate, des phénomènes pathologiques complexes qui constituent l'herpétisme.

La première indication à remplir dans le cas de viciation du sang par les principes excrémentitiels consiste donc à activer l'action spoliatrice des organes excréteurs de l'urine. Le traitement spécial des manifestations herpétiques soit cutanées, soit muqueuses, nerveuses, etc., se trouve subordonné à cette indication générale. C'est en attaquant les racines d'un arbre qu'on empêche les rameaux de végéter. Malheureusement, les moyens propres à imprimer à l'urination les modifications dont il s'agit sont peu nombreux ; il s'en faut que nous ayons l'embarras du choix dans la matière médicale, comme nous le verrons bientôt.

De ce que l'excrétion rénale doit jouer le principal rôle dans le traitement de l'herpétisme, je ne prétends pas qu'il faille négliger les fonctions cutanées ; je crois, au contraire, qu'il sera bon de régulariser autant que possible la circulation capillaire périphérique et les fonctions de l'appareil sudoripare, moins à cause de la puissance excrétrice de cet appareil que de la connexion intime qui unit la peau aux autres organes, sous le rapport physiologique.

Il sera bien plus difficile de modifier la disposition particulière de l'économie en vertu de laquelle les matières excrémentitielles abondent dans le sang, que de les expulser quand elles y seront en excès, et au fur à mesure qu'elles se produiront. On le comprendra sans peine, si l'on considère qu'on ne pourra atteindre ce but qu'en régularisant les actes assimilateurs et désassimilateurs, c'est-à-dire en ramenant à sa modalité normale la nutrition interstitielle troublée, pervertie. La difficulté augmentera encore si le trouble des fonctions de nutrition est héréditaire, que la transmission se soit faite directement, ou que la diathèse résulte d'une de ces métamorphoses pathologiques dont j'ai parlé à propos des manifestations ultimes de l'herpétisme. Il est si dfficile, je ne dis pas de changer entièrement, mais de modifier une constitution, qu'on serait presque autorisé à regarder comme impossible la guérison radicale de la diathèse herpétique héréditaire. Néanmoins je crois qu'on peut y arriver. Mais la première condition du succès, c'est la persévérance du médecin et du malade dans l'emploi des moyens appropriés. On n'obtient pas en quelques jours, ni même en quelques semaines, des changements aussi considérables que ceux auxquels est subordonnée la guérison d'une maladie qui a son origine dans la perversion de la première des fonctions primordiales de l'organisme.

J'aurai à examiner la valeur des agents susceptibles de remplir les indications principales dont je viens de parler.

CHAPITRE PREMIER.

DÉPURATIFS.

Il n'y a pas d'expression si fréquemment employée et si mal définie en thérapeutique que celle de *dépuratif.* Lorsqu'on parcourt le beau traité de thérapeutique de MM. Trousseau et Pidoux, on trouve cette dénomination appliquée à des agents classés dans des médications bien différentes, par exemple les médications sudorifique, diurétique et même tonique-névrosthénique. Ainsi, la *fumeterre*, le *trèfle d'eau*, le *houblon*, jouissent de propriétés dépuratives évidentes, suivant les expressions mêmes des deux célèbres praticiens que je viens de citer (1) ; mais ils ne disent pas un mot de ce qu'il faut entendre par « *propriétés dépuratives.* »

S'agit-il des médicaments sudorifiques, MM. Trousseau et Pidoux, tout en étant plus explicites, ne sortent pas du domaine des hypothèses. « C'est surtout dans les maladies chroniques constitutionnelles, disent-ils, que l'emploi des sudorifiques est indiqué. La vérole, le rhumatisme, la goutte atonique, la scrofule, la cachexie mercurielle, la diathèse purulente, réclament l'emploi de ces moyens. En favorisant la tendance vers la peau, les sudorifiques présentent à chaque instant le sang et les produits morbides qu'il contient au plus vaste émonctoire de l'économie, et chaque jour, à chaque instant, un peu de la cause morbifique est éliminé.......

» Nous n'oserions affirmer que les sudorifiques non excitants n'agissent que par leurs propriétés sudorifiques ; probablement, et nous inclinons vers cette opinion, ils possèdent des vertus neutralisantes spéciales en vertu desquelles ils modifient l'agent morbide. Sans doute on ne peut prouver directement une pareille idée ; mais n'acquiert-elle pas une certaine probabilité quand on voit ces

(1) T. II, p. 403. Paris, 1862.

médicaments ne pas toujours provoquer de crise par les sueurs, et cependant agir, quoique avec plus de lenteur? » (1).

Ainsi, MM. Trousseau et Pidoux supposent que les sudorifiques neutralisent ou poussent vers la peau des produits morbides dont l'existence est elle-même une supposition. Il faut avouer que cette explication ne nous en apprend pas plus que les « *propriétés dépuratives* » de la fumeterre, du trèfle d'eau, du houblon, rangés dans la classe des médicaments névrosthéniques.

On trouve aussi des dépuratifs parmi les stupéfiants, toujours d'après MM. Trousseau et Pidoux ; par exemple, ils disent, à propos de la douce-amère : « Un très-grand nombre d'observateurs ont été d'accord sur ce point que la douce-amère était particulièrement utile dans le traitement des maladies que l'on attribuait avec juste raison à un vice particulier des humeurs. Les témoignages de Carrère, de Bertrand, de la Gresie, de Starke, de Poupart, de Swediaur, permettent d'ajouter foi aux propriétés de la douce-amère dans le traitement des dartres, des scrofules, des véroles constitutionnelles, et de toutes ces affections qui assiégent les malades lorsque des affections cutanées se sont supprimées et que l'économie paraît en souffrir profondément. De nos jours, Chrichton a publié un travail fort important sur l'efficacité de ce médicament dans le traitement de la lèpre, et M. Gardner le conseille surtout dans les maladies de la peau accompagnées d'une vive irritation, telles que le prurigo, le psoriasis, l'icthyose. M. Bretonneau, de Tours, dont le témoignage est si grave en thérapeutique, regarde la douce-amère comme un des agents les plus utiles dans le traitement de toutes les affections chroniques dont nous venons de parler, et il la considère comme le dépuratif le moins infidèle. Résumons-nous : la douce-amère, en tant que substance vireuse, est de beaucoup inférieure aux autres solanées, et surtout à la stramoine, à la belladone et à la jusquiame ; mais c'est surtout comme dépurative qu'elle devra être employée, et à ce titre elle se recommande au choix des praticiens » (2).

Voilà donc encore une substance que MM. Trousseau et Pidoux recommandent comme dépurative, sans s'expliquer sur le sens qu'il convient de donner à ce mot.

L'action dépurative des diurétiques paraît mieux établie que

(1) *Op. cit.* t. II, p. 716 et 717.

(2) *Op. cit.*, t. II, p. 105 et 106.

celle des médicaments dont il vient d'être question. Aussi étaient-ils en grand honneur à l'époque des doctrines humorales. On supposait qu'ils portaient au dehors, par la voie rénale, les particules morbifiques qui viciaient le sang et produisaient certaines maladies, telles que le rhumatisme, la goutte, le scorbut, etc. Aujourd'hui c'est une vérité incontestable, que les urines expulsent de l'économie un grand nombre de matières nuisibles. Mais il s'en faut que cette vérité donne raison à l'ancien humorisme ; car deux inconnues restent à dégager : la nature des particules morbifiques et la réalité de leur expulsion par les voies urinaires.

Il est nécessaire de définir le mode d'action des médicaments diurétiques.

Je rappelle que, contrairement à d'autres glandes, le foie, par exemple, le rein ne fabrique pas les éléments de l'urine, puisque ceux-ci se retrouvent tous dans le sang, et que, par conséquent, il agit simplement comme filtre. D'après Bowmann, les glomérules de Malpighi ne sécrètent que la partie aqueuse de l'urine, et les autres éléments de ce liquide se séparent du sang dans les canalicules, par l'action des cellules épithéliales (1).

MM. Beaunis et Bouchard ont émis la même opinion dans leurs *Eléments d'anatomie descriptive* (2). Ludwig, au contraire, accorde un rôle capital aux glomérules, qui fourniraient l'urine toute faite, mais plus diluée qu'elle ne doit l'être ; alors l'eau en excès serait reprise dans les canalicules par les cellules d'épithélium, et rendue ainsi à la circulation générale. M. Jaccoud n'hésite pas à accepter la donnée principale de cette théorie : l'urine est produite dans les capsules de Malpighi. Suivant cet éminent médecin, entre les deux

(1) *On the structure and use of the Malpighian bodies of the Kidney* (Philos. Transact. 1842.)

(2) Deux éléments principaux interviennent dans la sécrétion rénale : la pression sanguine et l'activité cellulaire propre de l'épithélium. A la pression sanguine correspond la disposition spéciale des vaisseaux des glomérules de Malpighi, qui augmente cette pression et facilite la sortie des parties aqueuses de l'urine. L'activité cellulaire a son siége dans les cellules glandulaires troubles, granuleuses des canaux contournés et des canaux en anse ; ce sont ces cellules qui s'emparent des parties constituantes du sang pour les rejeter, plus ou moins modifiées, à l'état de principes constituants de l'urine (la présence de l'acide urique a été constatée dans les cellules glandulaires.) Le rein ne représente donc une glande par filtration que pour ce qui concerne les glomérules. L'épithélium clair et transparent des canaux droits a probablement pour fonction de reprendre une partie de l'eau sortie par le glomérule et de concentrer l'urine (p. 787).

opinions si dissemblables de Bowmann et de Ludwig, le doute n'est pas possible : les conditions anatomiques de la circulation rénale montrent que la pression intra-vasculaire est plus considérable dans les capillaires des touffes de Malpighi que dans tout autre point de la glande. C'est là également que le courant sanguin est ralenti au maximum ; c'est là, par conséquent, que la transsudation doit être à la fois le plus active et le plus complète, et il est impossible d'admettre que cette partie du système capillaire rénal ne donne issue qu'à de l'eau, tandis que les capillaires circum-canaliculaires, dans lesquels la circulation a lieu sous une pression moindre et avec une rapidité plus grande, laisseraient passer les autres éléments de l'urine. Ce seul fait condamne la théorie de Bowmann ; d'ailleurs, les recherches de Graham et de Schmidt ont prouvé que l'urée possède une capacité de diffusion très-élevée, et cette propriété physique, bien établie, est une démonstration indirecte, mais péremptoire, de l'erreur de Bowmann. En raison de cette diffusibilité de l'urée, l'eau ne peut transsuder seule dans les glomérules, l'urée passera nécessairement avec elle. La théorie de Ludwig, au contraire, est parfaitement en harmonie avec ces notions anatomiques et physiologiques (1).

Je n'insisterai pas davantage sur le rôle physiologique des glomérules et des canalicules du rein. Que les premiers fournissent l'urine toute faite, ou seulement la portion aqueuse, tandis que les cellules glandulaires s'emparent des parties constituantes du sang, pour les rejeter, plus ou moins modifiées, à l'état de matériaux solides de l'urine, organiques et inorganiques, cette question n'a qu'une importance secondaire dans l'étude de l'action des diurétiques. Toutefois, s'il m'était permis d'émettre à mon tour une opinion, je dirais qu'il me paraît bien difficile de ne pas accorder un rôle principal aux cellules glandulaires, troubles, granuleuses des canaux contournés et des canaux en anse, dans la sécrétion rénale. En effet, si ces canaux ne remplissaient que l'office de simples conduits, pourquoi leur épithélium serait-il différent de celui des canaux droits, des canaux papillaires, des calices et des uretères ? Et puis, n'a-t-on pas trouvé de l'acide urique dans les cellules glandulaires, comme l'ont fait observer MM. Beaunis et Bouchard ? L'argument tiré par M. Jaccoud de la diffusibilité de l'urée en faveur de la théorie de Ludwig, ne me semble pas avoir

(1) Jaccoud, *Nouv. Dict. de méd. et de chirurg. prat.*, t. I, p. 519.

toute la valeur que lui accorde notre éminent confrère ; car l'urée pourrait passer avec l'eau à travers les glomérules, sans qu'il en fût nécessairement de même pour tous les autres principes constitutifs de l'urine.

En tout cas, c'est principalement sur la filtration de la partie aqueuse, dans la sécrétion rénale, que paraissent agir les médicaments diurétiques, c'est-à-dire qui ont pour effet d'augmenter la quantité de l'urine, de quelque nature qu'ils soient. Je classe ces agents en trois catégories : 1° diurétiques qui, s'éliminant par la voie rénale, agissent directement sur la sécrétion urinaire ; 2° diurétiques qui augmentent la masse du sang, surtout la proportion d'eau qu'il contient, ou le fluidifient ; 3° diurétiques qui déterminent des changements dans les actes mécaniques de la circulation.

Les premiers comprennent certains végétaux irritants, tels que la scille, le caïnca, le raifort, etc. ; des végétaux mucilagineux ou aromatiques, comme l'asperge, la pariétaire, le genêt, etc. ; des sels neutres ou alcalins à base de potasse ou de soude, l'azotate, l'acétate de potasse, le bromure de potassium, etc. ; le petit-lait, l'urée, le nitrate d'urée, etc.

Les diurétiques qui augmentent la masse du sang ou le fluidifient sont l'eau et les alcalins.

A la troisième catégorie appartiennent les sédatifs de la circulation, tels que le froid, la digitale, etc. Certaines substances composées d'une quantité plus ou moins grande de gomme, de fécule, de sucre, comme la manne, le chiendent, l'avoine, la réglisse, etc., peuvent déterminer aussi la diurèse. On pourrait peut-être appliquer à l'action de ces substances l'explication suivante que M. Jaccoud a donnée de la polyurie qui accompagne la glycémie : « La présence du sucre dans le sang augmente la densité et la viscosité du liquide : de 1026 à 1028, chiffre normal, la pesanteur spécifique du sérum s'élève à 1033-1038 et même davantage ; dans cette condition, l'absorption endosmotique à travers les parois des vaisseaux est modifiée, elle devient plus active, et il s'établit par là une sorte de pléthore aqueuse intra-vasculaire qui est indispensable pour la libre circulation du sang plus dense et plus visqueux ; ainsi est produite une augmentation permanente de la pression intra-vasculaire, et, dans les reins, cette condition anormale se traduit par l'augmentation de la sécrétion dans un temps donné. »

Tous les diurétiques dont je viens de parler augmentent la proportion de l'eau dans l'urine, et non point celle des principes solides, ce dont il est facile de s'assurer expérimentalement. Pour cela, il suffit de recueillir l'urine rendue dans les vingt-quatre heures, de déterminer sa densité et la quantité de principes solides qu'elle renferme. Ai-je besoin de faire observer qu'en disant qu'il n'y a pas augmentation de la proportion des matériaux solides de l'urine, je suppose celle-ci ramenée à sa quantité normale dans les vingt-quatre heures, c'est-à-dire au chiffre de 1250 grammes. Cette condition est indispensable, car tout le monde sait que la densité de l'urine est ordinairement en raison inverse de la quantité rendue en vingt-quatre heures.

Que les diurétiques facilitent l'élimination, par la voie rénale, de certains principes nuisibles, cela n'est pas douteux ; et sous ce rapport, on pourrait peut-être les considérer comme dépuratifs ; mais il est non moins certain qu'ils ne débarrassent pas le sang des principes excrémentitiels que celui-ci contient en excès. Ainsi, qu'on donne à un uricémique, même pendant longtemps, un diurétique quelconque, tiré soit du règne végétal, soit du règne minéral, la proportion d'acide urique que contient le sang ne diminuera pas d'une manière sensible, et l'on ne réussira point à empêcher les manifestations de la maladie.

Quelques substances dont il sera question plus loin agissent sur la sécrétion rénale d'une façon toute différente que les diurétiques, c'est-à-dire qu'elles augmentent la quantité des principes solides de l'urine, celle de la portion aqueuse restant à son chiffre normal ou étant augmentée aussi. A ces seuls médicaments me paraît convenir le nom de dépuratifs.

Le mode d'action si dissemblable des diurétiques simples et des dépuratifs ne prouve-t-il pas que, dans la sécrétion rénale, l'élimination de la partie aqueuse et celle des principes solides de l'urine ont pour siége des éléments anatomiques différents ? Pour ma part, je le crois, et je n'hésite pas à dire que les diurétiques simples agissent sur les glomérules, en augmentant la pression sanguine, tandis que les dépuratifs modifient l'activité cellulaire de l'épithélium des canaux contournés et des canaux en anse. Les agents qui sont à la fois diurétiques et dépuratifs, comme certaines eaux minérales, agissent en même temps sur les glomérules et sur les cellules glandulaires des canaux.

Garrod n'a pas la même opinion que moi sur les diurétiques. En effet, il lui paraît au moins fort vraisemblable que toute exagération d'une excrétion, quelle qu'elle soit, porte non-seulement sur la portion aqueuse, mais encore sur les matériaux solides de cette excrétion. Il croit, par exemple, que lorsqu'on provoque une diurèse abondante, il y a en même temps élimination d'une plus grande quantité des éléments propres de l'urine. Il est persuadé, en un mot, qu'il n'existe point de différence essentielle entre les divers diurétiques, et que les uns n'agissent point plus particulièrement sur la partie aqueuse de l'urine, tandis que d'autres favoriseraient l'élimination des matériaux solides, organiques et inorganiques. Notre savant confrère ajoute que de nombreuses observations le portent à admettre que l'eau, administrée abondamment à certaines heures de la journée, diminue la formation de l'acide urique dans l'organisme et favorise en même temps l'élimination de cet acide par les reins. Lorsque, par exemple, la sécrétion urinaire est accrue par ce moyen chez un malade, la proportion de l'acide urique éprouve une diminution très-réelle et qui ne peut s'expliquer par la difficulté que l'analyse éprouve à isoler cet acide lorsqu'il est dissous dans une grande quantité d'eau. Ce fait concorde avec les observations de Boëker et de Genth, qui ont constaté une diminution sensible de l'acide urique dans les mêmes circonstances (1).

Je suis de l'avis de Garrod quand il dit qu'il n'existe point de différence essentielle entre les diurétiques proprement dits, sous le rapport de leurs effets; mais je nie formellement qu'une diurèse abondante provoquée par ces agents s'accompagne en même temps de l'élimination d'une plus grande quantité de matériaux solides de l'urine. Cette assertion est démentie par l'expérimentation, comme nous le verrons dans le chapitre suivant. Quant à l'action de l'eau sur l'expulsion de l'acide urique par les reins, elle est absolument nulle : la diminution de la proportion de cet acide dans les urines le démontre. Je suis surpris qu'un observateur aussi logique que Garrod soit arrivé à une conclusion différente. D'ailleurs, je lui opposerai une expérience même qu'il a empruntée au professeur Mitscherlich, de Berlin. Un homme atteint de prolapsus de la vessie prit 500 grammes d'eau pure. Le tableau suivant montre la proportion d'urine qu'il rendit :

Au bout des 20 premières minutes,	21	cent. cub.	Densité,	1020
— des 20 minutes suivantes,	26	—	—	1015
— des 20 nouvelles minutes,	51	—	—	1006
— des 20 —	56	—	—	1004,5

(1) Garrod, *op. cit.*, p. 478.

La densité moyenne de l'urine rendue par le sujet de cette expérience en une heure et vingt minutes était donc de 1011, c'est-à-dire inférieure à la densité de l'urine normale, qui est de 1017 (Becquerel). Or on verra plus loin que les substances qui activent l'élimination des matériaux solides de l'urine élèvent toujours le chiffre de la densité de ce liquide, même lorsque sa quantité est augmentée.

Dans un article très-court du *Nouveau Dictionnaire de médecine et de chirurgie pratiques* (t. XI, p. 183), M. Jeannel a fait, en ces termes, le procès des dépuratifs et des altérants, d'après le sens qu'on attache à ces deux mots :

« L'humorisme considérait les *médicaments dépuratifs* comme propres à débarrasser les humeurs des éléments hétérogènes et nuisibles qu'elles pouvaient contenir...... On se persuadait que ces médicaments (sucs d'herbe, décoctions de patience, de bardane, de salsepareille, etc., mercuriaux, antimoniaux, sulfureux, sudorifiques, diurétiques, purgatifs) avaient le pouvoir de détruire sur place les éléments hétérogènes, ou de les entraîner au milieu des évacuations qu'ils provoquent.

» Cette pathogénie et cette thérapeutique sont aujourd'hui conspuées sous le nom d'humorisme grossier. On croit mieux comprendre l'action des médicaments très-divers auxquels on a donné le nom d'*altérants* parce qu' « ils dénaturent le sang et les humeurs diverses ; ils les rendent moins propres à servir à l'acte de la nutrition et à fournir des matériaux aux phlegmasies aiguës et chroniques ; peut-être agissent-ils en rendant impossible la génération des produits accidentels épigénétiques. » (Trousseau et Pidoux).

» Nous considérons ces phrases scientifiquement déduites comme propres à enguirlander, au goût du temps, l'abîme qui sépare encore trop souvent ces deux termes : maladie..... remède. Les *altérants* d'aujourd'hui sont à peu de chose près les dépuratifs d'autrefois. Que le mercure ou l'arsenic, que l'iode ou le soufre, que les alcalins ou les purgatifs guérissent comme dépuratifs ou comme altérants, l'un ou l'autre qualificatif nous paraît apporter peu d'éclaircissements au fond du problème, et le second nous semble même plus vague que le premier. »

M. Jeannel a raison : l'humorisme grossier d'autrefois reposait sur des suppositions, des théories plus ou moins ridicules justement conspuées aujourd'hui ; et, dans l'état actuel de la science, la qualification de médicament *altérant* est loin d'avoir un sens plus précis que celle de *dépuratif*, bien qu'on ait donné une définition du premier, tandis que le second n'en a encore reçu aucune.

D'après les recherches auxquelles je me suis livré et les résultats que j'ai obtenus, je désigne sous le nom de DÉPURATIFS les *agents qui, administrés à l'intérieur, modifient l'urination de manière à débarrasser, par la voie rénale, le sang des principes excrémentitiels qu'il contient en excès, que la quantité de la partie aqueuse de l'urine soit ou non augmentée.*

Ces agents sont indiqués dans les chapitres qui suivent.

CHAPITRE II.

ALCALINS.

Bi-carbonate et phosphate de soude. — Citrate et acétate de potasse. — Phosphate d'ammoniaque. — Acide benzoïque et benzoate de soude. — Sels de lithine. — Silicate de soude soluble.

Les *alcalis* et les sels qui résultent de la combinaison de ces bases avec des acides n'ont pas tous les mêmes effets physiologiques et thérapeutiques. Il faut établir, sous ce rapport, une distinction entre les sels de potasse et ceux à base de soude ; on verra tout à l'heure qu'il y a même des différences extrêmement importantes parmi quelques composés d'une même catégorie.

M. Charcot a dit très-judicieusement que les analogies qui rapprochent si intimement, au point de vue chimique, les sels de sodium et de potassium, ne sauraient faire oublier qu'ils diffèrent profondément à beaucoup d'égards, relativement aux effets qu'ils produisent sur l'organisme. Ainsi, M. Cl. Bernard, contrairement aux assertions de Magendie, avait déjà eu l'occasion de constater la parfaite innocuité du carbonate de soude injecté dans les veines ; il avait vu qu'on peut aller jusqu'à des doses considérables sans produire d'accidents. L'expérience lui avait également démontré la possibilité de mêler, pendant plusieurs mois, à la nourriture des animaux, des quantités considérables de sel de soude, sans donner lieu à aucun trouble chez les sujets soumis à une semblable alimentation, tandis qu'il avait reconnu que les sels de potasse sont loin dêtre supportés, à la même dose, dans les aliments. A son tour, M. Grandeau (*Journal de l'anatomie et de la physiologie*, 1864, t. I. p. 332) a montré que si les sels de soude peuvent être, chez le chien et le lapin, introduits à doses très-fortes dans le torrent circulatoire sans produire d'accidents graves, les sels de potasse injectés dans le sang de ces mêmes animaux se montrent, au contraire, éminemment toxiques, des doses très-faibles suffisant pour amener la mort foudroyante. Mais les deux alcalins ne diffèrent pas seulement par l'intensité des effets qu'ils produisent, car il résulte des recherches de M. Gultmann (*Berliner Klinisch. Wockenschrift*, 1865, n°s 34, 35, 36) que les sels de potasse agissent d'une manière spéciale sur le cœur, dont ils ralentissent et affaiblissent les contractions, et sur la moelle épinière, dont ils amoindrissent l'excitabilité réflexe, tandis que les sels de soude ne produiraient rien de semblable (1).

Toutefois les sels de potasse et de soude présentent certaines analogies, mais à des degrés différents, dans leur action complexe sur l'organisme. En effet, les uns et les autres augmentent l'alcalinité des liquides, sont diurétiques et fluidifient le sang. Cette action dissolvante des alcalins sur le sang, entrevue par les anciens, contestée il y a quelques années encore par plusieurs observateurs distingués, est un fait parfaitement acquis maintenant. « L'observation clinique, conforme aux données de la chimie, a montré maintes fois les déplorables effets de l'abus des alcalins, dit M. Hirtz. Cet abus n'a jamais été porté plus loin que de nos jours. Non-seulement le champ de leur administration, sous l'influence de certaines théories chimiques, a été élargi outre mesure, mais la tendance aux hautes doses et à l'emploi indéfini a été poussé à l'extrême. Beaucoup de malades, au lieu de se contenter d'un effet salutaire, mais limité, produit par les eaux de Vichy ou de Carlsbad, ont compromis leur santé en s'ingurgitant des quantités fabuleuses de liquides alcalins, et donné naissance à une nouvelle maladie connue sous le nom de cachexie alcaline. La bouffissure, l'amaigrissement, la prostration des forces, et chez quelques-uns un état scorbutique et des hyposthases pulmonaires, sont les caractères principaux de cette cachexie. Il faut espérer que l'appel fait à la modération par d'éminents physiologistes (Magendie) et par d'illustres cliniciens (Trousseau) finira par être entendu » (2).

Les sels de soude paraissent avoir sur le sang une action fluidifiante plus prononcée que les sels de potasse. D'un autre côté, ces derniers ont des effets diurétiques plus accentués que les sels de soude, dont l'action s'exerce plutôt sur le foie que sur les reins.

Garrod a signalé une autre différence entre ces deux espèces d'alcalins : il s'agit du pouvoir que les sels de potasse possèdent de

(1) Garrod, *Op. cit.*, p. 474, note.

(2) Hirtz, *Nouv. dict. de méd. et de chir. prat.* t. I, p. 596.

maintenir l'acide urique à l'état de dissolution. On sait que l'urate de potasse est beaucoup plus soluble que l'urate de soude ; on sait également que les dépôts d'urates disparaissent rapidement des urines après l'administration des sels de potasse, tandis que ce résultat n'est pas obtenu aussi promptement lorsque l'on a recours aux sels de soude. Garrod cite une expérience facile à reproduire et qui lui paraît décisive. De petits fragments de cartilage articulaire incrustés d'urate de soude, provenant de sujets goutteux, sont plongés les uns dans une solution de carbonate de soude, les autres dans une solution de carbonate de potasse. Au bout d'un certain temps, ceux-ci seront dépouillés de l'urate de soude et auront repris les caractères de l'état normal, tandis que ceux-là n'auront encore subi aucune modification appréciale (1).

D'après le même observateur, le phosphate d'ammoniaque est aussi un dissolvant puissant de l'urate de soude.

On a attribué à tort une action spéciale à l'acide benzoïque et au benzoate de soude sur l'acide urique. Il est vrai qu'Alexandre Ure a découvert que l'acide benzoïque et les benzoates portés dans le sang se transforment en hippurates ; mais les recherches de Keller démontrent que les proportions d'urée et d'acide urique ne diminuent pas pour cela. M. Bouchardat croit aussi que la métamorphose de l'acide benzoïque ne s'opère pas nécessairement aux dépens de l'acide urique. D'ailleurs, j'ai montré qu'un excès d'hippurates dans le sang n'était pas lui-même sans inconvénients.

Les alcalins ordinairement employés sont le bi-carbonate et le phosphate de soude, le citrate et l'acétate de potasse. En général, le carbonate de potasse et le carbonate de soude ne doivent pas être administrés par les voies digestives, à cause de leurs effets irritants.

Les sels que je viens d'indiquer augmentent la partie aqueuse de l'urine, et non la proportion des principes fixes organiques et inorganiques. Garrod, qui prétend le contraire, a cité une expérience du professeur Mitscherlich, de Berlin, que j'invoquerai précisément comme une preuve à l'appui de ce que j'avance. Le sel employé par l'habile expérimentateur est le carbonate de potasse, lequel possède au plus haut degré la propriété diurétique. Des doses successives de 2 grammes de carbonate de potasse dissous dans 200 grammes d'eau furent administrées à un homme atteint de

(1) Garrod, *Op.*, *cit.* p. 474.

prolapsus de la vessie. Au bout d'une demi-heure, l'urine devint neutre, et, trente-huit minutes après, elle était alcaline. Les quantités d'urine rendues toutes les vingt minutes, mesurées en centimètres cubes, furent les suivantes :

Au bout des 20 premières minutes,	32	cent. cub.	Densité,	1020
— des 20 minutes suivantes,	49	—	—	1014
— des 20 nouvelles minutes,	75	—	—	1009
— des 20 —	50	—	—	1014
— des 20 —	30	—	—	1018

En somme, la quantité rendue en une heure et quarante minutes s'éleva à 236 centimètres cubes. Le même malade, alors qu'il n'était soumis à aucune médication, excrétait en moyenne moins de 60 grammes d'urine dans le même laps de temps.

Ainsi, la densité moyenne de l'urine rendue sous l'influence du carbonate de potasse était de 1015, par conséquent inférieure à la densité de l'urine normale. Si l'on objectait que cette différence tient à ce que le sujet de l'expérience a rendu une plus grande quantité d'urine qu'avant l'administration du carbonate de potasse, je répondrais que cela n'est point une raison, comme je le prouverai tout à l'heure, quand il sera question du silicate de soude soluble.

Les alcalins exercent-ils sur la nutrition et la crase sanguine des modifications telles qu'on puisse les opposer avec avantage à cette dispositon particulière de l'organisme en vertu de laquelle le sang se charge de principes excrémentitiels ? Je suis loin de le croire. D'après la loi posée par Chevreul, les alcalins favoriseraient les combinaisons des matières combustibles avec l'oxygène, et occasionneraient dans l'organisme les divers changements qui signalent un accroissement d'activité de la combustion respiratoire : à savoir, l'augmentation de l'urée aux dépens de l'acide urique et des autres matériaux peu ou point brûlés, l'accroissement de la dénutrition, et à la longue l'hypoglobulie, la cachexie scorbutique ou bien séreuse. Mais, suivant la remarque de M. Gubler, cette manière d'envisager les faits soulève de graves difficultés. Ainsi, aucune accélération circulatoire, aucune élévation de température n'accompagnent cette prétendue action *hématocausique* des alcalins, dont l'effet se borne peut-être à favoriser la dissolution des hématies et à déterminer la dyscrasie albumineuse (1).

(1) Gubler, *Commentaires thérap. du Codex*, p. 399. 1868.

Pour ce qui est de l'uricémie, je n'ai jamais compris la vogue dont jouissent les alcalins, et particulièrement les eaux de Vichy, contre cette maladie. En effet, il est certain que la présence d'un excès de carbonate de soude dans le sang tend à diminuer la solubilité de l'urate de soude plutôt qu'à l'accroître (Garrod). Et puis, les alcalins n'ont pas plus le pouvoir de ramener à leur modalité normale les actes assimilateurs et désassimilateurs du plasma, que celui d'activer l'oxidation des produits de la désassimilation. Je reconnais qu'ils peuvent régulariser les fonctions digestives et leur imprimer une activité particulière dans certains cas ; mais il ne s'ensuit pas qu'ils tendent à maintenir l'intégrité des phénomènes intimes de la nutrition, comme M. Durand-Fardel l'admet pour les eaux de Vichy (1).

D'après M. Mialhe, « il est permis d'affirmer aujourd'hui avec certitude que les alcalins qui circulent dans le sang, engagés dans des combinaisons peu stables, sont la cause de l'oxydation de toutes les substances alimentaires, et comme conséquence de cette intervention chimique indispensable, que c'est à une insuffisance d'alcali dans le fluide sanguin, d'une part, et à une alimentation exagérée d'autre part, que la formation des calculs de cholestérine, d'acide oxalique, d'acide urique et de ses congénères, doit être rapportée. Le seul remède à opposer à ces trois genres de calculs est dans le traitement alcalin » (2).

Cette théorie, qui a le mérite d'être très-simple, repose sur une hypothèse et une erreur. D'abord, M. Mialhe accorde sans hésitation aux alcalis qui circulent dans le sang un rôle fort contestable, en les considérant comme la cause de l'oxydation de toutes les substances alimentaires. Ensuite, M. Mialhe a-t-il jamais constaté la diminution des alcalis du fluide sanguin dans les cas dont il parle? Il me permettra d'en douter. « Pour ma part, dit M. Andral, je dois noter que l'état d'alcalinité du sang est, à mes yeux, une loi générale à laquelle jusqu'à présent je n'ai pas trouvé d'exception » (3). Chez les uricémiques, l'alcalinité du sang n'est pas moindre que chez les autres individus. Dans mes recherches expérimentales, j'ai toujours trouvé le sang alcalin, même plusieurs heures après la mort des animaux, malgré la grande quantité

(1) *Op. cit.*, t. I. p. 87.

(2) *Ann. de la Soc. d'hydr. méd. de Paris*, t. XIII, p. 175.

(3) *Comptes-rendus de l'Acad. des sciences*, 1848.

d'acide urique qu'ils avaient prise (1). Au reste, la théorie de M. Mialhe sur l'action des alcalins dans la viciation du sang par certains déchets de la désassimilation n'est en quelque sorte qu'un corollaire de la loi posée par Chevreul, de laquelle je viens de parler.

En passant probablement par les sécrétions normalement alcalines, telles que les salives et le suc pancréatique, la bile et le produit des glandes sébacées, les alcalins doivent accroître l'activité des fonctions dont ces liquides sont les agents ; mais cette suractivité ne contribue que très-faiblement à débarrasser le sang des déchets de la désassimilation, puisque la majeure partie s'élimine par la voie rénale.

Au résumé, si l'on considère que les alcalins n'ont d'autre influence sur les fonctions végétatives de l'économie que de régulariser et d'activer la digestion dans certains cas ; qu'ils augmentent la quantité de l'urine, dont ils diminuent l'acidité ou qu'ils rendent alcalines, selon la dose, sans accroître l'élimination des principes fixes de ce liquide; qu'en activant probablement certaines sécrétions excrémento-récrémentitielles elles-mêmes alcalines, ils modifient très-peu la crase sanguine et la nutrition; qu'ils ont aussi pour résultat de dissoudre les hématies et de produire la dyscrasie albumineuse, on voit que la médication alcaline offre bien peu de ressources pour le traitement de l'herpétisme : ses indications se limitent à peu près aux cas dans lesquels les troubles de la digestion peuvent être à la fois causes et effets de la maladie. Lorsque les fonctions gastriques et intestinales s'accomplissent bien, l'usage des alcalins peut produire de fâcheux effets par la rétention et l'accumulation des principes excrémentitiels dans le sang.

L'observation clinique prouve l'exactitude des conclusions pratiques que je viens de formuler. M. Bazin donne la priorité aux alcalins dans le traitement de cette variété de l'herpétisme qu'il appelle *arthritis :* eh bien, quels résultats peut-on espérer d'une telle médication ? L'éminent professeur Hardy a déjà résolu cette question. « Nous ferions abstraction, dit-il, de toutes les erreurs et de toutes les singularités que nous rencontrons dans la théorie de l'arthritis, pour nous ranger entièrement à l'opinion de notre collègue, si nous avions pu constater un caractère qui, selon nous, doit primer tous les autres, à savoir, l'efficacité d'un *traitement*

(1) Voir : *Appendice,* à la fin de l'ouvrage.

spécial et *particulier* à cette diathèse. Pour le médecin qui se pique moins de classer les maladies en naturaliste que de les traiter et de les guérir, cette épreuve thérapeutique est la pierre de touche par excellence. Malheureusement, sous ce rapport, rien n'est venu confirmer les divisions établies par M. Bazin ; aujourd'hui nous avons eu à traiter trop de sujets atteints de prétendues arthritides pour baser quelque espoir sur l'emploi isolé des médications antiarthritiques. Non-seulement elles ne nous ont presque jamais fourni que des insuccès, mais nous avons toujours vu les médications antiherpétiques en triompher mieux que toute autre, et les guérir aussi vite et aussi sûrement que les affections dartreuses les mieux dessinées. Les cas réfractaires à la thérapeutique des dartres l'ont été également à l'emploi des alcalins » (1).

L'action dissolvante du carbonate de lithine sur les composés uriques a conduit Garrod à prescrire ce sel dans l'uricémie, et les résultats qu'il a obtenus ont été satisfaisants. Pour montrer combien le carbonate de lithine est plus propre que le carbonate de soude ou de potasse à débarrasser des dépôts d'urate de soude un cartilage provenant d'un sujet goutteux, l'habile praticien fit l'expérience suivante : on prépara des solutions de sel de lithine, de potasse et de soude, avec 6 centigrammes de chaque sel et 30 grammes d'eau. De petits fragments de cartilage infiltré d'urate de soude furent placés dans ces solutions pendant quarante-huit heures. Au bout de ce temps, le cartilage qui se trouvait dans la solution de lithine était revenu à l'état normal ; celui qu'on avait soumis à l'action de la potasse présentait beaucoup moins d'urate de soude ; mais celui qui avait été placé dans la solution de carbonate de soude ne paraissait pas avoir éprouvé de changements. Si l'on répétait ces expériences avec les autres sels de lithine, les sulfates ou les chlorures, par exemple, on ne tarderait pas à constater aussi leur influence dissolvante (2).

Les sels de lithine doivent être administrés dans beaucoup de liquide, soit dans de l'eau ordinaire, soit, — ce qui vaut mieux encore, — dans de l'eau chargée de gaz. Cette solution constitue l'*eau de lithine*, qui correspond, sauf la force, aux liqueurs de soude et de potasse généralement employées (Garrod).

Le carbonate de lithine est celui auquel il faut donner la

(1) Hardy, *Leçons sur les affections cut. dart.*, p. 54.
(2) Garrod, *op. cit*, p. 486.

préférence. Sa dose ordinaire est de 10 à 30 centigrammes. Vient ensuite le citrate de lithine, très-soluble dans l'eau et nullement désagréable au goût.

Les expériences que Garrod a faites concernant les usages et les propriétés de la lithine peuvent se résumer ainsi qu'il suit :

Le carbonate de lithine paraît être un puissant diurétique ; chez certains malades il augmente la sécrétion urinaire d'une manière incommode. Notre savant confrère a observé plusieurs cas dans lesquels une seule bouteille d'eau de lithine, prise au moment où le malade se couchait, obligeait celui-ci à rester debout toute la nuit, tandis que la même dose d'une solution de soude n'avait aucun effet de ce genre.

Le carbonate de lithine est également un agent alcalisant très-énergique. Garrod a vu, chez quelques malades, l'urine devenir très-alcaline après l'ingestion de 30 centigrammes de carbonate dissous dans de l'eau gazeuse ; il a vu, chez plusieurs autres, l'administration du même sel prévenir la formation des dépôts et des graviers d'acide urique pendant un laps de temps indéfini (1).

Dans l'herpétisme, les sels de lithine peuvent rendre quelques services, quand il y a prédominance bien marquée de l'acide urique sur les autres principes excrémentitiels ; mais il ne faut pas oublier que ces composés, comme tous les alcalins, sont impuissants à détruire la cause radicale de la maladie, et ne donnent guère que des résultats partiels ou temporaires. Leur action sera à peu près nulle dans les cas où d'autres déchets de la désassimilation seront associés à l'acide urique en proportion plus ou moins considérable ; à plus forte raison quand ils domineront. La principale cause de cette impuissance, c'est que si les sels de lithine sont des diurétiques plus énergiques que les autres alcalins, ils n'influent pas davantage que ces derniers sur l'excrétion des matériaux solides de l'urine ; ce dont je me suis assuré expérimentalement.

Parmi les sels alcalisés, il en est un que je recommande à l'attention des praticiens à cause de son action spéciale sur l'urination : je veux parler du silicate de soude soluble. Déjà MM. Socquet et Bonjean ont préconisé l'emploi de ce médicament pour décomposer l'acide urique (2) ; mais cette action est purement

(1) *Op. cit.*, p. 489.

(2) *Gazette médicale de Paris*, 1856, p. 573.

imaginaire ; ce qui fait probablement que le traitement dialytique proposé par les deux auteurs que je viens de citer n'a pas été pris au sérieux, et est tombé tout à fait dans l'oubli.

Non, le silicate de soude n'a aucune action sur les composés uriques, mais c'est un agent essentiellement dépuratif, contrairement aux autres sels alcalisés.

Pour bien apprécier les effets de ce précieux médicament, il est indispensable qu'il soit parfaitement soluble et non altéré. M. E. Fournier, pharmacien à Paris, ex-président de la Société de pharmacie, a eu l'obligeance de mettre à ma disposition, pour mes recherches, un sirop contenant 10 centigrammes de silicate de soude par cuillerée à soupe, et des granules renfermant la même quantité de ce médicament. Ces préparations étaient faites de façon que le silicate de soude n'avait subi aucune altération au bout d'un temps très-long. Je suis heureux de pouvoir témoigner ici toute ma gratitude à M. Fournier.

Je rappelle que la quantité moyenne d'urine normale excrétée en vingt-quatre heures est de 1250 grammes, sa densité de 1017, et la proportion de principes fixes de 42 grammes, soit un peu plus de 3 pour 100. Cela établi, voyons les modifications que le silicate de soude soluble, administré à l'intérieur, imprime à l'excrétion rénale, c'est-à-dire à l'élimination de la partie aqueuse et des matériaux solides de l'urine.

Obs. — Fille de 25 ans ; tempérament lymphatique ; gastralgie herpétique ; éruptions fréquentes de prurigo. Le tableau suivant montre les modifications que l'urine a éprouvées sous l'influence du silicate de soude.

JOURS.	DOSES DE SILICATE.	QUANTITÉ D'URINE dans les 24 heures évaluée en centimètres cubes.	DENSITÉ DE L'URINE.	QUANTITÉ de principes fixes pour 100 grammes d'urine.	OBSERVATIONS PARTICULIÈRES.
	centig.	cent. cub.		gram.	
1er jour	30	900	1022	4	Urine acide, trouble, formant un dépôt considérable d'acide urique.
2e —	id.	1005	1026	5	Id.
3e —	id.	800	1029	7	Id. Les urates abondent.
4e —	id.	900	1020	5,2	Id.
5e —	40	650	1072	3,50	Id.
6e —	id.	1003	1022	4	Urine claire. — Plus de dépôt.
7e —	id.	1100	1018	3,50	Id.
8e —	id.	1120	1023	4	Id. Santé excellente.
9e —	id.	1120	1020	3,50	Id.
10e —	id.	1100	1018	3,40	Id.
11e —	id.	1100	1020	3,20	Urine claire. — Migraine.
12e —	id.	1150	1017	3,30	Urine claire. — Santé excellente.
13e —	id.	1100	1023	4,30	Id.
14e —	id.	1300	1015	3,10	Id.
15e —	60	1200	1018	3.50	Id.
16e —	id.	900	1024	5	Urine trouble, boueuse, déposant beaucoup d'acide urique.—Sensation de tiraillements à l'estomac.
17e —	id.	1200	1021	4	Urine trouble, sans dépôt.
18e —	id.	......	......	......	L'urine n'a pas été examinée à cause des règles.
19e —	id.	......	......	......	
20e —	id.	......	......	......	
21e —	id.	......	......	......	
22e —	id.	......	......	......	
23e —	id.	......	......	......	
24e —	id.	1450	1019	3,60	Urine claire, sans dépôt. — Démangeaisons à la peau ; éruption prurigineuse aux bras et aux fesses.
25e —	id.	1150	1024	5,50	Urine épaisse, formant un dépôt.
26e —	id.	1400	1017	3,40	Urine claire.—L'éruption a disparu.
27e —	id.	1200	1024	5,80	Urine trouble, boueuse, déposant beaucoup d'acide urique.— Santé excellente.

Dans cette expérience, on voit :

1° Que la quantité d'urine excrétée en vingt-quatre heures a été tantôt au-dessous, tantôt au-dessus de la moyenne ordinaire ;

2° Que, dans les premiers huit jours de l'administration du médicament, la densité de l'urine et la proportion des principes fixes ont considérablement augmenté, — ces derniers plus du double le troisième et le cinquième jour — ;

3° Que pendant tout le temps qu'a duré le traitement, le chiffre de la densité de l'urine et de la quantité de ses matériaux solides a toujours dépassé celui de l'urine normale, excepté trois fois ;

4° Que la densité de l'urine et par conséquent sa surcharge en principes fixes n'étaient pas toujours en rapport inverse avec la quantité de ce liquide excrété dans les vingt-quatre heures ; il y a même deux jours où, la quantité d'urine dépassant 1100 c.c., la densité était de 1023-1024, et la quantité de matériaux solides de 4-5, 50 ; tandis que deux autres fois, la quantité d'urine étant de 900 c.c. seulement, la densité n'était que de 1022-1024, et la proportion des principes fixes de 4-5 ;

5° Que l'usage du silicate de soude a produit une amélioration rapide dans l'état de la malade, et que la réapparition des manifestations herpétiques a été suivie d'une augmentation très-marquée de la densité de l'urine et de la proportion de ses matériaux solides ;

6° Qu'enfin le médicament administré pendant près d'un mois n'a point modifié les actes de l'assimilation et de la désassimilation, puisque le vingt-septième jour la densité de l'urine était encore de 1024, et la proportion des principes fixes de 5,80 grammes pour 100.

Voici une autre expérience dont les résultats sont semblables à ceux de la précédente.

Obs. — Femme de 32 ans, ayant un tempérament sanguin, une forte constitution, atteinte d'eczéma léger derrière les oreilles et au nez, de démangeaisons sous les aisselles et de congestions fréquentes vers la tête.

JOURS.	DOSES DE SILICATE.	QUANTITÉ D'URINE dans les 24 heures évaluée en centimètres cubes.	DENSITÉ DE L'URINE.	QUANTITÉ de principes fixes pour 100 grammes d'urine.	OBSERVATIONS PARTICULIÈRES.
	centig.	cent. cub.		gram.	
1er jour	30	950	1026	5	Urine acide, très-chargée d'urates non dosés.
2e —	id.	1000	1028	7	Dépôt considérable d'acide urique au fond du vase.
3e —	id.	900	1027	6,30	Id.
4e —	id.	900	1027	6,60	Id.
5e —	id.	750	1030	7,10	Id.
6e —	40	850	1026	5,10	Id.
7e —	id.	......	......	......	Amélioration remarquable.
8e —	id.	......	......	......	
9e —	id.	......	......	......	
10e —	id.	......	......	......	L'urine n'a pas été examinée à cause des règles.
11e —	id.	......	......	......	
12e —	id.	......	......	......	
13e —	id.	......	......	......	
14e —	id.	......	......	......	
15e —	id.	......	......	......	L'eczéma des oreilles est presque complètement guéri.
16e —	id.	850	1026	5	Urine acide, très-trouble, formant un dépôt considérable.
17e —	id.	900	1024	5	Urine claire, sans dépôt, mais présentant à sa surface une pellicule large d'acide urique.
18e —	50	1200	1018	3,60	Urine claire, sans dépôt.
19e —	70	800	1026	5	Urine trouble, boueuse, déposant beaucoup.—L'eczéma s'est ravivé.
20e —	id.	850	1029	7	Urine boueuse. — Amélioration.
21e —	id.	950	1024	5,10	Id.
22e —	id.	900	1018	3,80	Urine claire, sans dépôt.
23e —	80	1300	1020	4	Id.

Dans cette expérience, la quantité d'urine a été toujours au-dessous de la moyenne, excepté deux jours où elle a atteint les chiffres de 1200 c.c. et 1300 c.c. Il est important de remarquer que le chiffre de 1300 coïncide avec celui de 1020 pour la densité; tandis que, le vingt-deuxième jour, la quantité d'urine étant de 900 c.c., la densité n'était que de 1018.

Je possède deux autres expériences faites avec autant de soin que les précédentes, et qu'il me paraît inutile de citer.

En somme, contrairement aux sels alcalisés dont il a été question plus haut, le silicate de soude soluble n'est point diurétique, mais il jouit de propriétés dépuratives énergiques.

Je l'ai employé à la dose de 20 centigrammes à 1 gramme par jour, et je n'ai jamais trouvé les urines alcalines, même après plusieurs mois de l'usage de ce médicament. Je n'ai jamais remarqué non plus qu'il produisit la dissolution des hématies, comme les autres alcalins.

Ce qui prouve que le silicate de soude agit sur l'excrétion rénale, et non pas directement sur les composés uriques du sang et de l'urine, c'est qu'en traitant cette dernière, aussitôt après son émission dans les trois ou quatre heures qui suivent le repas, par une solution de silicate de soude, on n'obtient aucune espèce de précipité, et que la même solution ne fait pas disparaître les précipités formés par l'urine. Ce sont des expériences que j'ai faites souvent.

Le silicate de soude soluble m'a paru avoir aussi sur les troubles de la digestion gastrique et intestinale une action plus marquée que les autres sels alcalisés; mais je ne crois pas qu'il modifie mieux les phénomènes de la nutrition interstitielle pervertie. C'est donc à cause de ses propriétés éminemment dépuratives et digestives, et non d'une action antidiathésique, que je recommande ce médicament aux praticiens dans le traitement de l'herpétisme.

Un autre avantage, c'est qu'on peut en continuer l'usage pendant un temps très-long sans qu'il en résulte aucun inconvénient. Je connais un goutteux qui, depuis huit mois, prend tous les jours 40 centigrammes de silicate de soude, pour prévenir les attaques auxquelles il était exposé. Ce moyen a parfaitement réussi jusqu'à présent, malgré les écarts de régime auxquels se livre le malade, et sans qu'il soit survenu aucun autre phénomène morbide.

Le sirop de silicate de soude est une excellente préparation pour les enfants et les estomacs susceptibles.

Je résume ainsi les effets thérapeutiques du silicate de soude soluble : il régularise les fonctions digestives et facilite l'élimination des principes excrémentitiels.

CHAPITRE III.

COLCHIQUE. — CAFÉ VERT.

Chronicis morbis, chronica remedia.

Si, dans le traitement des diathèses, le médecin en est réduit à atténuer autant que possible chacune de leurs manifestations, au fur et à mesure qu'elles se présentent, à faire en un mot la médecine des symptômes, c'est qu'il ignore l'essence des maladies et le plus ordinairement les modifications intrinsèques produites dans l'organisme par les médicaments avec lesquels il cherche à les combattre. Double problème dont la solution doit être le but suprême des aspirations de la médecine scientifique. Sans doute, bien des tentatives infructueuses seront faites avant d'atteindre ce but ; mais la raison nous commande de ne pas désespérer de la vérité.

Toute diathèse ayant pour point de départ un trouble, une anomalie des fonctions végétatives de l'organisme, c'est cette cause primordiale qu'il faut attaquer d'abord, et les agents véritablement *antidiathésiques* sont ceux qui, par leurs effets multiples et complexes, modifient les phénomènes de la nutrition interstitielle et la crase sanguine, de façon à les ramener à leur modalité normale, en même temps qu'ils combattent les manifestations de la diathèse. Sous ce rapport, il y a une différence considérable, radicale entre un *antidiathésique* et un *spécifique ;* car qui dit *spécifique* dit inconnu, suivant la judicieuse remarque de M. Maurice Raynaud, et j'ajoute, avec ce savant confrère, qu' « il est permis de douter d'une médication à proprement parler spécifique. Nous ne connaissons jusqu'ici qu'une seule diathèse qui soit justiciable de cette médication : c'est la syphilis. Or, s'il est certain que le traitement spécifique en combat, presque à coup sûr, les manifestations, il est encore plus certain qu'il ne guérit que les manifestations, et nullement la maladie elle-même. La preuve, c'est qu'il ne s'oppose en aucuue façon aux récidives, et qu'il n'empêche pas la maladie de réapparaître, sauf à être combattue de nouveau par les mêmes moyens et avec le même succès » (1).

Je sais bien qu'une médication antidiathésique ne met pas toujours non plus à l'abri des récidives ; bien s'en faut : car, pour cela, il faudrait renouveler de fond en comble une constitution atteinte jusqu'à ses dernières profondeurs ; mais je crois qu'avec plus de persévérance et de ténacité que n'en ont généralement les médecins et surtout les malades, qu'en employant pendant un certain temps les moyens appropriés, et qu'en y revenant à des intervalles plus ou moins rapprochés, même en l'absence de tout phénomène morbide appréciable, on finira souvent par débarrasser l'organisme de ses tendances aux déviations, aux anomalies fonctionnelles, en d'autres termes par user la diathèse. C'est ici surtout que le dicton « *chronicis morbis, chronica remedia* » trouve son application. Il va sans dire que je mets hors de cause les *cachexies*, pour lesquelles le pronostic est inexorablement fatal.

Je ne connais jusqu'à présent que deux médicaments qui, avec certaines eaux minérales dont il sera question dans un autre chapitre, peuvent être opposés à l'herpétisme comme antidiathésiques, d'après l'acception que je viens de donner à ce mot : ce sont le colchique et le café vert. Nous allons en étudier le mode d'action.

ARTICLE Ier.

COLCHIQUE.

Le colchique d'automne, appelé aussi *safran des prés*, *tue-chien*, *flamme-nue*, etc., est une plante très-commune de la famille des *colchicacées*, à laquelle appartiennent plusieurs autres végétaux doués également de propriétés très-énergiques, tels que le *Veratrum album* ou *ellébore blanc*, le *Veratrum viride* et l'*Assagræa officinalis* ou *cévadille*. Les bulbes et les semences sont à peu près les seules parties usitées.

(1) *Nouv. Dict. de méd. et de chir. prat.*, t. XI, p. 456.

D'après Melander, Moretti, MM. Pelletier et Caventou, le principe actif du colchique serait la *vératrine*, qui se rencontre aussi dans l'ellébore blanc et la cévadille ; mais Geiger et Hesse ont démontré que c'est une erreur. En effet, ces auteurs ont extrait du colchique un alcaloïde auquel ils ont donné le nom de *colchicine*, et qui se distingue surtout de la vératrine en ce qu'il est soluble dans l'alcool et dans l'éther. En 1857, M. Oberlin reconnut l'existence dans le colchique d'un principe actif mal défini, différent de la colchicine de Geiger, et qu'il a appelé *colchicéine*. Enfin, en 1864, Gunther a extrait des semences du colchique un alcaloïde soluble dans l'alcool et dans l'eau, insoluble dans l'éther, et qu'il a désigné aussi sous le nom de *colchicine*.

Quelle que soit sa composition, le colchique est une des plus précieuses ressources de la matière médicale. Cependant on l'emploie peu maintenant, ce qui tient certainement aux expériences contradictoires publiées sur son action physiologique, et surtout à l'abus qu'en ont fait les empiriques et les charlatans.

Le colchique a une action topique irritante des plus énergiques ; aussi produit-il, quand il a été ingéré à haute dose, les phénomènes cholériformes qui succèdent aux superpurgations : vomissements, évacuations bilieuses abondantes, dyssenterie, faiblesse et précipitation du pouls, accélération de la respiration, refroidissement des extrémités, atonie musculaire des membres et suppression de l'urine.

Sir Edward Home, ayant injecté du vin de colchique dans la veine jugulaire d'un chien, a vu d'abord le pouls se ralentir, puis, par une réaction rapide, la respiration devenir fréquente et le pouls précipité ; l'animal salivait abondamment ; il rendait, par les vomissements, du mucus sanglant ; il était pris d'évacuations alvines abondantes, avec refroidissement, puis tombait dans le collapsus et mourait. A l'autopsie, on trouvait la muqueuse de l'intestin enflammée.

Indépendamment de ces effets toxiques, qui offrent peu d'intérêt dans la question qui nous occupe, le colchique administré à l'intérieur, de façon à ne produire aucune irritation sur les voies digestives et à être absorbé, influence la circulation, le système nerveux, la nutrition et certaines excrétions d'une façon remarquable.

Dans deux expériences faites sur lui-même, le docteur Maclagan a vu, après l'ingestion de 12 centigrammes de teinture de colchique, le pouls baisser de 20 pulsations en cinq ou six heures, ainsi qu'il résulte du tableau suivant :

Première expérience.			*Deuxième expérience.*		
A 8 heures du soir,	pouls à	87.	A 6 heures du soir,	pouls à	84.
— 9 —	—	87.	— 7 —	—	84.
— 10 —	—	80.	— 8 —	—	78.
— 11 —	—	75.	— 9 —	—	72.
— 11 1/2 —	—	70.	— 10 —	—	66.
— 12 —	—	65.	— 11 —	—	60.
— 12 1/2 du matin,	—	65.	— 12 —	—	62. (1)

D'après Garrod, l'action sédative exercée par le colchique tant sur le cœur que sur d'autres parties du système vasculaire ne saurait être révoquée en doute ; elle est attestée par la lenteur et la faiblesse du pouls qui surviennent après son administration (2). C'est aussi ce que j'ai constaté sur moi-même, à plusieurs reprises, et chez d'autres personnes qui ont pris du colchique.

M. Jolyet, qui a fait des expériences sur des grenouilles avec un échantillon de colchicine, croit que cette substance augmente l'action excito-motrice de la moelle (3). On ne peut rien conclure de ces expériences quant à la façon dont le colchique influence le système nerveux de l'homme. J'ai vu son usage longtemps continué produire une sorte d'excitation nerveuse que j'attribue volontiers, comme celle qui a lieu sous l'influence du café, à la *décongestion* des organes. Ce rapprochement me paraît d'autant plus exact que le colchique et le café modifient la circulation de la même manière, c'est-à-dire que le pouls se ralentit et devient plus mou. J'ajoute que le colchique est, comme le café, l'antidote des narcotiques hypérémiants : ils se neutralisent dans leurs effets réciproques. Ayant administré presque simultanément à un chien de moyenne taille 5 centigrammes de chlorhydrate de morphine et 8 grammes de vin de colchique, je n'ai remarqué aucun phénomène pathologique appréciable : l'animal n'eut ni coma ni diarrhée. On verra un peu plus loin l'action remarquable du colchique sur les congestions produites par les déchets de la désassimilation.

(1) Maclagan, *Ou colchicum antumnale*, etc.; traduit in *Union médicale*, 1852, t. VI, p. 260, 263 et 268.

(2) Garrod, *Op. cit.* p. 431.

(3) Jolyet, *De l'action physiol. de la colchicine chez la grenouille*, Mém. de la Soc. de biologie, 1867.

C'est par les modifications qu'il produit dans la composition de l'urine que l'on peut juger de l'influence que le colchique exerce sur la nutrition et les excrétions. Or les opinions sont très-partagées sur ce point.

Chez un malade soumis à l'administration du colchique, le docteur Christison a trouvé, au bout de deux jours de traitement, la proportion d'urée presque doublée. Avant le commencement du traitement, l'urine avait un poids spécifique de 1020; elle renfermait 2 pour 100 d'urée et ne présentait pas de dépôt d'urate. Le premier jour du traitement, le poids spécifique de l'urine s'était élevé à 1033,5 et à 1034 le second jour. Ce liquide était trouble, par suite de la présence d'une certaine quantité d'urate d'ammoniaque (1).

Des recherches du même genre ont donné des résultats semblables au docteur Maclagan ; mais Garrod conteste qu'on puisse induire de ces expériences et de celles de Christison que le colchique ait pour effet d'augmenter la quantité des matières solides de l'urine, par la raison que les analyses ont porté sur des échantillons d'urine recueillie à diverses époques de la journée et non pas sur la quantité d'urine rendue dans les vingt-quatre heures, ce qui serait bien différent. Cette objection de Garrod ne me paraît pas fondée, attendu qu'il est probable, pour ne pas dire certain, que l'urine rendue dans les vingt-quatre heures eût présenté aussi une augmentation de son poids spécifique et de la proportion des principes solides. En tout cas, rien ne prouve qu'il en eût été autrement.

Contrairement à Christison et à Maclagan, Graves pense que le colchique, au lieu d'activer l'élimination de l'acide urique par les reins, aurait pour effet d'entraver la formation de cet acide dans l'économie. Telle est aussi l'opinion de Gairdner.

Garrod a tiré les conclusions suivantes de ses nombreuses expériences :

1° Rien ne démontre qu'un des effets du colchique sur l'économie soit de provoquer une élimination plus considérable de l'acide urique ; lorsque l'action du médicament est longtemps prolongée, elle semble même produire tout le contraire ;

2° Nous ne pouvons affirmer que le colchique ait quelque influence sur l'excrétion, soit de l'urée, soit des autres principes solides de l'urine ;

(1) Cité par Garrod, *Op. cit.*, p. 432.

3° Le colchique n'agit pas toujours comme diurétique ; au contraire, il diminue souvent la quantité des urines, principalement lorsque son action sur le tube digestif est très-prononcée (1).

Je me suis livré moi-même à des recherches minutieuses sur cette importante question, et j'ai reconnu que le colchique agit sur l'excrétion rénale à peu près comme le silicate de soude soluble (voir le chapitre précédent), c'est-à-dire qu'il n'est pas diurétique, mais qu'il augmente le poids spécifique de l'urine et la quantité des principes fixes excrétés, qu'il est en un mot *dépuratif*. Seulement, au bout d'un certain temps, l'urine devient moins chargée, par conséquent plus légère, ce qui indique que le sang, une fois débarrassé de la plus grande partie des principes excrémentitiels qui le viciaient, ceux-ci ne se forment pas avec autant d'activité qu'avant l'administration du médicament. Chez une dame herpétique, à laquelle je fis prendre du vin de colchique pendant trois mois, je remarquai que, dans les quatre ou cinq premières semaines, la densité de l'urine excrétée en vingt-quatre heures variait de 1022-1026, et la proportion des matériaux solides de 4-5 pour 100. L'urine formait généralement un dépôt considérable d'acide urique et d'urate au fond du vase. Ce ne fut que vers le milieu du deuxième mois que l'urine devint de plus en plus légère et présenta un poids spécifique de 1016-1020. Deux ou trois fois seulement la quantité des substances fixes dépassa 4 pour 100.

La diminution des principes excrémentitiels et notamment de l'acide urique dans l'urine indique un ralentissement du mouvement de décomposition organique, par conséquent une modification des phénomènes de la nutrition interstitielle.

D'après M. Gubler, le colchique employé à doses minimes et répétées active la sécrétion des glandes salivaires ; la peau et le foie ressentent aussi cette influence (2). Cela est possible, mais je ne l'ai pas constaté.

En tout cas, les modifications que le colchique produit, d'une part, dans les fonctions du rein et la circulation capillaire, d'autre part, dans le mouvement de décomposition organique, explique son action antidiathésique contre l'herpétisme.

Garrod fait observer que si l'action du colchique dans l'arthrite

(1) Garrod, *Op. cit.*, p. 445.

(2) Gubler, *Op. cit.*, p. 79.

urique devait être rapportée à ses propriétés sédatives, on verrait ce médicament modifier les inflammations de tout genre au même degré qu'il modifie l'inflammation goutteuse ; il n'en est rien cependant : en dehors de la goutte l'influence du colchique sur le processus inflammatoire est peu prononcée ; elle est moins prononcée certainement que celle qu'exercent, en pareil cas, d'autres médicaments, tels que le tartre stibié, par exemple, ou le calomel. Ces derniers, d'un autre côté, qui se montrent si puissants contre l'inflammation ordinaire, n'agissent dans la goutte que d'une manière très-incertaine (1).

Cette remarque n'infirme en rien l'action puissamment *décongestionnante* du colchique dans l'herpétisme en général et l'uricémie en particulier ; car le tartre stibié et le calomel, qui ont plus de puissance que le colchique et le café contre l'inflammation ordinaire, n'ont cependant aucune prise sur l'hypérémie produite par les narcotiques. Il y a là une question d'antagonisme dont il est nécessaire de tenir compte, antagonisme que nous retrouvons entre le colchique et les déchets de la désassimilation, notamment l'acide urique, comme je l'ai prouvé expérimentalement. En effet, on verra, à la fin de cet ouvrage, qu'il résulte de mes recherches que les acides urique et oxalique en excès dans le sang ont pour effet ordinaire, quand leur action ne se concentre pas sur la peau, de congestionner le système muqueux et la plupart des organes. Or, un chien ayant pris pendant cinquante jours, 1 gramme d'acide urique matin et soir, fut soumis ensuite à l'action du colchique pendant le même laps de temps, après quoi il fut sacrifié. A l'autopsie, c'est à peine si j'ai trouvé des traces de congestion au cerveau, sur les muqueuses aérienne et gastro-intestinale, dans les poumons, les reins, etc. La même expérience faite avec l'acide oxalique fournit des résultats semblables ; d'où je conclus que le colchique est l'antidote des principes excrémentitiels de l'organisme, comme il l'est des narcotiques hypérémiants. Point n'est besoin par conséquent d'atribuer, comme Garrod, à ce médicament une action spécifique, c'est-à-dire inconnue, dans l'uricémie, action que notre éminent confrère compare à celle que le quinquina exerce sur la fièvre intermittente.

Au résumé : *action dépurative, décongestionnante, modification de la nutrition interstitielle consistant dans le ralentissement du mou-*

(1) Garrod, *Op. cit.*, p. 437,

vement de décomposition organique, tels sont les effets du colchique dans le traitement de l'herpétisme.

Est-il vrai que ce médicament administré pendant longtemps offre des dangers? Garrod est d'un avis contraire, et je me crois autorisé à dire qu'il a raison. Les effets de l'accumulation sont une supposition que rien ne justifie. Je suis loin de prétendre qu'on n'a pas abusé et qu'on n'abuse pas tous les jours du colchique dans le traitement de la goutte ; mais il y a loin de l'emploi rationnel et raisonné de cette substance énergique aux aberrations du charlatanisme et de l'ignorance.

Le choix de la préparation, dans l'administration du colchique, est une des premières conditions du succès. Je crois, avec Garrod, que le vin et l'extrait acétique du bulbe sont les préparations auxquelles on doit donner la préférence. Je ferai remarquer toutefois que le vin de colchique du codex m'a paru trop irritant et peu assimilable. Je lui ai substitué une préparation dont je parlerai à propos de l'emploi simultané du colchique et du café cru.

J'ai eu recours aussi assez souvent à la teinture de bulbe de colchique, à la dose de 1 à 4 grammes par jour, dans un véhicule approprié, tel que tisane de chiendent, de douce-amère, etc. ; ou une potion. La dose de l'extrait acétique est de 1 à 6 centigrammes.

En général, le colchique doit être administré à des doses faibles, de façon à ne produire aucune irritation sur le tube digestif, et à ce que l'absorption ait lieu facilement.

ARTICLE II.

CAFÉ VERT.

D'après Payen, le café contient (outre des substances ternaires dérivées de la cellulose, des matières albuminoïdes et des principes minéraux) de la *caféine*, de l'*acide caféique* ou *chlorogénique* en combinaison avec de la caféine et de la potasse, une essence concrète et une huile volatile aromatique fluide, une matière grasse fixe, enfin un tannin particulier, l'acide *cafétannique*, qui ne précipite pas la gélatine et colore en vert les sels ferriques. La torréfaction modifie notablement cette composition : il se forme deux nouveaux principes, l'un brun et amer, l'autre huileux, volatil, appelé *caféone* (Boutron et Frémy), qui constitue l'arôme du café. Il résulte des analyses de Schrader que la caféine disparaît partiellement dans le café brûlé. On voit par là que le café doit agir différemment sur l'organisme selon qu'il est torréfié ou cru.

Une infusion chaude de café torréfié a pour premier effet de produire une légère excitation sanguine, analogue à celle des alcooliques, et qu'il faut attribuer à la température du liquide de l'infusion et surtout à l'huile essentielle, dont une partie s'est développée aux dépens de la caféine.

Les phénomènes d'excitation sanguine, plus ou moins marqués et plus ou moins prolongés selon les tempéraments, font place à des phénomènes d'un ordre tout opposé : le pouls se ralentit, devient plus large, plus mou, la face pâlit, le cerveau engourdi par l'afflux du sang se décongestionne, s'éveille en quelque sorte ; les idées deviennent plus nettes, plus faciles, plus vives ; en un mot, il se produit une nouvelle excitation bien différente de la première, celle-ci due à la congestion, celle-là à la décongestion des capillaires sanguins. « On s'accorde à attribuer à la *caféine* cette *décongestion* des organes, dit M. L. Marchand ; les conséquences physiologiques de cette action et les déductions thérapeutiques sont curieuses à étudier.

» A. La déplétion du système vasculaire peut agir directement, et, dans certains cas, pour ainsi dire mécaniquement ; la turgescence, l'érection, font place à des phénomènes inverses ; aussi comprend-on qu'on ait pu avoir des résultats favorables dans des affections même inflammatoires, et dans bien d'autres maladies contre lesquelles ceux qui ne veulent voir dans le café que son action d'excitation sanguine s'étonneront toujours de l'entendre préconiser. L'erreur est d'autant plus facile que les phénomènes d'excitation continuent à se montrer; mais tandis qu'il y avait eu, dans la première période, excitation par réplétion des vaisseaux sanguins, il y a, dans la seconde, excitation nerveuse qui est due justement à la déplétion de ces vaisseaux.

....

» B. Le ralentissement de la circulation peut produire non plus des effets mécaniques et immédiats, mais bien des effets consécutifs. La digestion devient plus lente, et le mouvement de décomposition organique est entravé. Ces deux effets physiologiques, inverses de ceux que nous avons vu se produire pendant la première période, conduisent à des déductions thérapeutiques importantes. En effet, si le mouvement de décomposition organique est ralenti, on comprendra comment Lehmann, Boëker et Schultze (de Breslau) ont trouvé que l'albumine, l'urée, l'acide urique, ne se rencontraient plus en aussi grande abondance, et l'on s'expliquera l'usage du café dans les maladies où l'excrétion de ces détritus organiques est le symptôme que l'on veut enrayer : gravelle, goutte, albuminurie, etc. D'un autre côté, le café devient un aliment, et cela à plusieurs titres : d'abord comme élément azoté, et par sa composition même, comme le veulent de Gasparin et Bouchardat ; ensuite en ralentissant la digestion et en lui permettant de perfectionner le chyme si l'estomac n'est pas trop nerveux ou trop plein ; enfin par cet effet même que nous venons de lui reconnaître, d'empêcher le mouvement de dénutrition » (1).

D'après M. Offret (de Nantes), le café très-torréfié est un poison narcotique et stupéfiant, le café peu torréfié un excitant nerveux, un fortifiant ; et c'est lui qui, à proprement parler, mérite seul le nom. de boisson intellectuelle. Cette différence dans les effets dépend certainement de la quantité d'huile essentielle, qui est en rapport avec le degré de torréfaction (2).

Liebig pense que la caféine contribue à la formation de la taurine, l'un des éléments de la bile. Elle augmente effectivement la sécrétion biliaire, d'après les expériences de Lehmann, confirmées par celles de plusieurs autres observateurs.

Le café cru en macération (25 grammes pour 250 grammes d'eau froide) agit sur la circulation capillaire et les actes désassimilateurs de la même façon que l'infusion chaude de café torréfié, avec cette différence, — qui est un avantage, — qu'elle ne produit pas les phénomènes d'excitation sanguine dont j'ai parlé plus haut. Cela tient probablement à l'absence d'huile essentielle.

Un autre avantage de cette préparation, c'est qu'elle active l'élimination des principes excrémentitiels par la voie rénale, et qu'elle augmente même la quantité de l'urine. Ces effets, joints aux modifications que la caféine imprime à la sécrétion biliaire, donnent à la macération de café vert des propriétés éminemment dépuratives. Je lui attribue aussi une action spéciale sur la muqueuse des voies urinaires, parce que j'ai remarqué que l'urine des personnes qui en faisaient usage était floconneuse et contenait beaucoup de débris épithéliaux, dont quelques-uns très-volumineux.

Le café vert en macération est, comme le colchique, l'antidote

(1) *Nouv. Dict. de méd. et de chirurg. prat.*, t. VI, p. 47 et 52.

(2) *Obs. sur l'action phys. du café selon ses diverses torréfactions*, Nantes, 1862.

des déchets de la désassimilation ; toutefois son action *décongestionnante* est moins prononcée et surtout moins prompte ; mais, en revanche, il jouit de propriétés dépuratives plus énergiques et il modifie plus profondément les phénomènes de la nutrition interstitielle. Les estomacs les plus délicats le supportent facilement.

Loin de s'abstenir de cette médication, comme on doit s'abstenir en général du café torréfié, chez les personnes à tempérament nerveux, on l'emploiera, au contraire, avec succès contre le nervosisme d'origine dartreuse.

ARTICLE III.

EMPLOI SIMULTANÉ DU COLCHIQUE ET DU CAFÉ VERT.

L'idée d'associer le café cru au colchique dans le traitement de l'herpétisme m'a été suggérée par l'analyse des effets physiologiques et thérapeutiques de ces deux médicaments, avec les nuances que je viens d'indiquer, ainsi que par l'action plutôt sédative qu'irritante du premier sur la muqueuse gastrique, action propre à neutraliser les effets locaux du colchique et à favoriser son absorption.

M. E. Fournier a encore eu l'obligeance de mettre à ma disposition un vin préparé avec du vin blanc d'Espagne et contenant par cuillerée à soupe les principes actifs de 3 grammes de café vert et de 0g,15 de bulbe de colchique (le vin de colchique du codex renferme les principes de 1 gramme de bulbe par cuillerée). Cette excellente préparation, débarrassée des matières mucilagineuses qui existent dans la macération aqueuse de café vert et de bulbe de colchique, a l'avantage de contenir une plus grande quantité de principes actifs, attendu que les alcaloïdes du café et du colchique sont peu solubles dans l'eau froide.

J'ai employé le vin de colchique et de café cru à la dose de deux à six cuillerées par jour, même chez des dyspeptiques et des névropathes, pendant plusieurs mois consécutifs, non-seulement sans inconvénients, mais avec succès. Plusieurs l'ont pris à la fin de chaque repas sans que la digestion en fût troublée. Toutefois je le conseille ordinairement à jeun et après la digestion, lorsqu'il est employé seul.

On peut le boire soit pur, soit coupé avec de l'eau.

Voici quelques observations qui montrent les excellents effets de l'usage simultané du colchique et du café vert dans le traitement de l'herpétisme.

Obs. — Madame S..., âgée de 39 ans, est lymphatique et a un embonpoint excessif. Son père est mort d'un ramollissement cérébral et sa mère d'une affection du foie.

Depuis quatorze ans environ, cette dame éprouvait de vives démangeaisons à la partie supérieure des cuisses et à la vulve, lesquelles alternaient avec des troubles gastriques et de violentes névralgies faciales. Elle était exposée aussi aux hémorrhoïdes.

Il y a un an, à la suite de douleurs atroces dans la tête, des eczémas humides se développèrent sous les aisselles et les seins, à la vulve, au pubis, à l'anus, derrière les oreilles et sur le cuir chevelu. Cette éruption généralisée s'accompagnait de démangeaisons insupportables. Un pharmacien des hôpitaux de Paris entreprit de guérir la malade au moyen de remèdes qu'il préparait lui-même, et dont j'ignore la composition. Ce traitement aggrava le mal et surtout les démangeaisons. La pauvre malade n'avait plus de repos et éprouvait les souffrances les plus atroces, surtout après les grattages fréquents et presque incessants auxquels elle se livrait. M. Bazin, consulté après le pharmacien, ordonna les alcalins *intus et extrà*. Résultats négatifs. Ce fut alors que je conseillai à Madame S... le traitement suivant :

Le matin à jeun, deux cuillerées à soupe de vin de colchique et de café vert, une pilule contenant 1 centigramme d'extrait de belladone le soir ; saupoudrer les parties malades avec un mélange de poudre de riz et d'oxyde de zinc ; de deux jours l'un, bain de son additionné de 100 grammes de carbonate sodique, à la température do 33 à 34° c. et d'une demi-heure.

Au bout de huit jours, amélioration notable : les démangeaisons sont beaucoup moins vives, et les eczémas moins enflammés ; sommeil assez bon. Trois cuillerées de vin de colchique et de café vert ; même traitement pour le reste.

Je revis la malade après quinze jours, et j'eus la satisfaction de constater que l'amélioration avait encore augmenté. Le sommeil était excellent ; il n'y avait presque plus de démangeaisons. Supprimer les pilules de belladone ; quatre cuillerées du même vin, deux le matin et deux le soir ; continuer les bains et les applications de poudre de riz avec oxide de zinc.

Sous l'influence de ce traitement, les eczémas disparurent peu à peu ; seulement la malade avait quelques furoncles de temps en temps, mais sans démangeaisons.

Au bout de trois mois, la guérison était à peu près complète ; il ne restait plus que quelques démangeaisons dans les oreilles et quelques croûtes à la tête. Le vin de colchique et de café vert fut remplacé par le silicate de soude.

Depuis la disparition de son affection cutanée, Madame S... n'a eu ni névralgies ni troubles gastriques. Je lui ai conseillé néanmoins de reprendre l'usage du vin de colchique et de café vert pendant quelques mois encore, afin de compléter la guérison et d'éviter les récidives.

Obs. — M. G..., âgé de 69 ans, sanguin, atteint, depuis plus de dix ans, d'herpétisme à manifestations multiples (éruptions eczémateuses aux jambes, puis dyspepsie acescente, douleurs articulaires aux genoux et aux pieds avec déformation des jointures et dépôts tophacés, etc.), n'a éprouvé aucun de ces symptômes depuis qu'il fait usage du vin de colchique et de café vert alterné avec le silicate de soude. Cependant M. G... aime la bonne chère et est loin de suivre le régime qui convient à un goutteux.

Obs. — Il y a trois mois, je fus consulté par un jeune homme de 22 ans, d'une constitution assez forte, et chez lequel on craignait le développement de la phthisie pulmonaire, à cause d'une toux fréquente dont il était atteint et qui s'accompagnait parfois de l'expectoration de quelques crachats sanguinolents. Au reste, un médecin très-habile, après avoir ausculté le malade, avait porté un pronostic assez grave.

Ce jeune homme avait d'énormes granulations à la gorge, et présentait tous les signes d'une congestion pulmonaire au sommet du poumon gauche. J'appris que sa mère était herpétique, et qu'il avait eu lui-même une dartre au scrotum avant d'éprouver les accidents pour lesquels il me consultait. Deux mois de traitement par le vin de colchique et de café vert firent disparaître entièrement la congestion pulmonaire, sans qu'il survint aucune manifestation à la peau. Les granulations pharyngiennes, qui avaient elles-mêmes beaucoup diminué, disparurent tout à fait par quelques cautérisations avec le crayon de nitrate d'argent.

Obs. — Au numéro 7 de la salle Sainte-Rodène, à l'hôpital de

Levroux, se trouve une malade dont l'observation me paraît des plus intéressantes. C'est une femme de 28 ans, ayant les apparences d'une excellente constitution, et atteinte depuis vingt-un mois, d'une maladie complexe et bizarre. Cette maladie débuta brusquement et sans cause déterminée par des battements de cœur extrêmement violents, qui furent traités au moyen de l'eau froide. Aux palpitations succédèrent des mouvements choréiques dans le bras et la jambe du côté droit, puis une polyphagie dont il y a, je crois, peu d'exemples. Cette malade consommait jusqu'à 5 kilogrammes de viande par semaine et une quantité considérable de pain. Elle faisait un repas copieux environ toutes les deux heures.

Mon collègue, M. le docteur Faucher et moi nous avions déjà constaté chez cette femme, avant son entrée à l'hôpital, un engorgement du col de l'utérus avec granulations et abrasions épithéliales. Des cautérisations avec le crayon de nitrate d'argent pratiquées pendant plusieurs mois n'avaient produit aucune amélioration dans l'état de la malade. Ce fut alors que, sur mes instances, elle entra à l'hôpital dans l'état suivant : polysarcie ; teint frais et coloré ; mobilité nerveuse excessive se traduisant par des douleurs erratiques et souvent très-vives, une sensation de vide dans la tête, des vertiges, des frayeurs continuelles, des accidents hystériformes de toute espèce ; mouvements choréiques dans le bras et la jambe droite, redoublement d'intensité sous l'influence de la moindre émotion ; polyphagie (la malade mange toutes les deux ou trois heures, même la nuit) ; congestions fréquentes vers la tête ; insomnie ; la marche est impossible, tant à cause de l'ataxie des mouvements que d'uue extrême faiblesse dans les membres inférieurs, et d'une peur excessive qu'a la malade d'étouffer en marchant, frayeur causée par une dyspnée extrême que produit le moindre mouvement. Les urines, très-claires et très-légères (1009-1010), ne contiennent ni sucre ni albumine. Au reste, la malade ne boit presque pas. Tous les organes paraissent sains.

M. le docteur Faucher et moi nous fûmes très-embarrassés pour donner un nom à cette singulière maladie, et surtout pour instituer un traitement. Mais à force d'interroger la malade, j'appris qu'elle avait eu des éruptions cutanées à plusieurs reprises. Et puis, l'obésité qui s'était développée depuis le commencement de la maladie indiquait une perturbation, une anomalie dans les fonctions de nutrition. Ces considérations me déterminèrent à proposer à mon collègue l'usage du vin de colchique et de café vert à la dose de deux cuillerées par jour. Cette proposition fut acceptée. Décoction de chiendent pour tisane.

Au bout de huit jours, nous remarquâmes un changement considérable : la malade dormait très-bien la nuit ; la boulimie avait disparu ; les mouvements choréiques n'existaient plus que dans la jambe ; les urines avaient été plusieurs fois épaisses, boueuses, très-chargées de matières solides ; seulement l'état nerveux paraissait peu amélioré. La dose du vin fut élevée de deux cuillerées dans les vingt-quatre heures.

Après huit autres jours, l'amélioration était plus grande encore, et ce qui nous frappa surtout, ce fut une diminution notable de l'obésité. La malade continue le même traitement, et j'ai l'assurance qu'elle arrivera à une guérison complète.

CHAPITRE IV.

SOUFRE.

C'est après avoir été transformé en sulfure de sodium ou de potassium, dans la cavité buccale, au contact de la salive, dans le duodénum, en présence de la bile et du suc pancréatique, par conséquent après s'être dissous, que le soufre pénètre dans la circulation. Alors il agit comme sédatif d'abord et excitant ensuite, c'est-à-dire qu'après avoir ralenti le pouls pendant un temps variable selon les tempéraments et les maladies, il l'accélère, élève la température, cause de la céphalalgie, parfois des étourdissements, accroît la transpiration cutanée, exerce sur la peau et les muqueuses, spécialement celles des voies respiratoires, une action stimulante et même irritante, qui se manifeste, pour la première, par une éruption soit érythémateuse, soit miliaire, vésico-pustuleuse, etc., et pour la seconde, par de l'irritation bronchique, de la toux, voire même des hémoptysies.

Dans la circulation, les sulfures formés par le soufre et les liquides alcalins des voies digestives se transforment eux-mêmes en acide sulfurique, puis en sulfates qui passent dans les urines, et enfin en hydrogène sulfuré, qui s'échappe par les poumons et les glandes sudoripares, d'où l'action excitante exercée par le soufre sur la peau et la muqueuse respiratoire.

Selon M. Gubler, le soufre semble pouvoir, à la longue, modifier profondément la nutrition, l'état anatomique des tissus, conséquemment leur mode de fonctionnement, et l'on peut attribuer cette *action altérante* à l'intégration d'un plus grand nombre de molécules du métalloïde dans le plasma organique.

Autant les effets stimulants du soufre sur la peau et la muqueuse respiratoire sont évidents et incontestables, autant l'action que M. Gubler lui attribue sur la nutrition me paraît hypothétique. Sans doute il peut, par l'impulsion qu'il imprime à la circulation, activer le mouvement de composition et de décomposition organiques, comme d'ailleurs tous les excitants ; mais il y a loin de là à régulariser les actes de la chimie vivante et à ramener à leur modalité normale les phénomènes de la nutrition interstitielle pervertie.

C'est donc à tort que l'on a considéré le soufre comme antidiathésique, je devrais même dire comme spécifique dans l'herpétisme ; et l'on a eu non moins tort de conclure des effets physiologiques de ce métalloïde à ceux de toutes les eaux sulfureuses naturelles.

Je reviendrai sur cette question.

En somme, le soufre pur peut combattre avantageusement certaines manifestations de l'herpétisme du côté de la peau et de la muqueuse respiratoire, celles surtout qui présentent un caractère d'asthénie bien tranché, mais il n'est d'aucune utilité contre la maladie elle-même, en un mot il n'a aucune action *anticausale*.

CHAPITRE V.

ARSENIC.

« *Employons l'arsenic pendant qu'il guérit,* » me disait tout récemment un confrère avec lequel je me trouvais en consultation. C'était une spirituelle critique de la vogue dont jouit ce médicament, vogue qu'il faut attribuer bien moins à ses effets qu'à l'incertitude qui existe encore aujourd'hui sur son action physiologique.

Depuis que Tschudi et d'autres médecins nous ont appris que les paysans Styriens et ceux de la basse Autriche emploient l'arsenic comme un stimulant spécial destiné à leur procurer de la fraîcheur et de l'embonpoint, à les rendre plus légers à la course, en facilitant la respiration pendant la marche ascendante, cette substance est devenue un médicament *à la mode* (qu'on me passe cette expression), car il y a peu de maladies contre lesquelles il n'ait pas été préconisé. Je suis loin de contester la valeur de ce précieux médicament; mais ses effets ont été singulièrement exagérés, et pour preuves, je citerai les opinions contradictoires émises sur les modifications qu'il imprime à l'organisme quand on l'emploie à dose physiologique.

« Par quel mécanisme, dit M. Hirtz, l'arsenic justifie-t-il de son utilité thérapeutique, et quel est le rapport entre cette propriété primitive et la guérison des maladies? Est-ce par son action stimulante sur le système vasculaire et respiratoire? Ou bien est-ce par un effet inverse qu'il ralentit la décomposition en diminuant la combustion moléculaire, et par suite, celle de la graisse, comme l'induisent Schmitt et Brettschneider de leurs expériences? Ils ont vu que l'addition d'acide arsénieux dans le sang préservait longtemps les globules de la putréfaction, et que l'acide carbonique exhalé par les animaux empoisonnés par ce corps diminuait, malgré la rapidité de la respiration. D'un autre côté, le même professeur Schmitt et son élève Stürzwag croient avoir établi par d'autres expériences, sur les poules et les chats, que la diminution de l'exhalation de l'acide carbonique par les poumons, et de l'urée par les reins, est une preuve de la diminution de la décomposition organique qu'ils estiment de 20 à 40 pour 100, même après de petites doses d'acide arsénieux » (1).

D'après M. Gubler, on se rendrait assez bien compte des effets de l'arsenic en admettant de sa part, soit par action de présence, soit de toute autre manière, une influence modératrice directe ou indirecte sur la combustion respiratoire. La sédation de l'*hématocausie* (oxydation du sang), peut-être par l'intermédiaire d'une action sthénique sur l'appareil nerveux vaso-moteur, donnerait la raison des effets fébrifuges et antipériodiques, de même que la moindre consommation des substances hydrocarbonées ferait comprendre l'emmagasinement de la graisse et l'augmentation de l'embonpoint, ainsi que l'aspect plus favorable de l'habitude extérieure du corps. Par le même procédé, s'expliqueraient le calme des mouvements respiratoires et l'accomplissement plus facile de la respiration dont les exigences se sont abaissées. L'amaigrissement, la perte des forces, en un mot l'état d'étisie des animaux privés d'arsenic, après en avoir reçu pendant longtemps une ration journalière, dépendrait de la combustion exagérée, véritablement fébrile, qui s'emparerait de ces organismes habitués à l'action modératrice du poison. Enfin l'accroissement d'appétit, signalé chez les *toxicophages* et observé chez quelques malades, dépend, selon nous, de l'irritation légère exercée sur la muqueuse gastrique, et en second lieu de la cessation du mouvement fébrile, qui entretenait l'inappétence (2).

M. Lamarc-Picquot attribue aux arsenicaux une influence hyposthénisante et une action antiplastique qui diminuerait la proportion des globules rouges dans le sang (3).

M. Devergie a déclaré, dans le cours d'une discussion académique, que l'arsenic est un hyposthénisant, et qu'il l'a presque constamment vu, dans le traitement des maladies de la peau, amener l'anémie chez les sujets affectés de psoriasis, lesquels sont habituellement doués d'une forte constitution où prédomine l'élément sanguin.

(1) *Nouv. dict. de méd. et de chir. prat.*, t. III, p. 113.
(2) Gubler, *op. cit.*, p. 381.
(3) *Recherches nouvelles sur l'apoplexie cérébrale.*

M. G. Sée a émis une opinion bien différente. « Les données expérimentales sur l'arsenic à doses médicamenteuses sont très-restreintes. L'histoire des arsenicophages de la basse Autriche a seule défrayé la science physiologique. On sait, en effet, qu'ils ont la respiration plus libre, une aptitude plus marquée à la marche, et une coloration animée des téguments de la face; mais quel est le mécanisme de ces phénomènes? On les attribue à la paralysie des nerfs vaso-moteurs; de là une circulation plus active, avec injection de la peau; mais cette donnée n'explique pas l'activité de la respiration. Quelles que soient la voie d'absorption et la préparation mise en usage, le poison pénètre dans le sang, se combine avec ses éléments histologiques ou protéiques, et favorise manifestement les oxydations; en voici les preuves: l'urée, qui représente les produits des combustions organiques, augmente de douze à vingt-huit; les chlorures et les phosphates terreux de l'urine s'élèvent jusqu'au double de la proportion normale. Ces résultats, acquis par les expériences de Sabelin, indiquent l'exagération du mouvement nutritif; ce qui le prouve mieux encore, c'est que l'acide urique, produit incomplet d'oxydation, diminue en raison inverse de l'urée; enfin l'augmentation de température et l'accélération du pouls sont des témoignages de plus de l'activité des décompositions.

» De là quatre séries de phénomènes : 1° le sang des capillaires prend une teinte analogue à celle qu'on observe après les inhalations d'oxygène pur; 2° ces qualités nouvelles du sang chargé d'oxygène modifient l'activité automatique du nœud vital; le défaut d'oxygénation l'excite au point de produire la dyspnée (Rosenthal); l'excès de gaz vital diminue, au contraire, le besoin de respirer, et contribue surtout à augmenter la nutrition du centre respiratoire; 3° les nerfs moteurs et les muscles de la respiration, recevant un sang oxygéné, fonctionnent d'une manière plus énergique, et facilitent la respiration; 4° la contractilité des muscles de la locomotion subissent la même influence. L'arsenic semble, par conséquent, imprimer aux métamorphoses organiques une énergie inusitée.

» En s'éliminant par les muqueuses et la peau, il détermine en outre des irritations cutanées et des sécrétions muqueuses des bronches (Imbert-Gourbeyre); n'est-ce pas là une circonstance favorable lorsque l'exsudat est consistant comme dans le catarrhe sec, décrit par Laennec, ou dans l'asthme simple. Toujours est-il que cette sécrétion, jointe au fonctionnement intense des organes, nous rend facilement compte du résultat de l'arsenic dans les affections dispnéiques.

» A dose toxique, l'arsenic détermine des phénomènes dont nous n'avons pas à nous occuper; je n'ai à signaler qu'un fait qui prouve l'influence du poison sur les éléments histologiques du sang. On sait, depuis les belles recherches de Bernard, que l'oxyde de carbone rend les globules incapables de se combiner avec l'oxygène; les expériences de Vogel démontrent que l'hydrogène arsenié agit absolument comme l'oxyde de carbone : il paralyse l'action des globules en se combinant intimement avec eux, puis cette combinaison tend à se détruire à son tour, et l'hémato-globuline des globules tend à passer dans le sérum, et de là à travers les membranes capillaires.

» Ainsi, l'arsenic à faible dose continue semble activer d'abord la nutrition des tissus; à dose élevée il l'arrête » (1).

Cahen, de regrettable mémoire, a exprimé l'opinion que l'arsenic agit sur les nerfs vaso-moteurs, active la circulation capillaire et les actes de la nutrition interstitielle. Les expériences qu'il a faites sur les animaux lui ont montré que chez tous le pelage acquiert un aspect des plus brillants. Il a cité des malades chez lesquels, même dans les conditions les plus graves, la physionomie avait repris, sous l'influence de l'arsenic, les apparences de la santé (2).

La médication arsenicale est indiquée, suivant M. Papillaud, dans tous les cas où il est opportun de relever les forces et de régulariser les fonctions, quelle que soit d'ailleurs la nature de la maladie qui a amené cette indication. L'action réparatrice de l'arsenic trouve aussi bien sa place à la suite de l'affaiblissement causé par une pneumonie qu'à la suite de l'anémie causée par une fièvre paludéenne. C'est un médicament polychreste par excellence...... Mais outre son action générale, il a des actions électives : il est régulateur et sédatif de la respiration et de la circulation (3).

Écoutons encore le docteur Isnard (de Marseille) :

« L'arsenic a une action rapide contre l'état nerveux; il la ma-

(1) G. Sée, *Nouv. dict. de méd. et de chir. prat.*, t. III, p. 724.

(2) *De l'acide arsénieux dans le traitement des congestions qui accompagnent certaines affections nerveuses*, in Arch. de méd., 1863.

(3) Papillaud, *Études sur les médications arsenicale et antimoniale*, p. 20 et 31. 1867.

nifeste de très-bonne heure, dès les premiers jours. Il agit d'abord sur les douleurs et les spasmes liés aux névropathies diverses; il les modère, les éloigne, les atténue, et finit par les calmer.

» Il s'adresse ensuite à la nutrition si souvent compromise, et la relève progressivement. Sous son influence, l'appétit se réveille, ne tarde pas à devenir vif, énergique, insatiable même ; les fonctions digestives se régularisent et acquièrent une activité insolite ; la constipation, cet accident si constant, si opiniâtre et si incommode, chez les nervosiques et les chlorotiques, se dissipe à son tour. Ce symptôme, assez important pour être regardé par quelques médecins comme le point de départ de la maladie, disparaît après dix, quinze, vingt jours, sans secousse, sans fatigue, même dans les cas les plus invétérés. Le sommeil et les forces renaissent, la colorification se fixe et remonte à son degré normal. Au désordre, à la souffrance, à la maigreur, à la pâleur, à l'anémie, à la langueur et à la faiblesse générale, à la tristesse et au découragement, succèdent le calme, l'embonpoint, la fraîcheur et la coloration des tissus, la vigueur, le bien-être, la gaîté, en un mot l'ordre et l'harmonie de tout l'organisme. » (1)

Enfin, d'après MM. Moutard-Martin et Hérard, l'arsenic serait tout à la fois un agent de restauration de l'organisme en même temps qu'il modèrerait l'exsudation des tissus et s'opposerait efficacement à la dénutrition. Cela résulterait, d'après ces deux éminents cliniciens, des recherches expérimentales de Brettschneider, Schmidt, Stürzwag, et de celles toutes récentes d'un interne distingué des hôpitaux de Paris, M. Lolliot. Ce dernier observateur a constaté que l'administration de l'arsenic à dose journalière de 12 milligrammes d'acide arsénieux produisait l'abaissement de la température et une diminution très-notable de l'urée (2). Mais comment concilier ces effets avec l'énergie des fonctions végétatives admise aussi par MM. Moutard-Martin et Hérard?

Acceptes si tu peux, et choisis si tu l'oses.

Telle est la situation dans laquelle se trouve le praticien, après avoir parcouru les travaux contradictoires publiés sur la médication arsenicale.

(1) Isnard, *De l'arsenic dans la pathologie du système nerveux*, p. 37. 1865.
(2) Acad. de méd. (séance du 3 novembre 1868).

Pour moi, je n'admets pas, avec M. G. Sée, que l'arsenic à doses médicamenteuses active les phénomènes d'oxydation, les actes organiques liés à la calorification, et voici pourquoi : d'abord les expériences de M. Sabelin invoquées par le savant professeur pour prouver l'exagération du mouvement nutritif, et d'après lesquelles l'urée augmenterait sous l'influence de l'arsenic, tandis que l'acide urique, produit incomplet d'oxydation, diminuerait en raison inverse, sont contredites par celles de Brettschneider, Schmidt, Stürzwag et Lolliot, qui ont prouvé, au contraire, qu'il y avait diminution de l'urée et abaissement de la température. Je me suis assuré moi-même, chez plusieurs malades traités par l'acide arsénieux, que le pouls était moins fréquent, et que la chaleur animale diminuait (1). Ensuite, si l'arsenic, étant absorbé, favorisait les combustions organiques et augmentait l'urée aux dépens de l'acide urique, ce serait un médicament très-efficace dans l'uricémie : or il n'en est rien. Enfin comment admettre que l'arsenic active la nutrition à faible dose, et qu'il l'arrête à dose élevée? Il me semble qu'il y a là une contradiction évidente, surtout si l'on considère que les toxicophages, qui se font remarquer par leur fraîcheur, leur embonpoint et leur agilité, consomment précisément des quantités considérables d'acide arsénieux (jusqu'à 20 centigrammes par jour).

L'arsenic me paraît avoir une action directe, immédiate sur le nœud vital, dont il modifie l'activité automatique, d'où la diminution du besoin de respirer, le ralentissement de la circulation capillaire et la sédation de l'hématocausie. Cette influence explique comment il y a une moindre consommation des substances hydrocarbonées, et par suite augmentation de l'embonpoint. Quant à l'aspect plus favorable de l'habitude extérieure du corps, n'a-t-il pas sa raison d'être dans les modifications que l'arsenic imprime aux fonctions digestives, qu'il régularise et active, dans le ralen-

(1) M. Papillaud a constaté aussi l'action sédative de l'arsenic sur la circulation. « Ses doses, dit-il, ne pouvant être élevées dans les proportions des doses du tartre stibié, on n'obtient pas avec lui ces diminutions de dix à douze pulsations par minute, qui sont un des effets ordinaires de ce dernier médicament à hautes doses fractionnées, mais on obtient, par son usage continu avec des quantités qui varient de 1 ou 2 milligrammes à 1 ou 2 centigrammes par jour, une réduction de 2 à 6 pulsations par minute chez les sujets dont la circulation est physiologiquement ou pathologiquement exagérée en fréquence. Ce résultat, qui a moins d'apparence que celui obtenu par les doses rasoriennes du tartre stibié, est en revanche plus durable. (*Op. cit.*, p. 31.)

tissement des décompositions organiques, et dans la plénitude des capillaires sanguins résultant d'un affaiblissement de leur contractilité et de l'augmentation de leur calibre ?

N'est-ce pas encore à l'action toxique de l'arsenic sur la moelle allongée que doit être attribuée la sédation qu'il produit sur le système nerveux, et les résultats remarquables qu'on obtient souvent de son emploi dans les névroses soit douloureuses, soit spasmodiques et convulsives?

Enfin ses effets spéciaux sur la peau et la muqueuse aérienne expliquent l'usage fréquent de l'arsenic dans plusieurs affections chroniques de l'appareil respiratoire et les affections cutanées (1).

Maintenant il me paraît facile de préciser les indications de l'arsenic dans le traitement de l'herpétisme. Je ne lui attribue aucune action antidiathésique ; bien au contraire, parce que, en ralentissant les actes de combustion organique, il tend à multiplier plutôt qu'à diminuer les produits incomplets d'oxydation, tels que l'acide urique, la créatine, la xanthine, etc. C'est donc uniquement contre certaines manifestations de la diathèse que l'arsenic peut être employé avec avantage : atonie du tube digestif, herpétides cutanées, nerveuses et respiratoires, pourvu toutefois que l'hypérémie des capillaires sanguins, avec ou sans mouvement fébrile, ne soit pas l'élément morbide principal ou important. J'insiste sur cette dernière circonstance comme constituant une contre-indication formelle, attendu que, par suite de l'action sédative qu'il exerce sur l'hématocausie et la circulation capillaire, l'arsenic tend à favoriser les congestions, comme font les principes excrémentitiels accumulés dans le sang. Il y a donc, sous le rapport des effets physiologiques et thérapeutiques, une ligne de démarcation bien tranchée entre l'arsenic, le colchique et le café vert.

Les préparations les plus usitées sont l'acide arsénieux et l'arséniate de soude à la dose de 1 à 15 milligrammes au plus dans les vingt-quatre heures. Quelques médecins élèvent la dose jusqu'à 2 centigrammes ; mais cette pratique ne me paraît pas exempte d'inconvénients.

(1) M. Imbert-Gourbeyre a classé ainsi les éruptions arsenicales : éruptions pétéchiales ou ecchymoses, éruptions papuleuses, éruptions ortiées, éruptions vésiculeuses, éruptions érysipélateuses, éruptions pustuleuses, ulcérations.

CHAPITRE VI.

DIAPHORÉTIQUES.

Ammoniacaux. — Antimoniaux. — Hydrocotyle asiatique. — Douce amère. — Gayac. — Sassafras. — Salsepareille. — Pensée sauvage. — Fumeterre. — Patience, etc., etc.

Je ne reconnais pour vrais *diaphorétiques* que les médicaments dont l'action sur la peau est manifeste, action qui se traduit tantôt par une augmentation de la transpiration cutanée, tantôt par des symptômes phlegmasiques plus ou moins intenses qui paraissent siéger dans les glandes sudoripares. C'est donc principalement contre les manifestations cutanées de l'herpétisme que ces agents devront être employés. Toutefois j'ai fait remarquer déjà qu'il était utile, dans le traitement de la diathèse dartreuse, de faciliter et même d'activer les fonctions de l'appareil sudoripare, non point à cause de sa puissance excrétrice et dépurative, mais des relations physiologiques qui existent entre cet appareil et les autres organes. C'est à ce point de vue que j'ai cru devoir dire quelques mots de l'emploi des diaphorétiques dans le traitement de l'herpétisme.

Les ammoniacaux (carbonate, acétate, phosphate et benzoate) n'agissent pas aussi énergiquement sur la peau en général et sur l'appareil sudoripare en particulier que les antimoniaux (sulfure, soufre doré d'antimoine, tartre stibié, etc.). C'est pourquoi les anciens vantaient l'antimoine contre les dermatoses. Parmi les modernes, M. Devergie a traité avec succès, au moyen du tartre stibié, des dermopathies squameuses rebelles à d'autres médications. M. Boeck (de Christiana) a obtenu de bons résultats du même médicament, à la dose de 1 à 3 centigrammes par jour contre la couperose. M. Bazin place les préparations antimoniales au second rang parmi les médicaments employés contre l'arthritis; il prescrit assez souvent le soufre doré d'antimoine et les pilules de Plummer.

Suivant M. Gubler, il est douteux que le tartre antimonié de potasse à dose thérapeutique, même lorsqu'il est éliminé en grande quantité à la fois, puisse déterminer des symptômes phlegmasiques vers la peau, et il ajoute : « A plus forte raison ne puis-je admettre, avec Bocker, Chrichton et Gleaver, qu'une *pustulation secondaire* puisse se montrer, même exceptionnellement, aux bras, aux cuisses et aux parties génitales comme conséquence de la prétendue *saturation antimoniale*, sur le compte de laquelle on a mis plus faussement encore les aphthes de la muqueuse digestive. Les pustules observées dans les régions externes ci-dessus désignées étaient, selon toute vraisemblance, le résultat de la dispersion des molécules du tartre stibié employé à l'état solide ou en solution concentrée dans différents véhicules » (1).

Je ne partage pas cette opinion du savant professeur de thérapeutique, parce que j'ai vu le tartre stibié, administré pendant longtemps à la dose de 1 à 2 centigrammes par jour, déterminer des symptômes bien évidents d'excitation et même d'inflammation du côté de la peau.

Quoiqu'il en soit, les substances végétales me semblent encore préférables, comme diaphorétiques, aux préparations d'antimoine dans le traitement de l'herpétisme, à cause de l'action déprimante de ces préparations quand elles ont été absorbées.

L'hydrocotyle asiatique, plante de la famille des ombellifères, est usitée aux Indes-Orientales contre un grand nombre d'affections de la peau et plus spécialement contre la lèpre vulgaire. D'après MM. Trousseau et Pidoux, ce médicament possède une action sudorifique et diurétique des plus marquées; et à ce double titre, il mérite d'être classé parmi nos meilleurs dépuratifs (2). Que l'hydrocotyle asiatica soit un puissant diaphorétique et même un diurétique, je le veux bien, quoique cette action simultanée sur les excrétions rénale et sudoripare semble peu probable; mais que cette plante possède des propriétés dépuratives, c'est ce que je nie formellement, d'après les expériences que j'ai faites, car elle n'augmente ni la densité ni la proportion des principes fixes de l'urine (voyez page 385).

(1) Gubler, *op. cit.*, p. 627.

(2) Trousseau et Pidoux, *op. cit.*, t. II, p. 132.

On emploie l'hydrocotyle en infusion à la dose de 2 à 8 grammes par litre d'eau, ou en extrait hydro-alcoolique, depuis 0g25 jusqu'à 1g50 dans les vingt-quatre heures.

Les décoctions chaudes de douce-amère, de gayac, de sassafras, provoquent la diaphorèse.

M. Gubler attribue une toute autre action à la salsepareille. Selon lui, en effet, cette plante agit primitivement sur les fonctions digestives, qu'elle stimule et régularise, puis sympathiquement sur le système nerveux. Je cite textuellement : « Toutes les substances émétiques jouissent, à faible dose, de la propriété de provoquer les sécrétions gastro-intestinales et celles des glandes annexes, d'ouvrir l'appétit, d'accélérer le cycle fonctionnel, de renouveler plus rapidement la masse sanguine et les tissus, et, en outre, d'abattre l'éréthisme phlegmasique ou fébrile, d'amener la sudation, et d'établir vers la muqueuse digestive une révulsion favorable à la guérison des affections cutanées. Tel est, à mon avis, le rôle de la salsepareille dans la curation des maladies diathésiques ou constitutionnelles, contre lesquelles on l'a préconisée » (1).

C'est probablement aussi de cette façon qu'agissent, quoique à un degré bien moindre, la pensée sauvage, la patience, la fumeterre, la chicorée, le pissenlit, etc., qu'on a classés à tort parmi les sudorifiques.

Tout symptôme de congestion et à plus forte raison d'inflammation du côté de la peau contrindique l'emploi des diaphorétiques dans le traitement de l'herpétisme.

(1) Gubler, *op. cit.*, p. 395.

CHAPITRE VII.

EXUTOIRES. — TRANSPOSITIFS.

Cautère. — Vésicatoire. — Huile de croton. — Émétique. — Thapsia, etc.

« Il est une question bien grave en médecine, disent MM. Trousseau et Pidoux, question qui, pendant des siècles, a été considérée comme résolue, et qui aujourd'hui est à peine discutée par les pathologistes : c'est celle de la spoliation de certaines humeurs dégénérées à l'aide des exutoires. Du temps où l'idée des humeurs dominait la pathologie, on croyait fermement que l'exutoire n'agissait qu'en enlevant au sang les matières peccantes, que par une action dépurative. Une pareille opinion avait pour elle de frapper par un fait matériel ; et le vulgaire, et les médecins, qui souvent ne devraient point être séparés du vulgaire, croyaient d'autant mieux à la dépuration qu'ils la constataient en quelque sorte par les sens. Et aujourd'hui que, depuis plus de soixante ans, les doctrines solidistes ont à leur tour dominé l'art médical, c'est tout au plus si les médecins osent heurter une opinion populaire si profondément enracinée et encore si vivace.

» Certes, personne ne nous soupçonnera de vouloir réveiller d'absurdes idées humorales et de vouloir remettre en question si, en effet, le pus que rend un séton existait préalablement à l'application de la mèche ; mais il y a pourtant quelque chose de vrai dans cette prétendue dépuration, et nous dirons en quoi.

» Pour nous bien faire comprendre, nous rappellerons un fait qui certainement s'est présenté mille fois à l'observation des praticiens, et sur lequel M. Bretonneau a le premier appelé l'attention des pathologistes. Ce fait, le voici : Un homme peut impunément, pendant longues années, se faire de légères blessures, et même des plaies fort profondes, sans que jamais il se manifeste chez lui de suppuration ; tout se réunit par première intention avec une grande facilité, il a ce que dans les campagnes on appelle *une peau saine.* Que par hasard il se fasse une plaie de telle nature que la suppuration en soit la conséquence nécessaire, désormais, et peut-être pendant une longue suite d'années, ce même homme suppurera à la moindre occasion et aura ce que dans les campagnes on appelle *une peau venimeuse*, c'est-à-dire une peau dont les blessures, même légères, s'enveniment avec une extrême facilité. Chez lui, des éruptions furonculaires, des anthrax, des phlegmasies de mauvais caractère, s'observeront souvent, et les inflammations franches, même celles des organes internes, passeront plus facilement à la suppuration que chez les autres malades.

» On remarque aussi que chez les malades qui portent un cautère ou un séton, les accidents que nous venons de signaler ne s'observent pas tant que la suppuration est entretenue, mais qu'ils surviennent, au contraire, au moment où l'on cesse de solliciter l'écoulement du pus, pour disparaître de nouveau quand on rétablit l'exutoire.

» L'observation démontre encore que, chez les gens qui ont cette disposition suppurative, les cautères et les sétons donnent une suppuration beaucoup plus abondante que chez le commun des malades.

» Est-il alors si ridicule d'admettre que le sang contient, sinon du pus, du moins des éléments qui se convertiront en pus avec une facilité déplorable ; que l'irritation développée par le pois du cautère ou par la mèche du séton, en appelant vers un point la fluxion inflammatoire, sollicite vers le point irrité les molécules du sang qui ont de la tendance à se convertir en pus, et épuise, qu'il nous soit permis de le dire, ce levain purulent qui circule dans l'économie ? Sous ce point de vue donc, un exutoire est un véritable moyen de dépuration dans le sens où l'entendaient les médecins humoristes des temps passés » (1).

J'ai tenu à citer *in extenso* ces réflexions des deux plus éminents thérapeutistes de notre époque, pour montrer que les saines pratiques résistent toujours aux innovations doctrinales. Ni le prétendu positivisme, ni les railleries des solidistes n'ont pu faire disparaître une méthode thérapeutique qui avait pour elle la tradition et l'expérience des siècles. Le vulgaire, dont souvent les médecins ne

(1) Trousseau et Pidoux, *op. cit.*, t. I, p. 557.

devraient pas être séparés, comme MM. Trousseau et Pidoux l'ont dit avec autant de raison que d'indépendance, a fait bon marché des déclamations de l'école du scalpel. Les anciens médecins n'étaient ni chimistes, ni micrographes, et que fort peu physiologistes ; mais ils avaient l'intuition, le génie médical, ce *quid divinum* qu'on n'acquiert ni dans les amphithéâtres de dissection, ni dans les laboratoires de chimie, ni même dans les cliniques actuelles des hôpitaux de Paris. Ils ont entrevu les causes morbifiques que nos moyens actuels d'investigation nous permettent de toucher et de définir. L'existence de matières peccantes dans le sang n'était pas une supposition aussi absurde que l'école solidiste l'a proclamé, puisque les découvertes de la science moderne ont prouvé que ces principes nuisibles se forment incessamment dans le tourbillon organique, et que leur expulsion du torrent circulatoire est la condition indispensable, expresse de l'harmonie fonctionnelle qui constitue la santé.

Qu'y a-t-il donc de plus rationnel, de plus logique, de mieux indiqué, que de débarrasser le sang, par un exutoire, des principes excrémentitiels qu'il renferme en excès et dont les effets se font sentir sur presque tous les organes de l'économie ? Et puis, qu'on ne s'y trompe pas, il y a dans cette spoliation incessante par la suppuration, non-seulement une dépuration incontestable, mais une action indirecte sur la nutrition interstitielle, attendu que le sang, plus ou moins dépouillé des matières qui le viciaient, régularise et active les métamorphoses organiques. C'est ainsi qu'un cautère ou un vésicatoire à demeure concourent à la guérison de l'herpétisme ; et je ne doute pas que ce moyen employé, dès le bas âge, chez les enfants entachés par l'hérédité de diathèse dartreuse, ne modifie la constitution de façon à les préserver pour l'avenir des nombreuses affections auxquelles ils sont exposés.

Comme moyen spoliateur, c'est au cautère qu'il faut donner la préférence. Le séton a, il est vrai, une action plus profonde et plus énergique par l'abondance de la suppuration, mais ces avantages ne compensent pas la douleur et l'irritation locale qu'il provoque. Et puis, on ne peut le continuer aussi longtemps que le cautère.

Le vésicatoire est plutôt un agent d'irritation transpositive que spoliative, et à ce point de vue, il peut rendre les plus grands services dans le traitement de l'herpétisme. M. Bazin, en appelant les affections de la peau des « *portions de maladie*, » et M. Pidoux en disant que la dartre est « *la forme fixe, extérieure, la forme la moins grave et la plus désirable de l'herpétisme,* » ont jeté en quelque sorte les bases d'une thérapeutique rationnelle des manifestations de la diathèse dartreuse. C'est qu'en effet, il est indispensable d'accepter un moindre mal afin d'en éviter un pire, et de débarrasser autant que possible les organes essentiels, les parties nobles, au détriment d'autres organes moins directement nécessaires à l'entretien de la vie, ou, pour être plus explicite, de respecter les déterminations cutanées et au besoin de les provoquer, pour donner aux manifestations de la maladie un siége où elles ne présentent pas les mêmes inconvénients que partout ailleurs. C'est précisément de cette façon qu'agit le vésicatoire. On a vu plusieurs fois, à propos des manifestations de l'herpétisme, que l'emploi de ce moyen a déterminé des éruptions dartreuses qui ont débarrassé les malades de souffrances anciennes et rebelles à tout autre traitement, en même temps qu'elles ont éclairé le diagnostic.

L'emplâtre de thapsia a des effets moins sûrs et moins énergiques que le vésicatoire.

Si l'on veut agir profondément et déterminer une irritation à la fois spoliative et transpositive, on devra préférer le tartre stibié ou l'huile de croton.

CHAPITRE VIII.

EAUX MINÉRALES.

Si les eaux minérales naturelles n'étaient que de simples dissolutions salines, je n'aurais rien à ajouter, concernant leur emploi dans le traitement de l'herpétisme, aux considérations qui précèdent sur les effets physiologiques et thérapeutiques des alcalins, de l'arsenic et du soufre. Mais ces eaux sont des composés organiques dans lesquels les principes minéralisateurs, formant des combinaisons mystérieuses entre eux et avec une matière organique dont la nature nous est aussi parfaitement inconnue, ont par cela même des propriétés plus ou moins différentes de celles que possèdent les substances de même nom sorties de nos officines. Toutefois certaines eaux minérales doivent évidemment leur principale action sur l'organisme à la prédominance de sels dont la composition et les proportions paraissent avoir été déterminées exactement. De ce nombre sont presque toutes les sources alcalines et plusieurs sources sulfureuses. Ainsi, tout en reconnaissant les différences considérables qui existent, quant aux propriétés dialytiques, diurétiques, toniques reconstitutives, entre une solution de bi-carbonate de soude et les eaux de Vichy, de Vals, d'Ems, etc., il est certain néanmoins que l'action de ces eaux doit être rapportée principalement au bi-carbonate de soude qu'elles renferment, et dont la proportion est infiniment supérieure à celle des autres substances minérales qui entrent dans leur composition.

Parmi les eaux sulfureuses, les unes — celles de Luchon, par exemple, — agissent par le sulfure, les autres par l'hydrogène sulfuré qu'elles dégagent, comme celles d'Enghien, de Pierrefonds, etc.; mais il y en a beaucoup dans lesquelles l'action du soufre est considérablement modifiée par la prédominance de principes minéralisateurs différents : telles sont la plupart des sources sulfureuses des Pyrénées-Orientales, celles de Barèges, de Cauterets, etc., etc.

On ne saurait comparer, je le répète, les eaux minérales naturelles à des dissolutions salines; c'est pourquoi j'ai cru devoir m'occuper spécialement de leurs effets dans la curation de l'herpétisme.

ARTICLE Ier.

EAUX BI-CARBONATÉES SODIQUES.

Contenant plus de 4 grammes de bi-carbonate de soude par litre.		Contenant de 1 à 4 grammes de bi-carbonate de soude par litre.		Contenant moins de 1 gramme de bi-carbonate de soude. par litre.	
Vichy.........	44° c.	Châteauneuf....	37° c.	Chaudes-Aigues.	57° c.
Vals..........	froide.	Vic-sur-Cère...	froide.	Saint-Laurent..	53° c.
		Vic-le-Comte...	36° c.	Chateldon......	froide.
		Saint-Nectaire..	37° c.	Saint-Alban....	froide.
		Saint-Myon.....	froide.	Tœplitz........	65° c.
		Le Boulu.......	froide.	Schlangenbad ..	20° c.
		Royat..........	35° c.		
		Ems...........	47° c.		
		Bilin...........	froide.		

Ce sont celles qui se rapprochent le plus par leur action des préparations pharmaceutiques qui ont les alcalins pour base. Or on se rappelle que je n'accorde qu'une très-médiocre valeur à ces médicaments employés contre la diathèse dartreuse et ses manifestations, attendu que leur influence se limite à augmenter la portion aqueuse de l'urine, à rendre ce liquide neutre et parfois alcalin, à régulariser et à activer les fonctions digestives. Elles n'ont aucune action dépurative ni antidiathésique, d'après le sens qu'il convient d'attacher à ces mots (Voir *les chapitres* I *et* II *de la troisième partie.*) Je dois même dire qu'elles présentent à un plus haut degré les inconvénients que j'ai attribués aux alcalins dans le traitement de l'herpétisme, à cause de la facilité avec laquelle elles sont absorbées. Par exemple, l'action dissolvante des eaux de Vichy et de Vals sur les hématies est un fait trop bien établi maintenant pour être contredit. J'ai déjà cité l'opinion de M. Hirtz (page 387); j'y joindrai celle de Garrod, dont personne ne contestera l'autorité. « Administré sous forme d'eau de Vichy, dit-il, le bi-carbonate de soude est rapidement absorbé et pénètre dans le sang, dont il augmente l'alcalinité. Son usage, longtemps prolongé, détermine une sorte de dissolution du sang, et c'est à cette circonstance qu'il doit d'avoir été classé parmi les médicaments fluidifiants, antiplastiques, ou comme on dit encore, désobstruants. Dans leur *Traité de thérapeutique*, MM. Trousseau et Pidoux ont insisté sur les effets fâcheux qui, suivant eux, résultent de l'abus des eaux alcalines de Vichy et de Karlsbad » (1).

Les eaux bi-carbonatées sodiques seront donc plus nuisibles qu'avantageuses dans la diathèse herpétique, à moins toutefois qu'il soit nécessaire de combattre certains troubles de la digestion, notamment ceux qui paraissent se rattacher à une suractivité de l'appareil glandulaire du tube digestif ; à plus forte raison si le foie et la sécrétion biliaire sont en jeu.

Je crois aussi qu'on abuse des eaux bi-carbonatées sodiques fortes, surtout de celles de Vichy et de Vals, dans les manifestations de l'herpétisme sur les articulations et les voies urinaires. Je n'hésiterais pas à donner la préférence, pour combattre ces affections, à certaines eaux que j'appelle *indifférentes*, à cause du peu d'importance de leur minéralisation, et qui agissent plutôt mécaniquement que chimiquement.

On a encore conseillé l'emploi des eaux bi-carbonatées sodiques contre les affections cutanées : M. Bazin recommande, dans les arthritides, celles de Vichy, de Vals, de Vic-sur-Cère, de Vic-le-Comte, de Châteauneuf, de Royat, de Saint-Nectaire, etc. J'ai déjà opposé à la doctrine de M. Bazin la vaste expérience du professeur Hardy (page 391). Je n'insisterai donc pas davantage sur cette question, et je me bornerai à dire qu'en général les eaux bi-carbonatées sodiques ne sont pas mieux indiquées contre les manifestations cutanées de l'herpétisme, même avec prédominance très-marquée de l'acide urique, que contre la diathèse.

ARTICLE II.

EAUX ARSENIQUÉES.

La Bourboule (J. Lefort).............	0g0146	d'arseniate de soude.
Vichy (Bouquet)....................	0,003	id.
Bussang..........................	0,002	d'arsenic.
Cransac (Richard)...................	0,009	de sulfure d'arsenic.
Mont-Dore (J. Lefort)...............	0,0009	d'arseniate de soude.
Mamman-Meskoutine (Tripier)........	0,0005	d'arsenic.
Plombières (Jutier et Lefort)..........	Traces	d'arséniate de soude.

A part les sources de la Bourboule, les eaux dites arséniquées ne renferment qu'une quantité très-minime, presque infinitési-

(1) Garrod, *op. cit.*, p. 529.

male d'arsenic. Et puis, parmi ces dernières, ce sont précisément celles qui contiennent le moins de ce principe actif auxquelles on attribue les effets de la médication arsenicale. Par exemple, si les eaux du Mont-Dore, dans lesquelles on ne rencontre pour ainsi dire que des traces d'arseniate de soude, doivent à cette substance leur action contre certaines affections des voies respiratoires, comment se fait-il que celles de Vichy, de Bussang et de Cransac, qui sont beaucoup plus arsenicales, ne présentent pas d'applications convenables aux mêmes états pathologiques? Il faut reconnaître qu'il y a là une contradiction qui démontre combien est peu fondée l'opinion d'après laquelle les eaux du Mont-Dore agiraient par l'arsenic qu'elles renferment. Personne, d'ailleurs, n'ignore qu'on a trouvé de l'arsenic dans une foule de sources différemment minéralisées. Ainsi, MM. Filhol et Reveil en ont découvert dans la barégine de la source des Œufs à Cauterets ; M. Chevalier dans le résidu laissé par l'eau de Coutrexéville évaporée ; MM. Woelher et Figuier dans la généralité des eaux ferrugineuses. D'après M. Tripier, l'arsenic pourrait se trouver dans toutes les eaux, à l'exception peut-être de celles qui ne contiennent que de l'hydrogène sulfuré libre (1).

Un autre fait à signaler, c'est la tolérance avec laquelle des doses considérables d'arsenic sont supportées pendant vingt, trente jours consécutifs, par des individus qui font usage des eaux que j'appelle arséniquées fortes, comme celles de la Bourboule ; ce qui prouve bien, ainsi que M. Reveil l'a fait observer, « que dans l'étude de l'action physiologique d'une eau minérale, il est difficile d'attribuer à tel ou tel élément la part d'action qui lui revient ; et si, pour les eaux fortement arséniquées, en particulier celles de la Bourboule, il est exact que les effets physiologiques manquent lorsqu'on les administre à dose suffisante pour déterminer les effets qui seraient produits par une quantité égale de composé arsenical administré en solution dans l'eau distillée pure, il est probable que les caractères chimiques et les effets physiologiques de ces eaux arséniquées peuvent être modifiés par la présence des matières organiques, et même il pourrait se faire que l'arsenic lui-même fît partie de la molécule organique, comme élément simple, de manière à donner des composés solubles dont l'action serait moins grande que ne l'est celle des arsénites et des arséniates ;

(1) *Ann. de la Soc. d'hydr. méd. de Paris*, t. IX, p. 172.

ce qui revient à dire que, dans les eaux minérales, et malgré qu'on en dise, il faut compter avec les matières organiques » (1).

Au résumé, les seules eaux arséniquées, celles dont la composition chimique justifie cette dénomination, sont les sources de la Bourboule ; encore est-il probable que ces eaux agissent plus par l'ensemble des principes qui entrent dans leur composition que par l'arsenic lui-même. En tout cas, leurs indications dans le traitement de l'herpétisme ne diffèrent pas de celles de la médication arsenicale en générale (Voir *page* 461.)

ARTICLE III.

EAUX SULFUREUSES.

Dans le mémoire que j'ai présenté à la Société d'hydrologie médicale de Paris (séance du 17 février 1868) sur le *Traitement des maladies de la peau par les eaux sulfureuses*, je me suis occupé des effets de ces eaux non-seulement contre les déterminations cutanées de l'herpétisme, mais aussi contre la diathèse elle-même. Je ne crois donc pouvoir mieux faire que de reproduire ce que j'ai déjà écrit sur cette importante question.

« Il y a une opinion qui engendre la confusion et les erreurs les plus regrettables dans les applications thérapeutiques des eaux sulfureuses naturelles : c'est qu'on admet généralement que la seule, ou du moins la principale différence que ces eaux présentent entre elles dépend de la quantité de leurs principes sulfureux. D'où il suit que l'on place volontiers Luchon à côté d'Ax et de Barèges, Cauterets à côté de Bonnes, d'Amélie, etc., et que beaucoup de praticiens ordonnent indifféremment les unes ou les autres. Écoutons, par exemple, le professeur Hardy : « Les eaux miné-» rales fort chargées de soufre, telles que Barèges, Luchon, » Enghien, etc., ne conviennent qu'à la troisième période de » l'eczéma ; réservez-les pour le pytiriasis et le psoriasis. »

» Est-ce que l'association de la quinine, de la cinchonine, du tannin, des substances extractives, ne donne pas au quinquina des propriétés différentes de celles que possède chacune de ces substances considérées isolément ? Est-ce que l'huile de foie de morue doit ses propriétés thérapeutiques aux seuls atômes d'iode qu'elle renferme ? De même, est-ce que les eaux sulfureuses naturelles

(1) Reveil, *Ann. de la Soc. d'hydr. méd. de Paris*, t. IX, p. 214.

n'agisssent que par le soufre? Je regrette que nos collègues qui ont pris part à la discussion sur le traitement des affections cutanées par les eaux minérales, n'aient pas insisté sur ce point essentiel. A la vérité, l'honorable inspecteur des eaux de Saint-Sauveur, M. Charmasson de Puylaval, a dit que les eaux des Pyrénées contenaient, indépendamment du soufre, des chlorures et des alcalins. Mais j'aurais désiré plus d'insistance de sa part, plus de développements. Je vais tâcher de suppléer à cette lacune.

» Assurément les eaux sulfureuses des Pyrénées contiennent des alcalins ; mais quels alcalins, et dans quelles proportions ?

» Les carbonates de soude, de potasse, de magnésie et de chaux diffèrent profondément à beaucoup d'égards, relativement aux effets qu'ils produisent sur l'organisme vivant. Ces différences sont bien établies, surtout pour les carbonates de soude et de potasse par les expériences de Cl. Bernard, Grandeau et Gultmann. Mais il y a un autre sel alcalin sur lequel on n'a fait jusqu'à présent aucune recherche, et qui cependant mérite toute l'attention des praticiens : c'est le silicate de soude soluble.

» ..... La présence de ce sel dans certaines eaux minérales a une importance réelle. Or, parmi les eaux sulfureuses thermales des Pyrénées, il y en a plusieurs qui renferment une proportion relativement forte de ce sel, et d'autres qui n'en contiennent presque pas. Ainsi, M. Filhol a trouvé 0g,1213 de silicate sodique par litre dans la source F du groupe des Œufs à Cauterets, tandis qu'à Luchon, la source Bordeu N° 1, qui est la plus riche en silicate de soude, n'en contient que 0g,0233, suivant le même chimiste. Voici, d'ailleurs, comment les principales eaux sulfureuses des Pyrénées doivent être classées d'après leur richesse en silicate de soude :

Cauterets,
Ax,
Barèges,
Amélie,
Molitg,
Olette,
Saint-Sauveur,
Vernet,
Luchon,
Eaux-Bonnes,
Eaux-Chaudes,

» Si je comparais aussi ces différentes eaux entre elles sous le rapport de leur richesse en chlorure de sodium, et surtout de la stabilité de leur principe sulfureux au contact de l'air, je trouverais encore des différences notables.

» On ne saurait donc admettre *à priori* que les eaux de Luchon, Barèges, Cauterets, Ax, etc., puissent être employées, à sulfuration égale, indifféremment dans tel ou tel cas. Même les eaux d'Ax et de Luchon, qui ont entre elles tant de points de ressemblance, en ce sens qu'elles se décomposent rapidement au contact de l'air en laissant déposer du soufre, ne doivent pas remplir les mêmes indications, puisque les unes sont très-silicatées et les autres fort peu.

» Par l'association du sulfure de sodium avec les silicates alcalins et beaucoup d'autres principes, association mystérieuse, véritable composé organique inimitable dans nos laboratoires, les eaux ainsi constituées ont des effets généraux et spéciaux, les premiers s'exerçant sur les fonctions assimilatrices et désassimilatrices de l'économie, comme le prouvent l'accélération de la circulation et l'élévation de la température animale (1), les autres sur certains systèmes, tels que la peau et les membranes muqueuses. C'est ainsi que, selon moi, doit s'expliquer l'action incontestablement efficace de beaucoup d'eaux minérales sulfurées contre les diverses manifestations de l'herpétisme. Je ne crois pas plus à l'action spécifique du soufre qu'à l'existence d'un virus herpétique.

» Il nous reste à voir jusqu'à quel point l'expérience clinique confirme les idées théoriques que je viens d'exposer.

» M. Le Bret a prouvé, par des exemples aussi démonstratifs que possible, le peu de solidité des principes de M. Bazin comparés aux résultats de la pratique. Le savant clinicien de Saint-Louis a avancé que, dans la dartre humide, la médication sulfureuse produit une aggravation constante. Les résultats de Barèges infirment tout à fait ce dogme absolu.

» Dans une communication éminemment pratique, M. Billout, insistant, comme je l'ai fait, sur la nécessité d'une médication complexe, interne et externe, a dit avec raison que, dans certaines formes d'eczéma présentant tous les caractères que M. Bazin assigne à ses arthritides, il fallait préférer aux eaux purement alcalines des eaux en même temps sulfurées et alcalines sans prédominance de l'élément sulfureux.

(1) Voir mes *Études médicales et scientifiques sur les Eaux de Cauterets*, p. 149 et 176.

» M. Charmasson de Puylaval a signalé les bons effets des eaux de Saint-Sauveur dans plusieurs dermatoses que M. Bazin ne pourrait exclure de la famille de ses arthritides.

» M. Lambron a longuement entretenu la Société d'hydrologie médicale de l'heureuse influence des eaux de Luchon sur toutes les dermatoses sans exception. J'apprécie autant que qui que ce soit le mérite du travail de cet honorable collègue; mais je suis loin d'en accepter toutes les conclusions.

» Enfin je vais faire connaître les résultats de ma pratique à Cauterets.

» La variété des sources de cette station thermale, sous le rapport de la température et de la composition chimique, m'a permis d'étudier les effets de deux classes d'eaux sulfurées sodiques bien distinctes, celles qui sont très-silicatées et celles qui le sont fort peu. Car si Cauterets possède les sources les plus riches en silicate sodique de toutes celles des Pyrénées, il a aussi des eaux qui ne renferment qu'une très-minime proportion de ce sel, par exemple *la Raillière*, dans laquelle M. Filhol a trouvé seulement 0g,0031 de silicate de soude par litre, et qui peut fournir, grâce à sa température native, des bains aussi sulfureux que ceux de *la Reine* à Luchon.

» Les plus silicatées se divisent elles-mêmes en sources à sulfuration moyenne et sources à faible sulfuration. (Les eaux de Barèges, qui ont tant de rapport avec celles de Cauterets, sont à haute sulfuration.)

» Il y a une troisième catégorie dont je dois parler aussi : ce sont les sulfureuses dégénérées, qui rendent de grands services dans le traitement des affections de la peau, par leur sulfuration très-faible, leur alcalinité et leur richesse en glairine.

» On peut observer beaucoup sur un pareil théâtre.

» Les sources à thermalité peu élevée et plus silicatées que sulfureuses jouissent d'une efficacité certaine contre les dartres humides secrétantes.

» Chez les sujets nerveux et pléthoriques, surtout s'il y a disposition aux congestions ou irritabilité très-grande du tissu cutané, j'ai recours aux sulfureuses dégénérées. Je les ai vues produire d'excellents effets dans la forme subaiguë de l'eczéma, contre laquelle M. Billout a vu aussi les eaux sulfurées calciques de Saint-Gervais produire de bons résultats.

» C'est surtout lorsque l'herpétisme a multiplié ses manifestations, ou que les affections dartreuses sont à bascule, c'est-à-dire vont alternativement de la peau aux muqueuses et aux viscères, qu'il est nécessaire pour le médecin d'avoir à sa disposition des sources variées, et que le traitement des malades exige beaucoup de tact et d'attention. Si l'on exaspère l'affection cutanée, il y a là une action centrifuge qui dégage les organes internes. Mais prenons garde, un double écueil se présente : la sûrexcitation des symptômes locaux peut aller bien au-delà des limites qu'on voulait lui assigner, et produire ainsi une aggravation qui persistera ; ou bien elle peut, en vertu d'une action substitutive énergique, faire disparaître rapidement les localisations extérieures et amener des métastases. Aussi je crois, avec M. Pidoux, que l'exaspération des dermatoses par les eaux sulfureuses n'est jamais dangereuse au fond, mais à la condition que le remède thermal soit administré par un médecin qui sait ce qu'il fait (1).

» Je trouve dans mon recueil d'observations un fait qui me paraît être un exemple frappant de cette influence réciproque des manifestations dartreuses internes et externes, de ces actions centripètes et centrifuges provoquées par la médication thermo-sulfureuse.

Obs. — Une jeune dame, lymphatique et douée d'un certain embonpoint, était atteinte d'herpétisme, dont les localisations avaient lieu à la peau (eczéma fendillé sous les aisselles), au cuir chevelu (pytiriasis), à la gorge et au nez (pharyngite granulée, coryzas fréquents), à l'estomac (dyspepsie), à la matrice (engorgement avec catarrhe utérin). Une première saison à Cauterets en 1866, pendant laquelle la malade fit usage *intus* et *extrà* d'eaux très-alcalines et à sulfuration moyenne, fit disparaître l'engorgement et le catarrhe utérin, la dyspepsie, la disposition aux rhumes de cerveau. Mais l'eczéma persista, ainsi que le pytiriasis du cuir chevelu ; de plus, il survint une blépharite ciliaire très-rebelle. Lorsque cette dame revint à Cauterets en 1867, sa santé générale était excellente ; il ne restait plus que les manifestations herpétiques extérieures, qu'elle voulait faire disparaître à tout prix.

» Je lui conseillai pour boisson l'eau très-silicatée et peu sulfureuse de *Mauhourat*, pour bain l'eau également silicatée et à faible sulfuration de *Pauze-vieux*, afin de combattre la sensibilité cutanée et les vives démangeaisons occasionnées par l'eczéma des aisselles. Ce résultat fut, en effet, obtenu au bout de huit jours.

(1) *Rapport général sur le service médical des eaux minérales de France*, pour 1863, p. 32.

L'aspect des dartres était avantageusement modifié ; mais la malade accusait de la dyspepsie, des douleurs très-vives du côté de la matrice, du ballonnement du ventre et un écoulement blanc aussi abondant que l'année précédente. La blépharite s'était également amendée sous l'influence de quelques douches d'eau minérale pulvérisée très-courtes. Je conseillai à Mme X... de continuer le même traitement, vu l'amélioration si rapidement obtenue du côté de l'eczéma. Cela ne fut possible que pendant quelques jours ; les souffrances utérines et gastriques devinrent si fortes que je dus modifier mes prescriptions. L'eau de *Mauhourat* fut remplacée par celle de *César* pour la boisson, et *Pauze-vieux* par les *Espagnols* pour les bains. Sous l'influence de ces eaux aussi très-silicatées et plus sulfureuses que les précédentes, l'engorgement utérin et la dyspepsie disparurent peu à peu, mais l'eczéma s'était ravivé. Je maintins cette exaspération toujours à peu près au même degré en remplaçant, de temps à autre, les bains des *Espagnols* par des bains d'eau sulfureuse dégénérée. Ce traitement eut les meilleurs effets. L'eczéma a diminué beaucoup sans qu'il survint de nouvelles métastases. Toutefois il n'est pas encore complètement guéri, ce dont je me félicite dans l'intérêt de la malade.

» En général, les eaux plus silicatées que sulfureuses doivent être employées contre les dartres humides de préférence à celles dans lesquelles le soufre domine, pour les raisons suivantes :

1° Elles surexcitent beaucoup moins les symptômes locaux, et il ne faut pas oublier que les dartres sécrétantes, surtout l'eczéma humide, celui qu'on rencontre le plus souvent chez les personnes lymphatiques, peut très-facilement reprendre l'état aigu. Au reste la recrudescence, l'exaspération des lésions cutanées ne sont pas toujours indispensables à la guérison ;

2° Elles agissent mieux sur les organes digestifs et la nutrition ;

3° Elles modifient plus puissamment la sécrétion urinaire et sont plus dépuratives ;

4° Le silicate alcalin modère l'action spéciale, élective du soufre sur certains organes, notamment sur les muqueuses ;

5° Elles amènent des perturbations moins rapides, moins grandes parmi les diverses manifestations de la diathèse, et des métastases moins fréquentes ;

6° Enfin elles transforment plus profondément les dispositions de l'organisme, héréditaires ou acquises.

» Même, dans les cas de lymphatisme très-prononcé, alors qu'il est nécessaire d'imprimer à toute l'économie et aux symptômes locaux une excitation assez forte, il faut encore préférer les eaux très-silicatées et à haute sulfuration, telles que Barèges et Ax, aux eaux peu alcalisées et également très-sulfureuses, comme celles de Luchon.

» Voici une observation qui fera ressortir la différence d'action des deux espèces d'eaux sulfurées sodiques dont je viens de parler.

» OBS. — M. C... âgé de 67 ans, d'une constitution forte, est atteint depuis très-longtemps d'un eczéma généralisé, héréditaire.

« Il y a dix ans, l'usage interne et externe de *l'eau de la Raillière* de Cauterets, prescrit par un médecin, ramena l'affection cutanée à l'état aigu, et même détermina de nouvelles poussées, au point que le malade fut obligé de garder le lit pendant plusieurs mois. Après cette première et malheureuse tentative, M. C... alla huit années de suite à Luchon, et il y eut toujours une exaspération des symptômes locaux, malgré l'emploi des sources les plus douces. Ces exacerbations successives, loin d'améliorer l'eczéma, le généralisèrent. Quoique découragé et résolu à vivre avec ses souffrances, le malade revint à Cauterets au mois de juillet 1867, pour tenter une nouvelle cure. Je doute qu'on ait jamais vu un eczéma plus général et plus intense : les membres inférieurs étaient envahis depuis les ongles jusqu'aux aines ; à la partie inférieure des jambes, formation incessante de vésicules donnant issue à un liquide séreux ; dans le reste des membres inférieurs, surtout aux cuisses, la peau était rouge, luisante, épaissie, recouverte de larges écailles qui tombaient et se renouvelaient sans cesse ; les démangeaisons étaient insupportables, à peine si le malade pouvait dormir quelques heures pendant la nuit ; sur le ventre et la poitrine plaques eczémateuses de distance en distance ; eczéma fendillé aux mains ; à la face et à la tête desquamation furfuracée et abondante. De plus, rhumes de cerveau et de poitrine très-fréquents, signes sthétoscopiques d'un emphysème pulmonaire. Fonctions digestives bonnes.

» Les eaux sulfureuses peu alcalisées, comme *la Raillière* et celles de Luchon, ne pouvaient que surexciter une semblable affection, sans profit pour le malade. C'est pourquoi je prescrivis l'eau de *Mauhourat* en boisson et des bains très-courts à *Pauze-vieux*. Le traitement dura vingt-cinq jours. Les résultats dépassèrent mes espérances, surtout celles du malade. Les démangeaisons s'apaisèrent, l'eczéma disparut à peu près complètement aux mains et à la poitrine; il n'y avait presque plus de suintement aux jambes, et la peau était revenue à l'état normal dans plusieurs endroits, surtout à la cuisse droite.

» J'ai revu M. C... au mois d'octobre, et j'ai pu m'assurer que cette amélioration remarquable s'était maintenue.

» Les dartres sèches et surtout squameuses sont beaucoup plus rebelles à l'action des eaux de Cauterets que les dartres humides. Néanmoins j'ai vu ces eaux triompher du prurigo, du pytiriasis rubra, du pytiriasis capitis, du lichen, même du lichen agrius. Quant au psoriasis, je crois qu'il vaut mieux lui opposer les eaux peu alcalisées et à haute sulfuration, comme celles de Luchon, que les eaux sulfureuses très-silicatées, à moins cependant qu'un asthme, une bronchite chronique, des menaces d'accidents cérébraux compliquent la manifestation cutanée.

» Les eaux de Cauterets m'ont paru être très-efficaces contre les dermatoses liées à la prédominance de l'acide urique sur les autres principes excrémentitiels, même dans les cas où l'affection cutanée se compliquait de manifestations articulaires, sans inflammation, bien entendu.

» Les résultats cliniques trouvent leur explication dans la composition chimique des sources. En effet, elles agissent énergiquement sur la nutrition et l'urination, le silicate de soude expulse l'acide urique, ou plutôt les urates, et plusieurs tissus, tels que la peau et les membranes muqueuses, sont influencés d'une manière spéciale par le principe sulfureux.

» On ne saurait donc mettre sur le même plan, dans la thérapeutique des dermatoses de nature urique, les eaux de Cauterets, d'Ax, d'Amélie, de Molitg, de Barèges et celles du Luchon. Aussi je ne puis m'expliquer que M. Lambron préconise ces dernières, *à cause de leur alcalinité*, contre cette classe de dermatoses qu'il appelle arthritides avec M. Bazin. Savez-vous, en effet, ce que les sources *Ferras* et *Richard*, auxquelles l'honorable inspecteur attribue une sorte de spécificité dans les affections cutanées de nature arthritique (1), renferment de silicate et de carbonate de soude?... Des *traces*, d'après M. Filhol et M. Lambron lui-même (2).

(1) *Les Pyrénées*, etc., t. I, p. 559.
(2) *Idem*, p. 430.

» Lorsque l'uricémie est associée à un lymphatisme très-prononcé ou à la scrofule, les eaux d'Ax et de Barèges me paraissent encore devoir être préférées à celles de Luchon.

» J'ai recueilli plusieurs observations qui prouvent les bons effets des eaux silicatées-sulfureuses contre les manifestations cutanées et internes de l'uricémie ; je citerai, entre autres, la suivante.

» Obs. — Fille de 44 ans, d'un tempérament lymphatico-sanguin et d'une constitution assez forte.

» *Antécédents.* Père atteint de la gravelle, mère rhumatisante, deux sœurs mortes phtisiques, un fils d'une de ces dernières mort de la même maladie.

» Rien de notable dans l'enfance de Mlle X...; mais de 11 à 13 ans, chlorose avec accès de migraine très-fréquents et très-forts. La menstruation s'est établie après la treizième année. De 17 à 28 ans, hémoptysies fréquentes et extrêmement abondantes, toujours précédées de douleurs vives à la région dorsale. Aux hémoptysies succédèrent de nouvelles migraines et une affection intestinale qui dura longtemps. Cette affection produisait des coliques intenses, des selles diarrhétiques souvent répétées et dans lesquelles la malade rendait des débris de la muqueuse intestinale. L'entérite passée, il survint des coliques néphrétiques et des douleurs goutteuses aux orteils, contre lesquelles les eaux de Vichy furent employées avec succès. Pendant le séjour de la malade à Vichy, M. le docteur Nicolas constata une tumeur de l'ovaire droit, laquelle existe toujours.

» Quelque temps après l'usage des eaux de Vichy, anthrax énorme à la partie postérieure du cou, puis eczéma à la poitrine et aux oreilles. Depuis l'apparition de l'éruption cutanée, il y a eu encore quelques accès de coliques néphrétiques; mais ils étaient beaucoup moins forts qu'avant l'usage des eaux de Vichy. La malade a remarqué que des émotions morales tristes provoquaient ces accès. Depuis trois ou quatre ans, crampes fortes et infiltration œdémateuse des jambes.

État actuel. Aspect de santé, facies plein, coloré, eczéma aux oreilles, pytiriasis versicolor à la face, pytiriasis capitis, gonflement œdémateux des jambes, toux assez rare, rien à l'auscultation, tube digestif en bon état, névralgie faciale droite s'étendant jusqu'à la base de la langue, granulations au pharynx, disposition aux rhumes de cerveau, impressionnabilité nerveuse excessive.

» *Traitement.* Eau de *Mauhourat* en boisson, bains à *Pauze-*

vieux, quelques douches pulvérisées sur la face et derrière les oreilles.

» *Résultats du traitement.* Après trente jours, disparition de l'eczéma et de la névralgie, diminution considérable du pytiriasis versicolor et de l'infiltration œdémateuse des jambes ; il ne reste plus qu'un peu de gonflement au niveau des malléoles. État général excellent.

» J'ai appris depuis que ces bons effets se sont maintenus.

» Les eaux chlorurées sulfureuses, dont Uriage nous offre le type, sont plus efficaces contre les dermatoses scrofuleuses que contre les manifestations de l'herpétisme.

» Parmi les sulfurées calciques, Saint-Gervais peut rendre de grands services dans le traitement des dartres humides qui ont une tendance à revenir à l'état aigu.

» Les eaux sulfhydriquées froides, comme Enghien, Pierrefonds, etc., ont des effets locaux plus ou moins énergiques; mais, d'après leur composition, qui est si différente de celle des sulfurées sodiques des Pyrénées, je les crois peu propres à modifier les différents états de l'organisme auxquels se rattachent les affections cutanées constitutionnelles. »

ARTICLE IV.

EAUX LITHINÉES.

J'ai parlé assez longuement, dans le chapitre consacré aux alcalins, des effets et du mode d'emploi de la lithine pour ne pas y revenir. Je me bornerai donc à indiquer maintenant les eaux minérales qui contiennent cette substance. d'après un excellent travail de M. le docteur Buez, publié par la *Gazette des eaux* (1).

La lithine a été isolée, pour la première fois, par Berzélius dans les eaux de Karlsbad, dans la proportion d'une partie et demie pour 10,000 grammes d'eau. L'illustre Liebig, de son côté, a pu la doser dans l'eau des quatre sources d'Aix-la-Chapelle. Plus tard elle fut signalée dans les eaux d'Ems, Kissingen, Kreusnach, Marienbad, Tœplitz, Wiesbaden, Wildbad, Franzensbad, Bilin, Klausen, Szliacz, Pyrmont, Petersthal, Erlenbad, Franzensbrunnen et Baden-Baden.

(1) N° des 19 et 26 août 1869.

Dans les eaux minérales de France elle est rare, et, à part Rosheim (Haut-Rhin), bain inexploité, Soultzmatt (Bas-Rhin), on n'en trouve que des traces ; ainsi Plombières, Vichy, Vals sont à peu près les seules stations qui en renferment, mais d'une manière impondérable.

Un nouvel établissement, Martigny-les-Bains (Vosges), en recèle une quantité sérieuse et l'emporte de haute main, sous ce rapport, sur toutes les stations françaises.

L'eau de Contrexéville en contiendrait 0g 004 par litre, suivant une analyse de M. Debray.

Voici, d'ailleurs, les sources les plus riches en lithine, toujours d'après M. Buez.

Stations.	Nom des sources.	Quantité de sel lithique par litre.	
Kissingen,	Pandure,	0g4105	chlorure.
Weilbach,	»	0,0451	carbonate.
Klausen,	»	0,039	id.
Martigny,	Source N° 1,	0,030	chlorure.
Baden-Baden,	La Fettquelle,	0,030	id.
Franzensbrunnen,	Franzansquelle,	0,030	carbonate.
Soultzmatt,	»	0,019	bi-carbonate.
Tœplitz-Schonan,	Hauptquelle,	0,018	carbonate.
Bilin,	Josepsquelle,	0,018	id.
Petersthal,	Sephienquelle,	0,014	bi-carbonate.
Szliacz,	Lenkyquelle,	0,012	sulfate.
Soultzbach,	»	0,008	bi-carbonate.
Erlenbad.	Élisabethquelle,	0,006	chlorure.
Contrexéville,	Pavillon,	0,004	bi-carbonate.
Karlsbad,	Couronne de Russie,	0,002	phosphate.
Rosheim,	»	0,002	carbonate.

ARTICLE V.

EAUX INDIFFÉRENTES.

Il y a des eaux minérales qui agissent sur l'organisme mécaniquement, c'est-à-dire par une sorte de lixiviation, de manière à débarrasser le sang de certains principes excrémentitiels dont il est surchargé : ce sont ces eaux que j'appelle *indifférentes*, parce que leur composition n'explique en aucune façon les effets qu'elles produisent, et que leur minéralisation est d'ailleurs à peu près insignifiante.

Il faut bien distinguer dans cette classe d'eaux celles qui ont des propriétés dépuratives de celles qui ne sont que diurétiques. A cette dernière catégorie appartiennent les bi-carbonatés sodiques faibles.

La principale des eaux indifférentes dépuratives est celle de Contrexéville.

J'emprunte à une très-bonne monographie du docteur Treuille des considérations de la plus parfaite exactitude sur les effets de cette eau.

« L'eau de Contrexéville, grâce à l'étonnante rapidité avec laquelle elle circule, grâce aussi à l'action de sa *vitalité* particulière, nettoie complètement l'appareil urinaire de la même manière qu'un tuyau serait désobstrué par un fort courant d'eau. On peut dire qu'elle fait l'office d'un puissant irrigateur agissant à l'intérieur par des irrigations souvent répétées. En effet, l'eau arrive si promptement dans la vessie, qu'en la parcourant elle n'est pas modifiée bien sensiblement dans sa composition chimique ; elle lave les parois des organes urinaires, entraîne avec elle les mucosités et concrétions qui les tapissent, excite la vessie à expulser avec énergie tous les produits pathologiques en rapport avec la dimension du canal de l'urètre.

» L'eau de Vichy ne modifie d'une manière heureuse que la diathèse urique, et, par contre, *elle empire l'état pathologique de l'appareil urinaire* (1). L'eau de Contrexéville lui est bien supérieure en ce qu'elle guérit toutes les manifestations de la gravelle, fait disparaître en peu de jours l'inflammation, la suppuration et l'hypertrophie qui constituent d'ordinaire l'état morbide des reins, des uretères, de la vessie et de la prostate.

» L'eau de Contrexéville a tellement de puissance, elle est douée d'une vitalité si énergique, que non-seulement elle débarrasse l'économie de l'excès de l'acide urique, mais encore précipite au fond du vase l'acide urique et l'urée contenus dans les urines normales des personnes non graveleuses, et qui ne sont d'aucune façon sous l'influence de la diathèse urique.

» Plusieurs personnes venues à Contrexéville sous divers prétextes autres que la maladie, pour accompagner des parents, par exemple, ayant bu accidentellement de l'eau minérale, me prièrent

(1) On a vu précédemment (Chapitre *Alcalins*) pourquoi je n'accorde aucune action antidiathistique à l'eau de Vichy et aux alcalins en général dans l'uricémie.

d'examiner leur urine, car elles étaient inquiètes du dépôt abondant qu'elles y remarquaient. J'eus beaucoup de peine à faire comprendre à nombre d'entre elles qu'elles n'étaient pas atteintes de la gravelle.

» L'usage de l'eau de Contrexéville, à doses même peu élevées, produit encore une douleur permanente dans la région des reins. Il est peu de buveurs qui ne s'en plaignent. Il en est beaucoup qui s'en préoccupent outre mesure.

» Cette douleur, presque générale au début du traitement, provient de l'exagération des fonctions des reins. Elle dure habituellement dix à douze jours, et cesse pour ne plus revenir durant le reste de la cure. Nous avons tenu à en indiquer la vraie cause, afin que les malades ne s'y trompent pas et cessent de l'attribuer à un état morbide dont ils ne sont point affectés.

» Presque tous les buveurs éprouvent aussi une dysurie qui, chez quelques-uns, est poussée jusqu'à l'impossibilité de la sécrétion. Cette difficulté de l'émission de l'urine n'est que momentanée. Du reste, elle s'explique par l'excitation que l'eau minérale produit particulièrement sur le col de la vessie et, de plus, par la distension démesurée de la vessie elle-même qui perd alors de sa contractilité.

» Les buveurs simplement affectés de diathèse urique voient vite disparaître, sous l'action de l'eau, l'excès d'acidité dont nous attribuons surtout la cause à l'excès de nutrition et au défaut d'excrétion. » (1)

Après avoir fait de nombreuses expériences avec l'eau de Contrexéville transportée, je n'hésite pas à lui accorder une action analogue à celle du silicate de soude soluble, c'est-à-dire dépurative mais non antidiathésique ; et, sous ce dernier rapport, elle diffère essentiellement des sources silicatées sulfureuses.

Les eaux de Vittel et de Martigny se rapprochent beaucoup de celles de Contrexéville par leurs effets dépuratifs ; mais les eaux de Martigny contiennent beaucoup plus de lithine, comme on l'a vu dans l'article précédent.

(1) Treuille, *Des eaux minérales thermales*, p. 57 et suivantes.

QUATRIÈME PARTIE.

PATHOLOGIE EXPÉRIMENTALE ET COMPARÉE.

ACIDE URIQUE.

C'est le principe excrémentitiel qui me paraît jouer le rôle le plus important dans l'herpétisme, non-seulement parce qu'il domine ordinairement, mais aussi parce qu'il est probable que les autres, tels que la créatine, la xanthine et même l'acide oxalique en dérivent.

Expérience 1. — Chien de 4 ans, de taille moyenne.

Acide urique à la dose de 1 gramme deux fois par jour.

Huitième jour. Aucun symptôme ne s'est encore manifesté. Santé excellente. L'animal prend l'acide urique très-facilement dans du pain ou de la viande.

Dixième jour. L'animal paraît éprouver des démangeaisons qui l'excitent à se gratter souvent.

Treizième jour. Démangeaisons très-vives. L'animal est triste.

Seizième jour. Les démangeaisons continuent. L'œil gauche est le siége d'une sécrétion muco-purulente. La dose d'acide urique est doublée.

Dix-neuvième jour. L'animal est encore plus triste; il semble souffrir; il mange peu. Les démangeaisons paraissent moins vives. Soif intense.

Vingtième jour. Il n'y a plus de sécrétion morbide à l'œil gauche. L'animal ne se gratte que rarement; il refuse presque la nourriture. Pas de diarrhée.

Vingt-deuxième jour. L'animal se gratte davantage; il paraît moins souffrant et mange mieux; il est plus gai.

Vingt-quatrième jour. L'animal est redevenu triste; il mange difficilement; il se gratte toujours. M. Fougera, vétérinaire, me fait remarquer une forte injection de la muqueuse oculo-palpébrale, sans sécrétion, et une injection non moins prononcée de la muqueuse buccale, surtout de la gencive supérieure, où la congestion forme un liseré rouge violacé. Pas de diarrhée.

Vingt-huitième jour. Il y a trois jours que l'animal tousse beaucoup et est atteint d'un écoulement muco-purulent par les narines. La muqueuse oculo-palpébrale et la gencive supérieure sont toujours injectées. L'animal se gratte beaucoup; il est triste et est devenu méchant; il mange peu et boit beaucoup.

Trente-unième jour. La toux et l'écoulement muco-purulent des narines continuent. L'animal est triste, méchant, et refuse de manger. Il est sacrifié, et l'autopsie est faite, cinq heures après, en présence de M. le docteur Faucher, médecin de l'hôpital de Levroux.

Peau. Lorsque l'animal est dépouillé, on remarque en plusieurs endroits, notamment à la cuisse droite, un épanchement assez considérable d'une matière albumineuse, gluante, entre la peau et les muscles. Cette matière n'a pas été analysée. Toute la face profonde de la peau a une teinte bleuâtre, ardoisée; les follicules pileux paraissent augmentés de volume. Le pelage de l'animal étant très-abondant, il est difficile de se rendre un compte bien exact de l'état de la surface externe de la peau; cependant le poil s'enlève avec facilité dans certains endroits, et je remarque une desquamation très-prononcée. Il n'y a aucune autre lésion.

Sang. Le serum est alcalin. L'expérience du fil indique qu'il contient une surcharge d'acide urique.

Cerveau. Sain dans toutes ses parties, mais assez fortement injecté à sa surface.

Muqueuse du nez. Violacée, boursoufflée et ramollie. Elle se déchire facilement par la pression, et laisse écouler un liquide sanieux composé de sang, de mucus et de pus.

Muqueuse bucco-pharyngienne. Injectée presque partout, mais surtout à la gencive supérieure, où le liseré violacé remarqué pendant la vie n'a pas disparu. Les papilles de la langue sont très-développées.

Voies respiratoires. La muqueuse du larynx est légèrement injectée au niveau des cordes vocales. Celle de la trachée et des bronches l'est beaucoup. Le poumon gauche est fortement hypérémié; le droit l'est moins. Placés dans l'eau, l'un et l'autre surnagent.

Cœur. Il paraît sain.

Œsophage. Sain, excepté vers le pylore, où il est un peu injecté.

Foie. Injecté à sa surface et surtout sur les bords.

Rate. Saine, excepté sur un de ses bords, où l'on remarque une injection assez prononcée.

Estomac. La muqueuse est fortement injectée dans la grande courbure; elle n'est ni épaissie ni amincie; l'épithélium s'enlève difficilement; elle présente l'état mamelonné sur plusieurs points.

Pancréas. Injecté dans la plus grande partie de son étendue, surtout à la surface.

Intestin grêle. Consistance normale de la muqueuse. Nous remarquons dans certains points une arborisation vasculaire assez prononcée. Sur d'autres, c'est un pointillé à peine visible, ou des plaques rouges semblables à des ecchymoses. Les plaques de Peyer sont augmentées de volume.

Gros intestin. La muqueuse est assez fortement injectée, mais de consistance normale, surtout dans le rectum. Les glandes sont manifestement hypertrophiées.

Vessie. Distendue par l'urine. Elle est le siége d'une congestion considérable que ni le lavage ni la macération ne font disparaître. Elle n'est, d'ailleurs, ni épaissie ni ramollie.

Uretères. Injection très-prononcée de la muqueuse.

Reins. Ils présentent des altérations extrêmement remarquables. Ils paraissent plus volumineux et moins consistants qu'à l'état normal. Après avoir enlevé la capsule fibreuse, on reconnaît que leur surface extérieure, d'un rouge violacé, est parsemée de corpuscules d'un blanc laiteux ou un peu jaunâtres, du volume d'une tête d'épingle à un grain de millet. En divisant les reins de leur bord convexe vers leur scissure, nous remarquons que la substance corticale, d'une couleur plus pâle que celle de la surface extérieure, est gonflée, et qu'elle occupe un espace plus considérable que dans l'état sain, surtout dans ses prolongements entre les cônes. La substance tubuleuse a une couleur rouge foncé. La substance corticale présente aussi des granulations semblables à celles de la surface extérieure, et surtout des lignes irrégulières, comme floconneuses, qui semblent se continuer avec les stries divergentes des cônes tubuleux. Indépendamment des granulations, j'ai constaté la présence de points blancs au sommet des pyramides et de stries blanches le long des tubes urinifères. A l'examen microscopique et chimique, j'ai reconnu que ces stries et ces points étaient composés d'urate de soude.

Articulations. Les grandes et les petites articulations ont été examinées avec soin. La synovie paraissait augmentée dans toutes ; elle était alcaline. Dans les petites articulations la synoviale était injectée. La couleur bleuâtre des cartilages nous à semblé beaucoup plus foncée qu'à l'état normal, surtout aux petites articulations.

EXPÉRIENCE II. — Chien de 5 mois, très-fort.

Acide urique à la dose de 50 centigrammes deux fois par jour.

Huitième jour. Santé excellente. Aucun symptôme.

Dixième jour. Idem.

Treizième jour. L'animal paraît éprouver des démangeaisons très-vives, surtout aux pattes. Il est un peu plus triste qu'à l'habitude.

Seizième jour. Les démangeaisons continuent, les pattes sont rouges et comme sanguinolentes. Soif très-vive. Santé générale bonne. La dose de l'acide urique est doublée.

Dix-neuvième jour. Les démangeaisons ont encore augmenté. L'animal est très-gai.

Vingtième jour. Démangeaisons très-fortes.

Vingt-deuxième jour. Idem.

Vingt-quatrième jour. M. Fougera, vétérinaire, et moi nous constatons une injection assez prononcée de la muqueuse oculo-palpébrale et des gencives. L'animal est gai et mange bien ; mais il se gratte toujours beaucoup.

Vingt-huitième jour. Les démangeaisons persistent, ainsi que l'injection de la muqueuse oculo-palpébrale et de la gencive supérieure. Il y a un peu d'écoulement séreux par les narines.

Trente-unième jour. Idem.

Trente-quatrième jour. L'animal se gratte sans cesse. Il mange bien. Liseré rouge violacé à la gencive supérieure. La muqueuse oculo-palpébrale est toujours injectée. Diarrhée.

Quarantième jour. Plus de diarrhée. Tous les autres symptômes persistent.

Quarante-huitième jour. Idem.

Cinquante-sixième jour. L'animal est mis à mort. J'ai fait l'autopsie, sept heures après, en présence de M. Fougera.

Peau. Elle paraît saine; cependant l'animal se grattait beaucoup.

Cerveau. Vascularisation très-prononcée à la surface. Injection légère de la substance grise. L'intérieur est sain.

Moelle épinière. Très-légèrement injectée à la surface.

Fosses nasales, pharynx, larynx, trachée. Sains.

Bronches. Injectées dans toute leur étendue.

Poumons. Le poumon gauche présente à sa surface des taches d'un rouge vif, circulaires, dont les dimensions varient depuis une tête d'épingle jusqu'à une grosse lentille et même plus. Incisé, il est rouge pourpre; il n'offre pas à la pression la sensation de la crépitation; plongé dans l'eau, il surnage; nous constatons, en un mot, tous les caractères d'une véritable splénisation.

Le poumon droit a un aspect bien différent : il est violacé à la surface; les parties incisées sont parsemées d'une quantité considérable de points noirs, qui, dans certains endroits, se touchent par leur circonférence et donnent au tissu pulmonaire une teinte rouge uniforme et foncée; il crépite en plusieurs endroits. La congestion paraît plus ancienne dans ce poumon que dans le gauche. Nous remarquons à sa surface, de distance en distance, des parties saillantes de la grosseur d'une lentille à un haricot, qui présentent une coloration rouge foncé après avoir été incisées, et qui donnent issue à des gouttelettes de sang noir; on eût dit de petits foyers apoplectiques. Mis dans l'eau, le poumon surnage.

Cœur et pericarde. Sains partout.

Œsophage. Idem.

Estomac. Coloration légèrement rosée de la muqueuse, mais sans injection bien prononcée.

Foie. Congestionné à la surface en plusieurs endroits. Le petit lobe est fortement hypérémié et comme ramolli dans une étendue de la largeur d'une pièce de deux francs environ.

Rate. De couleur et de consistance normales, si ce n'est en quelques points où ce tissu paraît un peu plus foncé.

Pancréas. Injecté dans toute son étendue.

Intestin. La consistance et l'épaisseur de la muqueuse sont normales. Arborisations vasculaires et taches rouges de distance en distance. Ces taches ne disparaissent ni par le lavage ni par la macération. Hypertrophie des plaques de Peyer et des follicules solitaires. La muqueuse du cœcum n'est pas congestionnée, mais ses glandes sont très-développées. Le gros intestin surtout présente des altérations remarquables : la muqueuse est injectée, principalement dans le rectum ; elle n'offre ni ulcérations ni érosions ; elle a sa consistance et son épaisseur normales ; les glandes en tubes sont tellement développées qu'on dirait une éruption variolique à la surface de la muqueuse ; ce qui complète encore la ressemblance, c'est que beaucoup de ces saillies sont comme ombiliquées à leur centre ; cette disposition provient d'un commencement d'ulcération, ainsi qu'il est facile de s'en assurer avec la loupe. En passant le doigt sur la muqueuse, on sent très-bien les saillies formées par les glandes hypertrophiées. L'injection de la muqueuse forme des plaques, des arborisations et un pointillé très-fin ; elle ne disparaît pas par le lavage.

Vessie. Injection uniforme dans certains points, disposée par arborisations dans d'autres. La vessie ne contient pas d'urine.

Reins. Le rein droit paraît atrophié ; il a une coloration violette à l'extérieur, et présente quatre granulations d'un blanc laiteux et de la grosseur d'un pois. En le divisant du bord convexe à la scissure, nous voyons que la substance corticale, plus pâle que la surface, est gonflée ; la substance tubuleuse présente une coloration beaucoup plus foncée et disposée par plaques, laquelle tient évidemment à une congestion. Il n'y a pas de granulations à l'intérieur.

Le rein gauche n'a pas le même aspect : il est plus volumineux et moins congestionné à la surface et dans l'intérieur. Il ne présente pas de granulations.

Articulations. Elles sont disséquées avec soin. La synovie est alcaline. Les cartilages présentent une couleur bleuâtre très-foncée, presque violette aux articulations du tarse et du métatarse, tandis qu'elle est beaucoup moins prononcée aux articulations supérieures. Les ligaments et la synoviale paraissent normaux. Je n'ai trouvé aucun dépôt d'urate de soude.

Expérience III. — Chien de chasse de 18 mois.

Acide urique à la dose de 1 gramme matin et soir.

Troisième jour. Rien de notable.

Septième jour. L'animal commence à se gratter ; il est très-gai et a bon appétit. La muqueuse oculaire paraît un peu injectée ; celle des gencives a sa coloration normale.

Dixième jour. L'animal est très-altéré, il a refusé la nourriture un soir ; cependant il a conservé sa gaîté ; il se gratte peu. La muqueuse des gencives commence à se congestionner; celle des yeux est toujours injectée.

Seizième jour. La soif continue. L'animal est plus triste. Son poil est sec, rude et un peu hérissé. La peau paraît très-rouge en différents endroits, quoique les démangeaisons n'aient pas augmenté. L'injection de la muqueuse oculo-palpébrale est encore plus prononcée. La muqueuse nasale est humide. Liseré rouge sur la gencive supérieure. Appétit soutenu.

Vingtième jour. Mêmes symptômes, si ce n'est que la muqueuse oculo-palpébrale paraît encore plus injectée.

Vingt-neuvième jour. L'animal ne se gratte pas davantage, mais il est toujours très-altéré. Toux sèche. Mêmes phénomènes du côté des muqueuses.

Trente-cinquième jour. Amaigrissement notable, polydipsie, polyphagie (l'animal boit trois litres d'eau par jour environ et mange un kilogramme de pain avec des débris de viande de boucherie). Poil sec et hérissé. Muqueuse gingivale très-injectée, surtout en haut, ainsi que la muqueuse oculo-palpébrale. Constipation. Plus de toux. L'animal est très-irritable et paraît surexcité. La peau est très-rouge à la région cervicale.

Trente-septième jour. L'animal est sacrifié. L'autopsie a été faite, cinq heures après la mort, en présence de M. le docteur Faucher.

Peau. Aucune lésion appréciable.

Sang. Sérum alcalin. L'expérience du fil n'a pas été faite.

Cerveau. Très-congestionné à la surface, ainsi que le cervelet. Aucune injection à l'intérieur.

Moelle épinière. Ses enveloppes sont très-injectées; le tissu paraît sain.

Larynx et *trachée*. Injection très-vive et par plaques de la muqueuse laryngienne au-dessous des cordes vocales. Nous remarquons même quelques érosions à gauche. La muqueuse trachéale est également injectée.

Bronches et *poumons*. Injection des bronches dans toute leur étendue. Congestion considérable, véritable splénisation du poumon droit; le gauche est moins hypérémié. Pas de tubercules.

Cœur. Le péricarde est fortement injecté. L'endocarde présente une couleur ardoisée. Les parois du cœur paraissent énormes; la cavité gauche est considérablement rétrécie par suite de l'épaisseur des parois

Estomac. Très-distendu, mais sain.

Foie. Congestionné par places, surtout sur les bords. Cette hypérémie partielle donne au foie un aspect marbré. Le tissu a conservé sa consistance normale.

Rate. Sans altération.

Pancréas. Idem.

Intestin. Injection à peine prononcée sur quelques points de la muqueuse du duodénum. Celle du gros intestin paraît saine dans toute son étendue. Aucune altération des glandes.

Reins. Ardoisés à leur surface, surtout du côté de la convexité. La substance tubuleuse est fortement injectée, ainsi que la muqueuse des bassinets. Le tissu a sa consistance normale.

Vessie. Saine. Malheureusement elle ne contenait pas assez d'urine pour qu'on pût s'assurer que celle-ci renfermait du sucre.

Expérience IV. — Chien de 3 mois.

Acide urique à la dose de 25 centigrammes matin et soir.

Quatrième jour. Aucun symptôme appréciable.

Septième jour. L'animal se gratte plus que d'habitude ; il est très-gai et a bon appétit.

Dixième jour. Même état.

Seizième jour. La muqueuse oculaire est injectée ; celle des gencives a son aspect normal. Les démangeaisons paraissent avoir augmenté.

Vingtième jour. Même état.

Vingt-neuvième jour. L'animal se gratte davantage. Éruption purigineuse à la partie interne des cuisses et sur le ventre. Santé générale bonne.

Trente-cinquième jour. Les démangeaisons et le prurigo persistent. Les muqueuses oculaire et gingivale sont légèrement injectées. L'animal est mis à mort.

L'autopsie faite, cinq heures après la mort, en présence de M. le docteur Faucher, a montré que les poumons et les reins étaient congestionnés, mais à un degré beaucoup moindre que dans les expériences précédentes.

Expérience V. — Chien de 3 mois, frère du précédent.

L'acide urique a été administré aux mêmes doses et pendant le même temps. A l'autopsie, M. le docteur Faucher et moi nous avons constaté que l'hypérémie des poumons et des reins était plus prononcée que dans l'expérience qui précède, ce qui tenait peut-être à ce que la peau ne présentait aucune altération. Nous avons même remarqué que l'appareil glandulaire du gros intestin était un peu hypertrophié, surtout dans le rectum.

ACIDE OXALIQUE.

Les lésions produites par ce principe excrémentitiel ne sont pas moins remarquables que celles qui ont été signalées dans les expériences relatives aux effets de l'acide urique.

Expérience I. — Chienne de 5 ans, de moyenne taille.

Acide oxalique à la dose de 1 gramme matin et soir.

Troisième jour. Diarrhée. L'animal est triste et refuse la nourriture ; cependant il prend assez facilement l'acide oxalique dans de la viande.

Cinquième jour. Diarrhée moins forte. Inappétence.

Huitième jour. Diarrhée très-abondante et sanguinolente. Soif vive. L'animal prend la nourriture et l'acide oxalique difficilement.

Onzième jour. L'animal est toujours triste, il boit beaucoup. Sécrétion muco-purulente aux yeux. Jetage très-abondant par les narines de muco-pus. Diarrhée toujours sanguinolente.

Quatorzième jour. Même état. Je remarque des caillots de sang dans les déjections.

Quinzième jour. L'animal est sacrifié à huit heures du matin ; l'autopsie est faite, à une heure de l'après-midi, en présence de M. le docteur Faucher.

Cerveau. Légèrement injecté à la surface.

Muqueuse nasale. Boursoufflée, d'une teinte violette, molle, fongueuse, tombant en bouillie à la moindre pression. Elle présente quelques ulcérations de la largeur d'une lentille à l'entrée des narines.

Pharynx et *larynx.* L'arrière gorge est rouge et injectée. Les papilles de la langue sont très-développées. La muqueuse du larynx est un peu injectée au niveau des ventricules, et normale dans le reste de son étendue.

Trachée, bronches, poumons. La trachée et les bronches sont congestionnées. Hypérémie légère du poumon gauche ; le lobe supérieur présente à sa surface trois petites masses de la grosseur d'un pois, lesquelles ayant été incisées, paraissent composées à l'œil nu de granulations tuberculeuses. Ces granulations, examinées au microscope, sont composées de cellules à noyaux brillants; l'enveloppe des cellules est très-rapprochée des noyaux, et l'on voit distinctement des fibres de tissû connectif au milieu des cellules. Le tissu pulmonaire paraît congestionné autour de ces petites masses tuberculeuses. Les trois lobes placés en même temps dans un vase plein d'eau surnagent.

Le poumon droit a un aspect tout différent. Il ne renferme pas de tubercules. Le lobe supérieur et le lobe moyen sont fortement congestionnés, surtout vers les bords. Plongés dans l'eau, ils ne surnagent pas aussi complètement que les lobes du poumon gauche. Le lobe inférieur offre les caractères de l'hépatisation. Sa surface externe est violacée, couleur lie de vin en plusieurs endroits. Il a perdu son élasticité, et ne crépite pas à la pression. Placé dans l'eau, il tombe de suite au fond du vase. Le tissu est friable et se laisse pénétrer facilement par le doigt. Un liquide rougeâtre, spumeux, s'écoule des surfaces incisées, mais on n'y aperçoit pas de granulations.

Péricarde, cœur. Congestionnés.

Œsophage. Sain.

Estomac. Muqueuse fortement injectée dans toute son étendue, surtout du côté de la grande courbure. Elle n'est ni épaissie ni ramollie; cependant l'épithélium s'enlève très-facilement. La muqueuse présente sur différents points des granulations pressées les unes contre les autres, qui paraissent trouées à leur centre, même à l'œil nu, et qui ne sont autre chose que les glandes à suc gastrique très-développées.

Foie. Sain.

Rate. Idem.

Intestin. La muqueuse de l'intestin grêle a conservé sa couleur, son épaisseur et sa consistance normales; toutefois elle présente çà et là des arborisations vasculaires très-prononcées et des plaques rouges qui ne disparaissent ni par le lavage ni par la macération. Les villosités ont augmenté de volume. Les plaques de Peyer et les follicules solitaires paraissent aussi très-développés, mais non ulcérés.

Hypertrophie des glandes tubuleuses, qui forment comme une éruption varioliforme confluente sur la surface de la muqueuse. Ces glandes, ulcérées à leur centre, représentent de petits disques percés par un emporte-pièce. Elles sont entourées de lignes flexueuses, irrégulières, de couleur ardoisée, et produites par la congestion des capillaires.

La muqueuse du gros intestin est fortement injectée, surtout dans le rectum, mais sans ulcérations ni érosions. L'épithélium ne se détache pas aussi facilement que sur la muqueuse de l'estomac. C'est principalement dans le gros intestin et le rectum que l'appareil glandulaire a acquis un développement considérable.

Reins et *uretères*. Peu congestionnés.

Vessie. La muqueuse présente çà et là des vaisseaux superficiels dilatés et comme variqueux.

Peau. Le poil tombe avec une grande facilité.

Expérience II. — Chienne de 3 ans, de moyenne taille.

Acide oxalique à la dose de 1 gramme deux fois par jour.

Troisième jour. Inappétence. L'animal prend l'acide oxalique difficilement.

Cinquième jour. Idem.

Huitième jour. L'animal est toujours couché et paraît souffrir.

Onzième jour. Soif très-vive. Pas de diarrhée. La dose de l'acide oxalique est doublée.

Quatorzième jour. Sécrétion muco-purulente très-abondante aux yeux. Forte injection de la muqueuse oculo-palpébrale. Peu de jetage par les narines. L'animal boit toujours beaucoup.

Quinzième jour. La sécrétion muco-purulente des yeux paraît augmenter. Pas de diarrhée.

Dix-septième jour. Même sécrétion aux yeux. La sclérotique est très-injectée. Pas d'écoulement par les narines. Les matières fécales sont très-dures. L'animal est moins altéré et mange un peu mieux.

Dix-neuvième jour. Même état. De plus, il y a un gonflement très-appréciable du museau, mais sans écoulement. La muqueuse de la bouche a sa couleur normale. Soif intense.

Vingt-troisième jour. La sécrétion muco-purulente des yeux persiste, ainsi que le gonflement du museau. Pas de diarrhée. L'animal paraît très-abattu et mange difficilement.

Vingt-sixième jour. L'animal est sacrifié, et l'autopsie est faite douze heures après la mort.

Peau. Elle ne présente aucune altération pathologique appréciable ; mais le poil tombe facilement.

Cerveau. Très-vascularisé à la surface ; la substance grise est assez fortement injectée ; la blanche l'est beaucoup moins.

Fosses nasales. Muqueuse violacée, ramollie et friable. La pression n'en fait sortir aucun liquide.

Voies respiratoires. La muqueuse du larynx est un peu injectée ; celle de la trachée et des bronches l'est beaucoup.

Les deux poumons sont fortement congestionnés, surtout les lobes inférieurs. Plongés dans un vase plein d'eau, ils surnagent.

Cœur. Un peu congestionné.

Foie. Congestionné à la surface et sur les bords.

Rate. Saine.

Pancréas. De couleur rosée. Consistance normale.

Tube digestif. Œsophage sain. La muqueuse de l'estomac n'est pas congestionnée, mais elle paraît épaissie. Celle de l'intestin grêle offre une légère hypérémie disposée par plaques assez distantes les unes des autres. Les lésions les plus remarquables siégent dans le gros intestin : elles sont en tout semblables à celles décrites dans l'expérience précédente, bien que l'animal n'ait point eu de diarrhée.

Reins. Ils paraissent augmentés de volume et sont violacés à l'extérieur. En les incisant, on voit que la substance corticale et la substance tubulaire sont congestionnées.

Vessie. Elle contient très-peu d'urine. Ses parois sont très-épaisses ; mais il n'y a ni congestion ni inflammation.

Articulations. Aucune lésion.

URÉE.

EXPÉRIENCE I. — Chien de chasse de 14 mois.

Urée à la dose de 1 gramme matin et soir.

Quatrième jour. Aucun symptôme. L'animal prend l'urée très-facilement dans du pain ou de la viande.

Sixième jour. Pas de dérangement apparent dans la santé de l'animal. Appétit soutenu.

Neuvième jour. L'animal paraît se gratter plus que d'habitude. Il a conservé sa gaîté et son appétit. La dose de l'urée est doublée.

Douzième jour. Santé parfaite, si ce n'est des démangeaisons qui forcent l'animal à se gratter.

Quinzième jour. L'animal ne se gratte presque plus. Sécrétion muqueuse aux yeux. La muqueuse oculo-palpébrale ne paraît pas injectée. Santé générale bonne.

Seizième jour. Même sécrétion muqueuse aux yeux.

Vingtième jour. Même état.

Vingt-cinquième jour. La muqueuse des yeux est injectée. L'écoulement continue. L'animal est un peu moins gai.

Vingt-huitième jour. Même état.

Trentième jour. Idem.

Trente-huitième jour. La muqueuse des gencives est congestionnée, ainsi que la muqueuse oculo-palpébrale. Léger écoulement muqueux par les narines. Aucun autre symptôme.

Quarante-cinquième jour. Idem.

L'animal cesse de prendre de l'urée.

Expérience II. — Deux chiens de 6 semaines, provenant d'une même portée, ont pris de l'urée pendant vingt jours, à la dose de 40 centigrames par jour, sans présenter d'autre phénomène qu'un léger écoulement muqueux par les narines. L'un des deux ayant été sacrifié, je n'ai rien trouvé de remarquable à l'autopsie.

PHOSPHATE AMMONIACO-MAGNÉSIEN.

Des lapins ont pu prendre ce sel à doses très-élevées pendant un mois sans éprouver aucun dérangement.

J'ai constaté les mêmes effets négatifs chez les chiens.

ACIDE HIPPURIQUE.

Un chien de 2 ans, de petite taille, prit deux grammes d'acide hippurique par jour pendant vingt jours. Sa santé se maintint toujours bonne ; mais pendant la dernière semaine, il fut tourmenté par des démangeaisons qui le forçaient à se gratter presque continuellement. Je n'ai remarqué d'autre lésion sur la peau qu'une très-légère éruption de prurigo à la partie interne des cuisses. Les muqueuses oculo-palpébrale, nasale et buccale n'ont pas été atteintes.

FIN.

TABLE DES MATIÈRES.

BIBLIOTHÈQUE NATIONALE RF IMPRIMÉS

PAGES.

PAGES.

BIBLIOTHÈQUE NATIONALE R.F. IMPRIMÉS

FIN DE LA TABLE DES MATIÈRES.

TABLE ALPHABÉTIQUE.

BIBLIOTHÈQUE NATIONALE
B.F.
IMPRIMÉS

BIBLIOTHÈQUE NATIONALE IMPRIMÉS

FIN DE LA TABLE ALPHABÉTIQUE.

Châteauroux, imp Ve Migné.

www.ingramcontent.com/pod-product-compliance
Ingram Content Group UK Ltd.
Pitfield, Milton Keynes, MK11 3LW, UK
UKHW012145240726
13966UKWH00001B/157

9 782011 747730